高等学校"十四五"医学规划新形态教材

儿科护理学

Erke Hulixue

主　　编　蒋小平　贾晓慧

副 主 编　于新颖　陈桂花　肖　倩　崔杏芳

编　　委（按姓氏拼音排序）

陈桂花	新疆医科大学第一附属医院	崔杏芳	宁夏医科大学
何　英	遵义医科大学附属医院	贾晓慧	温州医科大学附属第二医院
蒋小平	重庆医科大学附属儿童医院	刘　晶	大连医科大学
孟玉倩	重庆医科大学附属儿童医院	王　茜	蚌埠医学院
魏洪娟	齐齐哈尔医学院	肖　倩	首都医科大学
徐红贞	浙江大学医学院附属儿童医院	杨　芳	中南大学湘雅二医院
杨　娟	湖南师范大学附属第一医院	叶春霞	贵州中医药大学第一附属医院
于新颖	中国医科大学附属盛京医院	张苏梅	西安医学院
周　清	复旦大学附属儿科医院	周洁玉	江苏大学附属医院

编写秘书　孟玉倩

中国教育出版传媒集团

高等教育出版社·北京

内容提要

全书共19章，主要包含儿童生长发育、儿童保健、患病儿童护理及其家庭支持等基础知识，以及儿童各器官系统疾病护理两大部分。各章以典型案例导入，辅以教学PPT、最新的知识拓展阅读及自测题等数字资源，使学生能充分了解从出生至青春期儿童在生理、心理和发育方面的独特差异，以及患有疾病的儿童及其家庭对成长和发展的独特需求，掌握护理实践所需的专业知识和技能，并帮助学生建立临床思维，提高临床观察、分析、判断和解决问题的能力。

本书突出以学生为中心，以问题为导向，以护理程序为框架，引导学生对学科前沿趋势、相关领域研究热点、最新研究证据等进行主动探索和思考，激发学生实践创新的动力；坚持理论联系实际，将能力培养与职业道德素质培养相结合，内容全面；紧扣国家护士资格考试及护理人员培训要求，既可作为全国高等学历继续教育护理学专业专升本学生的教材，也可作为护理专业、助产专业执业人员的参考用书。

图书在版编目（CIP）数据

儿科护理学 / 蒋小平，贾晓慧主编 . -- 北京：高等教育出版社，2023.7

ISBN 978-7-04-060217-3

Ⅰ. ①儿… Ⅱ. ①蒋… ②贾… Ⅲ. ①儿科学 – 护理学 – 成人高等教育 – 教材 Ⅳ. ① R473.72

中国国家版本馆 CIP 数据核字（2023）第 044984 号

策划编辑　瞿德竑　崔　萌　　责任编辑　瞿德竑　　特约编辑　李远骋　　封面设计　张雨微
责任印制　耿　轩

出版发行	高等教育出版社	网　　址	http://www.hep.edu.cn
社　　址	北京市西城区德外大街4号		http://www.hep.com.cn
邮政编码	100120	网上订购	http://www.hepmall.com.cn
印　　刷	北京市联华印刷厂		http://www.hepmall.com
开　　本	889mm×1194mm　1/16		http://www.hepmall.cn
印　　张	24.5		
字　　数	640 千字	版　　次	2023年7月第1版
购书热线	010-58581118	印　　次	2023年7月第1次印刷
咨询电话	400-810-0598	定　　价	59.80元

数字课程（基础版）

儿科护理学

主编　蒋小平　贾晓慧

登录方法:

1. 电脑访问 http://abook.hep.com.cn/60217，或手机扫描下方二维码、下载并安装 Abook 应用。
2. 注册并登录，进入"我的课程"。
3. 输入封底数字课程账号（20 位密码，刮开涂层可见），或通过 Abook 应用扫描封底数字课程账号二维码，完成课程绑定。
4. 点击"进入学习"，开始本数字课程的学习。

课程绑定后一年为数字课程使用有效期。如有使用问题，请点击页面右下角的"自动答疑"按钮。

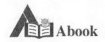

Abook

高等学校"十四五"医学规划新形态教材

儿科护理学

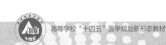

儿科护理学数字课程与纸质教材一体化设计，紧密配合。数字课程包括教学 PPT、自测题、拓展阅读、知识链接等，在提升课程教学效果的同时，为学生学习提供思维与探索的空间。

| 用户名： | 密码： | 验证码： | 5360 | 忘记密码？ | 登录 | 注册 |

http://abook.hep.com.cn/60217

扫描二维码，下载 Abook 应用

高等学历继续教育护理学专业
系列教材建设委员会

▶▶▶ 序 言

以南丁格尔灯光为信，以希波克拉底誓言为约。百余年来，"提灯女神"的特有灯光不断汇聚，驱散了伤者的阴云，燃起了患者对生命的炽烈渴望。为更好继承与发扬南丁格尔精神，培养出更多高质量的护理人才，充分发挥教材建设在人才培养中的基础性作用，促进护理学专业的教育教学改革，温州医科大学牵头多所医学院校的护理同仁，共同打造以临床护理岗位需求为导向、以提升岗位胜任力为核心、符合现代护理教育发展趋势、信息技术与教育教学深度融合的针对护理学专业的新形态系列教材。

当前护理学专业系列教材缺乏针对提升学生自主学习和理论联系实际解决临床问题能力的内容，教材案例往往缺乏临床真实情境，部分内容拘泥于临床典型症状，限制学生思维的发展，难以满足高等护理教育与医院临床实践的需求。本系列教材结合护理工作程序，在保持注重教材基本理论知识、基本思维方法和基本实践技能的基础上，突出教学内容的精炼、易学、实用等特色，着力于学生职业能力和素质培养训练。

本系列教材紧扣国家护士执业资格考试要求及护理人员培训要求，以临床情境贯穿教材，采用"纸质教材＋数字课程"的形式，突出医学理论与护理实践相结合、护理能力与人文精神相结合、职业素质与医德素养相结合，以启发学生理解和分析问题为本，培养学生的创造性思维，以及发现和解决问题的能力。系列教材涵盖《护理学基础》《健康评估》《内科护理学》《外科护理学》《妇产科护理学》《儿科护理学》《精神科护理学》《急危重症护理学》《急救护理学》《社区护理学》《老年护理学》《康复护理学》《护理心理学》《护理人际沟通与礼仪》《护理科研与论文写作》共15种，数字课程内容丰富，包括教学PPT、彩图、自测题、动画、微视频、微课、基础与临床链接、典型案例及拓展学习内容等，充分满足学生泛在学习。

在此，特别鸣谢北京协和医学院、中南大学、延边大学、首都医科大学、中国医科大学、重庆医科大学、安徽医科大学、新疆医科大学、齐齐哈尔医学院等院校同仁对本系列教材编写工作的大力支持。

高等学历继续教育护理学专业
系列教材建设委员会
2022 年 11 月

▶▶▶ 前　言

为满足高等学校护理学教育教学改革和高质量发展的需求，发挥教材在人才培养中的重要作用，高等教育出版社组织编写了这套符合新时代教育教学改革要求和实际临床教学需求的新形态教材。

本教材以全国高等学历继续教育护理学专业专升本学生为主要对象，也可用于护理学专业本科教学，并辐射护理学专业相关从业人员。教材编写更加注重以学生为中心，以能力培养为导向。通过学习本教材，使学生能充分了解各年龄阶段儿童在生理、心理和生长发育方面的独特差异，以及患有疾病的儿童及其家庭对成长和发展的独特需求，帮助学生掌握护理实践所需的专业知识和技能，并建立临床思维，同时提高临床观察、分析、判断和解决问题的能力；将理论与实践相结合，将能力培养与人文精神培育相结合，从而提升学生的职业道德素养。

在编写内容上，本教材力求反映学科的前沿知识，充分体现教材的时代感。顺应学科发展趋势，本教材在保障核心内容的基础性和实用性的前提下，对相关内容进行了适度的创新和扩展。教材注重对儿童健康的全视域关注，使学生具备保护、促进和优化儿童健康，预防儿童疾病与伤害，帮助儿童保持最佳的健康水平和促进康复的实践服务能力。同时，教材也特别关注家庭和社会文化相关因素对儿童健康发展的影响，注重儿童心理社会发展相关的护理，体现儿科护理的连续性、整体性、延伸性和主动性，使学生具备与儿童、家庭和其他保健提供者进行有效沟通的能力，提高其创新思维，增强其独立解决儿科常见临床护理问题的能力。

　　在编写结构上，本教材章前和节前分别设立学习目标、情境导入，正文中设置拓展阅读数字资源，并增添大量图、表，章后设置思考题，以及教学 PPT、自测题等数字课程学习内容，赋予了教材灵活性、开放性和及时更新的发展性，引导学生以问题为导向、以护理程序为框架，对学科前沿趋势、相关领域研究热点、最新研究证据等进行主动探索和思考，以激发学生实践创新的动力。

　　本教材在编写过程中得到了各参编院校专家及同仁的帮助和支持，在此谨致真诚的感谢！

　　由于时间和水平有限，难免存在不足和疏漏，敬请各兄弟院校同仁和广大读者批评、指正。

蒋小平　贾晓慧

2023 年 2 月

▶▶▶ 目　录

▶▶▶ 第一章
绪　论

【学习目标】

知识:

1. 识记: 儿童各年龄分期。

2. 理解: 儿科特点和儿科护理原则。

3. 应用: 利用所学知识, 为促进儿童身心健康提供专业护理。

技能:

1. 能将儿科护理原则运用到临床实践中, 为不同年龄的儿童提供健康指导和专业护理。

2. 能在学习与实践中不断努力以满足社会对儿科护士的角色期待。

3. 能自觉关注儿科护理前沿和发展趋势, 为儿童及其家庭提供整体护理。

素质:

1. 具有关爱儿童的思想素质、精湛的专业素质和健康的身心素质。

2. 具有对患儿及其家庭深切的同理心和爱伤观念。

3. 具有主动为患儿及其家属提供服务的责任心和奉献精神。

儿科护理学是研究儿童生长发育规律、儿童保健、儿童疾病防治与康复，促进儿童身心健康的一门综合性护理学科，其基本宗旨是为保障儿童健康、提高儿童生命质量而提供专业护理。

第一节 儿童年龄分期及各期特点

情境导入

王小婷，女，21 岁，护理学院大学三年级学生，即将学习"儿科护理学"。她的邻居家有一个 7 个月大的小宝，最近经常被送往医院。宝宝妈妈告诉小婷，小宝上周出现发热、咳嗽，最近两天又开始拉肚子了。

情境一：

小婷很想知道以前很少生病的小宝，为什么突然变成了"小病号"。

请思考：

1. 儿童年龄是如何分期的？

2. 上述小宝的年龄处于什么期？

3. 上述小宝的年龄期具有什么特点？

儿童的生长发育是一个连续、渐进、不可割裂的动态过程，但儿童的解剖、生理和心理等在不同的年龄表现出阶段性的规律。因此，儿童年龄被分为七个阶段，以便于区分其特点。

一、胎儿期

胎儿期（fetal period）是从受精卵形成至胎儿娩出的这一时期，约 40 周，胎儿的周龄即为胎龄。胎儿完全依靠母亲生存，孕母的健康状况直接影响胎儿在宫内的生长发育。妊娠期间遭遇感染、创伤，滥用药物，接触放射性物质、毒品，以及发生营养缺乏、严重身心疾病等，都可能影响胎儿，导致流产、畸形或宫内发育不良等后果。

二、新生儿期

新生儿期（neonatal period）指自胎儿娩出、脐带结扎至生后 28 天。此期被包含在婴儿期内，但由于此期发病率和死亡率较高，具有明显的特殊性，故单独列为一个特殊时期。此期小儿脱离母体而开始独立生存，其所处的内、外环境均发生了根本性的变化，但其适应能力尚不完善。宫内感染、分娩过程中的损伤、先天畸形常在此期表现出症状。胎龄满 28 周至出生后 7 天为围产期（perinatal period），又称围生期。此期包括了胎儿晚期、分娩过程和新生儿早期，是变化非常巨大的时期，应重视优生优育，做好围产期保健。

三、婴儿期

自出生到满 1 周岁之前为婴儿期（infant period）。此期儿童生长发育极其旺盛，对营养的需求量相对较高，但消化系统功能尚未成熟，容易发生消化功能紊乱，因此提倡母乳喂养，尤其是 6 月龄内的婴儿应提供纯母乳喂养。同时，婴儿体内来自母体的抗体逐渐减少，而自身的免疫功能尚未成熟，因此抗感染能力较弱，易发生各种感染和传染性疾病，需要按时进行预防接种，并养成良好的卫生习惯。

四、幼儿期

自满 1 周岁到满 3 周岁之前为幼儿期（toddler period）。此期儿童体格生长发育速度较前稍慢，智能发育迅速，活动范围增大，语言、思维和社会活动能力增强，自主意识和独立意识增强，但对危险的识别和自我保护能力尚不足，自身免疫力也较低，因此，意外伤害和传染病发生率非常高，应特别注意加强防护。

五、学龄前期

自满 3 周岁到 6 ~ 7 岁入小学前为学龄前期（preschool period）。此时体格生长发育速度已经减慢，处于平稳增长状态，但智能发育更加迅速，自理能力和社会活动交往能力逐渐增强。

六、学龄期

自 6 ~ 7 岁入小学开始，到进入青春期前为学龄期（school-age period）。此期儿童的体格生长发育速度相对缓慢，除生殖系统外，各系统器官外形均已接近成人。智能发育更加成熟，理解、分析和抽象思维能力逐渐增强，适宜接受系统的科学文化教育。

七、青春期

青春期（adolescence）年龄范围一般指 10 ~ 19 岁，是从儿童到成人的过渡时期，也是一个生理、心理和情感发展较为迅猛的阶段。此期儿童的体格生长发育再次加速，出现第二次高峰，同时生殖系统发育加速并渐趋成熟。青春期的进入和结束年龄可能存在 2 ~ 4 年的个体差异，女孩的开始年龄和结束年龄都比男孩早 2 年左右。

拓展阅读 1-1
青少年心理健康促进和预防干预（2020 年 WHO 指南）

第二节　儿科护理学的任务、范围及服务对象的特点

情境二：
　　王小婷对经常跑医院的小宝非常关心，很想知道即将学习的"儿科护理学"能否帮助到小宝，让小宝健康成长。
　　请思考：
　　1. 儿科护理学的任务和范围是什么？
　　2. 儿童是成人的缩影吗？

一、儿科护理学的任务

儿科护理学的任务是从生物、心理、家庭和社会层面，研究儿童身心发展规律及影响因素，

实施儿童疾病预防、治疗、康复和健康促进的护理干预，为儿童及其家庭提供专业照护、健康教育和协调咨询等综合性护理服务，以增强儿童体质、降低疾病发病率和死亡率、保障儿童身心健康、提高儿童生命质量，最终提高民族整体素质。

拓展阅读 1-2
护士对生命全程的贡献（WHO 2020 年世界护理状况报告）

二、儿科护理学的范围

儿科护理学是护理学的重要分支，其服务对象是自胎儿至青春期的儿童。随着医学模式的转变和护理学科的发展，儿科护理学不但从单纯的临床疾病护理发展为以儿童及其家庭为中心的身心整体护理，而且需要多学科协作来共同研究儿童健康相关护理问题。其实践范畴包括以下四个方面：一是研究儿童生长发育的规律及其影响因素，不断提高儿童的体格、智能发育水平和社会适应能力；二是发展有关儿童时期各种疾病的发生、发展规律及临床治疗护理的理论和技术，不断降低疾病的发病率和死亡率，提高疾病的治愈率；三是实施各种儿童疾病的康复护理，帮助患儿获得最大限度的身心康复，提高其生活质量；四是开发各种疾病的预防措施，包括免疫接种、先天性疾病及遗传性疾病的筛查、科学知识普及教育等，以提升儿童的整体健康水平。

三、儿科护理学服务对象的特点

儿科护理学的服务对象是处于生长发育过程中的儿童，其年龄和生长发育程度的差异，决定了其护理方法具有不同于成人的独特性。儿童不是成人的缩影，只有充分认识儿童的特点，才能正确进行护理评估并掌握护理要点，为儿童的身心健康提供护理保障。

（一）儿童解剖生理特点

1. 解剖特点　儿童的体重、身高（长）、头围、胸围，以及身体各部分比例等，均随年龄的增长而不断地发生变化。例如，生后 7 天内新生儿右心室的重量大于左心室，出生 2 周后两者重量趋于接近，此后左心室重量逐渐超过右心室，并一直延续到成人期；低龄儿童心脏呈横位，心胸比例较大；2 岁内婴幼儿正常情况下肝在肋下 1～2 cm 可触及；婴幼儿头颅相对较大，婴儿头部长度约占整个身长的 1/4，头部较重，而此时其颈部肌肉尚软弱，因此抱婴儿时应注意保护其头部；儿童的骨骼柔软而富有弹性，长期受外力影响易变形；关节韧带较松弛，某些关节白窝较浅，护理时动作应轻柔，避免过度牵拉导致关节脱白或损伤。

2. 生理生化特点　不同年龄的儿童有不同的生理生化正常参考值，如心率、血压、呼吸频率、血液及体液成分等均有所不同。新生儿期心率最快，之后随年龄增长逐渐下降至成人水平；因新生儿右心占优势，心电图显示电轴右偏；新生儿外周血白细胞及中性粒细胞比例高于正常成年人，血红蛋白含量亦高。不同年龄阶段儿童神经系统发育也不同，如新生儿腹壁反射可呈阳性，腱反射亢进，生后 2～3 个月内脑膜刺激征中克尼格征呈阳性，2 岁前巴宾斯基征呈阳性。掌握不同年龄儿童的生理生化特点，有利于做出恰当的护理评估。

3. 免疫特点　儿童免疫系统发育不够成熟，防御能力差。婴幼儿皮肤、黏膜娇嫩易破损，非特异性免疫能力较差。胎儿从母体获得的免疫球蛋白 G（IgG），自其出生后在体内持续 3～5 个月，而后逐渐消失，母体的免疫球蛋白 M（IgM）和免疫球蛋白 A（IgA）不能通过胎盘进入胎儿体内，而儿童自身合成免疫球蛋白的能力直到 6～7 岁才接近成人水平，因此婴幼儿及学龄前期儿童易患感染性疾病，如肺炎、腹泻等。在儿科护理中要特别注意清洁卫生和消毒隔离，避免交叉感染的发生。

（二）儿童心理社会特点

儿童的心理功能处于不断发展的未成熟状态，感知觉能力、情绪情感的表达能力、性格特点、语言与智力发展水平在不同年龄阶段具有较大差异，使得儿童的心理行为特征具有明显的年龄特点。同时，儿童心理发育过程受家庭、学校和社会环境的影响也较大。在护理中，不仅需要依据不同年龄儿童的心理发育水平和心理需求，采用与其认知水平、行为模式相一致的沟通技巧和护理措施，还应以儿童及其家庭为中心，与儿童父母、教师及社会工作者等共同合作，以保障和促进儿童心理健康发展，避免其遭受各种身心伤害。

（三）儿科临床特点

1. 疾病特点　儿童对致病因素的反应与成人存在明显不同，如肺炎链球菌所致的肺部感染在婴幼儿常表现为支气管肺炎，而在年长儿或成人则以大叶性肺炎多见；维生素 D 缺乏时，婴幼儿易患佝偻病，而成人则表现为骨软化症；婴幼儿在贫血时可出现胎儿期的骨髓外造血状态，表现为肝脾大及淋巴结肿大等；儿童结核病以原发综合征为主，而成人结核病则表现为继发性肺结核。不同年龄儿童及儿童与成人间的疾病种类和表现也有较大差异，如新生儿疾病常与先天、遗传和围产期因素有关，而婴幼儿疾病中以感染性疾病占多数；心血管疾病中，儿童以先天性心脏病多见，而成人以冠心病多见；婴幼儿患感染性疾病时往往起病急、来势凶，感染易扩散甚至发展成败血症；婴幼儿病情严重时，有时表现为各种反应低下，如表情淡漠、体温不升、不吃不哭等，缺乏典型的临床表现。总之，儿童病情发展过程易反复、波动，变化多端，需密切观察才能及时发现问题并予以处理。

2. 评估诊治特点　由于儿童患病有其独特的年龄阶段特点，故在临床评估诊断中应重视年龄因素。以惊厥为例，新生儿期惊厥，应评估有无产伤、缺血缺氧性脑病、颅内出血、出生缺陷等；婴儿期的无热惊厥，应首先考虑低钙所致的手足搐搦症；年长儿无热惊厥则应考虑癫痫；婴儿期有热惊厥除高热惊厥外，还应评估有无中枢神经系统感染。由于儿童语言表达能力有限，其陈述的可靠性受限，因此在护理评估中，除详细地向家长等询问病史 / 健康史外，还须细致观察儿童的表情、姿势、动作，并结合全面的体格检查和必要的辅助检查进行综合判断，从而做出正确处理。

3. 预后及预防特点　儿童患病时虽起病急、来势猛、变化多，但因组织修复和再生能力强，若诊疗、护理得当，往往恢复较快，后遗症较成人少。有效的预防可降低儿童疾病发病率和死亡率。重视儿童保健、开展计划免疫，可使儿童常见病如肺炎、腹泻的发病减少，传染性疾病和感染性疾病得以控制。及早筛查和发现先天性、遗传性疾病，以及视觉、听觉障碍和智力异常，并加以干预，可防止其发展为严重伤残。注重合理营养和体育锻炼，可增强儿童体质，预防儿童代谢异常性疾病，并可减少成年期高血压、糖尿病等的发生，对提高民族的整体素质具有重大意义。儿科医护人员应特别重视儿童疾病预防和健康促进。

第三节 儿科护理原则及护士的角色与素质要求

情境三：

  王小婷已经开始了"儿科护理学"的课程学习，她对儿科护士在儿童健康中做出的贡献非常敬佩。老师安排了同学们到儿童医院的门诊和住院部进行实地见习。小婷对儿科护理工作产生了极大兴趣。

  请思考：

  1. 儿科护理的基本原则有哪些？

  2. 儿科护士的角色有哪些？应该具有哪些素质？

一、儿科护理原则

  儿科护理工作涵盖预防保健、疾病治疗护理、生长发育监测、儿童健康教育等各个方面，儿童的健康发展关系到民族的整体素质和社会的稳定。儿科护理工作应该遵循以下基本原则。

  1. 实施以家庭为中心的护理（family-centered care，FCC） 家庭对儿童的健康成长十分重要，必须与儿童的家庭建立尊重和信任的合作关系，与家庭成员保持有效沟通，促进家庭良好功能的实现；为儿童家庭提供预防保健、健康指导、疾病护理和家庭支持等服务，让家庭成员参与到儿童健康照护的全过程；为儿童及其家庭提供安全保障，并预防伤害，从而实现对儿童及其家庭的健康维护和健康促进。以家庭为中心的护理的核心概念为尊重、信息分享、参与、合作。

  2. 实施个性化的整体护理 护理工作中既要遵循不同年龄阶段儿童身心发展的普遍规律，又要识别不同个体的独特心理、行为发育状况，同时还应考虑家庭之外的经济和社会因素等对儿童健康的影响，制订个性化的护理措施，以满足儿童与社会环境相适应的生理、心理和行为健康的需求，从而获得良好的发展。

  3. 实施保护及减少伤害的护理 护理人员应自觉遵守法律和伦理道德规范，尊重儿童的人格和尊严，保障儿童的权利，促进儿童身、心两方面的健康成长；执行各项护理操作时，必须充分评估其安全性和风险性，采取必要的措施，防止或减轻儿童的躯体创伤、疼痛和心理伤害；尽量避免或减少儿童与照顾者的分离，帮助儿童建立安全感和控制感。

  4. 实施循证护理（evidence-based nursing，EBN）和多学科协作的护理 儿童的健康和福祉是儿科护理的最优先事项，但儿科护理的范围广、任务重、要求高，既包括不同年龄阶段儿童的健康促进，还要面对医院、家庭和社区中的护理任务，以及管理小儿急慢性疾病和残疾康复等问题。儿科护士应该通过科学研究生成有效证据或学习最新的研究证据，并将相关证据运用到护理实践中，从而提高护理质量，改善儿童照护结局。儿科护理涉及多个学科的知识技能，需要跨学科的合作，才能实现保障儿童身心健康和促进儿童全面发展的目标。基于循证和多学科协作的儿科护理，不仅有助于提高儿童的健康和福祉，还将推动儿科护理实践的进步。

二、儿科护士的角色

随着社会的进步和护理学科的发展，为满足人民日益增长的健康需求和推动学科发展，儿科护士的工作范围有了较大的拓展，承担的角色也趋向多元化。

1. 儿童健康的直接照护者　儿科护士的主要任务是为儿童提供直接的健康照护。护士必须运用专业的知识和技能，以护理程序为框架，基于儿科护理的基本原则，全面收集儿童的生理、心理、家庭及社会资料，评估儿童的健康状况及家庭应对能力；依据儿童生长发育和个性化需求的特点，制订切实可行的护理计划，采取科学有效的护理措施，减轻其痛苦并促进其身心康复；倾听儿童及其父母的担忧，缓解其压力或负性情绪，增强家庭应对能力，帮助儿童及其家庭达到良好适应，以恢复、维持和促进儿童健康。

2. 儿童健康咨询者与教育者　儿科护士评估儿童及其家庭的健康需求、解答其疑问、澄清其误解，并提供健康相关信息，是儿童及其家庭的健康咨询者；儿科护士通过健康教育帮助儿童及其家庭对健康和健康行为做出正确选择，从而改善患儿治疗结局，是儿童及其家庭的健康教育者。儿科健康教育需面对不同发育阶段、不同理解能力的儿童，以及具有不同文化背景和教育水平的家长，因此具有极大的挑战性。护理人员必须根据儿童的年龄和智力发育水平，向他们有效解释疾病治疗和护理的过程，帮助他们适应医院环境和治疗护理流程，以取得其配合；教会父母观察孩子的重要症状和对治疗的反应，以及增加孩子舒适感的方法等；指导父母掌握科学养育、预防疾病和维护健康的方法，尤其对需要家庭管理的慢性病患儿，应给予其家庭足够的支持和指导。

3. 儿童及其家庭的代言人及协调者　儿科护士是儿童及其家庭的密切接触者，应能识别儿童及其家庭的需求。特别是对于尚不会表达意愿的年幼儿童，应帮助其获得应有的卫生保健服务，维护其健康相关权益不受损害。儿科护士还应在专业委员会或政策制定部门中发出声音，以确保相关政策和资源满足儿童及其家庭的心理社会需求；对医疗团队中任何成员的不称职、不道德或非法行为采取积极行动，以保护儿童权益。临床护理中，儿科护士还应与医师、营养师等相关人员充分协调与合作，保持有效沟通，并整合家庭资源，以确保儿童获得最适宜的整体性照护；为家长提供病情、治疗、预后、护理及费用等相关信息，协助儿童及其家庭做出最优的决策。

4. 护理研究者与证据使用者　进行护理研究可以明确儿童健康状况及其影响因素，寻找有效的护理方法，为护理实践提供科学依据，从而提升临床实践水平，改善儿童健康结局。儿科临床护士可以在实践中独立开展研究，也可以与高级实践护士、研究人员或其他卫生专业人员合作以发挥作用，如帮助确定研究问题、协助设计研究方案、收集数据等。儿科护士还应该关注最新的研究成果，学会应用最新的研究证据，以解决工作中的难题，促进护理质量的持续改进，促进专业发展，更好地为儿童健康服务。

三、儿科护士的素质要求

儿科护士应该不断提升个人素养，具备良好的综合素质，以满足儿童健康照护需求。

1. 高尚的思想品德素质　热爱儿童护理工作，尊重和关爱儿童，严谨、诚实、友善、乐于助人，有责任心、慎独精神和奉献精神。忠于职守，救死扶伤，廉洁奉公，实行人道主义。

2. 健康的身体心理素质　健康的身体和良好的行为举止，积极上进、乐观开朗、情绪稳定、宽容豁达，有较强的适应力、良好的忍耐力及自我控制力。工作时情绪饱满、精神集中，工作中遇事要沉着冷静、认真思考、善于应变。

3. 扎实的护理专业素质 儿科护士不仅要有医学基础知识、营养知识、康复训练知识和预防保健知识，还要掌握儿童心理学、教育学，以及相关的社会科学、自然科学等方面的知识。要具有跨学科的知识结构和系统完整的专业理论知识及实践技能，具有敏锐的观察力和综合分析判断能力，能与儿童及其家庭有效沟通，具有整体护理观念，能用护理程序解决患儿的健康问题，操作轻柔、敏捷，技术精湛。应保持终生学习能力，不断扩大自己的知识领域，不断提高自己的专业技术水平，具备丰富的人文艺术修养及良好的人际关系能力，并在工作、学习中不断探索和实践儿科护理的新理论，以推动学科的发展。

第四节 儿科护理学的发展与展望

情境四：

王小婷在医院见习之后，老师布置了课后作业，要求同学们到幼儿园和中小学去观察儿童的健康相关问题，并访谈社区老人，了解他们在不同的年代照顾患病儿童的亲身经历和感受，体会他们最大的关切和担忧是什么。

请思考：

1. 影响我国儿童健康的因素有哪些？
2. 护士在促进儿童健康发展中可以发挥什么作用？

在我国传统医学中，医、药和护是一体的。我国古代医学书籍中已有儿科护理相关知识和技术的记载，其起源比西方医学要早很多。早在战国时期就有扁鹊"为小儿医"，《史记·扁鹊仓公列传》："扁鹊……闻秦人爱小儿，即为小儿医。"唐代孙思邈《备急千金要方》中有小儿护养观及疾病诊治的重要内容。被后世誉为"儿科之圣"的北宋钱乙，创立了中医儿科诊治体系。隋、唐时代已有儿科专著问世，如《诸病源候论》和《小儿药证直诀》等，建立了中医儿科以五脏为中心的临床辨证方法。16世纪中叶，我国发明了接种人痘预防天花的方法，比欧洲发明的牛痘接种早百余年。

进入19世纪后，西方医学迅速发展并逐渐传入我国，由各国传教士开办的教会医院及护士学校在我国兴起，医院中设立了西医模式下的产科、儿科病房和门诊。20世纪30年代，西医儿科学在我国开始受到重视，至20世纪40年代，儿科临床医疗在我国初具规模，当时的工作重点在于诊治各种儿童传染病和防治营养不良。由于儿科人才日趋紧缺，儿科学教育应运而生。1943年，我国现代儿科学奠基人诸福棠教授主编的《实用儿科学》首版问世，成为我国第一部大型的儿科医学参考书，标志着我国现代儿科学的建立。在此期间也形成了我国儿科护理学的雏形，护理工作的主要任务是护理住院患儿。

中华人民共和国成立以后，党和政府对儿童健康事业极为重视，在城乡各地建立和完善了儿科医疗机构和妇幼保健机构，以及各种形式的托幼机构。护理人员作为这些机构团队中的重要成员，对保障我国儿童的健康和提高儿童的生命质量起到了至关重要的作用。从孕产期保健、推广新法接生、实施计划免疫、开展生长发育监测、先天性和遗传性疾病筛查、普通住院儿童护理，到逐步形成和发展儿科重症监护等专科护理，我国儿科护理的范围和水平都有了很大程度的拓展和提升。儿科护理模式也由传统的单纯临床疾病护理，逐渐转向儿童身体、心理、社会等方面的整体护理。我国儿科护理学已逐渐发展成为具有独立功能的专业学科，已形成从中专至博士研究生的完整人才培养体系，研究范围涉及影响儿童健康的所有问题。儿科护理学的发展也使儿童常见病、多发病能够得到及时的诊治和护理，其发病率和病死率迅速下降。2011年国务院发布了《中国儿童发展纲要（2011—2020年）》，把儿童健康纳入国民经济和社会发展规划，经过十年的建设发展，截至2020年底，婴儿、5岁以下儿童死亡率分别从2010年的13.1‰、16.4‰下降到5.4‰、7.5‰，取得了历史性新成就。2021年国务院发布了《中国儿童发展纲要（2021—2030年）》，明确了"坚持对儿童发展的优先保障"和"坚持促进儿童全面发展"等基本原则；在"儿童与健康"发展领域，提出了12项主要目标，涉及儿童健康服务体系、儿童健康生活方式、出生缺陷防治体系、严重危害儿童健康的疾病防治、疫苗接种、儿童早期发展、儿童心理健康等内容，明确了"新生儿、婴儿和5岁以下儿童死亡率分别降至3.0‰、5.0‰和6.0‰以下""5岁以下儿童贫血率和生长迟缓率分别控制在10%和5%以下，儿童超重、肥胖上升趋势得到有效控制"和"儿童新发近视率明显下降，小学生近视率降至38%以下，初中生近视率降至60%以下，高中阶段学生近视率降至70%以下"等具体目标。为实现新的儿童发展纲要所提出的目标，儿科护士应该成为推动儿童保健和健康发展的重要力量。

随着社会的发展和人类疾病谱的变化，儿科护理学在应对儿童健康的新问题和新挑战时，务必设定更远大的目标和更高的追求。不仅要推动儿童保健服务由大城市逐渐普及到中小城市和乡村，以保障儿童的体格生长、心理健康、智能发育和社会适应性的全面均衡发展；还要全面提升临床护理质量以降低疾病的发病率和病死率，重视疾病的康复护理以减少疾患后遗症对儿童终身健康和幸福的不良影响，提高生命质量；更要重视某些成人疾病的儿童期预防——许多疾病如心血管疾病、人格障碍等在成年期（或在老年期）出现临床表现，但其发病的根源可以追溯到儿童期，故应重视儿童期的早期预防和干预，以防止或延缓疾病的发生、发展，提升全人群健康水平。世界卫生组织和联合国儿童基金会制定了名为"儿童疾病综合管理（Integrated Management of Childhood Illness，IMC）"的战略来进一步维护和提高儿童的健康水平，其目标是在5岁以下儿童中减少死亡、疾病和残疾的发生，并促进他们更好地成长和发育。儿科护士在提升儿童健康综合水平中，应该发挥独特的贡献。

1. 关注儿童身心发展，培养儿童健全人格　儿科护理学的内容、范围、任务涉及影响儿童健康的生理、心理、社会等各个方面，儿科护士成为儿童保健的重要力量。儿童面临着成长、学习，以及家庭和社会带来的各种压力与挑战，学习压力大、屏幕暴露时间长、睡眠不足、活动量不足、饮食结构不合理、社会互动交往偏少等，均不同程度地影响着儿童的身心健康；网络成瘾、网络暴力、儿童心理发育障碍及行为问题等，正在成为影响家庭与社会和谐的重要因素。因此，儿科护士需要与医疗团队、家庭、学校及社区通力合作，加强沟通，共同关注儿童的生理与心理健康问题，通过家庭支持、学校教育、医疗保健机构防治的综合实施，帮助儿童正确认识和应对各种困难和挑战，促进其身心健康和人格的全面发展。

2. 推动循证护理实践，提升儿科护理品质　由于儿科疾病的独特性和复杂性，加之儿童的身心发育尚未成熟，为了获得满意的护理结局，儿科护士应当将最新、最可靠的研究证据应用到日常护理实践与决策中，采用更加安全有效的护理措施，以提高护理质量，改善儿童治疗与护理结局。

3. 整合家庭和社会资源，关注慢性病延伸服务　近年来，儿童哮喘、癫痫、肾病、肥胖、肿瘤等慢性病发病率明显上升，并成为全球关注的公共卫生问题。在慢性病的治疗与康复过程中，儿童需要反复往返于医院、家庭和社区之间。如何将慢性病的照护延续到家庭、社区，护士如何发挥更大的作用来提升该类儿童的生命质量，是值得关注的话题。因此，儿科护士需要通过信息化手段等实现医疗机构、家庭和社区的资源整合，使慢性病患儿得到延续可及的优质护理服务，改善生存质量。

4. 扩大服务覆盖范围，提升整体健康水平　随着医疗保健水平的提升，我国新生儿死亡率、婴儿死亡率和 5 岁以下儿童死亡率都已经大幅下降，但是城乡间和不同地区间还存在一定的差距。我国儿童医疗及保健水平发展不平衡，有的地区儿童医疗保健条件较差，儿童健康发展水平较低。儿科护士必须关注儿童保健服务覆盖范围和可及性的问题，倡导全社会积极参与儿童医疗和保健工作，为贫困和大病儿童提供医疗救助；推动母乳喂养的普及，重视婴幼儿营养和必须营养素的补充；积极投身残障儿童康复救助制度和服务体系的建立和健全；关注城市务工人员儿童及留守儿童的生理、心理健康问题，以及特殊群体儿童的身心健康，如孤残儿童、父母离异及重组家庭的儿童、父母心智不健全的儿童等。

儿童的健康成长与家庭、社会环境密切相关。儿科护理人员必须关注学科发展的趋势和热点，协同各方力量为儿童健康发声；注重儿童健康知识的科普宣传、教育和咨询，普及儿童疾病防治护理常识，引导人们形成科学的养育理念和健康的行为习惯；营造重视和关注儿童健康的良好氛围，最大限度地为儿童健康发展创造有利的家庭和社会环境，以降低儿童身心疾病发生率，促进儿童健康、全面地发展。

拓展阅读 1-3
中国儿童钙营养专家共识（2019 年版）
拓展阅读 1-4
中国儿童弱视防治专家共识（2021 年）
拓展阅读 1-5
烧伤儿童心理康复治疗全国专家共识（2020 版）
拓展阅读 1-6
中国儿童发展纲要（2021—2030 年）

思考题

王小婷，见习护生，正在为初为人母的小宝妈妈进行健康教育。其教育的主题为儿童年龄分期。请问：

（1）儿童年龄分为哪几个阶段？

（2）7 月龄的小宝处于哪一年龄阶段？有何特点？

（蒋小平）

数字课程学习

 教学 PPT　　 自测题

► ► ► 第二章
生长发育

【学习目标】

知识：

1. 识记：儿童体重、身高（长）、坐高、头围等体格生长常用指标的正常参考值及测量方法；儿童骨骼、牙齿、肌肉与脂肪组织及生殖系统的发育特点；儿童体格生长偏离的类型和概念；性心理发展理论、心理社会发展理论、认知发展理论和道德发展理论的概念与分期。

2. 理解：儿童生长发育的规律；影响儿童生长发育的因素；儿童感知、运动和语言的发育规律；儿童社会行为发展的特点；性心理发展理论、心理社会发展理论、认知发展理论和道德发展理论的内涵；儿童常见的心理行为问题及干预方法。

3. 应用：根据儿童的体格生长指标，为儿童进行生长发育评价；根据儿童发展理论，为具体儿童进行心理社会发展指导。

技能：

1. 能够利用所学知识为具体儿童进行生长发育评估。
2. 能够利用所学知识判断儿童发展所存在的问题。

素质：

1. 热爱儿科护理工作。
2. 具有爱伤观念，在护理工作中体现细心、耐心、爱心和责任心。

第一节 生长发育的规律及其影响因素

生长发育是指从受精卵到成人的整个成熟过程，是儿童不同于成人的一个重要特点。生长（growth）是机体量的变化，即各器官、系统及身体形态、大小的变化。发育（development）是机体质的变化，即细胞、组织、器官的分化与功能的成熟，包括情感和心理的发育成熟过程。生长过程伴随着发育成熟，二者密不可分，共同体现机体的动态变化。

一、生长发育的一般规律

1. 生长发育的连续性和阶段性　整个儿童时期生长发育不断推进，但不同年龄阶段生长发育有不同的特点。例如，体重和身高（长）的增长在生后第 1 年，尤其是前 3 个月最快，是出生后的第一个生长高峰；第 2 年以后生长速度逐渐减慢，至青春期又迅速加快，出现第二个生长高峰。

2. 各系统器官发育的不平衡性　各器官、系统发育有先有后、快慢不一，有各自的生长特点（图 2-1）。①神经系统：发育最早，在出生后 2 年内发育较快，6~7 岁基本达成人水平。②生殖系统：发育最晚，在青春期前处于幼稚期，青春期迅速发育成熟。③淋巴系统：先快而后回缩，在儿童早期迅速发育，于青春期前达高峰并超出成人水平，以后逐渐降至成人水平。④其他系统：呼吸、循环、消化、泌尿等系统的发育水平基本与体格生长相平行。

3. 生长发育的顺序性　生长发育通常遵循由上到下（先抬头，后抬胸，再会坐、立、行）、由近到远（先抬肩、伸臂，再双手握物；先控制腿，再控制脚）、由粗到细（先会用全手掌抓握物品，再发展到能以手指端摘取）、由简单到复杂（先会画线，再学会画图形）的顺序或规律。事物认知也遵循由低级到高级的发展规律，先会通过看、听去感觉事物、认识事物，再发展到记忆、分析、判断事物。

4. 生长发育的个体差异　儿童生长发育虽然遵循一定的规律，但也受遗传与环境的影响，存在着个体差异，不同人的生长发育"轨道"不完全相同。例如，体格上的个体差异一般随年龄的增长而越来越明显，青春期时差异显著。因此，连续、动态的观察对于全面了解儿童的生长发育状况非常重要，应避免将"正常值"作为评价的唯一标准，评价时应充分考虑个体差异。

二、影响生长发育的因素

遗传因素和环境因素是影响儿童生长发育进程的两个最基本的因素。遗传决定机体生长发育的潜力，环境则影响生长发育的速度及最终达到的程度，两方面相互作用，共

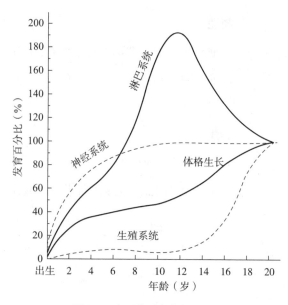

图 2-1　各系统器官发育不平衡

同决定了每个儿童生长发育的水平。

1. 遗传因素　儿童生长发育的特征、潜能、趋势、限度等由父母双方的遗传因素决定。种族、家族的遗传信息影响深远，如皮肤和头发的颜色、面部特征、身材高矮、性成熟的早晚及对传染病的易感性等，均与遗传有关。遗传性疾病，如染色体畸形或代谢障碍，也会对生长发育造成影响。性别也可造成儿童骨骼发育、青春期发育、语言和运动发育的差异。

2. 环境因素　营养状况、孕母状况、生活环境、疾病和药物等因素都会对儿童的生长发育产生影响。

（1）营养状况：儿童的生长发育，包括宫内胎儿的生长发育，都需要充足的营养素供给。营养素供给总量和比例恰当，可使儿童生长潜能得到最好的发挥。宫内营养不良的胎儿，不仅体格生长落后，严重时还会影响脑的发育。生后营养不良，特别是生后 1~2 年内的严重营养不良，可影响体格、免疫、内分泌、神经调节、智力和心理等的发育。

（2）孕母状况：胎儿在宫内的生长发育受孕母生活环境、营养、情绪、健康状况等多种因素的影响。如妊娠早期感染弓形虫、风疹病毒、巨细胞病毒、单纯疱疹病毒和梅毒螺旋体等（概括为 TORCH 感染），可增加儿童出生缺陷的发生率；妊娠早期严重营养不良可引起流产、早产和胎儿体格生长及脑的发育迟缓；孕母接触药物、辐射、环境毒物和遭受精神创伤等，也可影响胎儿的发育。

（3）生活环境：良好的生态环境，如充足的阳光、新鲜的空气、清洁的水源等有益于儿童健康地生长发育。和睦的家庭气氛、父母稳定的婚姻关系也对儿童生长发育起着不容忽视的作用，如果长期处于暴力、压抑的生活环境，不仅直接影响儿童生长发育，精神上的压抑还可导致激素分泌紊乱，从而间接影响生长发育。另外，完善的医疗保健服务、良好的教育体系等对儿童的生长发育有重要的促进作用，一般经济相对发达地区的儿童生长发育明显优于经济相对落后地区的儿童。

（4）疾病和药物：任何引起生理功能紊乱的急、慢性疾病均可直接影响儿童的体格生长和功能发育。急性感染如急性腹泻、肺炎常使儿童体重减轻；长期慢性疾病则同时影响儿童体重和身高的增长；某些内分泌疾病如先天性甲状腺功能减退症、生长激素缺乏症常引起骨骼生长和神经系统发育迟缓；先天性疾病如先天性心脏病时常伴随生长迟缓。同时，长期患病的儿童时刻处于疾病所造成的不平衡状态中，承受持续的内在压力，还会影响其独立及自主能力的发展。两岁以内的儿童，在阻碍其生长发育的因素解除后，若营养充足，会出现"追赶性生长"的现象，即儿童身高、体重等在短期内加速增长，以弥补此前的损失，但长期持续的生长迟缓或发生在关键时期的不良事件所造成的影响则无法弥补。药物也可影响儿童生长发育，如长期应用肾上腺皮质激素可导致儿童生长发育迟缓，长期或大量应用链霉素可影响儿童听力和肾的发育。

第二节　儿童生长发育及评价

情境导入

某女童，身长 72 cm，体重 8.1 kg，头围 44 cm，已出牙 4 颗，可独坐。

> **请思考：**
> 1. 她最可能的月龄是多少？
> 2. 该年龄段儿童的前囟是否闭合？脊柱会出现哪些生理弯曲？

一、体格生长常用指标及测量方法

体格生长常用的指标有：体重、身高（长）、坐高（顶臀长）、头围、胸围、上臂围、皮下脂肪厚度等。

1. 体重（weight） 是身体各组织、器官、系统的综合重量，其中骨骼、肌肉、内脏、体脂、体液占比较大。因体脂和体液变化较大，体重在体格生长指标中最易波动，是反映儿童体格生长，尤其是营养状况的最易获得的敏感指标。

新生儿出生体重与胎次、胎龄、性别及宫内营养状况有关，出生后体重与营养、疾病等因素密切相关。新生儿在出生数天内由于摄入不足、胎粪排出及水分丢失，会出现生理性体重下降，一般下降幅度为原有体重的 5%～10%，多在生后 3～4 日达到最低点，以后逐渐回升，第 7～10 日恢复至出生体重。早产儿体重恢复较慢。

我国儿童体格生长调查资料显示，男婴平均出生体重为（3.38±0.40）kg，女婴平均出生体重为（3.26±0.40）kg。生后 3～4 个月的婴儿体重约为出生体重的 2 倍，1 岁时约为出生体重的 3 倍，2 岁时约为出生体重的 4 倍。生后第 1 年是体重增长最快的时期，为"第一个生长高峰"。2 岁后到青春期前体重稳步增长，每年增长 2～3 kg。进入青春期后，受内分泌影响，儿童体格生长再次加速，出现"第二个生长高峰"。

临床常用体重计算儿童的药量、输液量。儿童体重可用公式估计，但有条件测量时，仍应测量真实体重。

儿童体重计算公式如下。

3～12 个月：体重（kg）=（月龄 +9）/2

1～6 岁：体重（kg）= 年龄（岁）×2+8

7～12 岁：体重（kg）=［年龄（岁）×7–5］/2

2. 身高（长）（height） 指头顶至足底的垂直距离，是头、躯干（脊柱）和下肢长度的总和。3 岁以下儿童立位测量多不准确，应仰卧位测量，称身长（body length）。3 岁以后立位测量，称身高。身高（长）的增长规律与体重相似，生后第 1 年增长最快，也存在婴儿期和青春期两个生长高峰。

新生儿出生时身长平均为 50 cm；生后第 1 年身长平均增长约 25 cm，其中前 3 个月增长 11～13 cm，约等于后 9 个月的增长量，1 周岁时身长约为 75 cm；第 2 年增长速度减慢，平均增长 10～12 cm，2 周岁时身长为 86～87 cm；2 岁以后身高（长）稳步增长，平均每年增长 5～7 cm，至青春期出现第 2 个增长加速期。

儿童身高计算公式如下。

2～6 岁：身高（cm）= 年龄（岁）×7 + 75

7～10 岁：身高（cm）= 年龄（岁）×6 + 80

儿童头、躯干和下肢的增长速度并不一致。在胎儿期和婴幼儿期，头部生长速度较快，而躯干和下肢的生长较晚，生长时间也较长。儿童头、躯干、下肢所占身高（长）的比例随着年龄的增加而发生着变化，头长占身高（长）的比例从婴幼儿期的 1/4 逐渐减为成人期的 1/8（图 2-2）。

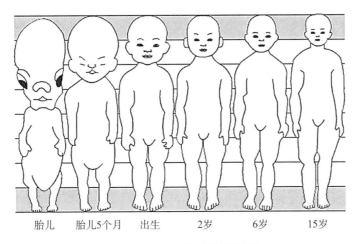

胎儿　胎儿5个月　出生　2岁　6岁　15岁

图 2-2　头长与身高（长）的比例

3. 坐高（sitting height）　指头顶至坐骨结节的垂直距离，反映脊柱和头部的发育。3 岁以下儿童采用测量床仰卧位测量，称顶臀长（crown-rump length）；3 岁以后采用坐高计进行坐位测量，称坐高。由于下肢增长速度随着年龄增长而加快，坐高（顶臀长）占身高的百分比随年龄的增长而逐渐下降，由出生时的 67% 降到 14 岁时的 53%。任何影响下肢生长的疾病如甲状腺功能减退症和软骨营养不良，都可使坐高（顶臀长）与身高的比例停留在幼年状态。

4. 头围（head circumference，HC）　指自眉弓上缘经枕骨结节绕头一周的长度，反映脑和颅骨的发育。胎儿时期脑发育居各系统的领先地位，故出生时头围相对较大，平均为 34 cm。与体重、身长的增长相似，出生第 1 年前 3 个月头围的增长量约等于后 9 个月头围的增长量，3 月龄时头围约 40 cm，1 岁时约 46 cm。1 岁以后头围增长明显减慢，2 岁时约为 48 cm，5 岁时约为 50 cm，10 岁时约 53 cm，15 岁时为 54～58 cm，此时已基本同成人。3 岁以内常规测量头围，头围过小常提示脑发育不良；头围过大或增长过快则提示脑积水、脑肿瘤的可能。

5. 胸围（chest circumference，CC）　指自乳头下缘经肩胛骨角下绕胸一周的长度，反映肺和胸廓的发育。由于呼吸运动的影响，测量时取呼气和吸气测量值的平均值。出生时胸围比头围小 1～2 cm，为 32～33 cm；1 岁时胸围约等于头围，出现头围、胸围生长曲线交叉；1 岁以后胸围开始超过头围。头围、胸围生长曲线交叉时间与儿童营养和胸廓发育有关，肥胖儿由于胸部皮下脂肪厚，胸围可于出生后 3～4 个月时暂时超过头围；营养不良、佝偻病儿童胸围超过头围的时间可推迟到 1.5 岁以后。

6. 上臂围（upper arm circumference，UAC）　指沿肩峰与尺骨鹰嘴连线中点水平绕上臂一周的长度，反映上臂骨骼、肌肉、皮下脂肪和皮肤的发育水平，常用于评估儿童的营养状况。生后第 1 年内上臂围增长迅速，1～5 岁期间增长缓慢。可用上臂围测量普查 1～5 岁儿童的营养状况，评估标准为：＞13.5 cm 为营养良好；12.5～13.5 cm 为营养中等；＜12.5 cm 为营养不良。

二、体格生长评价

1. 体格生长评价内容　包括生长水平、生长速度和匀称程度三个方面。

（1）生长水平（growth level）：是将儿童某一年龄时点所测得的某项体格生长指标测量值

（横断面测量）与参考人群值比较，得到该儿童在同质人群中所处的位置，即为此儿童该项体格生长指标在此年龄的生长水平，结果以等级表示。可用于儿童个体或群体的评价，但不能反映儿童生长的过程或"轨道"。

（2）生长速度（growth velocity）：是指对儿童某一单项体格生长指标定期连续测量（纵向观察），将该项指标在某一年龄段的增长值与参考人群比较，得到该儿童此项体格生长指标的生长速度。这种随年龄动态观察儿童个体生长速度的方法有助于了解儿童的生长轨道，体现个体差异。

（3）匀称程度（proportion of body）：是对体格生长指标之间关系的评价。①体型匀称度：表示体型生长的比例关系，常用的指标有身高别体重（WFH）和年龄别体质指数（BMI/年龄）。身高别体重表示一定身高的相应体重范围，是判断 2 岁以内儿童营养状况的常用指标之一。BMI ＝ 体重（kg）/ 身高 ^{2}（m^2），是指单位面积中所含的体重数，间接反映体型的匀称度；儿童的 BMI 随年龄而变化。②身材匀称度：以坐高（顶臀高）/ 身高（长）的比值反映下肢生长状况。将儿童实际测量计算结果与参考人群计算结果比较。

2. 常用的体格生长评价方法　包括均值离差法、中位数与百分位数法、指数法和生长曲线评价法。

（1）均值离差法：适用于正态分布的情况。通过大量人群横断面调查算出某一指标的均值和标准差，以均值为基值，标准差为离散距，均值加减两个标准差的范围（覆盖95%的受检总体）被认为是该指标的正常范围（图2-3）。用儿童体格生长指标的实测值与人群均值比较，评价儿童体格生长等级。

（2）中位数与百分位数法：适用于正态和非正态分布。将一组变量值（如身高、体重）按大小顺序排列，求出某个百分位的数值，然后将百分位列表。以第50百分位（P$_{50}$）为中位数，其余百分位为离散距，常用百分位包括 P$_3$、P$_{10}$、P$_{25}$、P$_{50}$、P$_{75}$、P$_{90}$、P$_{97}$。一般 P$_3$ ~ P$_{97}$ 范围（覆盖94%的受检总体）被认为是正常范围。

（3）指数法：用两项指标之间的相互关系做比较，以反映体格生长水平。常用指标为体质指数（body mass index，BMI）：BMI ＝ 体重（kg）/ 身高 ^{2}（m^2），它能较敏感地反映体型胖瘦，受身高影响较小，同时与皮脂厚度、上臂围等综合反映体脂累积程度的指标有较高相关性。儿童 BMI 大于等于同年龄同性别的第 85 百分位为超重，大于等于第 95 百分位应考虑肥胖。

（4）生长曲线（growth chart）评价法：将同性别同年龄组儿童的各项体格生长指标（如身

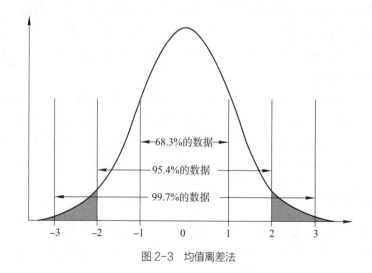

图 2-3　均值离差法

高、体重）按均值离差法或百分位法的等级绘成曲线，制成标准生长曲线图。将儿童个体定期、连续测量的体格生长指标数值按月或年标记于图上并绘成该儿童的生长曲线，将该生长曲线与标准生长曲线进行比较，可了解该儿童目前的生长水平在人群分布中的地位；此外，比较该儿童生长曲线中不同时间点的数据，可判断其生长趋势和生长速度为正常、向下（下降、增长不足）、向上（增长加速）或平坦（缓慢、不增），有利于及时发现偏离并予以干预纠正。

拓展阅读 2-1
儿童体格发育评估与管理临床实践专家共识

第三节　与体格生长有关的各系统的发育

一、骨骼发育

1. 颅骨发育　除头围外，还可依据前、后囟及颅缝闭合情况来衡量颅骨的发育。颅骨间小的缝隙称为骨缝，大的缝隙称为囟门。前囟为顶骨和额骨边缘形成的菱形间隙（图 2-4），其对边中点连线长度在出生时为 1.5 ~ 2.0 cm，但分娩时婴儿颅骨受产道挤压，可出现颅骨重叠使骨缝和前囟稍缩小，生后 2 ~ 3 个月颅骨重叠逐渐消失，前囟逐渐恢复，以后随着颅骨生长前囟进一步增大，6 月龄左右前囟逐渐骨化而变小，到 1 ~ 1.5 岁时基本闭合，闭合年龄最迟不超过 2 岁。后囟为顶骨与枕骨边缘形成的三角形间隙，出生时即已很小或闭合，最迟出生后 6 ~ 8 周闭合。前囟大小及张力的异常变化往往提示某些疾病的可能，如前囟早闭、头围过小提示脑发育不良、小头畸形；前囟迟闭或过大可见于脑积水、佝偻病、甲状腺功能减退症等；前囟张力增加常提示颅内压增加，而前囟凹陷则见于极度消瘦或脱水者。

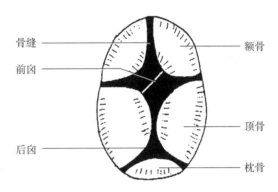

图 2-4　颅骨、前囟与后囟

2. 脊柱发育　反映椎骨的发育。生后第 1 年脊柱生长快于四肢，以后四肢生长快于脊柱。早在胎儿期脊柱就已经形成最初的弯曲，像字母 C；3 ~ 4 个月左右婴儿抬头动作的发育使颈椎前凸，形成颈曲；6 ~ 7 个月婴儿会坐时，胸椎后凸形成胸曲；1 岁左右儿童开始行走，腰椎前凸形成腰曲，至此脊柱形成近似成人的 S 形生理性弯曲（图 2-5）；6 ~ 7 岁时脊柱生理性弯曲被韧带固定。脊柱生理性弯曲帮助脊柱吸收、缓冲运动过程中产生的压力，有利于身体保持柔韧性和平衡。儿童不正确的坐、立、行姿势及骨骼病变会影响脊柱的正常形态。

3. 骨的发育　骨骼的生长发育常作为衡量儿童生长发育状况的重要指标，同时也是评估儿童生物学年龄的最佳依据。骨骼的成熟从胎

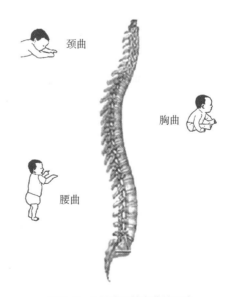

图 2-5　脊柱生理性弯曲的形成

儿时期骨化中心的出现开始，出生后新的骨化中心有规律地出现，为骨龄的评估奠定了生物学基础。骨化中心出现的多少可以反映长骨的生长发育成熟程度。通过 X 线检查不同年龄儿童长骨骨骺端骨化中心的出现时间、数目、形态变化，并将其标准化，即可得到骨龄（bone age）。目前，临床常用左手腕部 X 线片（因多为右利手）计算腕骨、掌骨、指骨的次级骨化中心，并以此来推测骨龄（表 2-1）。

表 2-1 腕部次级骨化中心的出现顺序

出生时	3~4 个月	1 岁	2~3 岁	3 岁	3.5~5 岁	5~6 岁	6~8 岁	9~10 岁
腕部无骨化中心	头状骨、钩骨	下桡骨骺	三角骨	月骨	大、小多角骨	舟骨	下尺骨骺	豌豆骨

二、牙齿发育

儿童的牙齿发育与骨骼发育有一定关系，但因两者胚胎来源不同，故发育速度也不完全平行。人一生有两副牙齿，即乳牙（共 20 颗）和恒牙（共 32 颗）。儿童出生时在颌骨中已有骨化的乳牙胚，被牙龈覆盖，生后 4~10 个月乳牙开始萌出，2~2.5 岁出齐。2 岁以内儿童乳牙的数目约为月龄减 4~6，但乳牙萌出的时间也存在较大的个体差异，生后 13 个月未出牙称为乳牙萌出延迟。乳牙萌出顺序一般下颌先于上颌，自前向后萌出（图 2-6）。在乳牙胚发育的同时，其舌侧还将生长出 20 个恒牙胚，之后将发育成 20 颗恒牙并与乳牙替换。第一、二、三恒磨牙胚分别在胚胎 10 个月、出生后 2 年、出生后 5 年长出。儿童 6 岁左右开始出第一颗恒牙即第一磨牙，之后乳牙按萌出顺序逐个脱落换之以恒牙（表 2-2）。12 岁左右出第二磨牙；18 岁以后出第三磨牙（智齿），但也有人终身不出此牙。恒牙一般 20~30 岁时出齐，共 32 颗。个别儿童出牙

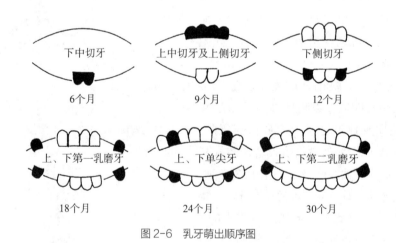

图 2-6 乳牙萌出顺序图

表 2-2 乳牙萌出及换牙时间

项目	下中切牙	上中切牙及上侧切牙	下侧切牙	上、下第一乳磨牙	上、下单尖牙	上、下第二乳磨牙
萌出时间	4~10 个月	8~12 个月	10~14 个月	14~22 个月	18~24 个月	24~32 个月
出牙数量	2	4	2	4	4	4
换牙时间	6~7 岁	7~9 岁	7~9 岁	10~12 岁	8~11 岁	12~14 岁

时可有低热、流涎、睡眠不安、烦躁等反应。较严重的营养不良、佝偻病、甲状腺功能减退症、21-三体综合征等患儿可有出牙迟缓、牙釉质差等。

三、肌肉与脂肪组织发育

1. 肌肉组织发育　胎儿期肌肉组织发育较差，出生后随活动增加肌肉组织逐渐生长发育，其生长发育与体重增长平行。儿童肌肉纤维较细，间质组织较多。出生后肌肉的生长主要是肌纤维增粗，5岁以后肌纤维增粗明显，并有性别差异。青春期肌肉发育尤为迅速，男孩比女孩更突出，男孩肌肉占体重比例明显大于女孩。肌肉的发育与营养、生活方式、运动量等密切相关。目前肌肉力量、耐力和柔韧性已成为衡量青少年身体素质的内容之一。肌肉生长异常可见于重度营养不良、进行性肌萎缩等病症。

2. 脂肪组织发育　表现为脂肪细胞数目增加和体积增大。脂肪细胞数目增加从胎儿中期开始，到1岁末达高峰，以后数目增加减速。2~15岁期间脂肪细胞数目增加约5倍。脂肪细胞体积增大从胎儿后期开始，到出生时增加1倍，以后逐渐减慢；学龄前期至青春期前脂肪细胞体积变化不大；青春期生长加速时，脂肪细胞体积再次增大。脂肪组织是机体贮存能量的重要场所，在机体需要时动员、释放能量。

四、生殖系统发育

生殖系统发育通过下丘脑-垂体-性腺轴调节，在青春期迅速发展并成熟，发育过程持续6~7年。生殖系统发育开始和持续的时间受多种因素影响，个体差异较大。女孩在8岁以前，男孩在9岁以前出现第二性征，为性早熟（precocious puberty）；女孩在14岁以后，男孩在16岁以后仍无第二性征出现，为青春期延迟（delayed puberty）。

1. 女性生殖系统发育　包括女性生殖器官的形态、功能发育和第二性征发育。女性生殖器官包括卵巢、子宫、输卵管和阴道。第二性征发育主要表现为乳房、阴毛、腋毛的发育。乳房发育是女孩青春期开始的第一个体征，然后是阴毛和腋毛的发育。月经初潮是女孩性功能发育的重要标志。初潮年龄存在个体差异，大多在乳房发育的1年后出现，受遗传、营养状况和经济文化水平等因素影响。

2. 男性生殖系统发育　包括男性生殖器官的形态、功能发育和第二性征发育。男性生殖器官包括睾丸、附睾和阴茎。第二性征发育主要包括阴毛、腋毛、胡须、变声及喉结的出现。睾丸增大是男孩青春期开始的第一征象，随后是阴茎变长、增粗和阴毛出现，腋毛和胡须在阴毛生长2年后出现。遗精是男孩性功能发育的重要标志。首次遗精的平均年龄受生理、心理和文化因素影响，多在阴茎生长1年后出现。

第四节　儿童神经心理的发育

在成长过程中，儿童神经心理的发育与体格生长具有同等重要的意义。神经心理发育包括感知、运动、语言的发育，以及记忆、思维、情感、性格等心理活动的发展，故此期的发育也称为行为发育。儿童神经心理的发育以神经系统的发育和成熟为物质基础，尤其是脑的发育。除先天遗传因素外，神经心理的发育还与环境密切相关。神经心理发育的异常可能提示某些疾病的发生。

一、感知的发育

感知（perception）是通过各种感觉器官从环境中选择性地获取信息的能力，对其他能力的发育起到重要的促进作用。

1. 视感知发育　胎儿32~34周视觉已开始发育，新生儿已有视感知能力，瞳孔对光有反应，但由于晶状体形状调节功能和眼外肌反馈系统未发育完善，新生儿只能够看清15~20 cm范围内的事物，安静且清醒状态下有短暂的注视能力。新生儿期后视感知发育迅速，随着年龄的增长，逐渐发育成熟（表2-3）。

2. 听感知发育　胎儿20周左右听觉系统开始发育，胎儿后期听觉已比较灵敏。新生儿出生时因鼓室无空气，听力差，但对强声可有瞬目、震颤等反应；出生3~7天后听觉已良好，50~90 dB的声音可引起呼吸节律改变。新生儿听力筛查（neonatal hearing screening，NHS）是早期发现听力障碍的有效办法，我国已将其纳入常规新生儿筛查内容。随着儿童年龄的增长，听感知发育逐渐趋于成熟（表2-3）。

表2-3　儿童视、听感知的发育特点

年龄	视感知的发育	听感知的发育
1个月	可注视光源，开始有头眼协调	听觉良好，对刺激性声音有反应
3~4个月	喜看自己的手，头眼协调较好	头可转向声源，听到悦耳声时会微笑
6~7个月	目光可随物体转动，出现眼手协调	能区别父母声音，唤其名有反应
8~9个月	开始出现视觉深度，能看到小物体	能确定声源，区别语言的意义
16~18个月	能区别各种形状，喜看图画	可寻找不同响度的声源
2岁	两眼调节好，可区别垂直线和横线	能区别不同音调的声音，听懂简单吩咐
4~5岁	能够区别各种颜色	听觉发育完善
6岁	视觉深度充分发育，视力达1.0	

3. 味觉和嗅觉发育　新生儿出生时味觉发育已完善，生后2 h即可分辨出甜、苦、咸等味道，并出现不同的面部表情。婴儿接触的第一种食物是略带甜味的母乳，因此，婴儿对略带甜味的东西非常敏感。4~5个月时婴儿对食物味道的轻微改变敏感，喜欢原味食物，处于"味觉发育关键期"。新生儿出生时嗅觉发育已成熟，生后1~2周可辨别母亲和其他人的气味，3~4个月时能区别愉快和不愉快的气味，7~8个月开始对芳香气味有反应。

4. 皮肤感觉发育　皮肤感觉包括触觉、痛觉、温度觉和深感觉等。新生儿大脑皮层未发育完善，对痛、温、触觉刺激不能定位，受冷热刺激易引起全身性运动，而不是局部的逃避反应。新生儿对热不敏感。新生儿出生时已有痛觉，但较迟钝，2个月起逐渐完善。新生儿触觉发育比较成熟，尤以眼、口周、手掌、足底最为敏感，触之即有瞬目、张口、缩回手足等反应，而前臂、大腿、躯干部触觉则较迟钝。

二、运动的发育

儿童运动发育分为大肌肉运动（gross motor）和精细运动（fine motor）发育两大类。大肌肉运动是身体对大肌肉动作的控制，如抬头、坐、爬、站、走、跑、跳等。精细运动是相对于大动作而言，是小肌肉的动作，如抓握物品、画图等。随着儿童年龄的增长，大肌肉运动和精细运动逐渐发展（表 2-4）。

表 2-4　儿童运动的发育

年龄	大肌肉运动	精细运动
3 个月	仰卧或直立位时抬头较稳	开始有意识地抓取物品
4 个月	抬头很稳并能自由转动身体	尝试握持或摇摆小玩具
6 个月	双手向前撑住独坐	能敲物品，用手摇玩具
8 个月	会爬，会坐起、躺下、转身	两手能传递物品，会拍手
10 个月	能扶着走路，能独站片刻	可用拇、示指取物，喜欢撕纸
12 个月	能走，能弯腰拾东西	可将圆圈套在木棍上
15 个月	可独自走稳，能蹲着玩	学会用匙，能叠 1 块积木，能几页几页翻书
18 个月	能爬台阶	能叠约 3 块积木，会有目标地扔皮球
24 个月	能双脚跳	可叠约 6 块积木，会一页一页翻书，能用勺吃饭

运动发育遵循自上而下、由近至远、从不协调到协调、先正向动作后反向动作的规律（图 2-7）。如先能抬头，后会坐、立、行走；先能抬肩，后会用手指取物；先手舞足蹈但不会取物，后会准确抓取物品；先会拿起物品，后会放下。

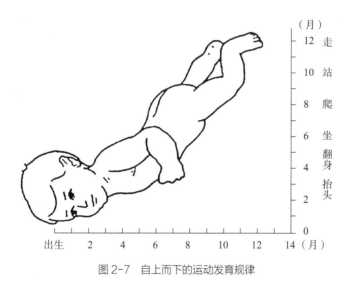

图 2-7　自上而下的运动发育规律

三、语言的发育

语言（language）是人类在充分的语言刺激作用下特有的一种高级神经活动，是学习、社会交往和个性发展的重要能力之一。语言发育须在听觉、发音器官和大脑功能正常的基础上，经过发音、理解和表达三个阶段才能完善。

1. 发音阶段（出生至 1 岁）　即语言准备阶段。新生儿已会哭叫，并且不同刺激下哭声的音调会有所区别。婴儿 1～2 个月开始发喉音，3～4 个月咿呀发音，7～8 个月能发"爸爸""妈妈"等复音,但没有词语真实的含义,8~9个月能重复成人所发的简单音节。

2. 理解阶段(1~1.5岁) 婴儿在发音过程中逐渐理解语言。9个月左右的婴儿能听懂简单的词意,如"再见""抱一下"等;10~12个月时有意识地叫"爸爸""妈妈"。亲人对婴儿自发的"爸爸""妈妈"等语言的及时应答,促使婴儿逐渐理解这些发音的特定含义。

3. 表达阶段(1.5~3岁) 在理解的基础上,儿童学会语言表达。一般儿童12个月时会说简单的词句,如"再见""没了";1岁半时能使用15~20个字,能指认并说出家庭主要成员的称谓;2岁时能指认简单的人名、物名和图;3岁时能指认许多物品名,并能说2~3个字组成的短句;4岁时能讲述情节简单的故事。随着儿童年龄的不断增长,其语言能力越来越强(表2-5)。

儿童语言的发育与家长的教育和生活环境有关,应提供适合儿童语言发育的环境,鼓励家长与儿童进行交流,多为儿童提供听、说的机会。儿童语言发育的过程中需注意乱语、口吃、自言自语等现象。①乱语:又称隐语。1~2岁的孩子,很想用语言表达自己的需求,但由于词汇有限,常常说出一些成人听不懂的话语,即乱语。②口吃:3~4岁的孩子,词汇增多,但语言能力还没有达到自如表达思想的水平,因而出现说话时言语中断、重复、不流畅。③自言自语:儿童从出声的外部语言向不出声的内部语言转化的过渡形式,一般儿童7岁以后不会再出现自言自语,如继续存在,应引起注意。

表2-5 儿童语言的发育

年龄	语言	年龄	语言
新生儿	能哭叫	10~11个月	开始用单词,一个单词表示多种意义
2个月	发出和谐的喉音	12个月	能叫出物品名字,如灯、碗,指出自己的手、眼
3个月	咿呀发音	15个月	能说出几个词和自己的名字
4个月	笑出声	18个月	能认识和指出身体各部分
5个月	能喃喃地发出单调音节	2岁	会说2~3个字构成的句子
6个月	能听懂自己的名字	3岁	能说短歌谣,数几个数
7个月	能发"爸爸""妈妈"等复音,但无意义	4岁	能唱歌,讲述简单故事情节
8个月	重复大人所发简单音节	5岁	开始识字
9个月	能懂几个较复杂的词句,如"再见"等	6~7岁	能讲故事,开始写字

四、心理活动的发展

刚出生的婴儿不具有心理活动,待条件反射形成,即标志着心理活动发育的开始,且随着年龄增长,心理活动不断发展。

1. 注意的发展 注意(attention)是人的心理活动集中于一定的事物,是认识过程的开始。注意可分无意注意和有意注意。无意注意是自然发生的、无需意志努力的注意;有意注意是自觉的、有预定目的的注意。婴儿期以无意注意为主,且容易转移;3岁时逐渐发展形成有意注意;5~6岁后儿童才能较好地控制自己的注意力。

2. 记忆的发展 记忆(memory)是将所获得的信息"贮存"和"读出"的神经活动过程,可分为感觉、短暂记忆和长久记忆3个阶段。长久记忆又分为再认和重现两种,以前感知过的事物在眼前再次出现时能被认出，称为再认；过去感知过的事物不在眼前出现，却能在脑中重现出来，即为重现。1岁以内婴儿只有再认而无重现，随年龄增长，其重现能力逐渐增强，3岁的儿童可重现几个星期前的事情，4岁的儿童则可重现几个月前的事情。幼儿以机械记忆为主，精确性差；随着年龄的增长，逻辑记忆逐渐发展。

3. 思维的发展　思维（thinking）是人应用理解、记忆和综合分析能力来认识事物的本质、掌握其发展规律的一种精神活动，是心理活动的高级形式。儿童1岁以后开始产生思维；3岁以前只有最初级的形象思维；3岁以后开始有初步抽象思维；6～11岁时儿童逐渐学会综合分析、分类、比较等抽象思维方法，思维具有目的性、灵活性和判断性，并在此基础上进一步发展出独立思考的能力。

4. 想象的发展　想象（imagination）是对感知过的事物进行思维加工、改组，进而创造出现实中从未有过的事物形象的思维活动。新生儿没有想象能力；1～2岁儿童仅有想象的萌芽；3岁后儿童想象内容稍多，但仍为片段、零星的；学龄前期儿童想象力有所发展，但以无意想象和再造想象为主；有意想象和创造性想象到学龄期才迅速发展。

5. 情绪、情感的发展　情绪（emotion）是个体生理或心理需要是否得到满足时的心理体验和表现，情感（feeling）则是在情绪的基础上产生的对人、物的关系的体验，属较高级、复杂的情绪。外界环境对儿童情绪的影响较大。新生儿因不适应宫外环境，常表现出不安、啼哭等消极情绪反应，而哺乳、抚摸、抱、摇等则可使其情绪愉悦；6个月后儿童能辨认陌生人，此时逐渐产生对母亲的依恋及分离性焦虑，9～12个月时依恋达高峰。婴幼儿情绪表现特点为时间短暂、反应强烈、容易变化、外显真实。随年龄增长和与周围人交往的增加，儿童对客观事物的认识逐步深化，对不愉快事物的耐受性逐渐增强，逐渐能有意识地控制自己的情绪，情绪反应渐趋稳定。情感也随着年龄增长渐趋成熟，逐渐产生安全感、信任感、责任感、荣誉感等。

6. 个性和性格的发展　个性（personality）是个人处理环境关系时表现出来的与他人不同的行为习惯和倾向性，是比较稳定的各种心理特征的综合。个性中最重要的心理特征是性格，其次是能力。性格（character）是人在后天环境中形成的心理特征，是在人的内动力与环境产生矛盾和解决矛盾的过程中发展起来的，具有阶段性。性格发展受一定程度的遗传影响，但主要源于生活环境和教育，一旦形成即相对稳定。

五、社会行为的发展

儿童社会行为是各年龄阶段神经心理发育的综合表现。儿童社会行为的发展不仅受到神经系统发育程度的制约，还与家庭、学校和社会对儿童的教育密切相关，同时也受到外界环境的影响。随着年龄的增长和接触面的扩大，儿童对周围人和环境的反应能力不断完善。3岁及以下儿童社会行为发展的特点见表2-6。

表2-6　3岁及以下儿童社会行为发展特点

年龄	社会行为发展特点
新生儿	醒觉时间短，对周围环境反应少，但不舒服时会哭叫，被人抱起来即安静
2～3个月	能以笑、停止啼哭、发音等行为表示对父母的亲近
3～4个月	出现社会反应性的大笑，对母亲声音表示愉快
7～8个月	认生，对发声玩具感兴趣

续表

年龄	社会行为发展特点
9～12个月	处于认生的高峰期，会模仿别人的动作，呼其全名会转头
12～13个月	喜欢玩变戏法、躲猫猫等游戏
18个月	逐渐有自我控制能力，家长在附近时可以玩很久
2岁	不再认生，爱表现自己，吸引别人注意，喜欢听故事、看动画片，能执行简单命令
3岁	人际交往能力提升，与他人一起玩游戏，并能遵守游戏规则

第五节 儿童发展理论

一、弗洛伊德的性心理发展理论

著名的奥地利精神病学家弗洛伊德（Freud S）被誉为"现代心理学之父"，他通过精神分析法观察人的行为，创建了性心理发展理论（theory of psychosexual development）。该理论注重于儿童性心理的发展、对自己身体的欣赏及与他人关系的建立。该理论指出，性本能是个性发展过程中具有重要意义的因素。弗洛伊德用"性心理"来描绘感官愉悦的体验，认为人的性心理发展分为5个阶段，如果某一阶段的需求未得到满足，便会产生心理问题，并影响下一阶段的发展。

1. 口腔期（0～1岁） 婴儿期所有的愉悦感均来自口唇的活动，如吸吮、咬和发音等。口唇的满足是婴儿个性满足的指征，有助于婴儿情绪及人格的正常发展。若此期未能得到很好的满足，会造成自恋、悲观、退缩、嫉妒、猜疑、苛求等人格特征，还会出现咬指甲、吸烟、吸毒、酗酒等不良行为。在对住院婴儿进行侵入性操作前后，可适当给予安慰奶嘴，以减少其疼痛，给予抚慰。

2. 肛门期（1～3岁） 随着肛门括约肌的发育和排便控制能力的形成，幼儿的愉悦中心转移到肛门，愉快感主要来自于排泄所带来的快感及自己对排泄的控制。排便环境和氛围对儿童的个性有着深远的影响，如父母在这段时期对儿童的大小便训练恰当，则儿童能与父母产生和谐的关系，并为日后良好人际关系的形成奠定基础；如父母对儿童的大小便训练出现问题或儿童存在与排泄有关的不愉快经历，则会出现自我意识缺乏或自以为是、顽固、暴躁等人格特征。当幼儿住院时，应鼓励儿童维持在家的排便习惯和方式；儿童因环境陌生可能出现排便行为退化，此时不应嘲笑、责骂儿童。

3. 性蕾期（3～6岁） 这段时期儿童开始对性器官产生兴趣，已察觉到性别差异。女孩开始更加偏爱父亲，男孩则容易产生恋母情结，但是在性蕾晚期儿童又会与同性的家长更加亲近。这一时期发展的关键在于与同性别的父亲或母亲建立起性别认同感，这有利于形成正确的性别行为和道德观念；如发展不顺利，则会产生性别认同困难或与之相关的其他道德问题。

4. 潜伏期（6～12岁） 儿童早期的性冲动被压抑到潜意识领域，他们的精力更多地投放在知识的获取和玩耍当中，愉快感来自于对外界环境的体验，喜欢与同性别的伙伴一起活动。此时儿童开始关注自己的隐私权，开始懂得保护自己的身体，因此在治疗和护理的过程中，应对儿童进行必要的解释，并提供必要的遮挡，以保护其隐私。

5. 生殖期（12岁以后） 随着青春期的到来，儿童生殖系统开始成熟，性激素开始分泌，生殖器官成为儿童主要的关注中心和愉悦来源。此期儿童对异性产生兴趣，注意力由父母转移到所喜爱的性伴侣，有了与性别有关的职业计划、婚姻理想。若此期性心理发展不顺利，会导致性功能不全或病态人格。学校和社会应提供各种形式的性教育。护理该期儿童时要注意维护其隐私。

二、艾瑞克森的心理社会发展理论

美国丹麦裔心理分析学家艾瑞克森（Erikson E）将弗洛伊德的理论扩展到社会方面，形成了心理社会发展理论（theory of psychosocial development）。该理论强调文化及社会环境在人格或情感发展中的重要作用，认为生命的历程是不断追求心理社会平衡的过程。艾瑞克森将人的一生分为 8 个阶段，每个阶段均有一个中心问题或矛盾需要解决。如果某一阶段的问题未解决，将导致不健康的结果，并影响下一阶段的发展。儿童时期包括以下 5 个阶段。

1. 信任－不信任期（婴儿期） 信任感是发展健全人格最初且最重要的因素，人生第一年的发展任务是与照顾者（通常是父母）建立起信任感，学习爱与被爱。此期儿童的各种需要得到满足时，婴儿感受愉悦，其对父母的信任感得以建立和巩固。信任感发展的结果是乐观，对环境和未来有信心。相反，如果儿童经常感受到痛苦、危险和无人爱抚，便会产生不信任感和不安全感，并会把对外界的恐惧和怀疑情绪带入之后的发展阶段。与家长之间建立的信任感是儿童对外界和他人产生信任感的来源。

2. 自主－羞愧或疑虑期（幼儿期） 此阶段幼儿通过爬、走、跳等动作来探索外部世界，感受独立与依赖之间的区别，开始察觉到自己的行为会影响周围环境与其他人，从而形成独立自主感，并开始独立探索和模仿他人；同时由于缺乏社会规范，儿童任性行为达到高峰，喜欢以"不"来满足自己独立自主的需要。当幼儿自我实现得到满足和鼓励时，其自主性得到发展。若父母包办一切，不允许儿童去做想做的事，或对其独立行为缺乏耐心，进行嘲笑、否定和斥责，将会使儿童产生羞愧和自我怀疑，并停止探索和努力。此期顺利发展的结果是自我控制和自信，形成有意志的品质。

3. 主动－内疚或罪恶感期（学龄前期） 此期儿童活动能力和语言能力增强，有足够的好奇心去探索未知事物，敢于有目的地去影响和改变环境，因而产生较强烈的自我意识。如果对儿童的好奇和探究给予积极鼓励和正确引导，将有助于其主动性的发展。反之，如果经常指责或批评儿童的行为，禁止其尝试一些看似离奇的想法或活动，或要求其完成力所不能及的任务，均会使其产生内疚感，变得自卑、消极、怯懦，进而过于限制自己的活动。此期顺利发展的结果是建立方向感和目标感，形成有目的的品质。

4. 勤奋－自卑期（学龄期） 此期是儿童成长过程中的一个决定性阶段。此期儿童不断学习文化知识和各种技能，学会遵守规则，从完成任务中获得快乐和成就感，易追求完美。如果在儿童完成任务或活动时给予鼓励和赞扬，其勤奋感会增强；如果儿童的努力被忽视或否定，劳动成果不被赞赏或认可，因失败而受到嘲笑和伤害，将使其产生自卑感。此期顺利发展的结果是学会与他人竞争和合作，学会遵守规则，追求自我发展。

5. 角色认同－角色混淆期（青春期） 此期青少年在性激素的作用下身体和思维日趋成熟，不仅开始注意仪表，还不断探索自我，关注未来，思考将来自己在社会中所处的地位或从事的职业等问题。该期儿童极为关注别人对自己的看法，并与自我概念相比较，一方面要适应自己必须承担的社会角色，同时又想扮演自己喜欢的形象，为追求个人价值观与社会观念的统一而困惑和奋斗。该阶段的顺利发展要求儿童建立其独立自主的人生观念，完善自己的社会能力，发展自身的潜能，形成忠诚的品质。若该阶段出现问题，会导致儿童角色混淆，缺少安全感和自控力。

三、皮亚杰的认知发展理论

瑞士哲学家和心理学家皮亚杰（Piaget J）基于对儿童行为的长期观察提出了儿童认知发展理论（theory of cognitive development）。该理论认为儿童的智力起源于他们的动作或行为，智力的发展就是儿童与经常变化着的、要求其不断做出新反应的外部环境相互作用的结果。皮亚杰将儿童认知发展过程分为4个阶段，前一阶段是下一阶段发展的基础。

1. 感觉运动期（0~2岁） 儿童通过与周围事物的感觉运动性接触，如吸吮、咬、抓握等行动来认识世界，主要特征是形成自主协调运动，能区分自我及周围的环境，构成自我概念的雏形，开始形成心理表征，能将事物具体化，对空间有一定的概念，并具有简单的思考能力，形成客体永久概念，即意识到物体永远不会神秘消失。

2. 前运思期（2~7岁） 儿童开始运用语言等符号记忆和储存信息，但还不具备逻辑思维能力。主要特征是以自我为中心，从自己的角度去考虑和看待事物，不能理解他人的观点，对事物的感知不充分，对因果关系的推理往往存在局限或错误。

3. 具体运思期（7~11岁） 儿童逐渐学会用一个法则解决相同问题，但仍以具体形象思维为主，尚不能演绎推理。主要特征是开始建立重量、质量、数、时间、容积等概念，能比较客观地看待周围事物，不再以自我为中心，学会以别人的观点看问题，能理解事物的转化，能进行一定程度的逻辑推理活动，形成守恒概念，即能认识到客体外形变化，其特有的属性可以不变，能进行可逆性思维，但不能进行抽象思维。

4. 形式运思期（12岁以上） 儿童的思维能力逐渐接近成人水平。主要特征是逐渐学会综合、分析、分类、比较等思维方法，不仅能思考具体的（现存的）事物，也能思考抽象的（可能发生的）情景，并有综合性的思维能力、逻辑推理能力及决策能力。

四、科尔伯格的道德发展理论

美国哈佛大学教授科尔伯格（Kohlberg L）基于对儿童和成人道德发展的研究，提出了道德发展理论（theory of moral development）。该理论认为道德发展是个体在社会化过程中，随年龄的增长而逐渐学会是非判断标准，并按该标准去表现的过程，包括3期6个阶段。

1. 前习俗期（1~6岁） 儿童听从家长和其他权威人物的教导，认为道德是外来的概念。当面对道德的两难情境或判断是非时，该期儿童常依据外界对其的要求和限制来决定，而不能兼顾行为后果是否符合社会习俗或道德规范。该期包括2个阶段。

（1）惩罚－顺从导向阶段：儿童根据行为的结果而不是行为本身来判断好坏，是非观念建立在回避惩罚的基础上。该阶段儿童因害怕被惩罚，常无条件地遵从规则，服从制定规则的权威人物的要求，没有语言和行为一致的概念。

（2）相对公立导向阶段：此阶段是非观念主要建立在满足自身需要的基础上，以自我为中心，认为正确的行为是指与自己的需求相一致的行为。虽然该阶段儿童已具有公平、回报、共享的概念，但这些概念较为实际、具体，而没有公正、感激、忠诚的含义。

2. 习俗期（6~12岁） 该期儿童开始形成道德观念，当面对道德的两难情景时，常以社会习俗或规范为准则，行为动机主要为符合父母、家庭、社会的需要，能遵守社会道德及法规，产生了忠诚和服从的概念。此期也包括2个阶段。

（1）好孩子导向阶段：该阶段儿童的思维和行为集中于他人的反应，希望得到他人的认可，认为应做出规定的行为，只有个人做得好才能赢得赞扬。

（2）社会秩序导向阶段：该阶段儿童道德发展从关注他人反应发展到明确社会需求上，思维和行为能遵守社会习俗和规范，服从团体规则，尊重法律权威，有责任心和义务感，愿意维护社会规则。

3. 后习俗期（12岁以上）　该期儿童将社会道德规范内化，形成现实和有效的自身道德观念和原则，能全面进行自我约束，遵从道德观念和原则。此期也包括2个阶段。

（1）社会契约导向阶段：该阶段儿童尊重法规，愿意对社会负责，保证大多数人的利益。

（2）普遍道德原则导向阶段：该阶段儿童将普遍的道德原则内化，凭借自己的良心判断是非，追求平等、博爱的人生原则。

在护理工作中，护士应合理使用儿童发展理论对儿童及其家长进行指导，加强对儿童心理行为表现的关注和理解，促进儿童心理社会方面的健康发展。

第六节　儿童发展中常见的问题

多数儿童按遗传所赋予的潜力，在良好的生活环境中，遵循一定的规律或轨道正常地生长发育。部分儿童由于受体内外各种因素的刺激和影响，在生长发育的过程中可能出现偏离正常规律或轨道的现象，导致各种问题的出现。因此，应定期监测儿童生长发育的情况，及早发现问题，分析原因，并采取恰当的干预和治疗方法。

一、生长发育偏离

生长发育偏离（growth and development deviation）是指儿童生长发育偏离正常的轨道，有些可起始于胎儿期，部分为遗传、代谢、内分泌疾病所致，少数因神经心理因素所致，但多数受后天营养与疾病的影响。

（一）体重生长偏离

1. 体重过重（overweight）　儿童体重超出同年龄、同性别儿童体重正常参考值的均值加2个标准差，或第97百分位者。体重过重可见于正常的、与身高发育平行的情况，即体重与身高的发育均超过同年龄、同性别儿童的发育；也可见于身高正常、单纯体重过大的情况；还可见于某些疾病，如肾病引起的水肿等。体重过重常见原因包括营养摄入过多，活动量过少，以及病理性体重增加等。干预原则为减少热能性食物的摄入和增加机体对能量的消耗，积极治疗原发病。

2. 低体重（low body weight）　儿童体重低于同年龄、同性别儿童体重正常参考值的均值减2个标准差，或第3百分位者。低体重常见于喂养不当、摄食过少、挑食偏食、神经心理压抑等所致的能量和蛋白质摄入不足，以及急慢性疾病所致的消化吸收障碍和代谢消耗增加。干预原则为补充营养物质，积极治疗原发病，去除心理因素的影响，培养良好的饮食习惯。

（二）身高（长）生长偏离

1. 高身材（tall stature）　儿童身高（长）的发育大于同年龄、同性别儿童身高（长）正常参考值的均值加 2 个标准差，或第 97 百分位者。高身材可见于正常的家族性高身材、真性性早熟、某些内分泌疾病（如垂体性肢端肥大症）、结缔组织病（如马方综合征）等。

2. 身材矮小症（short stature） 儿童身高（长）的发育小于同年龄、同性别儿童身高（长）正常参考值的均值减 2 个标准差，或第 3 百分位者。身材矮小可能因遗传因素所致，也可因宫内营养不良、长期喂养不当（常见原因）、疾病（如内分泌疾病、慢性疾病、严重畸形等）及精神、心理障碍所致。

在儿童生长发育过程中应加强对其身高（长）的监测，及早发现身高（长）生长偏离，早期干预。

二、心理行为异常

（一）儿童常见的心理行为问题

儿童心理行为问题多表现在日常生活中，易被忽略，或被过分估计。儿童常见的心理行为问题包括生物功能行为问题（如遗尿、睡眠不安等）、运动行为问题（如吮手指、咬指甲等）、社会行为问题（如攻击、破坏、说谎等）、性格行为问题（如惊恐、害羞、忧郁等）和语言问题（如口吃等）。

儿童心理行为问题的发生与生活环境、教养方式、父母文化等有关。男孩的心理行为问题多于女孩，多表现为运动行为问题和社会行为问题，而女孩多为性格行为问题。多数心理行为问题可在儿童生长发育过程中自行消失。

1. 屏气发作 指儿童在剧烈哭闹时突然出现呼吸暂停的现象，多发生于 6~18 个月的婴幼儿。3 岁后，随着语言表达能力的增强和剧烈哭闹现象的减少，屏气发作渐少，常于 5 岁前消失。屏气发作时常出现换气过度，使呼吸中枢受抑制，脑血管扩张，若发生脑缺氧可导致昏厥、意识丧失、口唇发绀、躯干及四肢挺直，甚至四肢抽动；持续 0.5~1 min 后呼吸恢复，症状缓解，口唇返红，全身肌肉松弛，进而清醒。一日可发作数次。发作时，需注意保持呼吸道通畅，防止异物吸入和意外受伤。屏气发作与惊厥无关，必要时需与癫痫鉴别。屏气发作多见于暴躁、任性、好发脾气的婴幼儿。应采取合理的家庭教养方式，避免粗暴、打骂。

2. 吮拇指癖、咬指甲癖 正常情况下，3~4 个月婴儿有吸吮的生理需求，常自吮手指尤其是拇指以安定自己。这种行为多在安静、饥饿、睡前等时候出现，随着儿童年龄增长逐渐消失。部分儿童因心理需要得不到满足而精神紧张、恐惧、焦急，或未感受到父母充分的爱，而又缺少玩具等视觉刺激，从而使吮手指成为习惯。如果儿童在换牙期间长期吮手指，可影响牙齿、牙龈及下颌骨的发育，致下颌前突、齿列不齐，妨碍咀嚼，同时亦易带入细菌、病毒等微生物而导致感染。咬指甲癖的形成过程与吮拇指癖相似，常因情绪紧张、感情得不到满足所致，多见于学龄前期和学龄期儿童。该类行为可随儿童年龄增长和社交的增加而逐渐消失。对这类儿童应多加关心和爱护，消除其抑郁、孤独的心理，分散其注意力，多给予鼓励，切勿打骂、讽刺或在其手指涂抹辣椒水等。

3. 儿童擦腿综合征 指反复用手或其他物件摩擦自己外生殖器的行为，是儿童通过擦腿引起兴奋的一种运动行为障碍，女孩和幼儿多见。这些儿童多在入睡前、睡醒后或独自玩耍时发生该行为，可被分散注意力而终止。发作时，儿童双腿伸直交叉夹紧，手握拳或抓住东西使劲，女孩喜坐硬物，手按腿或下腹部；男孩多伏卧在床上来回蹭，或与女孩表现类似。女孩可伴外阴充血，男孩可有阴茎勃起。该类行为多随儿童年龄的增长而逐渐自行消失。当儿童出现这类行为时，尽量转移其注意力，不可惩罚、责骂、讥笑儿童。平时多鼓励儿童参加游戏和活动，使其生活轻松愉快；睡前安排适当的活动使其疲劳易于入睡，睡醒后立即让其穿衣起床以减少发作机会；注意儿童外生殖器的清洁，为其选择合适的衣物。

4. 遗尿症（enuresis） 正常儿童在 2~3 岁时已能控制排尿，如 5 岁以后仍发生不随意排尿即为遗尿症，因多发生在夜间熟睡时，也称夜间遗尿症。本病发病率 5 岁时为 15%，男女比约为 2：1；到 9 岁时减少至 5%，男女比为 2：1~3：1。遗尿症可分为原发性和继发性两类。①原发性遗尿症：较多见，多因控制排尿的能力迟滞所致，很大程度上有遗传因素，常有家族史，表现为大脑皮层的先天不成熟，无器质性病变。发作频率不一，自每周 1~2 次至每夜 1 次甚至数次不等。健康欠佳、劳累、过度兴奋、紧张、情绪波动等可使症状加重，有时症状自行减轻或消失，又可复发。约 50% 的患儿可于 3~4 年内发作次数逐渐减少而自愈，也有部分持续遗尿直到青春期或成人，往往会造成严重的心理负担，影响正常的生活和学习。②继发性遗尿症：大多因全身性或泌尿系统疾病如糖尿病、尿崩症等引起，其他如智力低下、神经精神创伤、泌尿道畸形或感染（如膀胱炎、尿道炎、会阴部炎症等）等，也可引起继发性遗尿现象。继发性遗尿症在处理原发疾病后即可消失。

对遗尿症患儿应首先排除全身或局部疾病，详细询问健康史，了解儿童生活环境及训练儿童排尿的过程；帮助儿童建立信心，进行激励性行为矫正和正强化的行为干预，避免责骂、讽刺、处罚等；指导家长安排适宜的生活制度，坚持对儿童的排尿训练，帮助儿童建立条件反射；晚餐后应适当控制儿童饮水量并避免兴奋活动，睡前排尿，熟睡后适当叫醒让其主动排尿；训练儿童膀胱功能，逐渐延长排尿间隔时间；根据患儿情况，必要时采取药物治疗（常用去氨加压素）或中医针灸治疗。

5. 注意缺陷多动障碍（attention deficit and hyperactive disorder，ADHD） 也称多动症，是指智力正常或接近正常的儿童，表现出与年龄不相称的注意力不集中、不分场合的过度活动、情绪冲动并可有认知障碍或学习困难的一组症候群。ADHD 发病率约为 5%，男孩明显高于女孩，男女比例为 2：1。ADHD 病因和发病机制尚不清楚，多数研究认为是生物因素、社会心理因素等协同作用所致。诊断主要依据病史和对特殊行为表现的观察与评定。临床常用心理评估包括智力测验、注意力评定和问卷量表筛查（如康氏儿童行为量表）。药物治疗可选用哌甲酯（利他林）、托莫西汀及三环类抗抑郁药。同时，家庭、医院及学校三方应共同努力，采取合理而综合的治疗和干预。

拓展阅读 2-2
注意缺陷多动障碍早期识别、规范诊断和治疗的儿科专家共识

6. 儿童孤独症（childhood autism） 又称自闭症，起病于婴幼儿期，主要表现为不同程度的社会交往障碍、语言发育障碍、兴趣狭窄和行为方式刻板（如重复转手、不停转圈等），多数患儿伴有精神发育迟滞，预后较差。目前该病的确切病因和发病机理尚不清楚，研究发现与遗传和环境因素有关。患儿不能与他人建立正常的人际交往，在婴儿期表情贫乏，语言发育明显落后于同龄儿童，对正常儿童喜爱的活动、游戏、玩具不感兴趣。干预重点是改善核心症状，既促进患儿的语言发育，提高其社会交往能力，矫正影响日常生活、学习和人际交往的刻板行为，又要减轻和消除伴随的神经、精神症状。接受干预越早越好，至少应在学龄前期开始，可采取心理治疗、行为训练等。

拓展阅读 2-3
孤独症婴幼儿家庭实施早期干预专家共识

7. 学习障碍 属特殊发育障碍，是指在获得和运用听、说、读、写、计算、推理等特殊技能上出现明显困难，并表现出相应的多重障碍综合征。学龄期儿童发生学习障碍者较多，小学 2~3 年级为发病高峰，男孩多于女孩。学习障碍主要分为阅读障碍、书写障碍、数学障碍 3 种类型。学习障碍儿童常表现为：①学习能力偏低，如操作能力和语言能力较差；②协调运动障

碍，如眼手协调差，影响绘图等精细运动能力；③辨音障碍，分不清近似音，影响语言的听、说与理解；④理解与语言表达缺乏平衡，听与阅读时易遗漏或替换，不能正确诵读，构音障碍，交流困难；⑤知觉转换障碍，如听到"水"字的读音时不能立即想到"水"字的写法；⑥视觉空间知觉障碍，对物体的空间特性辨别能力差，常分不清"6"与"9"，"b"与"d"等，影响阅读。学习障碍儿童智力不一定低下，但由于其认知受限，常不能适应学校学习和日常生活。对学习障碍儿童应仔细评估，分析其原因，进行有针对性的矫治，采取特殊教育对策等。

8. 睡眠障碍（sleep disorder，SD） 包括睡眠失调、异态睡眠、病态睡眠三种类型。儿童睡眠障碍是遗传、疾病、围生期因素及儿童性格、家庭环境和教养方式等多种因素共同作用的结果。儿童睡眠障碍对儿童神经心理和认知的发育有一定的影响，表现为注意缺陷、多动、记忆力下降、行为障碍、情绪问题等。睡眠障碍的干预措施包括健康教育、心理行为治疗、时间疗法、光疗法、药物治疗、物理治疗及外科治疗等。

（二）青春期常见的心理行为问题

多数青少年在青春期发育的某个阶段会经历一些情绪或行为上的困难，被称为心理社会发育障碍（psychosocial development disorder），如焦虑、抑郁等。这些困难经适当的引导和帮助常能得以解决，但若未能及时发现和解决，持续时间过长，可能会造成心理问题，严重者还可危及家庭和社会。

1. 青春期综合征　是青少年特有的生理失衡和由此引发的心理失衡病症。青春期生理与心理发育不同步、心理发育相对滞后、过度用脑和不良习惯是导致青春期综合征的重要原因。主要表现为脑神经功能失衡、性神经功能失衡和心理功能失衡。

（1）脑神经功能失衡：记忆力下降、注意力分散、思维迟钝、意识模糊、学习成绩下降；白天精神萎靡、大脑昏沉，夜晚大脑兴奋、难以入眠，醒后感觉疲乏。

（2）性神经功能失衡：性冲动频繁，形成不良的性习惯，过度手淫，卫生不洁，使生殖器出现红、肿、痒、臭等炎症表现，甚至导致性器官发育不良。

（3）心理功能失衡：受生理失衡症状困扰，青少年可出现心理失衡，表现为心理状态不佳、自卑、忧郁、烦躁、敏感、缺乏学习兴趣、厌学、逃学、离家出走，甚至自杀。

青春期综合征有可能导致较为严重的心理障碍。应引导和教育青少年正确评价自我，掌握生理卫生知识，正确处理常见问题，纠正不良行为，使青少年能够平稳度过青春期。

2. 青春期焦虑症　焦虑症（anxiety disorder）即焦虑性神经症，以焦虑情绪反应为主要症状，同时伴有明显的自主神经系统功能紊乱。随着第二性征的出现，青少年对自己在体态、生理和心理等方面的变化，会产生一种神秘感，甚至不知所措。女孩由于乳房发育而不敢挺胸，因月经初潮而紧张不安；男孩出现性冲动、遗精、手淫后追悔自责等，这些都将对青少年的心理、情绪及行为带来影响。部分青少年出现恐惧、焦虑、羞涩、孤独、自卑等，还可能伴发头晕、头痛、失眠、多梦、眩晕、乏力、厌食、心慌、体重下降等症状。青春期焦虑症会严重危害青少年的身心健康，因此必须及时予以合理治疗，一般以心理治疗为主，配合药物治疗。

3. 青春期抑郁症　青春期的情绪改变是对身体、社会角色和各种人际关系变化的一种适应，其特点是反应强度大且变化复杂，容易狂喜、愤怒，也容易极度悲伤和恐惧，甚至出现持续性的紧张、焦虑、抑郁、内疚、恐慌等情绪，以致发生抑郁症。以女孩多见。青春期抑郁症以自暴自弃、多动和冷漠为主要表现。

（1）自暴自弃：自责、自怨自艾，自认笨拙、愚蠢、丑陋和无价值。

（2）多动：男孩多见，表情淡漠，内心孤独和空虚。部分青少年以多动、挑衅、斗殴、逃学、破坏公物等方式发泄郁闷。

（3）冷漠：整天心情不畅、郁郁寡欢，感觉周围一切灰暗，对事物没有兴趣。

抑郁症状如果每周发生 3 次，每次持续 3 h 或更长时间则被认为是持续性抑郁。严重的青春期抑郁症对青少年身心健康影响明显，会导致其学习成绩急剧下降，人际关系变差，甚至产生轻生的念头。因此，应加强对青少年的引导，增加情感交流，缓解其心理压力，鼓励其适量增加运动，多交朋友。轻度的抑郁症患儿多选择心理治疗或物理治疗，中度及以上抑郁症患儿则应结合药物治疗。

思考题

1. 简述儿童生长发育的规律。

2. 根据弗洛伊德的性心理发展理论，不同阶段儿童的发展特点有哪些？

3. 某女童，2 岁，目前能说 2~3 个字构成的句子，不能正确运用"你"和"我"；能搭 6~7 块积木，能有目标地扔皮球，能独自两步一阶上、下楼梯，但不会单腿跳。请思考：①该女童在语言、运动方面的发育正常吗？②该女童处于语言发育的哪一阶段？

（肖　倩）

数字课程学习

教学 PPT　　　自测题

第三章

儿童保健

【学习目标】

知识：

1. 识记：各时期儿童的保健重点。

2. 理解：儿童预防接种的适应证和禁忌证。

3. 应用：利用所学知识，为儿童及其家长提供具体的保健指导。

技能：

1. 能完成对不同时期儿童的保健护理。

2. 能在儿童发生意外伤害时进行现场处理。

3. 能指导儿童及其家长预防意外伤害。

素质：

具有爱岗敬业的态度和主动为患儿及其家属提供服务的意识。

儿童保健学（child health care）是研究儿童生长发育规律及其影响因素，并采取有效措施保护和促进儿童身心健康及社会能力发展的一门学科。它是儿科学与预防医学的交叉学科，以预防为主，防治结合，强调群体保健干预和个体保健服务相结合。我国目前已建立较完善的儿童保健网络，各级儿童保健组织采用信息管理系统对不同年龄儿童及其家庭进行保健指导、计划免疫、健康监测。

第一节　各年龄期儿童特点及保健

儿童处在一个不断生长发育的阶段，这是一个动态变化的复杂过程。儿童在解剖、生理、病理、免疫、疾病诊治、社会心理等方面均与成人不同，且各年龄期儿童也存在差异。护理人员应以整体、动态的观点认识各期儿童的特点，以采取相应的保健护理措施。

一、胎儿特点及保健

胎儿的发育与孕母的健康、营养状况、生活环境和情绪等密切相关。胎儿早期是器官形成的阶段，其中妊娠第 3~8 周是胚胎细胞高度分化的时期，极易受不良环境因素的干扰而出现胎儿缺陷与畸形，甚至流产、死胎。胎儿中、晚期是组织及器官迅速生长发育、生理功能逐渐成熟的时期，此时如母体营养不良、感染或受不良环境因素干扰，可导致胎儿宫内发育迟缓，损害胎儿大脑和其他重要组织器官，引起功能障碍等不良后果。因此，胎儿期保健应以孕母的保健为重点，通过对孕母的产前保健达到保护和促进胎儿健康成长的目的。

1. 产前保健

（1）预防遗传性疾病与先天畸形：为了胎儿的健康成长，应采取有效措施，预防和减少遗传性疾病和先天畸形的发生。婚前遗传咨询，禁止近亲结婚；孕期避免接触放射线和铅、苯、汞、有机磷农药等化学毒物，不吸烟、不酗酒；患有慢性疾病的孕妇应在医师指导下用药。

（2）保证充足的营养：胎儿的生长发育完全依赖于母体的营养供应，不同阶段的胎儿所需的营养比例不同，因此孕妇每个时期都应均衡膳食，保证各种营养物质的充足摄入，同时还应做到进食定时、定量，清淡易消化；但也应防止营养摄入过多导致胎儿过大、过重，影响分娩。

（3）营造舒适愉快的生活环境：为孕妇提供良好的生活环境，使孕妇生活规律，劳逸结合，保持心情轻松、愉快，减少精神负担和心理压力，从而预防和减少妊娠期并发症的发生。

（4）避免不良妊娠结局：加强对高危孕妇的随访，预防流产、早产、异常分娩等不良妊娠结局的发生。

2. 父母角色适应教育　社区保健工作者应了解孕妇家庭为即将出生的新生儿所做的心理准备和物品准备，向准爸爸准妈妈们进行有关新生儿喂养、保暖和疾病预防等方面的健康教育，确保每个新生儿出生后就能得到恰当的照顾。

3. 产时护理　预防产伤及产时感染是关键。帮助孕妇选择正确的分娩方式，权衡各种助产方式的利弊，合理使用器械助产。凡有胎膜早破、羊水污染、宫内窒息、胎粪吸入、脐带脱垂及产程延长、难产等情况，胎儿感染机会会明显增加，可预防性使用抗生素，以预防感染的发生。

二、新生儿特点及保健

新生儿脱离母体开始独立生存，生活空间发生巨大变化，但其身体各组织和器官的功能尚未发育成熟，对环境变化的适应性和调节性差，抵抗力低，易患各种疾病，且病情变化快，特别是生后第 1 周内新生儿发病率和死亡率极高，死亡人数占新生儿死亡总人数的 70% 左右，故新生儿保健重点应在生后 1 周内。

1. **出生时的护理** 新生儿娩出后迅速清理其口腔和呼吸道内黏液，保持其呼吸道通畅，严格消毒、结扎脐带；记录新生儿出生时阿普加评分、体温、呼吸、心率、体重与身长。提倡母婴同室，高危儿进入新生儿重症监护室。

2. **保暖** 居室应阳光充足，通风良好，室内温度保持在 22 ~ 24℃，湿度 55% ~ 65%。新生儿体温中枢不健全，体温随气温及室温变化而变化，因此要随时调节环境温度，增减衣被，防止新生儿体温过高或过低。

3. **合理喂养** 首选母乳喂养。新生儿出生后半小时可按需喂养。应教授母亲哺乳的方法和技巧。新生儿吸吮力弱时可将母乳挤出，用滴管哺喂，每次哺喂量不宜过大，以免呛入气管。哺喂后新生儿予右侧卧位，床头略抬高，避免溢奶引起窒息。如确系无母乳或母乳不足者，则指导采取科学的人工喂养方法。新生儿进食后可喂少量温开水以清洁口腔，但不可用纱布等擦抹，以免损伤口腔黏膜和牙龈。

4. **日常护理** 指导家长观察新生儿的精神状态、面色、呼吸、体温和尿便等情况，了解新生儿的生活方式。婴儿头部前囟处皮脂结痂不可强行剥脱，以免引起皮肤破损和出血，可涂抹植物油使其软化，24 h 后用婴儿专用洗发液和温水洗净。保持新生儿脐部清洁干燥，勤换尿布，勤清洗，浴后注意擦干皮肤皱褶处。新生儿鼻孔分泌物应用棉签蘸水揩除，切勿将棉签插入鼻腔；耳部及外耳道的可见部分，每日以细软毛巾揩净。用柔软、浅色、吸水性强的棉布制作衣服、被褥和尿布，衣服式样应简单宽松，易于穿脱，以保证新生儿活动自如和双下肢屈曲，从而有利于髋关节的发育。

5. **预防疾病和意外** 新生儿食具应专用并及时消毒；母亲在哺乳和护理前应洗手。凡患有皮肤病、呼吸道和消化道感染及其他传染病者，不能接触新生儿。为新生儿建立预防接种卡，出生后即接种卡介苗和乙肝疫苗，满月后第 2 次接种乙肝疫苗。出生 2 周后应口服维生素 D，以预防佝偻病的发生。防止因包被蒙头过严、哺乳姿势不当等堵塞新生儿口鼻造成窒息。

6. **早期教育** 通过反复的视觉和听觉训练，帮助新生儿建立各种条件反射，培养其对周围环境的定向力及反应能力。鼓励父母多与新生儿说话，拥抱、抚触新生儿，刺激其感知觉发育，为儿童心理 – 社会的发展奠定基础。

7. **新生儿疾病筛查** 按照《新生儿疾病筛查管理办法》和技术规范，开展新生儿疾病筛查工作，包括听力筛查和遗传性代谢缺陷病筛查。一般在新生儿出生后 72 h 左右进行采血，主要用于遗传性代谢缺陷病筛查，如先天性甲状腺功能减退症、苯丙酮尿症、半乳糖血症等。

8. **家庭访视** 访视次数不少于 2 次，首次访视应在新生儿出院 7 天之内进行，对于低出生体重、早产、双胎及多胎或有出生缺陷的新生儿根据实际情况增加访视次数，需要时随时访视。访视内容有：①询问新生儿出生情况、出生后生活状态、预防接种情况、喂养与护理情况等；②观察居住环境及新生儿一般情况，重点注意新生儿有无产伤、黄疸、畸形、皮肤与脐部感染等；③体格检查，包括头颅、前囟、心肺、腹、四肢、外生殖器，测量头围、体重等，进行视、听觉筛查；④指导及咨询，如喂养、日常护理等。

三、婴儿特点及保健

婴儿生长发育极其旺盛，对热量、营养素的需求量相对较高，但婴儿消化吸收功能尚未发育完善，因此易发生消化紊乱和营养不良。同时，婴儿体内来自母体的抗体逐渐减少，自身免疫功能又尚未成熟，因此易发生各种感染。

1. 合理喂养　6个月以内婴儿提倡纯母乳喂养，人工喂养或混合喂养者应选配方奶粉。6个月以上婴儿要及时添加辅食，使其适应多种食物；应向家长介绍辅食添加的顺序和原则、食物的选择和制作方法等。在添加辅食的过程中，家长要注意观察婴儿的粪便，及时判断辅食添加是否恰当。根据具体情况指导断奶，断奶应采用渐进的方式，以春、秋两季较为适宜。断奶时婴儿可能出现焦躁不安、易怒、失眠或啼哭等表现，家长应给予特别的关心和爱抚。

2. 日常护理

（1）勤换尿布，勤清洗，保持婴儿皮肤清洁干燥。衣着应简单、宽松而少接缝，衣物上宜用带子代替纽扣，以免婴儿误食或误吸，造成意外伤害。婴儿颈短，上衣宜用和尚领或圆领。以连衣裤或背带裤代替松紧腰裤，以利婴儿胸廓发育。

（2）培养婴儿良好的睡眠习惯。一般1~2个月小婴儿尚未建立昼夜生活节律，胃容量小，可夜间哺乳1~2次；3~4个月后逐渐停止夜间哺乳，任其熟睡。居室光线应柔和，婴儿睡前避免过度兴奋，保持其身体清洁、干爽和舒适。侧卧是最安全和舒适的方式，但要注意两侧经常更换，以免婴儿面部或头部变形。婴儿应有固定的睡眠场所和睡眠时间。婴儿睡眠习惯养成后，不要轻易破坏。

（3）4~10个月婴儿乳牙开始萌出，此时可能出现吸吮手指、咬东西、烦躁不安、无法入睡和拒食等表现。应指导家长用软布帮助婴儿清洁牙龈和萌出的乳牙，并给较大婴儿一些稍硬的饼干、烤面包片或馒头片等食物咀嚼，使其感到舒适，同时促进口腔发育。注意检查婴儿周围的物品是否安全，以防婴儿将所有能拿到的东西放入口中造成危险。

（4）家长应每日带婴儿进行户外活动，有条件者可进行空气浴和日光浴，以增强婴儿体质，预防佝偻病的发生。最初每天户外活动1~2次，每次5~10 min，以后逐渐延长。夏季户外活动时间以上午10点以前和下午4点以后为宜，避免婴儿被阳光灼伤或中暑。

3. 早期教育

（1）大小便训练：婴儿3个月后可以把尿，会坐后可以练习大小便坐盆。婴儿小便训练可从6个月开始，1岁时训练白天不用尿布，逐渐训练晚上也不用尿布。婴儿应穿易脱的裤子，以利培养排尿的习惯。随食物性质的改变和消化功能的成熟，婴儿排便次数逐渐减少，至每日1~2次时，即可开始训练定时排便。

（2）视、听能力训练：通过听优美的音乐、看彩色的玩具等，可刺激婴儿视觉和听觉的发育。

（3）动作的发展：家长应为婴儿提供运动的空间和机会。培养婴儿俯卧抬头的能力，扩大其视野。3~6个月婴儿喜欢注视和玩弄自己的小手，应用细小的玩具练习婴儿的抓握能力。婴儿洗澡时练习踢腿，用软球等玩具逗引婴儿爬行，同时引导婴儿站立、坐下和迈步，以增强婴儿的活动能力，扩大其活动范围。10~12个月婴儿会玩"躲猫猫"的游戏，此时应鼓励婴儿学走路。

（4）语言的培养：婴儿出生后，家长应利用一切机会和婴儿说话或逗引婴儿"咿呀"学语。5~6个月婴儿可以培养其对简单语言做出动作反应，如用动作回答简单的要求，以培养其理解语言的能力。9 个月时开始培养婴儿有意识地模仿发音，如"爸爸""妈妈""姐姐"等。

4. 防止意外 意外事故是婴儿最常见的死因之一。婴儿常见的意外事故有异物吸入、窒息、中毒、跌伤、触电、溺水、烧伤和烫伤等。应向家长特别强调预防意外的发生。

5. 健康检查和生长发育监测 定期为婴儿进行健康检查和生长发育监测，以便及早发现问题，及时干预和治疗。6 个月以内婴儿每月 1 次，7～12 个月婴儿每 2～3 个月 1 次，高危儿、体弱儿宜适当增加检查次数。婴儿期常见的健康问题包括婴儿腹泻、营养物（如牛奶）过敏、湿疹、尿布性皮炎和脂溢性皮炎等，保健人员应根据具体情况给予家长健康指导。

6. 预防接种 因婴儿对传染性疾病普遍易感，为保证婴儿的健康成长，必须切实按照计划免疫程序，为婴儿完成相应的预防接种，以预防急性传染病的发生。

四、幼儿特点及保健

幼儿行走和语言能力增强，与外界环境接触机会增多，自主性和独立性不断发展，活动范围增加，但其免疫功能仍不健全，且对危险的识别能力差，故感染性疾病和传染性疾病发病率仍较高，意外伤害发生率增加。

1. 合理喂养 幼儿正在或刚完成断奶，但其生长发育仍相当快，因此需注意供给足够的能量和优质蛋白，保证各种营养素充足且均衡。在 2～2.5 岁以前，幼儿乳牙未出齐，咀嚼和胃肠消化能力较弱，食物应细、软、烂；食物的种类和制作方法需经常变换，做到菜品多样、菜色美观，以增进幼儿食欲。培养幼儿良好的进食习惯，不吃零食、不挑食、不偏食，保持愉快、宽松的就餐环境。18 个月左右的幼儿可能出现生理性厌食，应在餐前 15 min 做好幼儿心理和生理上的准备。不要惩罚儿童，以免影响其食欲。

2. 日常护理 由于幼儿的自理能力不断增强，家长既要促进儿童的独立性发展，又要保证其安全和卫生。

（1）衣着：幼儿衣着应宽松、保暖、轻便以易于活动，颜色鲜艳以便于识别，穿脱简便以便于自理。幼儿 3 岁左右应学习穿脱衣服、整理自己的用物。成人应为他们创造自理条件，如鞋子不用系带式。

（2）睡眠：幼儿的睡眠时间随年龄增长而减少，一般每晚可睡 10～12 h，白天小睡 1～2 次。幼儿睡前不宜听紧张刺激的故事或玩剧烈的游戏；睡觉时常需有人陪伴，或带一个喜欢的玩具上床，以获得安全感。

（3）口腔保健：幼儿不能自理时，家长可用软布轻轻清洁幼儿牙齿表面，之后逐渐改用软毛牙刷。2～3 岁后，幼儿应在父母的指导下自己刷牙，早、晚各 1 次，饭后漱口。应定期带幼儿进行口腔检查。

（4）体格锻炼：坚持让幼儿做户外活动，进行"三浴"（日光浴、空气浴、温水浴）锻炼，做简单的体操和游戏。

3. 早期教育

（1）大小便训练：18～24 个月时幼儿开始能够自主控制肛门和尿道括约肌，可以表示便意，理解应在何时、何地排泄。训练过程中，家长应注意多采用赞赏和鼓励的方式，不宜责备，以培养幼儿良好的排尿、排便习惯。

（2）动作的发展：可通过简单的游戏活动，或进行主动操和单、双杠操等进行锻炼。

（3）语言的发展：幼儿有强烈的好奇心、求知欲和表现欲，应满足其欲望，经常与其交谈，鼓励其多说话，通过做游戏、讲故事、唱歌等活动促进幼儿语言发育，并借助动画片等电视节目扩大其词汇量，纠正其发音。

（4）卫生习惯的培养：培养幼儿饭前便后洗手、不喝生水、不吃未洗净的瓜果、不食掉在地上的食物、不随地吐痰和大小便，以及不乱扔瓜果纸屑等卫生习惯。

（5）品德教育：幼儿应学习与他人分享、互助友爱、尊敬长辈、使用礼貌用语等。对孩子的成功和努力要予以鼓励，对失败和尝试性行为要耐心引导，避免要求过高。成人对幼儿教育的态度和要求应一致，要平等对待每个幼儿，以免引起其心理紊乱，造成幼儿缺乏信心或顽固任性。当幼儿破坏了家长一再强调的某些规则如安全注意事项，需给予适当的惩罚。此期儿童模仿力极强，家长要做好榜样，多与孩子进行言语交流，通过做游戏、讲故事等方式促进孩子的语言和动作发育。

4. 预防疾病和意外　继续加强预防接种和防病工作，每3~6个月为幼儿做1次健康检查和生长发育监测，预防龋齿，筛查听、视力异常。指导家长防止幼儿发生意外伤害，如异物吸入、烫伤、跌伤、中毒、电击伤等。

5. 防治常见心理行为问题　幼儿常见的心理行为问题包括违拗、发脾气和破坏性行为等，家长应针对原因采取有效的防治措施。

五、学龄前儿童特点及保健

学龄前儿童生长发育稳定，中枢神经系统发育日趋完善，智能发育更加迅速，语言和思维能力进一步发展，自我观念开始形成，总是以强烈的好奇心主动探索周围的各种未知事物，模仿力强，是儿童性格形成的关键时期。此时儿童机体免疫力有所增强，但仍易患各种疾病。

1. 合理膳食　学龄前儿童饮食接近成人，每日3餐，可有2~3次加餐，食品制作应多样化，粗、细，荤、素食品合理搭配，保证其能量和营养素的均衡摄入。注意培养儿童健康的饮食习惯和良好的进餐礼仪。学龄前儿童喜欢参与食品制作和餐桌的布置，家长可利用此机会进行营养知识、食品卫生和预防烧烫伤等健康教育。

2. 日常护理

（1）自理行为：学龄前儿童已经具有基本的自我照顾能力，但其进食、洗脸、刷牙、穿衣等动作不协调，常需要他人帮助，此时家长应给予鼓励和帮助，使他们尽快独立完成。

（2）睡眠：学龄前儿童想象力极其丰富，可有怕黑、做噩梦等情况，因此常需要成人的陪伴。可在儿童入睡前与其进行一些轻松、愉快的活动，还可在卧室内开小夜灯，以帮助儿童入睡。

（3）体格锻炼：继续进行户外活动及"三浴"锻炼。

3. 早期教育

（1）品德教育：培养儿童关心集体、遵守纪律、团结协作、互相谦让、热爱劳动、勇于克服困难等良好品质。安排儿童参与手工制作、唱歌、跳舞、参观博物馆等活动，培养他们多方面的兴趣和想象、思维能力，陶冶情操。

（2）智力发展：学龄前儿童绘画、搭积木、剪贴和做模型的技巧和能力明显增强，且游戏中的模仿性更强。应有意识地引导儿童进行较复杂的智力游戏，增强其思维能力和动手能力。

4. 预防疾病和意外　学龄前儿童应每年健康检查1~2次，筛查与防治近视、龋齿、缺铁性贫血、沙眼、寄生虫病及免疫病等，监测生长发育，按计划免疫程序进行加强免疫。开展安全教育，采取相应的安全措施，以预防学龄前儿童发生外伤、溺水、中毒、交通事故等意外伤害。

5. 防治常见心理行为问题　学龄前儿童常见的心理行为问题包括吮拇指和咬指甲、遗尿、攻击性或破坏性行为等，家长应针对原因采取有效的防治措施。

六、学龄儿童特点及保健

学龄儿童生长发育相对缓慢，除生殖系统外，其余各系统器官的发育均已接近成人；智能发育更加趋于成熟，求知欲强，综合、理解、分析、控制能力逐步增强。学龄期是儿童接受科学文化教育的重要时期，也是儿童心理发展上的一个重大转折时期。学龄儿童机体抵抗力增强，急性传染病发病率逐渐降低。

1. 合理膳食 学龄儿童膳食要求营养充分而均衡，以满足其体格生长、心理和智力发展、紧张学习和体力活动等的需求。要重视早餐和课间加餐，同时，要特别重视补充强化铁食品，以降低缺铁性贫血发病率。学龄儿童的饮食习惯和方式受大众传媒、同伴和家人的影响较大，学校应开设营养教育课程，进行营养卫生教育，纠正其不良饮食习惯。

2. 日常护理 学龄儿童生活已基本自理，应每天坚持户外活动、体育锻炼及"三浴"锻炼等。体育锻炼时，内容要适当、循序渐进，不能操之过急。同时应保证每天 9~10 h 的睡眠时间。

3. 预防疾病和意外 定期进行健康检查，继续按时进行预防接种。此期儿童恒牙逐渐替换乳牙，应限制食用含糖量高的零食，坚持早晚刷牙、饭后漱口，以防龋齿。学校和家庭还应为儿童提供良好的学习环境，包括适当的光线、合适的桌椅等，培养儿童正确的坐、立、行走和读书、写字的姿势，预防脊柱异常弯曲和近视等的发生。加强安全防范教育，预防学龄儿童发生车祸、溺水、外伤等意外伤害。

4. 培养良好习惯 培养学龄儿童不吸烟、不饮酒、不随地吐痰等良好习惯；培养其良好的学习习惯和性情，加强素质教育，通过体育锻炼培养儿童的毅力和奋斗精神，通过兴趣的培养陶冶其情操，提高其社会适应能力。

5. 防治常见的心理行为问题 不适应学校生活是学龄儿童常见的心理行为问题，表现为焦虑、恐惧或拒绝上学。家长应查明原因，采取相应措施，并与学校相互配合，帮助儿童适应学校生活。

七、青春期少年特点及保健

青春期是儿童的第 2 个生长高峰，在性激素作用下，儿童生殖系统逐渐发育成熟，第二性征逐渐明显，认知、心理社会和行为发展日趋成熟。青春期是儿童生长发育的最后阶段，也是决定儿童性格、体质、心理、智力发育和发展的关键时期。

1. 供给充足营养 青少年体格生长迅速，脑力劳动和体力运动消耗大，必须增加能量、蛋白质、维生素及矿物质如铁、钙、碘等的摄入，同时保证各营养物质比例的均衡。但由于缺乏营养知识，青少年可能不吃早餐或喜欢吃一些营养成分缺乏且不均衡的快餐，造成营养失衡，影响健康。家长、学校和保健人员均有责任指导青少年选择营养适当的食物和保持良好的饮食习惯。

2. 健康教育

（1）培养良好的卫生习惯：重点加强少女的经期卫生指导，如保持生活规律，避免受凉、剧烈运动及重体力劳动，注意会阴部卫生，避免坐浴等。

（2）保证充足的睡眠：青少年需要充足的睡眠和休息以满足此期迅速生长发育的需求，应养成早睡早起的睡眠习惯。家长和其他成人应起到榜样和监督作用。

（3）养成健康的生活方式：加强正面教育，多途径宣传吸烟、酗酒、吸毒及滥用药物、赌博、沉溺网吧的危害，帮助青少年养成健康的生活方式。

（4）进行正确的性教育：家长、学校和保健人员可通过交谈、宣传手册、上卫生课等方式对青少年进行性教育。提倡男女同学之间的正常交往。对于青少年的自慰行为（如手淫等）应给予正确引导，避免夸大其对健康的危害，以减少青少年的恐惧、苦恼和追悔的心理冲突和压力；帮助青少年自觉抵制黄色书刊、录像等的不良影响。防止因性冲动下过早发生性行为，造成怀孕、性传播疾病等，严重影响青少年身心健康。

（5）法制和品德教育：青少年思想尚未稳定，易受外界一些错误的和不健康的因素影响。因此，青少年需要接受系统的法制和品德教育，自觉抵制腐化、堕落思想的影响。

3. 预防疾病和意外　青少年应每年健康体检 1 次，防治急性传染病、沙眼、近视、龋齿、缺铁性贫血、营养不良、神经性厌食和脊柱侧弯等疾病。此外，由于神经内分泌调节不稳定，青少年还可能出现痤疮、肥胖、甲状腺肿、高血压、月经不调、自慰行为等特殊健康问题，需要予以关注和防治。同时也需要加强对青少年的安全教育，防止运动创伤、溺水、交通事故及打架斗殴等事件的发生。

4. 防治常见的心理行为问题　青春期最常见的心理行为问题为多种原因引起的出走、自杀，以及因对自我形象不满而出现的一系列心理问题。家庭、学校及社会应对青少年心理行为问题给予重视，并采取积极的措施解决此类问题，必要时可对其进行心理治疗。

第二节　儿　童　游　戏

一、游戏的功能

游戏是儿童与他人沟通的一种方式。通过各种游戏，可以促进儿童感觉、运动功能的发展；帮助儿童学习识别物品的颜色、形状、大小、质地及用途，理解数字的含义，了解空间及时间等抽象概念，促进儿童智力的发展；分散住院患儿的注意力，缓解其紧张的心理。集体游戏还可帮助儿童学会与他人分享，关心集体，适应自己的社会角色。

二、不同年龄阶段儿童游戏的特点

1. 婴幼儿期　婴儿喜欢玩手脚、翻身、爬行和学步等，用眼、口、手来探索陌生事物，对一些颜色鲜艳、能发出声响的玩具无比兴奋。幼儿主要是自己独自玩耍，如看书、搭积木等。

2. 学龄前期和学龄期　学龄前期儿童想象力丰富，模仿力强，团体游戏没有共同的目标，常按照自己的意愿去表现。学龄期儿童则更希望与同伴一起玩耍。

3. 青春期　女孩喜欢参加聚会，爱看爱情小说，常与同学讨论自己的感受。男孩则对球类、机械和电器装置感兴趣。他们都愿意花更多的时间与朋友在一起。

第三节　儿童体格锻炼

体格锻炼是促进儿童生长发育、增强体质、增进健康的积极措施。儿童体格锻炼的形式多种多样,如户外活动、体育运动及集体游戏等,且各种锻炼形式互相补充、彼此加强。可根据儿童具体情况,灵活选择体格锻炼形式。

一、户外活动

户外活动可增强儿童对环境的适应能力,提高机体免疫力,一年四季均可进行。户外活动时儿童通过感觉器官接受各种信息刺激,可促进认知能力和交往能力的发展;接受日光照射可预防佝偻病,促进骨骼健康。婴儿出生后应尽早开始户外活动,户外活动应每日 1~2 次,持续时间由开始的每次 10~15 min 逐渐延长到每次 1~2 h。冬季户外活动时需注意保暖,可仅暴露面部和双手。年长儿除恶劣天气外,应多在户外玩耍。

二、皮肤锻炼

1. 婴儿抚触 抚触可刺激婴儿皮肤,有益于其循环、呼吸、消化功能的发育及肢体肌肉的放松与活动,可以改善其睡眠,促进神经系统的发育。抚触不仅给婴儿以愉快的刺激,同时也是父母与婴儿之间最好的交流方式之一。抚触一般在婴儿洗澡后进行,每日 1~2 次,每次 5~10 min。抚触时先用少量润肤霜使婴儿皮肤润滑,然后在婴儿面部、胸部、腹部、背部及四肢有规律地轻揉。抚触力度应逐渐增加,以婴儿舒适合作为宜。

2. 水浴 利用水的机械作用和温度刺激机体,使皮肤血管收缩或舒张,以促进机体的血液循环、新陈代谢及体温调节,增强机体对温度变化的适应能力。不同年龄及体质的儿童应选择不同的水浴方法。

(1)温水浴:不仅可以清洁皮肤,由于水的传热能力比空气强,温水浴还可提高儿童皮肤适应冷热变化的能力,同时促进儿童新陈代谢,增加食欲,有利于睡眠和生长发育,有益于抵抗疾病。新生儿脐带脱落后即可进行温水浴,室温 20~22℃,水温 37~37.5℃,每日 1~2 次,每次 5 min 左右。冬季应格外注意室温、水温,做好温水浴前的准备工作,减少儿童体表散热。

(2)擦浴:适用于 7 个月以上的婴幼儿。擦浴时室温保持在 16~18℃,水温开始可为 32~33℃,待婴儿适应后,可逐渐降至 26℃,幼儿可降至 24℃。毛巾浸入温水后拧至半干,然后在婴幼儿四肢做向心性擦浴,擦毕用干毛巾擦至皮肤微红。

(3)淋浴:适用于 3 岁以上儿童。每日 1 次,一般在早餐或午餐后;每次冲淋身体 20~40 s。淋浴时室温保持在 18~20℃,水温 35~36℃,待儿童适应后,水温可逐渐降至 26~28℃,年长儿可降至 24~26℃。淋浴时喷头不高于儿童头顶 40 cm,冲淋应从上肢到胸背、下肢,不可冲淋头部,浴后用干毛巾擦至全身皮肤微红。

(4)游泳:有条件者可从小训练,但应有成人在旁照顾。游泳时气温或室温不应低于 24℃,水温不低于 25℃。持续时间由每次 1~2 min 逐渐延长。儿童有寒冷感或寒战等不良反应时应立即出水,擦干身体,并做柔软操以取暖。空腹或刚进食后不可游泳。

3. 空气浴 利用气温和体表温度之间的差异刺激儿童机体(气温越低、作用时间越长,刺激强度就越大),从而促进新陈代谢、增强心肺功能。空气浴在饭后 1~1.5 h 进行效果较好;每日 1~2 次,每次持续时间由开始的 2~3 min 逐渐加至 2~3 h(夏季);先在室内进行,室温不低于 20℃,逐渐减少儿童衣物至只穿短裤,待其适应后可移至户外。一般 3 岁以下儿童及体弱儿空气浴气温不宜低于 15℃,3~7 岁儿童不低于 12℃,学龄儿童可降至 10~12℃。空气浴时要随时观察儿童反应,若儿童有寒冷的表现,如皮肤苍白、口唇发绀等,应立即停止并穿衣。

4. 日光浴 适用于 1 岁以上儿童。气温在 22℃ 以上且无大风时进行,以早餐后 1~1.5 h 最佳。儿童应躺在树荫或凉棚下，头戴白帽，眼戴遮阳镜，先晒背部，再晒身体两侧，最后晒胸腹部。开始时每侧晒半分钟，以后逐渐延长，但每次日光浴时间总长不应超过 30 min。日光浴时应注意观察儿童的反应，如出现头晕、头痛、出汗过多、脉搏增快、体温上升或神经兴奋等情况，应限制日光照射量或停止照射。

三、体育运动

应根据儿童生长发育和解剖生理特点为其选择不同的体育运动来进行锻炼。

1. 体操

（1）被动操：2~6 个月的婴儿可由成人帮助进行四肢伸屈运动，每日 1~2 次。可促进婴儿大肌肉运动的发育，改善血液循环。

（2）部分主动操：7~12 个月的婴儿有部分主动动作，在成人的适当扶持下，可以进行爬、坐、仰卧起身、扶站、扶走、双手取物等动作的训练。12~18 个月尚不会走路或刚走还不稳的幼儿，在成人的扶持下主要锻炼走、后退、平衡、扶物过障碍等动作。

（3）主动操：18 个月~3 岁的幼儿模仿力强，可配合儿歌或音乐进行有节奏的运动。广播体操和健美操等适用于 3~6 岁的儿童，能增进其动作协调性，促进肌肉骨骼的发育。在集体儿童机构中，要每天按时进行广播体操，四季不可间断。

2. 游戏、田径及球类　托幼机构可以组织小体育课，采用活动性游戏方式，如赛跑、扔沙包、滚球、丢手绢、立定跳远等。年长儿可利用器械进行锻炼，如木马、滑梯，还可以由老师组织各种田径、球类、舞蹈、跳绳等活动。

第四节　儿童意外伤害

一、窒息与异物吸入

窒息（asphyxia）多见于 3 个月内的婴儿，多发生于冬季。婴儿包裹过严，床上的大毛巾等物品不慎覆盖在婴儿脸上，母亲与婴儿同床熟睡后误将手臂或被子捂住婴儿的脸部等，均可能导致婴儿窒息。另外，婴儿易发生溢奶，如家长未能及时发现，奶液或奶块呛入气管，亦可引起窒息。1~5 岁儿童好奇心重，在玩耍时，他们可能会将小物品如豆类、塑料小玩具、硬币、纽扣等塞入鼻腔、外耳道或放入口内，从而引起鼻腔、外耳道或消化道异物。呼吸道异物则多见于学龄前儿童，儿童进食时哭闹、嬉笑，或成人给儿童强行喂药等，均可导致异物吸入。

【预防措施】

1. 看护婴幼儿时，必须做到"放手不放眼"，对易发生意外事故的情况应有预见性。

2. 婴儿应有单独的被窝，床上不宜摆放大枕头，用物应尽量简单，以防被成人或衣被捂（盖）住导致窒息。幼儿衣物不宜有绳带，以防绕颈。

3. 儿童在进食时，成人勿逗乐、惊吓、责骂儿童，以免儿童大笑、大哭而将食物吸入气管。不给婴幼儿吃整粒的豆子、花生、瓜子及带刺、带骨、带核的食品。

4. 不给儿童玩体积小的物品，如别针、扣子、硬币等，以免儿童将其塞入耳鼻或吞入消化道中；塑料袋应及时丢弃或放在安全处，防止儿童玩弄时将塑料袋套头导致窒息。

二、中毒

引起儿童中毒（poisoning）的物品较多。常见的急性中毒包括食物、有毒动植物、药物、化学药品等中毒。

【预防措施】

1. 选购的食品应新鲜、无污染，不喂食过期或变质食物；生吃蔬菜瓜果要洗净；食具应安全卫生。

2. 教育儿童勿采集和食用毒蘑菇、含氰果仁（苦杏仁、桃仁、李仁等）、白果仁等有毒食物。

3. 注意用药安全，防止误服中毒。妥善保管家中药品，必要时上锁；内服和外用药应分开放置；不要自作主张给儿童喂药，喂药前应核对药名、剂量及用法；变质、标签不清的药物应及时妥善处理，切勿服用。

4. 经常检查煤气开关和管道，防止煤气泄漏中毒；冬季室内使用煤炉或烤火炉时应注意室内通风，并定期清扫管道，避免空间密闭或管道阻塞导致一氧化碳中毒。

5. 灭蚊、灭鼠和杀虫剂等切勿用饮料瓶盛装，且应放在儿童接触不到的地方，严防儿童误服。

三、外伤

儿童常见的外伤（trauma）有骨折、脱位、灼伤及电击伤等。

【预防措施】

1. 窗户、阳台、楼梯及3岁以下儿童的床应有栏杆，以防跌伤；各种家具应是圆角的，以防碰撞伤。供儿童出入的房门应向外开，不能装弹簧；门缝可加塑料块等，以防夹伤手指。电器插座应安装在较隐蔽处或儿童不能摸到的地方，加防触盖或以家具遮挡，以防触电。室内地面宜用地板或铺地毯；户外活动场地应平整，无碎石、泥沙，最好有草坪。

2. 儿童最好远离厨房，以防开水、油、汤等烫伤；电熨斗、热水瓶、热锅等应放在儿童不能触及的地方；给儿童清洗及沐浴时，要先倒冷水后加热水；暖气片应加罩，室内烤火炉应有围栏；指导家长正确使用热水袋保暖。

3. 妥善存放易燃、易爆、易损品，如鞭炮、焰火、玻璃器皿等。教育年长儿不可随意玩火柴、打火机、刀、剪等危险物品。

4. 儿童玩具应适应其生长发育特点，符合安全、无毒和防病要求。大型玩具如滑梯、跷跷板、攀登架等，应定期检查，及时维修；儿童玩耍时，应有成人在旁照顾。

5. 雷雨天气勿在大树下、电线杆旁或高层的屋檐下避雨，以免遭遇雷击。

四、溺水与交通事故

溺水（drowning）是水网地区儿童常见的意外事故，常发生于游泳，也可见于失足落井或掉入水缸、粪池等。交通事故（traffic accident）在儿童意外伤害中也很常见。

【预防措施】

1. 幼托机构、校园等应远离公路、河塘等，以免发生车祸及溺水。房前屋后的水井、粪池、水缸等应加盖，防止儿童失足掉落其中。

2. 教育儿童不可去无安全措施的池塘、江河玩水或游泳。绝不可将婴幼儿单独留在澡盆中。

3. 教育儿童遵守交通规则，识别红绿灯，不在马路上玩耍；对学龄前儿童要做好接送工作。

4. 教育儿童骑车时佩戴头盔；坐汽车时，系好安全带，不可坐在第一排。

5. 在校园、居住区和游戏场所周围强制车辆减速。建议机动车安装昼间行驶灯，车辆和行人分道行驶。

第五节 儿童计划免疫

情境导入

毛毛，女，3个月。由母亲带领在儿童保健门诊接种百白破联合疫苗。接种后，毛毛出现烦躁不安、面色苍白、四肢湿冷、脉搏细速等症状。

请思考：

1. 毛毛最可能发生了什么？

2. 该如何处理？

儿童计划免疫（planned immunity for children）是根据儿童免疫特点和传染病发生的情况制订的免疫程序，通过有计划地使用生物制品进行预防接种，提高儿童的免疫水平，达到预防、控制和消灭传染病的目的。预防接种是计划免疫的核心。我国明确规定：中华人民共和国境内的任何人均应按照有关规定接受预防接种，并且对儿童实行预防接种证制度，使接种对象和接种项目记录准确、及时，避免发生错种、漏种和重种。

一、免疫方式及常用制剂

特异性免疫的获得方式有自然免疫和人工免疫两种。自然免疫是指个体在生长发育过程中自然获得的免疫，包括机体感染病原体后建立的特异性免疫，以及胎儿和新生儿经胎盘或乳汁从母体获得抗体从而具备的免疫。人工免疫则是人为地使机体获得特异性免疫，包括主动免疫和被动免疫。婴儿在出生6个月后，从母体获得的抗体逐渐消失，对各种传染病极为易感。为使易感人群获得更好的免疫力，需有计划地安排接种项目与时间，实施科学的预防接种。

（一）主动免疫及常用制剂

主动免疫（active immunity）是指给易感者接种特异性抗原，刺激机体产生特异性抗体，从而获得相应的免疫力。其特点是起效慢，但作用时间长。机体在接种主动免疫制剂后需经过2~3周才能产生抗体，抗体一般可以维持1~5年，之后会逐渐减少。故在基础免疫完成后还要适时进行加强免疫，以巩固免疫效果。主动免疫常用的制剂包括灭活疫苗、减毒活疫苗、类毒素疫苗、组分疫苗及基因工程疫苗等。

（二）被动免疫及常用制剂

被动免疫（passive immunity）是指在易感者感染某病原体后，直接给予其相应的抗体等物质，使其立即获得免疫力。其特点是起效快，但作用的时间短。被动免疫所获得的抗体在机体停留时间较为短暂，很快便被清除掉，一般为 1~3 周，因此被动免疫主要用于紧急预防和治疗。被动免疫常用制剂包括特异性免疫球蛋白、抗毒素、抗血清等。

二、免疫程序

免疫程序的制订和实施是儿童计划免疫工作的重要内容，科学的免疫程序不仅能充分发挥计划免疫的效果、节省疫苗、减少浪费，同时还可以减少接种异常反应的发生。

按照我国规定，儿童必须在 1 岁以内完成乙肝疫苗和卡介苗全部剂次的接种，同时还要完成脊髓灰质炎疫苗、百白破疫苗、麻腮风疫苗、流行性乙型脑炎疫苗、流行性脑脊髓膜炎疫苗的基础免疫。根据流行地区和季节，以及儿童自身和家长的意愿，有时也可进行流感疫苗、水痘疫苗、肺炎链球菌疫苗、轮状病毒疫苗等接种。

拓展阅读 3-1
国家免疫规划疫苗儿童免疫程序及说明（2021 年版）

2021 年国家卫生健康委员会发布了《国家免疫规划疫苗儿童免疫程序及说明（2021 年版）》，对儿童计划免疫提出了指导意见。

三、预防接种的准备及注意事项

（一）接种前准备

接种工作人员在为儿童接种前应查验儿童预防接种证（卡、薄）或电子档案，核对受种者姓名、性别、出生日期及接种记录，确保本次受种对象及接种疫苗品种无误；询问受种者的健康状况及是否有接种禁忌等，采用书面和（或）口头形式告知受种者其监护人所接种疫苗的品种、作用、禁忌、不良反应及注意事项，并如实记录告知和询问的情况。

（二）接种时工作

接种工作人员在接种操作时应再次查验核对受种者姓名、预防接种证、接种凭证和本次接种的疫苗品种，核对无误后严格按照《预防接种工作规范》规定的接种月（年）龄、接种部位、接种途径、安全注射等要求予以接种。

（三）接种后的工作

告知受种者及其监护人，接种后应在留观室观察 30 min。接种后及时在预防接种证（卡、薄）上进行记录，并与受种者监护人预约下次接种疫苗的种类、时间和地点。有条件的地区记录电子档案并进行网络报告。

（四）注意事项

1. 环境和心理准备 接种场所应光线明亮、空气流通，冬季室内应温暖；接种用物及急救用品应摆放有序。做好解释、宣传工作，争取家长和儿童的合作；接种宜在儿童饭后进行，以免其晕针。

2. 严格执行免疫程序 掌握接种的剂量、剂次、间隔时间和不同疫苗的联合免疫方案。严格按照规定的接种剂量接种，注意接种的剂次，按使用说明完成基础和加强免疫；按各种制品要求的间隔时间接种，一般接种减毒活疫苗后 4 周、接种灭活疫苗后 2 周，再接种其他减毒活疫苗或灭活疫苗。

3. 严格执行查对制度 接种工作人员在接种操作时需仔细核对受种者姓名和年龄，同时检查制品标签和药物。①制品标签：包括名称、批号、有效期及生产单位，做好登记；②药物：检查安瓿有无裂痕，药液有无发霉、异物、凝块、变色或冻结等，若发现异常，立即停止使用。

4. 严格执行操作规程　严格无菌操作，做到一人一针；按照规定方法将药物稀释、溶解、摇匀后使用；接种活菌苗、疫苗时只用75%乙醇消毒皮肤，而且待干后再接种，以防活菌苗、疫苗被灭活；接种完成后，根据防护原则妥善处理注射器和针头，剩余药液废弃，活菌苗、疫苗烧毁。

（五）特殊健康状态儿童的预防接种

1. 暂缓接种　中度和重度的急性感染性疾病如肺炎、脑炎、脑膜炎、心肌炎、严重腹腔感染、严重泌尿系统感染等，在疾病好转前暂缓接种疫苗；急性感染性腹泻患儿暂缓接种口服减毒活疫苗。体重 < 2.5 kg 的早产儿，暂缓接种卡介苗。其他暂缓接种的情况包括：病理性黄疸患儿；白血病化疗期间；哮喘急性发作，尤其是全身应用糖皮质激素时（包括口服和静脉给药）；伴有心功能不全、严重肺动脉高压等并发症的先天性心脏病患儿；复杂发绀型先天性心脏病需多次住院手术患儿；重度缺铁性贫血和（或）伴有肝脾大、心功能异常、合并感染等；重度、极重度贫血或有急性溶血表现者；失血性贫血；急性肝功能异常、肝病有出血倾向或肝功能衰竭者；不使用免疫抑制剂的肾病患者在症状发作期间；复杂性热性惊厥，或短期内频繁惊厥发作（半年内发作≥3 次，或 1 年内发作≥4 次）；近 6 个月内有癫痫发作者；巨细胞病毒感染者有临床症状，有后遗症且有 CMV 复制者；食物过敏的急性反应期（如并发哮喘、荨麻疹等）或接种部位皮肤异常（湿疹、特异性皮炎等）；自身免疫病急性期（活动期）等。

拓展阅读 3-2
特殊健康状态儿童
预防接种

2. 禁忌接种　肝硬化患儿禁忌接种减毒活疫苗；对蛋类过敏的儿童禁忌接种黄热病疫苗；实体器官移植受者在移植手术后禁忌接种除水痘疫苗外的其他减毒活疫苗。

3. 其他情况　大剂量糖皮质激素结束治疗 1 个月后、非生物制剂类的其他免疫抑制剂结束治疗 3 个月后可以接种减毒活疫苗。接受静脉注射免疫球蛋白治疗的患儿可以接种除含麻疹成分疫苗以外的其他疫苗，含麻疹成分疫苗的接种需推迟至接受大剂量（2 g/kg）静脉注射免疫球蛋白治疗 8～9 个月后。白血病患儿化疗结束 6 个月后可接种灭活疫苗；化疗结束 12 个月后经过免疫功能评估，可考虑接种减毒活疫苗。

四、预防接种的不良反应及处理

预防接种的不良反应分为一般反应和异常反应两类。

1. 一般反应

（1）局部反应：①接种后数小时至 24 h 左右，注射部位可出现红、肿、热、痛现象，有时还伴有局部淋巴结肿大或淋巴管炎。轻者不必处理，重者（卡介苗除外）可用干净毛巾局部热敷，并抬高患肢。②卡介苗接种后 2 周左右局部可出现红肿浸润，后变成小脓疱，8～12 周自然结痂，脱痂后留下一个小瘢痕，这是正常反应。形成小脓疱时切勿挤或挑破，注意局部干燥和清洁。

（2）全身反应：一般接种后 24 h 内儿童体温可有不同程度的升高，多升高到 37.5～38.5℃。可对症处理，注意休息，多饮水；高热持续不退应到医院诊治。个别儿童接种后还可出现恶心、呕吐、腹痛、腹泻等症状，无需做特殊处理。

2. 异常反应

（1）过敏性休克：一般于接种后数秒或数分钟内发生，患儿表现为面色苍白、口周发绀、烦躁不安、出冷汗、四肢冰冷、呼吸困难、脉搏细速、恶心呕吐、尿便失禁甚至昏迷。如不及时抢救，可在短时间内危及生命。抢救时，应立即深部肌内注射 1 : 1 000 肾上腺素（14 岁及以上患儿单次 0.3 ~ 0.5 mL；14 岁以下患儿 0.01 mL/kg 体重，单次最大剂量 0.3 mL），5 ~ 15 min 后效果不理想者可重复注射，注射最佳部位为大腿中部外侧；注意保持气道通畅，吸氧，必要时气管插管或气管切开，如无条件建立人工气道，紧急情况下可先行环甲膜穿刺；建立两条或以上静脉通路，补充晶体液 20 mL/kg 维持血压；根据病情给予支气管扩张剂、抗组胺药、糖皮质激素等药物治疗，任意环节出现心搏呼吸骤停，立即就地进行规范心肺复苏术。患儿经救治脱离危险后，应留院观察至少 12 h。

（2）过敏性皮疹：以荨麻疹最多见，一般于接种后数小时至数天内出现，服用抗组胺药即可痊愈。

（3）全身感染：有严重原发性免疫缺陷或继发性免疫功能遭受破坏者，接种活疫苗后可扩散为全身感染，应对症治疗。

（4）晕厥：个别儿童在接种时或接种后数分钟突然发生晕厥，是由于各种刺激引起反射性周围血管扩张所致的一过性脑缺血。表现为头晕、心悸、面色苍白、出冷汗、手足冰凉、心搏加快等，重者知觉丧失、呼吸减慢。多发生于空腹、疲劳、精神紧张的受种者。护理时，应立即使患儿平卧、头稍低，保持安静，饮少量热水或糖水，短时间内即可恢复正常。数分钟后不恢复正常者，需行进一步检查及处理。

思考题

1. 不同年龄阶段儿童的保健重点和具体措施有何异同？

2. 5 岁女孩，清晨空腹接种流感疫苗，接种数分钟后突然出现心悸、面色苍白、头晕、出冷汗，查体：体温正常，脉搏 130 次 /min，呼吸 28 次 /min。

（1）患儿最可能发生了什么？

（2）患儿应采取什么体位？

（3）针对该患儿应采取哪些护理措施？

（崔杏芳）

数字课程学习

 教学 PPT　　📝 自测题

第四章

患病儿童护理及其家庭支持

【学习目标】

知识：

1. 识记：儿童医疗机构的设置和护理管理的特点，以及儿童用药特点、药物选用和给药方法。

2. 理解：各年龄阶段住院患儿心理反应及家庭对患儿住院的心理反应。

3. 应用：利用所学知识，正确计算儿童药物剂量。

技能：

1. 能运用沟通技巧，评估患儿及其家庭的心理反应，为住院患儿及其家庭提供心理护理。

2. 能对患儿进行全面的健康评估。

3. 能应用不同方法评估患儿的疼痛，并采取适当的护理措施。

4. 能为不同年龄阶段儿童实施给药管理。

素质：

具有同理心、爱伤观念和慎独精神，以及主动为患儿及其家属提供服务的意识。

第一节 儿童医疗机构的设置特点与护理管理

我国儿童医疗机构可以分为以下三类：综合医院中的儿科、妇幼保健院和儿童医院。不同等级、规模的医疗机构，其设置布局也有所不同，其中以儿童医院的设置最为全面，包括儿科门诊、儿科急诊和儿科病房。

一、儿科门诊

（一）儿科门诊的设置

儿科门诊与一般门诊设置类似，设置有预诊处、挂号室、体温测量处、候诊室、诊查室、治疗室、化验室、配液中心和输液中心、采血中心等，根据医疗机构的规模，儿科门诊的设置可缩减合并，但由于儿科就诊对象的特殊性，部分场所的设置具有其独特性。

1. 预诊处　通过预诊可以早期检出传染病患儿，及时隔离，减少交叉感染的机会；儿童病情变化快，通过预诊可以协助家长选择就诊科别，节省就诊时间，赢得抢救危重患儿的时机。预诊处应设在医院内距大门最近处，或儿科门诊的入口处，并与急诊、门诊、传染病隔离室相通，方便转运。预诊主要通过简单扼要的病史询问及必要的体格检查，在较短的时间内对患儿做出病情判断，因此，预诊护士一般由年资高、经验丰富、决断力强、责任心强的人员担任。

2. 候诊室　儿科门诊由于陪伴就诊的人多，人员流动量大，因此要求候诊室宽敞明亮、空气流通，有足够的候诊椅，设相应的设施供患儿更换尿布、包裹之用，并提供热水等具有儿科特点的便民服务。有条件的医院，候诊室可以划分出发热儿童专用区域。候诊室的环境布置、装饰和摆设可尽量生活化，如设置小型儿童娱乐场地、张贴卡通图画、悬挂彩色气球、播放儿童影视节目等，以减轻患儿的陌生感和恐惧感。

3. 诊查室　应设有多个单间诊室，以减少就诊患儿之间的相互干扰，并留有机动诊室，以便遇传染病患儿需封闭消毒时备用。室内设桌、椅、诊查床、诊查用具及洗手设备等。

（二）护理管理

儿科门诊人员多、流动量大，患儿易哭吵，且患儿家长的焦急程度往往大于其他科别的就诊人员。因此，儿科门诊在护理管理上应做好以下几方面的工作。

1. 维持良好的就诊秩序　安排经验丰富的护理人员进行分诊，做好就诊家长及患儿的沟通协调工作，做好就诊前的准备、诊查中的协助及就诊后的解释工作，做到合理安排、组织及管理，缩短就诊等待时间，提高就诊速度和质量。

2. 密切观察病情　儿童病情变化快，在预诊、候诊及诊治过程中病情随时可能发生变化，因此护士应经常巡视观察患儿，发现异常情况及时通知医生并做必要处理。

3. 预防院内感染　制订并认真执行消毒隔离制度，严格遵守无菌技术操作原则，发现传染病的可疑征象及时予以隔离等处理。

4. 杜绝差错事故　严格执行核对制度，遵守操作规程，在执行给药、注射、测量体温等护理操作时做到认真、仔细、慎独，避免差错事故的发生。

5. 提供健康宣教　为就诊患儿及家长提供健康指导是儿科门诊护士的重要职责，护士可通过设置宣传栏、摆放宣教手册、播放健康教育节目等形式在候诊时有针对性地对患儿及家长进行健康知识宣教，如促进儿童生长发育、合理喂养、常见病的预防和早期发现等护理知识。对慢性病患儿要了解其平时用药、营养、饮食、作息、生长发育等各个方面的情况，给予正确的保健指导。

二、儿科急诊

（一）儿科急诊的特点

1. 儿童起病急、来势凶、病情变化快、突发情况多，应及时发现，随时做好抢救准备。

2. 儿童疾病表现常不典型，可能出现延误诊断危及生命，因此医护人员应仔细询问和观察，尽快明确诊断，及时处理。

3. 儿童疾病的种类和特点有一定的季节规律性，如冬季易发生呼吸道感染、夏季易发生腹泻等，应根据规律做好充足准备。

（二）儿科急诊的设置

儿科急诊一般设置有抢救室、观察室、治疗室等，各室备有抢救器械、用具及药物等，确保能及时、准确地为患儿进行救治。

1. 抢救室　内设 1～2 张病床，备有输液架、活动床档、约束带等，配有人工呼吸机、心电监护仪、气管插管用具、供氧设备、吸引装置、雾化吸入器、洗胃用具等必要的设备，以及各种穿刺包、切开包、导尿包等治疗用具。室内放置抢救车一台，配有常规的急救药品、物品（如手电筒及备用电池、体温计、血压计、压舌板等）、记录本及笔，以满足抢救危重患儿的需要。还应配置应急灯、简易呼吸器等以备停电时使用。

2. 观察室　内设病床及常规抢救设备（如供氧设备、吸引装置等），如有条件可配备心电监护仪、远红外线辐射床等，并按病房要求备有各种医疗文件。

3. 治疗室　内设治疗床、药品柜，备有注射用具，治疗、穿刺用物及各种导管等。

4. 小手术室　除一般手术室的基本设备外，还应备有清创缝合、大面积烧伤初步处理、骨折固定等治疗所需的器械、用具及抢救药品。

（三）护理管理

1. 重视急诊"五要素"　人、医疗技术、药品、仪器设备和时间是急诊抢救的五要素，其中人起最主要的作用。急诊护士应具有高度的责任心、敏锐的观察力，熟练掌握各种急诊抢救的理论与技术，出现紧急情况时，能迅速敏捷地配合医生进行抢救。此外，仪器设备的功能良好、药品齐全且在有效期内、时间上争分夺秒都是保证抢救成功不可或缺的环节。

2. 执行急诊岗位责任制度　急诊护士应坚守岗位，各司其职，随时做好抢救患儿的准备；经常巡视，及时发现患儿病情变化并进行处理；对抢救药品和设备的使用、保管、补充、维护等有明确的分工及交接班制度，确保仪器设备性能良好，且放在指定位置，从而保证抢救工作的连续性。

3. 建立并执行儿科常见急诊的抢救护理常规　组织儿科急诊护士学习并熟练掌握各种常见疾病的抢救程序和护理要点，并不断更新各种急救知识和技能，总结经验，提高抢救效率。

拓展阅读 4-1
儿科急诊预检分诊标准及解读

4. 加强急诊文件管理 应有完整规范的病历资料。紧急抢救过程中如有口头医嘱，应向医生当面复述，确保无误后执行，并及时补记于病历上，方便日后核对，同时为进一步治疗和护理提供依据。

三、儿科病房

儿科病房可分为普通病房和重症监护室，重症监护室还可分为新生儿重症监护室（NICU）、儿科重症监护室（PICU）和普通病房设置的监护室。

（一）儿科病房的设置

1. 普通病房 儿科普通病房的设置与一般成人病房类似，设有病室、护士站、治疗室、值班室等。病区可设置具有儿科特色的游戏室，并可提供适合不同年龄患儿的玩具和书籍等，以帮助患儿尽快适应住院生活。为减轻患儿的紧张、焦虑情绪，可将病室的墙壁粉刷成柔和的颜色并装饰患儿喜爱的卡通图案。病床应有适合各年龄患儿的床栏，窗外应设护栏，厕所有门但不加锁，浴室设有防滑装置等，以保障住院患儿的安全，防止发生意外伤害。

2. 重症监护室 主要收治病情危重、需要观察及抢救的患儿。监护室应与普通病房、产房或手术室邻近，方便转运和抢救，室内应备有各种抢救设备和监护设备。重症监护室与医护人员办公室之间由玻璃隔断，便于医护人员随时观察患儿。为满足患儿家长的探视需求，监护室可设置一面透明玻璃墙，或在监护室内设置摄像器材，家长可通过监护室外的电视屏幕看到患儿的情况，以促进医患沟通，体现人文关怀。待患儿病情平稳后可转入普通病房治疗。

（二）护理管理

1. 环境管理 病房的环境对患儿的治疗和护理极为重要。室内布置应符合儿童心理、生理特点，如张贴或悬挂卡通画，以动物形象作为病房标记。病房窗帘及患儿被服可采用颜色鲜艳、图案活泼的布料制作。普通病房夜间灯光应较暗，以免影响睡眠；NICU 则应控制光照和噪音，仅在进行观察、护理等情况下才开灯，并应避免灯光直射患儿眼部，人为活动应控制音量。病室内温、湿度应依据患儿出生情况及年龄大小而设置（表 4-1）。

表 4-1 不同年龄患儿病房适宜的温、湿度

出生情况或年龄	温度 /℃	湿度 /%
早产儿	24 ~ 26	55 ~ 65
足月儿	22 ~ 24	55 ~ 65
婴幼儿	20 ~ 22	55 ~ 65
年长儿	18 ~ 20	50 ~ 60

2. 生活管理 患儿住院期间的生活管理应考虑到患儿的年龄及生理、心理特点，合理安排饮食、起居等。患儿的营养和膳食不仅要符合疾病治疗的需要，也要满足其生长发育的要求。医院应给患儿提供布料柔软、式样简单的衣裤，并经常换洗，保持整洁。进行护理操作时动作应轻柔，以免引起患儿不安。根据患儿的疾病种类与病情决定其活动与休息的时间。对长期住院的学龄期患儿要适当安排学习时间，使其形成规律的作息生活，以减轻或消除因离开学校、延误学业而出现的焦虑和不安。

3. 安全管理　儿童的好奇心强且缺乏安全防范意识，因此病房安全管理范围广泛、内容繁杂，无论是环境布置、设施、设备，还是日常护理，都要考虑患儿的安全问题，防止跌伤、烫伤，防止用药差错、误饮误服。病房对紧急事件应有应急预案，每个病房门后应粘贴紧急疏散图，安全出口要保持通畅。病房中的消防、照明器材应由专人管理。新生儿病室和 NICU 还应注意防止新生儿丢失等问题，严格执行查对制度，加强人员管理和设置门禁，还可给新生儿佩戴可识别和报警的手镯等。

4. 感染控制　严格执行清洁、消毒、隔离、探视和陪伴制度。病室应定时通风，定期进行空气和地面消毒。不同病种患儿尽量分室收治，工作人员应在操作前后洗手。此外，还应加强对患儿和家长的健康教育，提高其防护意识。

第二节　住院患儿及其家庭的护理

患儿对住院的反应受到许多因素的影响，与其年龄、住院经历、对疾病的了解程度及家庭的支持、亲子间的关系等多种因素有关。患儿因病住院治疗，会使患儿家庭处于应激状态，患儿家长出现的紧张、焦虑、恐惧等情绪及应对表现会直接影响患儿的治疗、康复及心理健康。

一、住院对患儿及其家庭的影响

（一）住院对患儿的影响

住院是一种不愉快的经历，对患儿的生理和心理都会造成很大影响。陌生的环境、穿制服的医护人员、各种医疗设备、紧张的气氛、特殊的药味等，对刚入院的患儿来说都是不良的刺激。住院给患儿增加了许多限制，如抽血前不能进食、静脉输液时必须卧床等。一些侵入性的治疗如肌内注射、静脉穿刺等会给患儿带来痛苦，增加其恐惧感，并使其产生不同程度的抵抗情绪。此外，住院使患儿及其家庭的日常生活被打乱，原有的舒适及稳定被不安全感所代替，致使患儿适应社会生活的能力减低。对住院患儿的护理目标是尽量缩短其对医院的适应时间，最大限度减少患病和住院对其身心的影响。

（二）住院对患儿家庭的影响

患儿住院不仅对其自身产生极大的影响，还会影响整个家庭的日常生活。确诊和住院初期，父母在工作、个人爱好和照顾患儿之间要做出选择、让步和妥协，家庭中其他子女可能因此承担部分家务；随着患儿住院时间的延长，患儿的家庭功能再次发生变化，家庭的重心不会一直放在患儿身上，家庭成员会希望并逐渐恢复日常生活；如果患儿病情未能好转或持续恶化，家庭成员可能会因为患儿的疾病而感到筋疲力尽，甚至出现失职行为。

二、住院患儿的家庭应对及护理

患儿住院使家庭完整性发生改变，造成家庭成员日常生活及角色责任的变化，同时增加了家庭的经济负担，给整个家庭带来危机。因此，护士应帮助患儿家庭应对危机，维持正常、健康的家庭功能。

（一）家庭对患儿住院的反应

在患儿住院初期，父母常常对患儿的确诊结果表示质疑，继而会感到自责和内疚，如果有任何信息提示可能是由于父母的原因导致患儿患病、病情加重，或存在原因不明的畸形或遗传性疾病，父母更会感到自责和内疚，并把患儿患病归罪于自己的过失。在陪伴患儿忍受疾病和治疗带来的痛苦的过程中，父母会表现为受挫和无助，部分父母会感到不平和愤怒，并将这种愤怒向其他家庭成员或医务人员发泄，造成情感上的冲突。部分患儿病程长、预后不良，父母会表现为焦虑和担忧，严重时会产生心理障碍。如家庭缺少经济或社会支持，其适应的难度将进一步增加。

对于多子女家庭，患儿住院常会给其兄弟姐妹带来焦虑、恐惧等心理反应。患儿住院初期，兄弟姐妹可能会为过去与患儿出现的冲突或不友好而感到内疚，并认为自己在患儿的发病过程中起到了不好的作用，同时也会对自己的身体健康表现出担忧，害怕自己患上类似疾病，因而感到焦虑和不安。如患儿长期住院，父母对其他子女的照顾会受到影响，此时兄弟姐妹可能会对患儿产生嫉妒和怨恨心理。

（二）住院患儿的家庭支持

儿科护理强调以家庭为中心的护理模式，医护人员与患儿父母的关系会直接影响家庭的氛围，进而影响患儿的康复。医护人员应正确理解家庭成员的各种反应，从不同方面减轻父母及其他子女的焦虑和紧张，帮助家庭应对危机，维持正常的家庭功能。护士应评估不同家庭的需要，协助家庭参与患儿医疗护理计划的制订和执行，有针对性地对家庭进行干预。

1. 对患儿父母的支持 向父母介绍医院环境、工作人员，讲解疾病相关知识，耐心解释患儿的病情及治疗目的，帮助父母缓解患儿住院带来的无措感；鼓励父母探视或陪护患儿，为其提供院内陪护的各项便利措施，如陪护床、简便的生活设施等；建议安排其他家庭成员轮流陪护患儿，使父母能得到休息；邀请并指导父母参与患儿的护理，提供医院的联系方式以便存在疑问时进行咨询；组织住院患儿家长座谈会，以便其交流讨论陪护患儿的感受、经验和顾虑，互相提供支持；安排充足的时间与父母沟通，使用开放性问题向父母提问，倾听其表达忧伤、内疚、愤怒等感受，帮助他们明确这些感受产生的原因，从而减轻父母内心的压力。

2. 对患儿兄弟姐妹的支持 鼓励和提醒父母向患儿的兄弟姐妹解释患儿的病情，并进行交流讨论，了解他们内心的感受和想法，解答疑问，避免他们产生被家庭隔绝在外的感觉；如患儿病情允许，兄弟姐妹可到医院探视，或通过电话与患儿交流，并鼓励他们参与对患儿的护理或与患儿一起游戏、活动等。

3. 对患儿家庭的信息支持 家庭成员探视患儿时，向其介绍医院环境和设备，为其提供一个了解疾病常识及与医护人员近距离接触的机会，让家庭成员清楚地了解患儿疾病的发生、发展过程。护理人员可通过回答家庭成员提出的问题，帮助其了解患儿的病情。提供信息时，要做到因人而异，选择适当的时间与表达方式。

三、患儿临终关怀

在疾病终末期，死亡不可避免，此时应给予患儿临终关怀。临终关怀是指对疾病终末期的患儿和家庭提供包括生理、心理和社会等方面在内的一系列全面的支持和照料。临终关怀的重点是使患儿生命质量得以提高，使其能够无痛苦、舒适地走完人生的最后旅途，并使家

对可能出现的身体损伤和死亡感到恐惧。此期患儿一定程度上能听懂关于疾病和诊疗程序的解释，在治疗或护理过程中能积极主动地配合。

4. 青春期　认知水平的提高使青春期患儿能够理解疾病的病因、症状及治疗过程，能够意识到疾病导致的生理、心理和行为上的改变，因此易对疾病和治疗所导致的后果感到焦虑、恐惧。因自我意识增强，青少年难以接受疾病造成的身体功能的损害和自我形象的改变。

二、各年龄阶段患儿对住院的心理反应及护理

（一）婴儿对住院的心理反应及护理

1. 对住院的心理反应　婴儿期是儿童身心发育最为迅速的时期，婴儿对住院的反应随月龄变化而变化。6个月以内的婴儿，如能满足其生理需求，一般比较平静，较少哭闹。6个月以后的婴儿，对住院的反应主要是分离焦虑（separation anxiety），即由现实的或预期的与家庭及日常接触的人、事物的分离引起的情绪低落，可表现为粘住父母不放手、明显的哭叫行为、四处张望以寻找父母、避开和拒绝陌生人，亦可有抑郁、退缩等表现。

2. 护理要点　要尽量减少患儿与父母的分离，使父母陪护整个住院过程，满足患儿的生理和心理需要。护士应与患儿多接触，唤其乳名，使之对护士逐渐熟悉并产生好感。应向家长了解并在护理中尽量保持患儿住院前的生活习惯，可把患儿喜爱的玩具或物品放在床旁。对小婴儿要多给予抚摸、怀抱、微笑，提供适当的颜色、声音等感知觉的刺激，协助进行全身或局部的动作训练，维持和促进患儿正常的发育。通过耐心、细致的护理，使患儿感到护士像亲人一样爱自己，从而建立和发展对护士的信任感。

（二）幼儿对住院的心理反应及护理

1. 对住院的心理反应　幼儿对医院环境不熟悉、生活不习惯，因而缺乏安全感，误认为住院是对自己以往行为的惩罚，害怕被父母抛弃，产生分离性焦虑。幼儿对时间的概念并不清楚，是分离性焦虑最明显的年龄阶段。由于语言表达能力及理解能力有限，幼儿易被误解和忽视，从而产生孤独感；幼儿自主性开始发展，但住院往往使他们的行为受到约束，因而产生反抗情绪。这些心理反应，使患儿拒绝接触医护人员。具体表现为以下三个阶段。

（1）反抗期：哭闹，寻找父母，采取咒骂、打、踢、跑等行为拒绝医护人员的照顾和安慰等。

（2）失望期：发现与父母分离的现状经过自身的努力不能改变，表现为沉默、沮丧、顺从、退缩，对周围一切事物不感兴趣。部分患儿出现退化现象，即幼儿倒退出现过去发展阶段的行为，如尿床、吸吮拇指和过度依赖等，这是幼儿逃避压力常用的一种行为方式。

（3）去依恋期或否认期：长期与父母分离的患儿可进入此阶段，即把对父母的思念压抑下来，克制自己的情感，能与周围人交往，以满不在乎的态度对待父母来院探望或离去。这一阶段常被误认为是患儿对住院生活适应良好，但实际却使患儿与父母之间的信任关系受到损害，患儿成年后不易与他人建立信任关系，影响成年后的人际交往。目前由于住院时间的缩短及提倡以家庭为中心的护理照顾，此阶段已不常见。

2. 护理要点　鼓励父母尽量全程陪伴及照顾患儿，尽量固定护士对患儿进行连续的、全面的护理。护士应以患儿能够理解的语言为其讲解医院的环境和生活安排，并了解患儿表达需要和要求的特殊方式；允许患儿表达自己的情绪，接受其退化行为，允许患儿留下心爱的玩具、

物品和一些能引起回忆的东西如照片、家人讲的故事等；运用沟通技巧，鼓励患儿谈论自己喜欢的事物，以保持和促进患儿语言能力的发展，同时使患儿获得情感上的满足；提供与患儿发育相适宜的活动机会，鼓励其表达自主性，尽量满足其独立行动的愿望。

（三）学龄前期儿童对住院的心理反应及护理

1. 对住院的心理反应　学龄前期儿童住院期间，迫切希望得到父母的照顾和安慰，如与父母分离，会同幼儿一样出现分离性焦虑，但因智能和思维发展更趋完善，行为表现较温和，如悄悄哭泣、难以入睡。由于自我意识的形成，此期患儿可以很好地控制自己的行为，把情感和注意力更多地转移到游戏、绘画等活动中。此阶段患儿可有恐惧心理，源于对陌生环境的不习惯、对疾病与住院的不理解，尤其恐惧因疾病或治疗导致的身体完整性的破坏。

2. 护理要点　护理人员要关心、爱护和尊重患儿，尽快与患儿熟悉。介绍病房环境及同病室其他患儿，帮助其减轻环境的陌生感。以患儿容易理解的语言为其讲解所患疾病及治疗、护理的简要流程和必要性，使患儿清楚疾病和住院治疗不会对自己的身体构成威胁。根据患儿病情适当组织游戏活动，如通过绘画、看电视、听故事等，转移患儿注意力，减轻其焦虑情绪；也可组织一些治疗性游戏，如让患儿进行角色扮演，模拟打针、服药等操作，使其在游戏中理解治疗与护理过程，表达和发泄情感，从而能够主动地遵守各项制度，配合医护工作。在病情允许时，给患儿自我选择的机会，鼓励他们参与自我照顾，以帮助其树立自信心。

（四）学龄期儿童对住院的心理反应及护理

1. 对住院的心理反应　学龄期儿童自尊心较强，独立性增加，尽管心理活动很多，但表现比较隐匿。此阶段患儿已进入学校学习，学校生活在他们心目中占有非常重要的位置，因住院而与学校及同学分离，会使他们感到孤独，并担心因住院影响学习成绩。因对疾病缺乏了解，患儿常忧虑自己会残疾或死亡；因怕羞，患儿可能不愿配合体格检查；有的患儿会害怕自己住院给家庭造成严重的经济负担，并为此感到内疚；控制感的丧失可使患儿产生挫折感或敌意，导致抑郁。

2. 护理要点　尽量满足患儿的护理要求，耐心解释患儿提出的问题，增强患儿的信任感和安全感。根据患儿的需要，为其提供有关疾病、治疗及住院的知识，解除患儿的疑虑，开导患儿，使其积极主动地接受治疗。鼓励患儿与学校老师和同学保持联络，允许同学和老师来院探视、交流学校及学习情况；利用床边教学的方式，尽可能使患儿继续学业。进行体格检查及各项操作时，采取必要的措施维护患儿的自尊。为患儿提供自我护理的机会，发挥他们的独立能力，引导患儿安心接受治疗。

（五）青春期儿童对住院的心理反应及护理

1. 对住院的心理反应　青春期儿童独立自主意识增强，住院和诊疗活动常使其感到身体和生活受到控制，归属感丧失。青少年住院后常不愿受医护人员过多地干涉，很难接受诊疗引起的外表和生活方式的改变，从而导致对治疗的抵触和不依从；但也可能通过压抑自我情绪而做出符合他人期望或社会要求的行为。

2. 护理要点　运用沟通交流技巧与患儿建立良好的护患关系，增加患儿的安全感，同时使患儿充分表达自身的情绪反应。向患儿解释病因、治疗过程及预计的出院时间，增加其安全感。与患儿共同制订每日生活时间表，根据病情安排治疗、学习、锻炼、娱乐活动等。鼓励患儿与朋友保持联络，鼓励朋友来访，并为会面安排舒适的环境。在执行治疗及护理措施时，提供给患儿部分选择权，增强其自我管理能力。

第四节　与患儿及其家庭的沟通

情境导入

患儿，女，5岁，因"发热、咳嗽2天"就诊。

请思考：

作为接诊护士，在与患儿沟通过程中应注意哪些问题？

人与人之间信息传递的过程称为沟通（communication）。沟通是儿科护理中的重要技能，有效的沟通不仅能使护理人员准确完成护理评估，而且可以帮助建立良好的护患关系，解决患儿健康问题。由于不同年龄阶段患儿生长发育及心理发展有不同的特点，与患儿沟通时需采用不同的技巧，同时还应注意与患儿家长的交流。

一、与患儿的沟通

（一）儿童沟通的特点

1. 语言表达能力差　不同年龄阶段的儿童，语言表达能力不同，年龄越小，词汇量越少，表达能力越差。婴儿只能用不同音调、响度的哭声来表达自己的需要；幼儿吐字不清、用词不准确；3岁以上的儿童，可通过语言并借助肢体动作形容、叙述某些事情，但容易夸大事实，掺杂个人想象，缺乏条理性、准确性；8岁后儿童才能逐渐流利地使用语言进行沟通，沟通能力逐渐接近成人。

2. 缺乏认识、分析问题的能力　儿童生后最初几年，对事物的认识以直觉活动思维和具体形象思维为主；随着年龄的增长，逐渐过渡到抽象逻辑思维。在转变过程中，儿童常因经验不足、知识和能力有限而在认识、理解、判断、分析等环节出现偏差，对自己及周围事物难以正确地认识和估计，从而影响沟通的进展与效果。

3. 模仿能力强　学龄前期儿童具有很强的可塑性，智能发育日趋完善，思维能力进一步发展。学龄期儿童接触范围逐渐扩大，喜欢模仿优秀的同龄人和老师。在不同的环境里，儿童模仿的内容不同，只要成人在沟通时有目的性地加以引导，就能获得事半功倍的效果。

（二）与患儿沟通的原则和技巧

1. 平等尊重　尊重是护士与患儿沟通的最根本原则。患儿虽然是不成熟的个体，但护士在与患儿交流时要给予尊重，平等相待。护士与患儿交流时应保持目光接触且在同一水平线上，必要时可蹲下。患儿表现出恐惧、退化性行为和哭泣时，应给予理解和安慰，避免指责。对青春期患儿，应注意尊重患儿的想法，保护其隐私，以客观而不加批判的态度与其交流。

2. 保持诚信　护患信任关系发展的基础是诚信。护士与患儿交流时，尽量避免欺骗患儿，在进行各项操作前，应诚实地向患儿提供有关知识，特别是患儿将要听到、看到和感受到的信息，如在打针前，不应向患儿描述打针"一点都不痛"，以免导致患儿的不信任。另外，护士不可随意向患儿许诺，承诺的事情一定要实现。

3. 耐心倾听 沟通中护士应注意倾听并与患儿交谈，尤其是学龄儿童和青少年，他们已经有了自己的思想，护士应该关注他们的观点，鼓励其进一步交谈，不要轻易打断或过早做出判断，以了解患儿的真实想法和意图。必要时，可以复述、澄清或总结以明确患儿的想法。

4. 沟通方式恰当 护士应根据患儿的年龄和发育水平选择适合的方式与之交流，以患儿能够理解的语言来表达，并根据患儿的反应调整沟通的方式。例如：对学龄前儿童，护士可主动介绍自己，并亲切询问患儿的乳名、年龄、幼儿园名称、喜欢的玩具或宠物等患儿熟悉的事情，以拉近彼此间的距离，让患儿接纳自己并开始交流。

5. 恰当地使用语言沟通 护士需了解不同年龄患儿的语言表达能力及理解水平，交谈时吐字清晰，注意用词、语速、语调和音调；尽量使用开放式的问题向患儿提问，避免使用"是不是"或"要不要"等闭合式问题；尽可能使用简短、重点突出的句子，避免使用专业的医学术语等。

6. 恰当地使用非语言沟通 非语言沟通可以有多种表现形式，如仪表、面部表情、目光接触、姿势、肢体动作等。护士应经常面带微笑，给患儿以安全感；交流时，注意配合面部表情、眼神、动作等；根据情况，在适当的时候使用拥抱、抚摸等肢体接触。值得注意的是，任何年龄阶段的儿童接受侵入性医护措施后，需要身体接触的安抚时，其母亲或主要照顾者都是最合适的人选。

7. 使用游戏作为护患沟通的桥梁 游戏是儿童生活中不可缺少的活动，也是与患儿沟通最有效的途径。适当的游戏可快速缩短护士与患儿间的距离，帮助护士了解患儿内心的想法。治疗性游戏可以协助护士向患儿解释诊疗程序，帮助护士评估患儿的身体状况、智力和神经心理发展水平等，还可以替代语言的安慰帮助患儿发泄痛苦，减轻其内心的压力和紧张，使其配合治疗和护理。

二、与患儿家长的沟通

与患儿的沟通多需家长协助完成，且因患儿患病，家长常有内疚、焦虑的心理，这些情绪同样可引起患儿的不安。与患儿家长的沟通，一方面可促进护士与患儿的交流，另一方面可减轻家长紧张、焦虑的情绪，使患儿及其家长保持情绪稳定。为使与患儿家长沟通顺畅、有效，儿科护士应尽量做到如下几点。

1. 取得家长信任 与患儿家长沟通时，护士的首要任务是取得其信任。护士在与患儿家长沟通时，应积极热情，展现自身良好的专业素质，体现对患儿健康状况的关心，耐心倾听患儿家长的观点和想法，了解患儿和患儿家庭面临的问题和困难，并告知患儿家长如何获取护士的帮助。

2. 鼓励交谈 护士应尽量使用开放性问题鼓励家长交谈，以获得更多信息。与家长沟通不仅可以了解患儿的健康及发育状况，还可以明确相关的影响因素。在沟通过程中应注意倾听和观察患儿家长的语言和非语言信息，并注意对谈话主题进行引导和限制，避免交流偏离目标和主题。

3. 恰当地处理冲突 由于担忧患儿的病情，家长易产生怀疑、焦虑等心理，表现得挑剔、易怒。护士应换位思考，理解患儿家长的心情；应针对家长提出的问题给予解答，并避免使用家长难以理解的医疗术语或缩略语；进行各项操作时应给予耐心细致的解释，不可语速过快；如出现操作失败，应安慰患儿，表示歉意，争取家长谅解，沉着熟练地重新操作或寻求同事协助，避免慌乱和无序操作。

第五节　儿童疼痛管理

情境导入

患儿，女，4岁，因"前臂烫伤伴疼痛30 min"入院，创面发红，可见多个大小不等的水疱。患儿表现烦躁不安、哭闹，诉伤口疼痛。

请思考：

1. 如何评估该患儿的疼痛程度？

2. 对该患儿应如何进行护理？

疼痛是组织损伤或潜在组织损伤引起的一种令人不愉快的感觉和情绪上的感受，是一种个体主观体验，伴有一系列的生理变化及心理行为反应。任何年龄阶段的患儿都可与成人有相同的疼痛体验，但因较小年龄的患儿无法用语言表达疼痛的部位、程度，其疼痛易被忽略、低估，因此，儿科护士应与患儿父母及其他医务人员协作，全面评估患儿的疼痛，进而帮助患儿控制疼痛。

一、儿童疼痛的评估

儿童正处于生长发育阶段，其生理结构和器官功能处于不平衡状态，不同年龄阶段的儿童对疼痛的感受、表达和行为反应均不同，因此护士在评估患儿疼痛时须选用适合患儿年龄和发育水平的评估量表，结合患儿的病史资料，通过询问、观察和测定等方式对患儿的各项反应进行评估。

（一）疼痛患儿的病史采集

为全面了解患儿疼痛的情况，护士应从身体、心理、社会等方面对患儿进行综合评估，包括：疼痛的原因、部位、时间、性质、程度、伴随症状；影响疼痛的因素；患儿疼痛的表达方式和行为表现；患儿既往疼痛的经历和行为表现；患儿父母对疼痛的反应。对于年幼的患儿，大部分信息需要父母提供，护士应积极地与患儿父母沟通，并鼓励患儿父母的参与，以获得全面、准确的信息。

（二）各年龄阶段患儿对疼痛的表达方式和行为反应

1. 婴幼儿　疼痛时无法用语言表达，但可有持续的哭闹或尖叫、面部表情痛苦（表现为眉毛和前额紧缩）、肢体扭动、肌肉紧张、拒绝进食、拒绝他人的安慰等表现。疼痛还可引起患儿血压、心率、氧饱和度、皮肤颜色和睡眠的改变。

2. 学龄前儿童　能够描述疼痛的位置及程度，但不能将疼痛的感觉量化，难以理解疼痛的意义，将疼痛视为一种对错误行为的惩罚。在疼痛出现或预期将出现时，患儿会剧烈反抗，并有攻击行为。

3. 学龄儿童 能描述疼痛的位置及程度，能逐渐将疼痛的感觉量化。患儿会为表现勇敢而忍受疼痛不予表达，在疼痛时患儿会表现得安静、沉默，护士应注意观察这些表现。

4. 青少年 对疼痛的描述更为熟练、准确，能用社会所接受的方式来表现疼痛，但出于自尊和对自己隐私的保护，在面对家人和朋友时，青少年会控制自己的表情和行为，否认疼痛的存在。

（三）儿童疼痛评估工具

受年龄、认知水平、情绪等因素的影响，不同儿童对疼痛的感受及描述均有不同。目前有多种儿童疼痛评估工具可供选择，其疼痛评估主要通过自我报告、行为观察和生理学参数测定3种方式进行。年龄较小的患儿，尤其是婴幼儿，因感知及语言表达能力缺乏，不能准确表述疼痛，常使用观察性疼痛评估工具，通过观察患儿疼痛相关的行为及生理反应对其疼痛程度进行评价（表4-2）；8岁以上的患儿，一般认为其自我报告是最佳评估方式，常使用成人的疼痛评估工具，如视觉模拟评分法、数字等级评分法等。

表 4-2 儿童常用的疼痛评估工具

评估工具	适用年龄	评估项目	适用范围
新生儿面部编码系统（Neonatal Facial Coding System，NFCS）	早产儿和足月儿	皱眉、挤眼、鼻唇沟加深、张口、嘴呈垂直伸展、嘴呈水平伸展、舌呈杯状、下颌颤动、嘴呈"O"形、伸舌（只用于评估早产儿）	评估急性操作性疼痛
新生儿疼痛量表（Neonatal Infant Pain Scale，NIPS）	早产儿和足月儿	面部表情、哭闹、呼吸型态、活动（上肢、腿部）和觉醒状态	评估急性操作性疼痛
CRIES 术后疼痛评分（Crying, Requires increased oxygen administration, Increased vital signs, Expression, and Sleeplessness，CRIES）	32孕周以上的新生儿	啼哭、SpO_2达95%以上时对氧浓度的需求、心率、血压、表情、入睡情况	评估术后疼痛
FLACC 量表（the Face Legs Activity Cry Consolability Scale）	2个月~7岁	表情、腿部动作、活动度、哭闹、可安慰性	评估术后疼痛
Wong-Baker 面部表情疼痛量表（Wong-Baker FACES Pain Rating Scale）	3岁以上	评估者向患儿描述疼痛程度与图片中面部表情的关系，患儿从中选择最能代表自己疼痛程度的表情图片	评估急性和慢性疼痛，特别适用于急性疼痛

二、儿童疼痛的护理

对疼痛儿童的护理，其目标是缓解或控制疼痛，减轻或消除疼痛给儿童带来的不良生理变化及心理行为反应。干预方法可以大致分为两种：药物法和非药物法。

（一）药物性干预

使用药物控制疼痛时，应定时评估和记录患儿的疼痛水平，监测可能出现的不良反应和患儿的各项生理指标，如呼吸频率、SpO$_2$和是否出现呕吐等，保证疼痛治疗的有效性和安全性。

1. 根据医嘱给镇痛药 镇痛的目的是控制疼痛、改善功能、提高生活质量。非阿片类药物如对乙酰氨基酚，适用于轻度至中度的疼痛，如关节炎所致的疼痛，其用药途径主要是口服；须注意阿司匹林可能引起瑞氏综合征，12岁以下患儿不能使用。阿片类药物如吗啡、芬太尼等，适用于重度疼痛，但其有抑制中枢神经系统的不良反应，可表现为呼吸抑制、眩晕、视物模糊、恶心、呕吐、低血压、便秘等。儿童肝功能不成熟，易发生药物不良反应，应注意药物的准确计算和配制，并注意监测药物的不良反应。

2. 使用PCA镇痛 5岁以上患儿，其认知程度能够了解操作目的和方法，因此可以采用患者自控镇痛法（patient controlled analgesia，PCA）镇痛；5岁以下患儿或不能合作的患儿，可采用护士或家长控制镇痛的方法。护士应注意严密观察，防止患儿出现过度镇静和呼吸抑制。

（二）非药物性干预

除药物镇痛外，非药物性干预也有很好的镇痛效果，可与镇痛药物联合使用或单独使用。

1. 分散注意力 不同年龄阶段的患儿采用不同的方法。新生儿或婴儿在接受疼痛性操作时，可通过给予蔗糖水或葡萄糖水、非营养吸吮、母亲抱喂、抚触按摩、摇晃、轻拍等方式来分散其注意力；幼儿及学龄前患儿，可通过给予其新奇的玩具，与其一起游戏、唱歌等方式分散其注意力；学龄期及青春期患儿，可指导其掌握一些放松、转移技巧，如听音乐、玩电子游戏等，以帮助其缓解疼痛。

2. 冷热疗法 热疗可以促进血液循环，使肌肉放松；冷疗可以降低疼痛的传感速度，减轻水肿，缓解急性软组织损伤的疼痛。在应用时需注意使用时间及禁忌证等。

拓展阅读 4-2
中国儿童重症监护病房镇痛和镇静治疗专家共识（2018 版）
拓展阅读 4-3
新生儿疼痛评估与镇痛管理专家共识（2020 版）

第六节 儿童的健康评估

情境导入

患儿，男，9个月，因"夜间睡眠不安，哭闹，多汗"就诊。

请思考：

1. 作为患儿的接诊护士，健康史收集过程中应注意哪些内容？

2. 对患儿进行体格检查时应注意哪些内容？

儿童处在不断生长发育的阶段，其解剖、生理和心理等功能均不成熟，容易受外界环境的影响而发生改变。在评估儿童健康状况时，要掌握其身心特点，运用多方面知识和技能，以获得全面、准确的主客观资料，为制订护理方案提供充足的依据。值得注意的是，如遇急诊或危重患儿，应在简要评估病情的前提下首先配合医生抢救，待患儿病情稳定后再进行完整、详细的健康评估。

一、健康史收集

健康史可由患儿、家长、其他照顾者及有关医护人员的叙述获得，对护理计划的正确制订起着重要的作用。

（一）内容

1. 一般情况 包括患儿姓名（乳名）、性别、年龄、出生年月日、民族、入院日期，患儿父母（监护人或抚养人）的姓名、年龄、职业、文化程度、家庭地址、联系电话等。注意患儿年龄记录要准确，采用实际年龄，新生儿记录到天数甚至小时数，婴儿记录到月数，1 岁以上的儿童记录到几岁几个月，如 18 个月表示为 $1^{6}/_{12}$ 岁。记录健康史叙述者与患儿的关系及健康史的可靠程度。

2. 主诉 用病史提供者的语言概括患儿主要症状或体征及其持续时间，如"间歇腹痛 2 天""发热 3 天"。

3. 现病史 详细描述此次患病的情况，包括发病时间、起病过程、主要症状、病情发展及严重程度、接受过何种处理等，还包括其他系统和全身的伴随症状，以及同时存在的其他疾病等。

4. 个人史 包括出生史、喂养史、生长发育史等。根据不同年龄及不同健康问题，询问时各有侧重。

（1）出生史：对新生儿及小婴幼儿应详细了解，包括母孕期情况，胎次、胎龄，出生时体重、身长，分娩方式及过程，出生时有无窒息或产伤，阿普加评分等。

（2）喂养史：对婴幼儿及患营养性疾病、消化系统疾病的患儿应详细询问，包括喂养方式（母乳喂养及断奶情况、人工喂养、混合喂养），乳品组成及配制，哺喂次数及量，添加辅食的时间、品种及数量，患儿进食及大小便情况。年长儿应了解其有无挑食、偏食、吃零食等不良饮食习惯。

（3）生长发育史：了解患儿体格生长常用指标如体重、身高（长）等的增长情况；前囟闭合时间，乳牙萌出时间及数目；运动、语言的发育情况，如会抬头、翻身、坐、爬、站、走的时间，会有意识地叫爸爸妈妈的时间等；学龄期儿童还应询问其在校学习情况、行为表现及同伴关系等。

5. 既往史 包括既往一般健康状况、疾病史、预防接种史、食物/药物过敏史等。

（1）既往一般健康状况：患儿既往健康状况良好还是体弱多病。

（2）疾病史：患儿曾患过的疾病，以及患病的时间和治疗情况；是否患过儿童常见的传染病，如麻疹、水痘、流行性腮腺炎等；是否有手术史、住院史。

（3）预防接种史：是否按照免疫接种程序进行计划免疫；非计划免疫的特殊疫苗接种情况；接种后有无不良反应等。

（4）食物/药物过敏史：患儿是否对食物、药物过敏，具体过敏情况。

6. 家族史 家族是否有遗传性疾病或急、慢性传染病患者；父母是否近亲结婚；母亲妊娠史和分娩史情况；家庭其他成员的健康情况等。

7. 心理－社会状况 包括：①患儿的性格特征，如是否开朗、活泼、好动、合群、独立等，以及与同伴的关系；②患儿及其家庭对住院的反应，如对住院原因是否了解、对医院环境能否适应、对治疗护理能否配合、对医护人员是否信任；③父母与患儿的互动方式、对患儿的关爱程度等；④家庭经济状况、居住环境、宗教信仰等。

（二）注意事项

1. 交谈、观察是收集健康史最常用的方法。在交谈前，护理人员应明确谈话的目的，安排适当的时间和地点。

2. 儿科采集病史较困难，应认真倾听、耐心询问、语言通俗易懂、重点突出，态度和蔼可亲，以取得患儿和家长的信任，获得准确的、完整的资料；应避免使用暗示性语言诱导患儿或家长做出主观期望的回答。

3. 对年长儿可让其自己叙述病情，以取得较客观的临床资料；但患儿害怕各种诊疗活动或表达能力欠缺时，可导致信息失真，应注意分辨真伪。

4. 询问时避免使用医学术语，应采用通俗易懂的语言与患儿及其家长进行交谈。

5. 患儿病情危急时，健康史收集应简明扼要，边抢救边询问主要病史，以免耽误救治，详细的询问可在病情稳定后进行。

6. 要尊重患儿和家长的隐私，并为其保密。

二、身体评估

（一）儿童体格检查的原则

1. 建立良好关系 开始检查前要与患儿交谈，态度和蔼，呼患儿的名字或乳名，用玩具或听诊器等逗引患儿片刻，用语言鼓励、表扬，或用手轻轻抚摸患儿，以消除患儿紧张心理；同时，也可借此观察患儿的精神状态、对外界的反应及智力情况。对年长儿，要说明检查的部位，以及检查时会有何感觉，使患儿能自觉配合。

2. 环境舒适 体格检查的房间应安静、光线充足、温湿度适宜，环境布置可以卡通化，也可以根据需要提供玩具、书籍等安抚患儿。为增加患儿的安全感，检查时应尽量让患儿与亲人在一起。检查者应顺应患儿的体位，婴幼儿可坐或躺在家长怀里，或由家长抱着进行检查。环境安排以能使患儿安静为原则。

3. 顺序灵活 体格检查的顺序可根据患儿当时的情况灵活安排。一般患儿安静时先检查呼吸、心率，行心肺听诊、腹部触诊，因这些检查易受哭闹的影响；皮肤、四肢、躯干、骨骼、全身浅表淋巴结等容易观察的部位可随时检查；口腔、咽部和眼等对患儿刺激大的部位，或患儿主诉疼痛的部位，应在最后进行检查；急诊时，应首先检查重要生命体征及与疾病损伤有关的部位。

4. 减少不良刺激 检查应尽可能迅速，动作轻柔；冬天检查时，检查者双手及听诊器胸件等应先温暖，检查过程中既要全面仔细，又要注意患儿保暖，不要过多暴露患儿身体部位以免其着凉。

5. 保护和尊重患儿 患儿免疫力弱，为防止院内交叉感染，检查前后要洗手，听诊器应消毒。对于年长儿要注意保护其隐私，尽量避免暴露与检查无关的部位，照顾其害羞心理和自尊心，尊重患儿自主权。

（二）体格检查的内容和方法

1. 一般状况 在询问健康史的过程中，要仔细观察患儿的发育与营养状况、精神状态、面部表情、哭声、对周围事物的反应、语言应答、皮肤颜色、体位、活动能力、行走姿势、亲子关系等，以得到较为真实的客观资料，帮助正确判断患儿一般情况。

2. 一般测量

（1）体温 根据患儿的年龄和病情选择测温方法。①腋温测量：将体温计水银端放于腋窝正中，屈臂过胸夹紧腋窝，保持 10 min，结果 36～37℃为正常。该方法最常用，也最安全、方便，但测量时间偏长。②口温测量：将口表水银端斜放于舌下热窝，闭口勿咬，用鼻呼吸，测温 3 min，结果 37.5℃以下为正常。该方法只适合神志清且配合的 6 岁以上患儿。③肛温测量：患儿取侧卧位，下肢屈曲，将润滑过的肛表轻轻插入肛门 3～4 cm，测温 3 min，结果 36.5～37.5℃为正常。该法测量较准确，适用于 1 岁以内患儿、不合作的患儿，以及昏迷、休克的患儿，但刺激大且不方便，不适合腹泻患儿。④耳温计测量：在外耳道内测温，数秒即可显示体温，准确、快速，不会造成交叉感染，也不会激惹患儿，在患儿多、工作繁忙的单位可考虑推广使用。

（2）呼吸和脉搏 应在患儿安静时测量。婴儿以腹式呼吸为主，可通过观察腹部起伏计数，而 1 岁以上的儿童则以胸部起伏计数；还可用少量棉花纤维贴近鼻孔边缘，观察棉花纤维摆动计数；呼吸过快不易看清者可用听诊器听呼吸音计数。除呼吸频率外，还应注意呼吸的节律及深浅。年长儿一般选择较浅的动脉如桡动脉来检查脉搏，年幼儿腕部脉搏不易扪及，可计数颈动脉或股动脉搏动，也可通过心脏听诊测得，同时要注意脉搏的速率、节律、强弱及紧张度。

（3）血压 选择合适的袖带，是准确测量患儿血压的重要前提。根据患儿年龄选择不同宽度的袖带，袖带宽度应为患儿上臂长度的 1/2～2/3。袖带过宽测出的血压较实际值偏低，过窄则测得值较实际值偏高。年幼儿血压不易测准确。新生儿及小婴儿可用心电监护仪或振荡法电子血压计测量血压。儿童血压随年龄增长而升高，不同年龄儿童血压正常参考值估算公式为：收缩压（mmHg）= 80＋（年龄 ×2），舒张压为收缩压的 2/3。常规测量采用右上臂肱动脉血压，除此之外，患儿还可测量下肢血压，1 岁以上患儿下肢收缩压较上臂高 10～40 mmHg，舒张压则一般没有差异。一般只测量右上肢血压，如疑为大动脉炎或主动脉缩窄的患儿，则应测量四肢血压。

3. 皮肤和皮下组织 应在自然光下观察。在保暖的前提下观察皮肤颜色，注意有无苍白、潮红、黄染、发绀、皮疹、瘀点（斑）、色素沉着等；观察毛发颜色、光泽，注意有无脱发等；通过触摸感受和观察皮肤的弹性、皮下脂肪厚度、有无水肿及水肿的性质等。

4. 淋巴结 检查颈部、耳后、枕后、腋窝、腹股沟等处的淋巴结，注意其大小、数目、质地、活动度及有无压痛和粘连等。

5. 头部

（1）头颅：观察头颅的大小、形状，注意前囟大小、紧张度、有无隆起或凹陷；婴儿需注意观察有无颅骨软化、枕秃；新生儿需注意观察有无产瘤、血肿等。

（2）面部：注意有无特殊面容，观察眼距宽窄、鼻梁高低、双耳形状等。

（3）眼、耳、鼻：注意有无眼睑水肿或下垂、眼球突出或斜视、结膜苍白或充血、巩膜黄染、角膜溃疡，观察瞳孔的大小和对光反射；观察外耳道有无分泌物，检查有无外耳牵拉痛；观察有无鼻翼煽动、鼻腔分泌物及鼻塞等。

（4）口腔：观察口唇有无苍白、发绀、干燥、口角糜烂、疱疹，口腔内颊黏膜、牙龈、硬腭有无充血、溃疡、黏膜斑、鹅口疮，腮腺开口处有无红肿及分泌物，咽部是否充血，扁桃体是否肿大等。观察牙齿的数目和排列，检查有无龋齿。

6. 颈部 观察有无斜颈、短颈等畸形，甲状腺有无肿大，气管是否居中，有无颈肌张力增高或低下等。

7. 胸部

（1）胸廓：检查胸廓两侧是否对称，有无畸形，如桶状胸、鸡胸、漏斗胸、肋骨串珠、肋缘外翻等；观察心前区有无隆起，肋间隙有无凹陷、饱满、增宽等。

（2）肺：注意呼吸频率和节律，观察有无呼吸困难和呼吸深浅改变等；关注触诊语颤有无改变，叩诊有无浊音、鼓音等，听诊呼吸音是否正常、有无啰音等。

（3）心：注意心尖搏动强弱和范围；触诊心尖搏动的位置，注意有无震颤；叩诊心界大小、形状和位置；听诊心率、心律、心音，注意有无杂音等。

8. 腹部 注意脐部有无分泌物、出血、炎症、脐疝；触诊腹壁紧张度，注意有无压痛、反跳痛，有无肿块等。正常婴幼儿肝可在肋下 1~2 cm 扪及，柔软无压痛；6~7 岁后在肋下不应再触及。叩诊有无移动性浊音；听诊肠鸣音是否亢进，有无血管杂音。

9. 脊柱和四肢 观察四肢和躯干的比例；观察有无脊柱侧弯，有无"O"形或"X"形腿、手镯征或足镯征等佝偻病体征；观察手、足有无杵状指、多指（趾）畸形等。

10. 会阴、肛门及外生殖器 观察有无畸形、肛裂，女孩阴道有无分泌物，男孩有无包皮过长、鞘膜积液、隐睾、腹股沟疝等。

11. 神经系统 ①一般检查：神志、精神状态、反应灵敏度、动作及语言发育、四肢活动及肌张力、异常行为等。②神经反射：新生儿应检查某些特有反射是否存在，如觅食反射、吸吮反射、握持反射、拥抱反射等；正常新生儿和小婴儿腹壁反射、提睾反射较弱或不能引出，但可出现踝阵挛；2 岁以下患儿巴宾斯基征（Babinski sign）可呈阳性，但一侧阳性、另一侧阴性则有临床意义。③脑膜刺激征：与成人检查基本相同，检查有无颈强直、克尼格征（Kernig sign）和布鲁津斯基征（Brudzinski sign）；儿童哭闹、肢体强直时不易准确，要反复检查。

三、发育评估

1. 体重 是反映儿童生长发育和营养状况最易获得且敏感的指标，也是儿科临床计算用药剂量的重要依据。应在每天的同一时间使用同一体重秤对患儿进行测量，以晨起空腹排尿后或进食后 2 h 测量为佳。测量前体重秤必须校准调零。测量时应脱去鞋及其他衣物，只穿内衣裤，如衣物不能脱去应减去其重量。不同年龄的患儿应选择不同的体重测量方法：婴儿用盘式杠杆秤或电子秤测量，将婴儿小心放置在测量盘上，读数精确到 10 g；1~3 岁的幼儿用坐式杠杆秤测量，让幼儿坐于杠杆秤座椅上，读数精确到 50 g；3 岁以上患儿用站式杠杆秤测量，请患儿站在磅秤上，读数精确到 100 g。测量时患儿不可接触其他物体或摇动；对于不配合的患儿，可由护理人员或家属抱着一起称重，称后减去成人体重即为患儿体重。

2. 身高（长） 3 岁以下的患儿采取卧位测量身长。患儿脱去帽、鞋、袜及外衣，仰卧于量板中线上，助手将患儿头扶正，使其头顶接触头板。测量者一手轻轻按直患儿膝部，使其双下肢伸直，另一手移动足板使其紧贴患儿两侧足底并与底板相互垂直，当量板两侧数字相等时读数，读数精确至小数点后一位。3 岁以上患儿可用身高计或将皮尺钉在平直的墙上测量身高。要求患儿脱去鞋、帽，直立，背靠身高计的立柱或墙壁，两眼正视前方，挺胸抬头，腹微收，两臂自然下垂，手指并拢，脚跟靠拢，脚尖分开约 60°，使两足后跟、臀部、肩胛间和头部同时接触立柱或墙壁；测量者移动身高计头板至与患儿头顶接触，头板呈水平位时读数，读数精确至小数点后一位。

3. 坐高（顶臀长） 3 岁以下患儿仰卧于量板上测量顶臀长。测量者一手握住患儿小腿使其膝关节屈曲，骶骨紧贴底板，大腿与底板垂直，另一手移动足板使之紧贴患儿臀部，量板两侧刻度相等时读数，读数精确至小数点后一位。3 岁以上患儿用坐高计测量坐高。患儿坐于坐高计凳上，骶部紧靠量板，挺身坐直，大腿靠拢紧贴凳面，与躯干呈直角，膝关节屈曲呈直角，两脚平放于地面；测量者移动头板至与患儿头顶接触时读数，读数精确至小数点后一位。

4. 头围　头围反应脑和颅骨的发育情况，对 2 岁以内患儿最有价值，连续追踪测量比一次测量更重要。测量时软尺经患儿两侧眉弓上缘和枕骨结节最高点绕头一周后读数，注意测量时软尺应紧贴头皮，如头发过多或有小辫应将其拨开，读数精确至小数点后一位。

5. 胸围　患儿取卧位或立位，两手自然平放或下垂，测量者一手将软尺 0 点固定于患儿一侧乳头下缘（若女孩乳腺已发育则固定于胸骨中线第 4 肋间），另一手将软尺紧贴皮肤，经患儿背部两侧肩胛骨下缘绕回至 0 点，取平静呼吸时的中间读数，或吸气和呼气末的平均数，读数精确至小数点后一位。

6. 前囟　即顶骨和额骨边缘形成的菱形间隙，其大小以对边中点连线的长度来表示。出生时前囟大小一般为 1.5 ~ 2.0 cm，以后随颅骨发育逐渐增大，6 个月后逐渐骨化而变小，1 ~ 1.5 岁时闭合，闭合时间最迟不超过 2 岁。检查时应注意前囟紧张度及有无早闭或迟闭、膨隆或凹陷等。

四、家庭评估

家庭评估主要包括家庭结构评估和家庭功能评估。家庭成员及家庭环境是影响儿童身心健康的重要因素，因此家庭评估是儿科健康评估的重要组成部分。

（一）家庭结构评估

家庭结构是指家庭的组成，以及影响儿童身心健康的有关因素，如家庭的社会、文化、宗教和经济特点。

1. 家庭组成　狭义的家庭组成是指目前与儿童共同居住的家庭成员，广义的范围应包括整个家庭支持系统。评估中应涉及父母目前的婚姻状况，如是否有分居、离异或死亡情况，同时应了解患儿对家庭危机事件的反应。

2. 家庭成员的职业及受教育情况　父母的职业包括目前所从事工作的种类、强度，工作地离居住地的距离，工作满意度及是否暴露于危险环境等，还应涉及家庭的经济状况、医疗保险情况等。父母的受教育状况是指其教育经历、所掌握的技能等。

3. 家庭文化及生活习惯　应注意评估家庭育儿观念、保健态度、饮食习惯等。

4. 家庭及社区环境　家庭环境包括住房类型、居住面积、房间布局、居家安全性等。社区环境包括邻里关系、学校位置、上学交通状况、娱乐空间和场所、环境中潜在的危险因素等。

（二）家庭功能评估

家庭功能涉及家庭成员之间的关系及关系的影响力和质量，是决定家庭健康的重要因素。

1. 家庭成员的关系及角色　家庭成员的关系是指他们之间的亲密程度，如是否彼此亲近、相互关心，有无溺爱、冲突、紧张状态等，决定着儿童能否获得爱与安全感；家庭角色是指每个家庭成员在家庭中所处的地位及所承担的责任。

2. 家庭的沟通交流　评估父母是否鼓励儿童与他们交流，儿童是否耐心倾听父母的意见，家庭是否具有促进儿童生理、心理和社会适应健康发展的条件；另外还需评估家庭与社会的联系情况，如是否能获得社会支持等。

3. 家庭中的权威及决策方式　育儿过程中父母的权力分工影响着家庭健康，因此需要评估家庭问题由谁决策、如何决策。

4. 家庭卫生保健功能　评估家庭成员科学育儿的一般知识、家庭用药情况、对患儿疾病的认识、护理照顾患儿的能力等；同时，还应了解家庭其他成员的健康状况。

在家庭评估过程中，护士应运用沟通技巧，获得家长的信任，涉及隐私的问题应注意保护，并对患儿家长进行解释，以获得家长的理解和支持。

五、营养评估

参见第七章第三节儿童营养状况评估。

第七节　儿童用药特点及护理

药物是治疗儿科疾病的重要手段，而其不良反应、过敏反应和毒性作用常会对机体产生不良影响。儿童不是成人的缩小版，其生理特点、器官功能随年龄不断变化，很大程度上影响着药物的吸收、分布、代谢和排泄，因此对药物的毒副作用较成年人更为敏感；此外，儿童起病急，病情多变，因此掌握药物性能、作用机制、毒副作用、适应证和禁忌证，精确计算用药剂量，选择适当用药方法，根据医嘱合理用药，并注意观察药物的作用和不良反应非常重要。

一、儿童用药特点

1. 儿童肝、肾功能及某些酶系发育不完善，对药物的代谢及解毒能力较差　儿童尤其是新生儿和早产儿，肝酶系统发育尚不完善，对某些药物的代谢延长，药物的半衰期延长，增加了药物的血药浓度及毒性作用。如氯霉素在体内可与肝内葡萄糖醛酸结合后排出，但新生儿和早产儿肝内葡萄糖醛酸含量少，使游离状态的氯霉素增多，产生"灰婴综合征"。儿童肾功能不成熟也会延长某些药物在体内的滞留时间，如庆大霉素、巴比妥类药物等，从而增加了药物的毒副作用。

2. 儿童血脑屏障功能不完善，药物容易通过血脑屏障到达中枢神经　药物进入儿童体内后，与血浆蛋白结合较少，游离药物浓度较高，加之儿童血脑屏障功能不完善，药物容易通过血脑屏障引起中枢神经系统症状，因此儿童使用中枢神经系统药物应慎重。如吗啡、可待因等易通过儿童血脑屏障，引发呼吸中枢抑制。

3. 儿童年龄不同，对药物反应不一，药物的毒副作用也有所差异　退热药会导致小婴儿虚脱，因此 3 个月以内的婴儿慎用退热药；8 岁以内的儿童，特别是小婴儿服用四环素容易引起黄斑牙（四环素牙）；还有些外用药如萘甲唑啉（滴鼻净）用于治疗婴儿鼻炎，可引起昏迷、呼吸暂停。

4. 胎儿、乳儿可因母亲用药而受到影响　孕妇用药时，药物可通过胎盘屏障进入胎儿体内，对胎儿产生影响。用药剂量越大、疗程越长、越易通过胎盘的药物，对胎儿的影响就越大。部分药物可通过母乳作用于乳儿，引起乳儿的毒性反应，如苯巴比妥、阿托品、水杨酸盐、抗癫痫药等；抗肿瘤药物、放射性药物、抗甲状腺激素等药物，哺乳期应禁用。

5. 儿童易发生电解质紊乱 儿童体液占体重的比例较大，各器官系统发育尚未成熟，体液平衡调节能力差，对影响水、电解质代谢和酸碱代谢的药物特别敏感，比成人容易发生水、电解质紊乱，如儿童应用利尿剂后极易发生低钠或低钾血症。

二、儿童药物选用及护理

儿童用药应慎重选择，主要依据患儿的年龄、病种、病情及患儿对药物的特殊反应和药物的远期影响，有针对性地选择药物。

（一）抗生素

儿童易患感染性疾病，因此常用抗生素等抗感染药物。应严格掌握其适应证，有针对性地使用。要注意某些药物的毒副作用，如万古霉素、链霉素、庆大霉素、卡那霉素等药物可损害儿童听力和肾功能；喹诺酮类药物可影响儿童软骨发育；长时间应用广谱抗生素，容易导致鹅口疮、肠道菌群失调和消化功能紊乱等不良反应。

（二）退热药

拓展阅读 4-4
解热镇痛药在儿童发热对症治疗中的合理用药专家共识

儿童发热是较为常见的症状，一般使用对乙酰氨基酚和布洛芬退热，但剂量不宜过大，必要时可每隔 4~6 h 重复使用。用药后应注意观察患儿的体温变化和出汗情况，及时补充水分，以免大量出汗引起虚脱。复方解热止痛片（APC）可引起白细胞减少、再生障碍性贫血、过敏等不良反应，婴幼儿应禁用此类药物。婴儿不宜使用阿司匹林，以免发生瑞氏综合征。

（三）镇咳、祛痰、平喘药

婴幼儿呼吸道较窄，咳嗽反射较弱，炎症时易发生阻塞，引起呼吸困难，故婴幼儿咳嗽时一般不用镇咳药，多用祛痰药或雾化吸入，使分泌物稀释，易于咳出。哮喘患儿可吸入 β_2 受体激动剂类药物，必要时使用茶碱类药物，但应注意观察有无兴奋、惊厥、心悸等。茶碱类药物新生儿、小婴儿应慎用。

（四）镇静止惊药

在患儿烦躁不安、高热等情况下，使用镇静药可使患儿得到休息，有利于病情的稳定和身体的恢复。发生惊厥时常应用苯巴比妥、地西泮、水合氯醛等镇静止惊药，使用中应特别注意观察呼吸情况，以免发生呼吸抑制。

（五）止泻药和泻药

儿童腹泻慎用止泻药，因为止泻药虽然可以暂时缓解腹泻，但加重了肠道毒素的吸收，甚至可能导致全身中毒现象；多采用调整饮食和补充体液等方法保证水、电解质、酸碱平衡，还可适当使用肠黏膜保护剂和调整肠道微生态环境的微生态制剂（如双歧杆菌、乳酸杆菌等）。儿童便秘一般不用泻药，多采用调整饮食和松软大便的通便法。

（六）肾上腺皮质激素

严格掌握适应证，因肾上腺皮质激素短期大量使用可掩盖病情，所以在诊断未明确时一般不用。长期使用可抑制骨骼生长，影响水、电解质、蛋白质、脂肪代谢，降低机体免疫力，还可引起血压增高和库欣综合征。使用过程中不可随意减量或停药，以防出现反弹现象。水痘患儿禁用糖皮质激素，以免加重病情。

三、儿童药物剂量计算

儿童用药剂量较成人更须精确，可按下列方法计算，并根据患儿具体情况进行调整。

1. 按体重计算　此方法是最常用、最基本的计算方法。多数药物已给出每千克体重、每日（或每次）用药量，计算方便易行，故在临床广泛应用。计算公式如下。

每日（次）剂量 = 患儿体重（kg）× 每日（次）每千克体重所需药量

须连续应用数日的药物，如抗生素、维生素等，应按每日剂量计算，再根据药物半衰期分次应用；临时对症治疗用药，如退热药、镇静剂等，常按每次剂量计算。患儿体重应以实际测得值为准，若年长儿用药剂量计算结果超出成人量，则以成人量为上限。

2. 按年龄计算　此方法简单易行，常用于剂量幅度大、不需十分精确的药物，如营养类药物。

3. 按体表面积计算　此方法计算药物剂量较体重、年龄计算更为准确，因其与基础代谢、肾小球滤过率等生理活动的关系更为密切。儿童体表面积计算公式如下。

体重 ≤ 30 kg，儿童体表面积（m^2）= 体重（kg）× 0.035 + 0.1

体重 > 30 kg，儿童体表面积（m^2）= [体重（kg）- 30]× 0.02 + 1.05

4. 从成人剂量折算　此方法仅用于未提供儿童剂量的药物，所得剂量一般偏小，故不常用。计算公式如下。

儿童剂量 = 成人剂量 × 儿童体重（kg）/50。

四、儿童给药方法

儿童给药应以保证药效、尽量减少对患儿的不良影响为原则，同时综合考虑患儿的年龄、病种、病情及患儿和家长的意愿，选择适当的给药途径、药物剂型和用药次数。

1. 口服法　是患儿首选的，也是最常用的给药方法，对患儿身心的不良影响较小。婴幼儿选用糖浆、水剂或冲剂等较合适，也可将药片研碎后加水或糖水送服，肠溶片或缓释片、胶囊等不可研碎或打开服用，以免破坏药效。年长儿常用片剂或药丸，可鼓励和训练其自己服药。

给婴儿喂药时，可用滴管或去掉针头的注射器给药。喂药时将婴儿抱起或将头略抬高，垫上手帕，用拇指按压其下颌，使之张口，将药液用滴管（去掉针头的注射器）滴入。若用小药匙喂药，则从婴儿的口角处顺口颊方向慢慢倒入药液，可同时用拇指和示指轻捏其双颊，使之吞咽，待药液咽下后方将药匙拿开，以防婴儿将药液吐出。婴儿喂药应在喂奶前或两次喂奶间进行，以免因服药时呕吐而将奶吐出引起误吸。

2. 注射法　与口服法相比，该法药物吸收快、血药浓度升高迅速、进入体内的药量精准，但对患儿的刺激性大，易造成患儿恐惧。

肌内注射部位常选在臀大肌、股外侧肌及上臂三角肌。肌内注射次数过多可造成臀肌挛缩，影响下肢功能，因此非病情必需一般不采用，常用于不能或不宜进行口服或静脉注射的患儿。对不合作、哭闹挣扎的婴幼儿，可采取"三快"的特殊注射技术，即进针、注药及拔针均快，以缩短时间，防止发生意外；对年长儿在注射前应进行适当的解释，注射中给予鼓励。

静脉注射可以分为静脉推注和静脉滴注。静脉推注多用于抢救，推注时速度要慢，并密切观察，防止药液外渗。静脉滴注不仅可以给药，还可以补充水分、营养和能量等；静脉留置针可减少患儿反复穿刺的疼痛，常用于住院患儿。滴速应根据患儿年龄、病情进行调节，必要时应使用静脉输液泵，以确保准确的液体入量，并注意保持静脉的通畅。

3. 外用法　以软膏为多，也可用于水剂、混悬剂、粉剂等。根据不同的用药部位，可对患儿手进行适当约束，以免其抓、摸使药物误入眼、口而发生意外。

4. 其他方法　雾化吸入常用于支气管哮喘患儿，但需有人在旁照顾；灌肠给药采用不多，可用于缓释栓剂；含剂、漱剂在婴幼儿使用不便，故较少使用。

思考题

患儿，女，3岁2个月，因摔倒致右手臂骨折，术后4 h，患儿表现为烦躁、哭泣，诉伤口疼痛。

（1）用何种工具评估该患儿的疼痛程度？

（2）如何帮助该患儿缓解疼痛？

（张苏梅）

数字课程学习

 教学 PPT　　 自测题

▶▶▶ 第五章
儿科常用护理技术

【学习目标】

知识：

1. 识记：更换尿布法、婴儿沐浴法、婴儿抚触法、约束保护法、头皮静脉输液法、儿童动/静脉穿刺法、经外周静脉导入中心静脉置管（PICC）、外周动静脉同步换血法（换血疗法）、灌肠法、温箱使用法、光照疗法、雾化吸入法等的基本操作步骤。

2. 理解：PICC、换血疗法、雾化吸入法等操作的基本原理。

3. 应用：利用所学知识正确评估患儿，并能向家长或年长儿说明操作目的、操作方法和操作后的注意事项。

技能：

1. 能利用所学知识为患儿提供整体护理。

2. 能对患儿进行评估，识别并处理患儿可能需要的护理操作。

3. 能按照操作规范完成护理操作。

4. 能对护理操作中出现的问题进行快速正确处理。

5. 能运用评判性思维和循证方法做出护理决策。

素质：

具备儿科护士的基本素质，具有同理心、爱伤观念和慎独精神，以及主动为患儿及其家属提供服务的意识。

儿科常用护理技术是儿科护理工作的重要组成部分。儿科护理工作人员应具有良好的职业道德，具有高尚的思想情操，具备一定的文化素养和自然科学、社会科学、人文科学等多学科知识，同时应保持稳重、端庄、文雅、大方的体态，衣服、帽子、鞋、袜应穿戴规范整齐，保持良好的心理状态，充分利用护理沟通技巧，熟练完成护理操作。

第一节　更换尿布法

（一）操作目的

1. 保持婴儿臀部皮肤的清洁、干燥和舒适。
2. 保持皮肤的完整性。
3. 预防尿布皮炎（diaper dermatitis）。

（二）操作前准备

1. 婴儿准备
（1）评估婴儿生命体征。
（2）观察婴儿臀部及会阴部皮肤状况。
2. 护士准备　洗手，戴口罩。
3. 用物准备
（1）尿布或一次性尿不湿、尿布桶、湿巾或温水、黄色医疗垃圾桶。
（2）根据需要备护臀霜或鞣酸软膏、小毛巾。
4. 环境准备　病室温湿度适宜（新生儿病房温度 22~24℃，湿度 55%~65%；婴幼儿病房温度 20~22℃，湿度 55%~65%），避免对流风。

（三）操作步骤

1. 携用物至婴儿床旁，解开包被。
2. 解开污染尿布，观察大小便情况，注意大便性状及气味。一只手轻提婴儿双足，另一只手用污染尿布清洁端从前向后擦拭婴儿会阴及臀部，随后将污染尿布对折垫于臀下，用温水洗净会阴及臀部后用小毛巾吸干水分，或用湿巾清洁臀部，观察臀部皮肤，必要时涂护臀霜。污染尿布放入尿布桶内。
3. 轻提婴儿双足，将清洁尿布一端垫于婴儿腰下；放下双足，将尿布向前覆盖会阴部，平整地垫在婴儿两腿之间，妥善固定。
4. 新生儿脐带未脱落时，可使用新生儿尿不湿，或将尿布前部上端向下折，以保证脐部干燥，并处于暴露状态。
5. 拉平婴儿衣服，包好包被，整理床单位。
6. 整理用物。
7. 洗手，记录婴儿大小便情况及臀部皮肤情况。

（四）注意事项

1. 选择质地柔软、透气性好、吸水性强的棉质尿布，或使用一次性尿不湿，并应勤更换。
2. 动作轻快，避免过度暴露。
3. 尿布包扎松紧适宜，注意臀下及大腿内侧保持平整。
4. 注意安全，避免婴儿坠床。

第二节　婴儿沐浴法

（一）操作目的

1. 保持婴儿皮肤清洁、舒适。
2. 促进皮肤代谢，促进血液循环。
3. 有助于婴儿全身情况的观察，尤其是皮肤的情况。

（二）操作前准备

1. 婴儿准备
（1）婴儿生命体征平稳。
（2）哺乳 1 h 后进行沐浴。
2. 护士准备　评估婴儿病情、意识状态，测量体温。洗手，戴口罩。
3. 用物准备
（1）尿布、衣服、包被、面巾、浴巾、毛巾、婴儿沐浴液、婴儿洗发水。
（2）沐浴护理盘：胎毛刷或梳子、指甲剪、棉签、75%酒精或碘伏、爽身粉、水温计。
（3）浴盆（内盛温水，水温冬季 38～39℃、夏季 37～38℃）。
（4）必要时备：体重计、护臀霜或 20% 鞣酸软膏、消毒植物油或液状石蜡。
4. 环境准备　沐浴室温度调至 26～28℃，关闭门窗。

（三）操作步骤

1. 核对婴儿姓名、床号，推车至沐浴室。
2. 按使用顺序将浴巾、衣服、尿布、包被等置于操作台上。
3. 脱去婴儿衣服，摘下腕带，保留尿布，用浴巾包裹，测体重并记录。待脱去尿布及浴巾后，测量尿布及浴巾重量，并计算婴儿净体重。
4. 试水温，沐浴
（1）洗脸：浸湿面巾并拧干，清洗婴儿眼（由内眦到外眦）、鼻、口、面部、耳及耳后皱褶部。
（2）洗头：左前臂托住婴儿背部，左手托婴儿枕部，婴儿躯体稳妥夹于左腋下；左手拇指和中指分别将婴儿双侧耳郭向前折，盖住外耳道入口，以防液体流入（图 5-1）。将婴儿头移至浴盆边，淋湿头发，清洗颈部及耳后，右手涂洗发水揉洗，清水冲洗干净，毛巾擦干（图 5-2）。
（3）放入水中：脱去婴儿尿布和浴巾，称其重量。左手握住婴儿左肩及腋窝处，使婴儿头颈部枕于操作者左前臂；右前臂托患儿双腿，右手握住患儿左腿近腹股沟处，轻轻放入浴盆，松开右手（图5-3）。

（4）洗腹面：右手持毛巾清洗婴儿全身，涂沐浴液，洗颈、胸、腹、腋下、上肢、下肢、外阴，清水冲洗干净。

（5）洗背面及臀部：左手握住婴儿右肩及腋窝处，使婴儿趴于操作者左手臂上，右手涂沐浴液清洗其颈部、背部、臀部及下肢，清水冲洗干净（图5-4）。

（6）出浴：按放入水中的方法抱出婴儿，浴巾包裹。

（7）将婴儿置于操作台上，擦干全身，检查耳、鼻及脐部，用干棉签拭去耳内、鼻部及脐部水分。

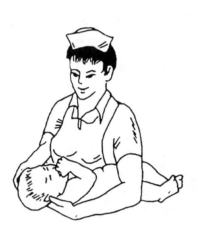

图 5-1　盆浴时洗头 -1

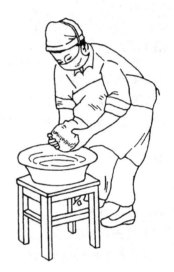

图 5-2　盆浴时洗头 -2

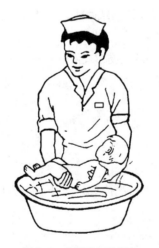

图 5-3　盆浴出入浴盆法

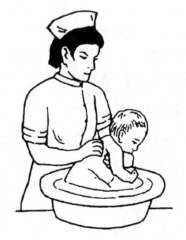

图 5-4　盆浴时清洗背面

5. 保护皮肤　脐部未脱落者用75%乙醇或碘伏棉签消毒；颈下、腋下、腹股沟处涂爽身粉；臀部涂护臀霜。

6. 包尿布，穿衣服，必要时修剪指甲，带腕带，核对并送回病房。

7. 整理用物，洗手，记录。

（四）注意事项

1. 注意婴儿保暖，减少暴露时间。

2. 注意观察婴儿皮肤、脐部、肢体活动等情况。

3. 操作过程中，勿使水进入婴儿耳、鼻、口、眼内；如婴儿出现面色、呼吸异常，立即停止操作。

4. 注意保护未脱落的脐带残端，避免浸湿或被污水污染，可使用少量水的盆浴或擦浴，或在沐浴过程中用脐带贴保护脐带。

5. 使用爽身粉时，注意遮盖婴儿口、鼻及尿道口，防止误吸及堵塞尿道口。

6. 新生儿胎脂及前囟结痂可涂抹消毒植物油或液状石蜡，待其软化后再清除。

拓展阅读 5-1
婴儿游泳

第三节　婴　儿　抚　触

婴儿抚触是通过操作者双手对婴儿的皮肤进行有次序的、有技巧的爱抚和触摸，使大量温和良好的刺激通过皮肤传到中枢神经系统，从体表传到体内各系统、各器官，从而对婴儿产生积极的生理效应。

（一）操作目的

1. 促进婴儿生长发育，促进安静睡眠，提高应激能力。

2. 促进婴儿神经系统的发育，促进食物的消化和吸收，提高免疫力。

3. 促进亲子关系，提高母亲的良性反馈，有助于母乳的喂养。

（二）操作前准备

1. 婴儿准备

（1）婴儿无异常哭闹，生命体征平稳。

（2）婴儿进食 1 h 后，处于非饥饿状态。

2. 护士准备　评估婴儿病情、意识状态。洗手，戴口罩。

3. 用物准备　包被、婴儿尿布、衣服、毛巾、润肤油、背景音乐。

4. 环境准备　调节室温至 26～28℃，关闭门窗。

（三）操作步骤

1. 核对婴儿床号、姓名。

2. 解开包被，脱去婴儿衣服，取适量润肤油于掌心，相互揉搓使双手温暖。

3. 头面部抚触

（1）两手拇指从婴儿前额中心向外侧推压。

（2）两手拇指从下颌中央至两侧向上滑动，让上下唇形成微笑状。

（3）两手掌面从前额发际抚向脑后，并停止于两耳后乳突处，轻轻按压。

4. 胸部抚触　两手分别从婴儿胸部的外下侧向对侧的外上方向交叉推进，在胸部划一个大的交叉，如同横着交叉画"8"字，注意避开乳头。

5. 腹部抚触 有两种抚触方法，一种是右手放于婴儿下腹部，自右下腹至左下腹顺时针按摩，左手并排跟进，沿同一轨迹按摩 3~4 次；另一种是用右手在婴儿的左腹由上往下画一个英文字母"I"，再用左手由婴儿右上腹至左下腹画一个倒写的"L"，最后用右手由婴儿右下腹至左下腹画一个倒写的"U"，连起来是"我爱你"英文的首写字母，边操作边说"我爱你"，可传递爱和关怀。

6. 四肢抚触 双手持婴儿上肢近段（靠近肩部），边挤捏边滑向远端（腕部），然后双手夹着手臂，沿同方向搓揉大肌肉群及关节，以达到放松的目的。用同样的方法按摩另一侧上肢和下肢。

7. 手足抚触 两手拇指指腹从婴儿掌根（足跟侧）依次推向指端（趾端），并提捏指（趾）关节。

8. 背部抚触 婴儿呈俯卧位，头偏向一侧。两手掌分别于婴儿脊柱两侧由中央向外侧滑动；以脊柱为中分线，双手与脊柱呈直角，往相反方向重复移动双手，顺序从背部上端开始，滑向臀部，按摩臀部；然后再次从头部至颈部再向脊柱下端迂回运动，以达到放松背部的目的。

9. 擦去婴儿皮肤上残余的润肤油，包好尿布，穿好衣服，包好包被，核对后送回病房。

10. 整理用物，洗手，记录。

（四）注意事项

1. 婴儿疲劳、饥渴或哭闹时不宜进行抚触。

2. 抚触前温暖双手，开始时轻触，随后逐渐增加抚触力度以使小儿适应。

拓展阅读 5-2
婴儿抚触的发展史

3. 根据婴儿的状况选择抚触的时机，每次 10~15 min。

4. 保持环境安静、舒适，注意与婴儿进行语言和目光的交流。

第四节　约束保护法

（一）操作目的

1. 限制患儿活动，方便进行治疗和护理操作。

2. 保护躁动不安和神志不清的患儿，避免发生意外。

（二）操作前准备

1. 患儿准备

（1）家属理解约束的目的及其必要性，并同意和配合约束。

（2）护士与患儿亲切交谈，给予抚爱、呼其爱称等，以减少患儿的恐惧。

2. 护士准备 评估患儿病情、意识状态。检查患儿约束部位皮肤情况。洗手，戴口罩。

3. 用物准备

（1）全身约束备绷带，以及方形单、毛毯、大毛巾或包被等。

（2）手足约束备棉垫、约束带或夹板。

4. 环境准备 病室温湿度适宜，保持安静。

（三）操作步骤

1. 全身约束法

（1）携用物至患儿床旁，核对患儿床号、姓名。

（2）在床上放一方形单，折下上端一角，患儿平卧于中间。

（3）将方形单一侧紧包患儿右侧上肢、躯干和双腿，经胸、腹部至左侧腋窝处，再将其整齐地卷至小儿的身下；脚底剩余的方形单折向小儿腿部，再将另一侧方形单以上法包紧患儿左侧肢体（图5-5）。可用绷带捆绑固定。

（4）洗手，记录。

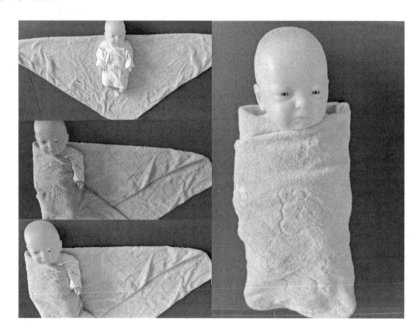

图5-5　全身约束法

2. 手足约束法

（1）携用物至患儿床旁，核对患儿床号、姓名。

（2）夹板法：常用于患儿四肢静脉输液时。将一衬有棉垫的小夹板（其长度应超过关节）放在输液的肢体下，用绷带或胶布固定。

（3）双套结约束法：常用于限制患儿手臂和下肢的活动。先用棉垫包裹手腕或踝部，再用宽绷带打成双套结，套在棉垫外稍拉紧，以既不脱出、又不影响血液循环为宜，然后将带子系于床缘上。

（4）洗手，记录。

（四）注意事项

1. 取得监护人同意方可实施约束，不可强制执行。

2. 局部约束时，仍需满足患儿其他部位肢体活动。若需长期约束，需要每2 h放松并改变姿势1次，以减少疲劳。

3. 约束松紧适宜，避免损伤患儿皮肤；随时观察约束部位皮肤颜色、温度、感觉及肢体活动等情况，及时发现有无血管、神经受压。

第五节 小儿静脉输液法

一、头皮静脉输液法

小儿头皮静脉为淡蓝色，浅表易见、不易滑动。使用头皮静脉输液可方便患儿肢体活动，常用额上静脉、颞浅静脉、耳后静脉（图5-6）。

（一）操作目的

1. 用于治疗，使药物快速进入患儿体内。
2. 补充液体、营养，维持患儿体内电解质平衡。

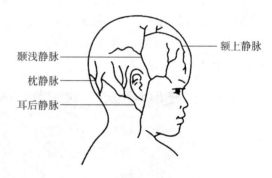

图5-6 小儿输液常用的头皮静脉

（二）操作前准备

1. 患儿准备 剃去穿刺部位的头发，洗净擦干。协助排尿或更换尿布。
2. 护士准备 评估患儿病情、年龄、意识状态、心理状态，重点评估穿刺部位皮肤及静脉情况；洗手，戴口罩。
3. 用物准备
（1）治疗盘内所放物品：输液器、液体及药物、头皮针（4～5.5号）、消毒液、棉签、弯盘、输液贴、治疗巾。
（2）其他物品：固定物品、输液架、备皮刀、纱布、肥皂。
4. 环境准备 清洁、明亮、宽敞。操作前半小时停止清扫地面、更换床单等操作。

（三）操作步骤

1. 按无菌操作原则准备药液，核对并检查配制后药液性状，将输液器针头插入输液瓶瓶塞内，关闭调节器。
2. 携用物至患儿床旁，核对患儿床号、姓名，再次检查药液，将输液瓶挂于输液架上，排尽空气，备好输液贴。
3. 将枕头放于床边，枕上铺治疗巾，患儿头枕于枕上，横卧于床中央。必要时可适当约束患儿。如两人操作，则一人固定患儿头部，另一人立于患儿头端，便于操作。
4. 根据操作前患儿准备，选择静脉。需更换穿刺部位时，重新剃去穿刺部位的毛发，必要时用肥皂清洗。
5. 常规消毒皮肤，再次核对用药及患儿信息后，一手绷紧血管两端皮肤，另一手持针沿静脉走行方向15°～20°角进针，见回血后再进少许，松开调节器，如无异常，固定针头，妥善固定输液管。
6. 根据患儿病情、年龄、药物性质，调节输液滴数，再次核对用药及患儿信息，签字，并交代患儿家长注意事项。
7. 整理用物及床单位，洗手，记录。

（四）注意事项

1. 严格执行三查七对制度，遵循无菌技术原则。

2. 明确头皮动、静脉的区分方法，正确穿刺。

3. 注意观察输液是否通畅、针头有无脱出、局部是否肿胀。

4. 妥善固定头皮针和输液管，避免发生移动和脱落。

5. 小儿输液速度一般为 20～40 滴 /min。

二、小儿外周静脉留置输液法

（一）操作目的

1. 保持静脉通道通畅，便于抢救、给药等。

2. 方便肢体活动，减轻患儿痛苦。

（二）操作前准备

1. 患儿准备　协助排尿或更换尿布。

2. 护士准备　评估患儿病情、年龄、意识状态、心理状态，重点评估穿刺部位皮肤及静脉情况；洗手，戴口罩。

3. 用物准备

（1）治疗盘内所放物品：输液器、液体及药物、头皮针（4～5.5 号）、留置针、肝素帽、透明敷贴、封管液、消毒液、棉签、弯盘、输液贴、治疗巾、止血带。

（2）其他物品：夹板、绷带或约束带、输液架、备皮刀、纱布、肥皂。

4. 环境准备　清洁、明亮、宽敞。操作前半小时停止清扫地面、更换床单等操作。

（三）操作步骤

1. 治疗室内核对并检查药液、输液器是否完好、有无过期，按医嘱加入药物，将输液器针头插入输液瓶瓶塞内，关闭调节器。

2. 携用物至患儿床旁，核对患儿床号、姓名，查对药液，将输液瓶挂于输液架上，排尽空气，备好输液贴、透明敷贴。

3. 铺治疗巾于患儿穿刺部位下，选择静脉，扎止血带，消毒皮肤，再次核对用药及患儿信息。

4. 连接留置针与输液器，排气。留置针与皮肤呈 15°～30° 角刺入血管，见回血后再进入少许，保证外套管在静脉内，将针尖退入套管内，将套管针送入血管内，松开止血带，撤出针芯，用透明敷贴和输液贴妥善固定，注明置管时间。

5. 调节滴速，再次核对用药及患儿信息，签字并交代患儿及其家长注意事项。

6. 清理用物，洗手，记录。

（四）注意事项

1. 选择粗、直、弹性好、易于固定的静脉，避免在关节和静脉瓣处穿刺。

2. 保护血管，根据治疗需要选择相对小、短的留置针。

3. 妥善固定留置针，告知患儿及家长不抓挠和按压留置针，同时加强巡视，及时发现异常。

4. 不可在穿刺肢体测量血压。

5. 用药结束后应正压封管，用封管液刺入肝素帽，边推注边退针，最后拔出针头，夹闭留置针延长管。

6. 按时更换透明敷贴和留置针，敷贴如有潮湿、渗血、卷曲等应及时更换。如发生留置针相关并发症，应及时拔管。

第六节　小儿动、静脉采血法

小儿动、静脉采血较成人难度大，一方面是因为小儿不易合作，另一方面是因为小儿血管选择较困难。从解剖角度，常选用的血管包括股静脉、颈外静脉、手足浅静脉、桡动脉等，具体的选择主要考虑儿童年龄、治疗目的、药物特点等。

一、股静脉采血

（一）操作目的

采集血标本。

（二）操作前准备

1. 患儿准备　协助排尿或更换尿布。

2. 护士准备　向家属解释操作目的；评估患儿身体、检查项目和穿刺部位皮肤情况；洗手、戴口罩。

3. 用物准备　治疗盘内放置注射器、消毒液、棉签、采血管、弯盘。

4. 环境准备　清洁、宽敞，环境温度 26～28℃。

（三）操作步骤

1. 携用物至患儿床旁，核对患儿床号、姓名，解释采血目的、配合方法和注意事项。

2. 协助患儿取仰卧位，双腿稍弯曲外展，固定呈蛙形，暴露腹股沟穿刺部位，用脱下的一侧裤腿或尿布遮盖会阴部。

3. 消毒患儿穿刺部位及护士左手示指。

4. 在患儿腹股沟中、内 1/3 交界处，用示指触及股动脉搏动点，另一手持注射器于搏动点内侧 0.5 cm 垂直刺入（也可用斜刺法，在腹股沟下方 1～3 cm 处，与皮肤呈 30°～45° 角斜刺向股动脉搏动点内侧），然后边向上提针边抽回血（图 5-7）。

5. 见回血后立即固定针头，采集所需血量。

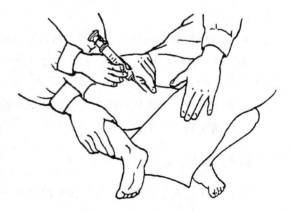

图 5-7　股静脉穿刺示意图

6. 拔针，用无菌干棉签压迫穿刺点 5 min 止血。

7. 留取血标本，再次核对患儿信息。

8. 整理用物，洗手，记录。

（四）注意事项

1. 熟练掌握股三角的解剖结构，股动脉内侧是股静脉，外侧是股神经。

2. 患儿有出血倾向或穿刺误入股动脉，应延长加压时间。

3. 若穿刺失败，不宜多次反复穿刺，以免形成局部血肿。

4. 小婴儿要注意用尿布保护好会阴部，防止操作区域被尿液污染。

二、颈外静脉采血

（一）操作目的

颈外静脉可为外周静脉条件不良的婴幼儿和肥胖儿童作静脉采血用，也可用于紧急情况下采血，留取血标本。

（二）操作前准备

1. 患儿准备　更换尿布，必要时全身约束患儿。

2. 护士准备　评估患儿的一般情况（如病情、年龄等），评估穿刺部位皮肤、血管的状况，向家长解释操作目的，取得配合；洗手、戴口罩。

3. 用物准备　治疗盘内放置皮肤消毒液、棉签、弯盘、胶布、无菌巾、采血针、5 mL 注射器、采血管、治疗单或化验单。

4. 环境准备　环境清洁，温度适宜。

（三）操作步骤

1. 携用物至患儿床旁，核对患儿床号、姓名，解释采血目的、配合方法和注意事项。

2. 患儿取仰卧位，解开衣领，肩下略垫高，头部转向一侧并下垂，使颈外静脉充分暴露。

3. 助手约束患儿躯干和上肢，并固定患儿头部，露出颈外静脉。

4. 操作者立于患儿头端，选穿刺点（下颌角和锁骨上缘中点连线上 1/3 处），做一标记，常规消毒穿刺部位皮肤，消毒直径 10 cm × 18 cm（图 5-8）。

5. 操作者以左手拇指固定进针处皮肤，示指压迫颈外静脉近心端使其充盈。

6. 助手以手指按压颈静脉近心处，操作者左手绷紧穿刺点上方皮肤，右手持穿刺针与皮肤呈 30°~40° 角按向心方向进针，见回血后固

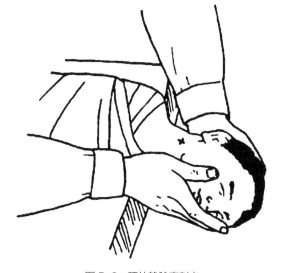

图 5-8　颈外静脉穿刺点

定，采集所需血量。

7. 采血完毕，拔针并按压 5～10 min。

8. 整理用物，核对患儿信息，洗手，记录。

（四）注意事项

1. 严格无菌操作，预防感染。

2. 若穿刺失败，应加压止血后再换对侧血管进行操作，避免引起血肿。

3. 有出凝血功能障碍的患儿，尽可能避免进行颈外静脉穿刺。

4. 穿刺过程中观察患儿的反应，如出现呼吸急促、不能平卧等情况，应暂时停止进行颈外静脉穿刺的操作。

三、桡动脉采血

（一）操作目的

采集动脉血液标本，用于血气分析，协助疾病的诊断，为临床治疗、护理提供依据。

（二）操作前准备

1. 患儿准备　更换尿布，必要时约束患儿，通过艾伦试验（Allen's test）检查桡动脉供血情况。

2. 护士准备　评估患儿的一般情况（如病情、年龄等），评估穿刺部位皮肤、血管的状况，向家长解释操作目的，取得配合；洗手、戴口罩，必要时戴手套。

3. 用物准备　治疗盘内放置一次性动脉血样采血器或带有肝素的抗凝注射器、皮肤消毒液、棉签、橡胶塞、无菌纱布、无菌手套、弯盘、检验单。

4. 环境准备　清洁，光线充足。

（三）操作步骤

1. 准备容器，核对医嘱，将检验单附联注明科别、病室、床号、姓名、检验目的和送检日期。

2. 核对患儿床号、姓名，解释采血目的、配合方法和注意事项。

3. 协助患儿取适当体位，选择好穿刺部位。桡动脉穿刺点位于前臂掌侧腕关节上 2 cm，或婴儿的第二腕横纹，动脉搏动最明显处。护士立于穿刺侧，常规消毒皮肤，消毒直径 > 5 cm。

（1）注射器采血：用注射器连接 7 号针头，抽吸肝素入注射器内，湿润注射器内壁后弃去全部余液，将活塞推至空筒顶端不再拉回以保证注射器内无空气。

（2）一次性动脉采血器采血：打开并检查一次性动脉采血针筒，将针筒活塞拉至所需血量的刻度。

4. 护士戴无菌手套，用左手的示指、中指固定穿刺动脉，右手持注射器，在动脉搏动最明显处与皮肤呈 45°～90° 角进针刺入动脉，见有回血后，右手固定穿刺针，左手迅速抽取血液，待血量足够，拔出针头并立即刺入橡皮塞。用无菌纱布加压穿刺点止血 5～10 min。

5. 整理用物，观察患儿的穿刺部位，整理床单位。洗手、记录，在检验单上注明患儿是否吸氧、吸入的氧浓度、体温。将标本连同检验单及时送检。

（四）注意事项

1. 严格遵循无菌技术操作原则，预防感染。
2. 标本采集后应立即隔绝空气，标记患儿体温和吸氧浓度，立即送检，间隔不超过 30 min。
3. 穿刺点加压止血 5 ~ 10 min，凝血功能障碍者按压时间延长，至不出血为止。

第七节　经外周静脉导入中心静脉置管

经外周静脉导入中心静脉置管是利用导管从外周浅静脉进行穿刺，循静脉走向到达靠近心脏的大静脉并置管的技术。经外周静脉穿刺的中心静脉导管（peripherally inserted central venous catheter，PICC）口径小、壁薄，有高度生物相容性。该操作简便，置管成功率高，不需局麻，在儿科护理中被广泛应用于中期或长期的静脉输液治疗。

穿刺可选择的血管包括贵要静脉、肘正中静脉、头静脉及大隐静脉，新生儿还可选择腋静脉、头部的颞浅静脉和耳后静脉、下肢的小隐静脉和腘静脉，其中大隐静脉为最佳选择。

（一）操作目的

1. 为外周静脉穿刺困难的患儿提供中期至长期的静脉输液治疗。
2. 给予刺激性药物、化疗药等。
3. 进行全静脉营养支持。
4. 早产儿输液。

（二）操作前准备

1. 患儿准备　患儿戴口罩、帽子。
2. 护士准备　根据医嘱进行穿刺前教育，征得患儿家长同意并签字；评估患儿身体和用药情况，观察穿刺部位皮肤和静脉情况；洗手，戴口罩。
3. 用物准备　PICC 穿刺包（包含套管针、导管、孔巾、治疗巾、10 mL 注射器、消毒液、透明敷贴、纱布、止血带、纸尺、剪刀、胶布和镊子）、无菌手套 2 副、无菌生理盐水、肝素生理盐水稀释液、可来福接头或肝素帽、弯盘、污物桶。
4. 环境准备　消毒后的单间，安全、安静、清洁，请无关人员回避。

（三）操作步骤

1. 核对患儿信息，解释操作目的、配合方法，协助患儿取仰卧位，手臂外展90°，选择穿刺部位，确定插管的长度。
2. 测量并记录患儿上臂臂围，用于监测渗漏、栓塞等可能出现的并发症。
3. 洗手，打开 PICC 穿刺包，戴 2 层无菌手套；按所需长度切割 PICC 管道，并用生理盐水预冲；穿刺侧肢体下铺无菌治疗巾，建立无菌区域。
4. 消毒，以穿刺点为中心上下左右消毒，时间 > 30 s，范围为穿刺部位上下各 10 cm，两侧到臂缘。先用 75% 酒精消毒 3 遍，待干；再用 2% 葡萄糖酸氯己定醇消毒 3 遍，待干。新生儿可选用碘伏消毒，并消毒穿刺侧整侧肢体。

5. 脱去第一层无菌手套，铺孔巾，暴露预定穿刺部位。

6. 请助手扎止血带于穿刺点上方 15～20 cm 处。绷紧穿刺部位皮肤，15°～30° 角置入血管穿刺鞘。

7. 助手松开止血带，操作者左手固定穿刺鞘的位置，防止滑脱，右手撤除针芯。

8. 穿刺鞘下方放置纱布，将 PICC 导管缓慢匀速送入穿刺鞘。上肢置管时，导管送至腋下，让患儿头转向穿刺侧，下颌靠近胸部，以避免导管误入颈内静脉。继续送管，将导管置入预计长度后，抽回血。

9. 抽到回血后，穿刺点上覆盖无菌纱布，按压穿刺鞘上端静脉，撤出穿刺鞘，使鞘口远离穿刺点。

10. 将导管与导丝的金属柄分离，左手固定导管，右手平行缓慢撤出支撑导丝。

11. 清洁导管上血渍，保留体外 6 cm 导管以便安装连接器，以无菌剪刀垂直剪断导管，注意不要剪出斜面及毛碴。

12. 将导管穿过减压套筒与延长管上的金属柄连接，注意一定要推进到底，导管不能起褶。

13. 将翼形部分的倒钩和减压套筒上的沟槽对齐，锁定两部分。

14. 抽回血，在透明延长管处见到回血即可。

15. 抽取生理盐水，以脉冲方式冲导管，确保管道通畅。

16. 连接可来福接头或肝素帽，用肝素盐水正压封管。

17. 穿刺点放置 2 cm×2 cm 无菌小纱布。

18. 外露导管"U"或"C"形摆放，无张力粘贴 10 cm×10 cm 以上无菌透明敷料固定。

19. 以胶布蝶形交叉固定导管及透明敷料，再以胶布横向固定贴膜下缘。胶布上注明 PICC 穿刺日期、时间、操作者姓名。

20. 脱手套，洗手，协助患儿取舒适体位，告知患儿及家属导管护理的注意事项，协助患儿行 X 线胸片 / 超声 / 心电导引确定置入导管尖端位置。

21. 连接输液装置，整理用物，洗手，记录置管静脉、穿刺过程、导管总长、置入长度及外露长度、导管尖端位置等。

（四）注意事项

1. 导管送入要轻柔，注意观察患儿反应。

2. 置管长度测量：选择上肢静脉置管时，将上肢外展呈 90°，测量从预穿刺点至右胸锁关节，然后向下到右侧第 3 肋的长度；选择下肢静脉置管时，将下肢外展 45°，测量从预穿刺点至同侧腹股沟，向上至脐，再至剑突的长度。

3. PICC 尖端可用 X 线片 / 超声 / 心电导引定位。下肢静脉置管时，导管尖端须在下腔静脉内，即 T_9～T_{11} 水平之间；经头部或上肢静脉置管时，导管尖端须位于上腔静脉下 1/3。

4. 预防 PICC 堵管，应有效冲管、封管。每次用药前后用 0.9% 氯化钠溶液脉冲式冲管，量为导管容积的 2 倍；封管宜选用肝素溶液，量应不少于血管通路装置与附加装置（如三通管）容量之和的 1.2 倍，且肝素浓度应为 1～10 IU/mL，新生儿及早产儿使用 1 IU/mL 肝素溶液封管。

5. 封管时禁用容量小于 10 mL 的注射器，以防压力过大导致导管断裂，使用静脉输液泵时也应注意调节，避免压力过大。

6. 采取脉冲方式封管，维持导管内正压，如为肝素帽接头，应注意边退针边推注，以防止血液回流导致导管堵塞。

7. 指导患儿和家长，切勿让患儿进行剧烈活动，穿脱贴身衣物时应保护导管，防止移位或断裂。

8. 穿刺处透明敷贴应在第一个 24 h 更换，以后根据使用要求及时更换；当敷料发生渗血、潮湿、卷曲、松脱时，应立即更换。

9. 每天测量患儿上臂中段臂围，注意观察导管置入部位有无液体外渗，有无红、肿等炎症表现。

10. 拔除导管时，注意动作轻柔，不能过快、过猛。导管拔除后，立即压迫止血，用敷料封闭式固定，之后每 24 h 换药，直至创口愈合。拔除的导管应测量长度，观察有无损伤或断裂。

拓展阅读 5-3
植入式静脉输液港

第八节　外周动静脉同步换血法

外周动静脉同步换血法简称换血疗法（exchange transfusion），是采用正常的血液或血液制品，置换患儿体内含有某些有害因子的血液的治疗方法。换血疗法可阻止患儿继续溶血，降低血中未结合胆红素浓度，防止胆红素脑病发生；换血也可纠正贫血，防止缺氧及心功能不全。换血疗法可用于治疗新生儿溶血、高胆红素血症、新生儿弥散性血管内凝血和败血症等。

（一）操作目的

1. 去除体内过高浓度的胆红素，防止胆红素脑病的发生。
2. 换出致敏红细胞和血清中的免疫抗体，减轻溶血。
3. 降低体内各种毒素、药物等的浓度。
4. 纠正贫血，预防心力衰竭。

（二）操作前准备

1. 患儿准备

（1）患儿换血前禁食 4~6 h，或于换血前抽出胃内容物，以防止换血过程中发生呕吐和误吸。根据需要可术前半小时肌注苯巴比妥 10 mg/kg。家属签知情同意书。

（2）患儿在远红外辐射抢救台上仰卧，贴上尿袋，适当固定四肢，连接监护仪，监测生命体征。

2. 护士准备　评估患儿身体，了解患儿病史、诊断、日龄、体重、生命体征、黄疸等情况；洗手，戴口罩。

3. 用物准备

（1）血源准备：Rh 血型不合应选择 Rh 血型与母亲相同、ABO 血型与患儿相同的血源，或抗 A、抗 B 效价不高的 O 型血；ABO 血型不合可用 O 型的红细胞加 AB 型血浆，或用抗 A、抗 B 效价不高的 O 型血。根据换血目的决定换血量，新生儿溶血换血量为 150~180 mL/kg，约为患儿全身血量的 2 倍。应尽量选用新鲜血，库存血不应超过 3 天。

（2）物品准备：葡萄糖液、生理盐水、10% 葡萄糖酸钙、肝素、20% 鱼精蛋白、苯巴比妥、地西泮（安定）、肾上腺素等，并按需要准备急救药物；脐静脉插管或静脉留置针、注射器及针头若干、三通管、换药碗、弯盘、手套、量杯、采血管、绷带、夹板、尿袋、消毒用物、换血记录单等。

（3）仪器准备：远红外辐射抢救台、微量注射泵、输液泵、心电监护仪。

4. 环境准备　在手术室或经消毒处理的环境中进行，预热远红外辐射抢救台，室温保持在 26 ~ 28℃，相对湿度 55% ~ 65%。

（三）操作步骤

1. 根据儿童静脉穿刺法，留取三条静脉通道，其中两条用于输血，另一条给予药物，如钙剂。再用留置针穿刺桡动脉或肱动脉，作为血液留出通道。

2. 连接三通管，抽血测定胆红素及生化项目后，双人核对血袋及床头卡、腕带，开始换血。

3. 调节换血速度，输入速度开始 30 min 为 0.5 mL/（kg.min），然后调至 1 mL/（kg·min），半小时后输入速度调至 1.5 mL/（kg·min）。抽出血速度为洗涤红细胞速度与血浆泵入速度的和。当输入血剩余 20 ~ 30 mL 时，停止抽出血液，继续将剩余血输入。整个换血过程大约需要 2 ~ 3 h。

4. 换血过程中每隔 5 min 监测一次无创血压；开始换血 5 min，测体温；密切观察患儿生命体征、血氧饱和度、血气、血糖等指标变化。换血过程中患儿如有激惹、心电图改变等低钙症状，应给予 10% 葡萄糖酸钙 1 ~ 2 mL/kg 缓慢静脉推注。

5. 保持换血通路通畅，每抽出 50 mL 血用 0.5 mL 肝素稀释液间断正压冲洗动脉留置针。

6. 每 10 min 评估一次出入血量，两者之差应小于 20 mL，以免引起血压波动。

7. 换血结束后，配合医生拔管、消毒，必要时结扎缝合。

8. 记录换血过程，监测生命体征、血糖和局部伤口等情况，观察心功能情况和低血糖征象。

（四）注意事项

1. 换血过程中注意患儿保暖，密切观察患儿肤色、生命体征、反应、血氧饱和度等的变化。

2. 输入的血液要置于室温下复温，保持在 27 ~ 37℃ 之间，温度过低可能会导致心律失常，温度过高则会导致溶血，必要时连接输血加温器。

3. 严防空气和血凝块注入，注射器、管道和三通管需用含肝素的生理盐水冲洗，以防止栓塞的发生。

4. 换血前后应给予患儿光疗及其他退黄治疗，以提升治疗效果。

5. 脐静脉换血伤口未拆线前不宜沐浴，以免切口感染。

6. 换血后禁食 4 ~ 6 h，如患儿情况稳定，换血 6 h 后可试喂糖水，若无呕吐，可进行正常喂养。

7. 注意观察患儿有无出血倾向、水肿、惊厥、低血钙、低血糖的发生。

第九节　灌　肠　法

（一）操作目的

1. 大量不保留灌肠　解除便秘、腹胀；术前准备；高热降温等。

2. 小量不保留灌肠　解除虚弱患儿的便秘；解除腹部及盆腔术后肠胀气。

3. 清洁灌肠　结肠、直肠疾病检查；造影及肠道手术前准备。

4. 保留灌肠　疾病所需的肛门用药；镇静用药。

（二）操作前准备

1. 患儿准备　取舒适卧位。

2. 护士准备　洗手，戴口罩。

3. 用物准备　治疗盘、一次性灌肠包（内含灌肠袋、弯盘、肛管、注射器、手套、润滑剂、肥皂液等）、纸巾、一次性隔尿垫、量杯、水温计、便盆、尿布（必要时）、输液架。根据医嘱备灌肠液（通常使用肥皂水或 0.9% 氯化钠溶液，温度为 39~41℃）。

4. 环境准备　安静，关闭门窗，以围帘或屏风遮挡。

（三）操作步骤

1. 核对患儿及灌肠液信息，解释操作目的和配合方法，嘱患儿排尿。核对并打开一次性灌肠包，抽取灌肠液，置于灌肠袋中备用，挂灌肠袋于输液架上，底部距离患儿臀部 30~40 cm。

2. 将枕头竖放，下端放便盆，一次性隔尿垫一半铺于枕头上，一半铺于便盆下。

3. 协助患儿脱去裤子，仰卧于枕头上，解开尿布，用尿布垫在臀部和便盆之间，患儿臀部放于便盆宽边上，双膝屈曲。约束固定患儿，适当遮盖保暖。

4. 戴手套，连接肛管，润滑肛管前端，排尽肛管内气体。

5. 再次核对患儿及灌肠液信息，分开臀部，暴露肛门口，安抚患儿，并将肛管轻轻插入肛门（插入深度新生儿 2~3 cm，婴儿 2.5~4 cm，幼儿及以上儿童 5~7.5 cm），用手固定肛管，将灌肠液缓慢注入。

6. 观察患儿一般状态、反应及灌肠液下降速度，灌肠后轻轻拔出肛管，擦净肛门，嘱家属用手轻轻夹紧患儿两侧臀部，保持数分钟后排便。

7. 脱手套，将使用后的物品按照垃圾分类进行处理，给患儿取舒适卧位，整理床单位。

8. 核对信息，洗手，记录。

（四）注意事项

1. 保留灌肠时，操作前嘱患儿先排便，以便于药物保留和吸收。

2. 婴幼儿需使用等渗液灌肠，灌肠液量遵医嘱而定，一般小于 6 个月约为每次 50 mL，6 个月~1 岁约为每次 100 mL，1~2 岁约为每次 200 mL，2~3 岁约为每次 300 mL，3~7 岁为每次 300~400 mL，7 岁以上则需 400~800 mL。

3. 灌肠过程中注意患儿保暖，避免受凉。

4. 应选择粗细适宜的肛管，动作轻柔，如灌肠液注入或排出受阻，可协助患儿更换体位或调整肛管插入的深度。

5. 注意观察患儿状态，如发现面色苍白、异常哭闹、腹胀或排出液为血性，应立即停止灌肠，并和医生联系。

6. 合理选择灌肠液，用于降温时，灌肠液温度 28~32℃；肝性脑病患儿禁用肥皂水灌肠。

拓展阅读 5-4
先天性巨结肠患儿清洁灌肠

第十节　温箱使用法

（一）操作目的

为新生儿创造一个温度和湿度均适宜的环境，保持新生儿体温的稳定，促进新生儿的生长发育。

（二）操作前准备

1. 患儿准备　穿单衣，裹尿布。
2. 护士准备　评估患儿情况，了解孕周、出生体重、日龄等，测量生命体征，检查一般情况；洗手，戴口罩。
3. 用物准备　预先清洁消毒的温箱，检查其性能，保证安全，并铺好箱内婴儿床。
4. 环境准备　室温 26~28℃，安静，无对流风、无阳光直射。

（三）操作步骤

1. 检查温箱，水槽内加入蒸馏水至水位线。
2. 接通电源，预热温箱，达到所需的温湿度。一般温箱的温度根据患儿出生体重及出生日龄而定，维持在适中温度（表5-1）。温箱的湿度一般为 55%~65%。如果患儿体温不升，箱温设置应参考新生儿寒冷损伤综合征复温措施。预热时间需 30~60 min。

表 5-1　温箱温度与新生儿出生体重、出生天数的关系

出生体重 /g	温箱温度 /℃				相对湿度
	35	34	33	32	
1 000	出生 10 天内	10 天后	3 周后	5 周后	
1 500 ~		出生 10 天内	10 天后	4 周后	55% ~ 65%
2 000 ~		出生 2 天内	2 天后	3 周后	
> 2 500			出生 2 天内	2 天后	

3. 核对患儿信息后，患儿入箱。如果使用肤控模式，应将温度探头置于患儿腹部较平坦处，可用胶布固定。一般肤温设置在 36~36.5℃之间。
4. 每 30~60 min 测量患儿体温 1 次，体温稳定后，每 1~4 h 测体温 1 次。记录每次测量箱温和患儿体温。
5. 患儿情况稳定，体重达 2 000 g，或体重虽不到 2 000 g，但一般情况良好，并且在不加温的温箱内，于室温 24~26℃下能保持正常体温，遵医嘱可出箱。
6. 患儿出箱后，对温箱进行终末清洁消毒处理。

（四）温箱的日常保养

1. 每天用消毒液内外擦拭，再用清水擦拭干净。

2. 每天更换水箱内蒸馏水，避免细菌滋生。

3. 每周更换温箱一次，用过的温箱先用消毒液擦拭，再用紫外线灯照射 30 min，并定期进行细菌监测。

4. 温箱机箱下面的空气净化垫每月清洁一次，若破损应及时更换。

5. 温箱应放置于干燥、通风处，但应避免置于阳光直射、有对流风处或取暖设备附近，以免影响箱内温度的控制。

（五）注意事项

1. 注意监测患儿体温，维持体温在 36.5 ~ 37.5℃ 之间，密切观察肤控模式探头位置，及时发现并处理箱温调节失控的问题。

2. 集中护理操作，减少开关箱门次数，缩短操作时间。能在箱内进行的护理操作在箱内完成，如喂奶、换尿布、检查等，以免箱内温度波动。

3. 温箱报警应及时查找原因，妥善处理。严禁骤然提高温箱温度，以免患儿体温上升造成不良后果。

第十一节 光 照 疗 法

（一）操作目的

光照疗法（简称光疗）通过荧光照射对新生儿高胆红素血症进行辅助治疗，使未结合胆红素转变为水溶性的结合胆红素，从而经胆汁和尿液排出体外。

（二）操作前准备

1. 患儿准备

（1）患儿入箱前须进行皮肤清洁，不可在皮肤上涂粉剂和油类。

（2）剪短指甲。

（3）双眼佩戴遮光眼罩。

（4）脱去衣裤，全身裸露，包裹尿布。

2. 护士准备　了解患儿的诊断、体重、日龄、生命体征、黄疸的范围和程度、胆红素检查结果、精神反应等，操作前洗手、戴口罩。

3. 用物准备

（1）光疗箱：一般采用波长 425 ~ 475 nm 的蓝光，也可用绿光，双面光优于单面光。灯管与患儿皮肤距离 33 ~ 50 cm（具体按照不同设备的说明书调节）。

（2）遮光眼罩：用不透光的布或纸制成。

4. 环境准备　调节室温至 24 ~ 26℃。

（三）操作步骤

1. 光疗前准备　清洁光疗箱，接通电源，检查线路及灯管亮度。预热光疗箱至适中温度，维持相对湿度 55% ~ 65%。

2. 入箱　将患儿全身裸露，用尿布遮盖会阴部，佩戴眼罩，放入预热好的光疗箱中，记录开始照射的时间（图5-9）。

3. 光疗　单面光疗一般每2 h更换患儿体位一次，尽量使患儿身体被广泛照射。监测患儿体温和箱温变化，每4 h测体温、心率、呼吸1次，保持体温在36.5～37.2℃，若体温超过37.8℃或低于35℃，暂停光疗。

4. 出箱　先将患儿衣服预热，再给患儿穿好，然后切断电源，出箱。

5. 清洁和记录　清洁消毒光疗设备，记录出箱时间及灯管使用时间。

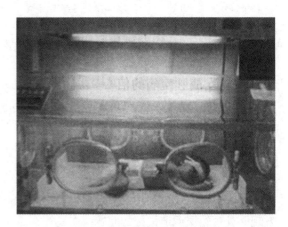

图5-9　光照疗法

（四）注意事项

1. 保证患儿水分及营养供给，每2～3 h哺喂1次。

2. 严密观察病情，监测患儿精神反应、呼吸、脉搏、皮肤颜色和完整性、大小便、四肢张力变化及黄疸进展程度，监测血清胆红素变化，及时记录。

3. 观察光疗过程中患儿的反应，如出现烦躁、嗜睡、高热、皮疹、呕吐、拒奶、腹泻及脱水等症状，应及时通知医生，妥善处理。

4. 光疗同时或光疗后应补充核黄素，以防止出现红细胞谷胱甘肽还原酶活性降低导致的溶血。

5. 保持灯管及反射板清洁，及时更换灯管。

6. 光疗结束后，关好电源，做好终末消毒工作。光疗箱放置在干净、无阳光直射、温湿度变化小的场所。

第十二节　雾化吸入法

雾化吸入法（nebulization）是将药液以气雾状喷出，经鼻或口由呼吸道吸入以达到治疗目的的方法。由于吸入给药具有局部及全身疗效，并且有局部作用迅速、剂量小、不良反应少等优点，故临床上应用广泛。临床使用的小容量雾化吸入装置包括射流雾化器和超声雾化器，两者各有优缺点，其中射流雾化器在临床中更为常用。本文重点介绍射流雾化器的使用方法。

射流雾化器是利用气流动力驱动的雾化器，有压缩空气和氧气驱动两种基本类型。射流雾化器利用气体射流原理和文丘里原理使药物形成雾状微粒，其性能与雾化器的挡板设计、气压和气流速度有关。气流速度越快、气压越大，产生的气雾就越多，雾化微粒就越小，进入小气道的也就越多。

（一）操作目的

1. 减轻呼吸道炎症反应，预防和控制呼吸道感染。

2. 湿化呼吸道。

3. 稀释与松解黏稠的呼吸道分泌物。

4. 解除支气管痉挛。

（二）操作前准备

1. 患儿准备　患儿和家属明确雾化吸入的治疗目的及相关注意事项，做好充分准备；患儿清洁漱口，半坐卧位或坐位。

2. 护士准备　评估患儿目前的病情与治疗情况、意识状态、呼吸道通气情况及口腔局部黏膜情况；洗手，戴口罩。

3. 用物准备　射流雾化器和吸氧装置、漱口液、弯盘、纱布、治疗巾、手电筒、注射器。

4. 环境准备　环境清洁，温度适宜。

（三）操作步骤

1. 检查射流雾化器，保证其各部件完好，无松动、脱落等异常情况。

2. 核对医嘱，将药物加入雾化器药杯。

3. 携用物至患儿床旁，核对患儿床号、姓名并向患儿做好解释工作。

4. 协助患儿取半坐卧位或坐位，检查其口腔黏膜有无感染、溃疡、破损等。

5. 铺治疗巾于患儿颌下，连接吸氧装置与射流雾化器。

6. 打开氧气流量开关，调节合适的氧气流量，协助患儿固定好面罩或口含嘴，指导患儿做深呼吸，并观察患儿反应，如有异常及时处理。

7. 治疗结束后取下面罩或口含嘴，关闭氧气流量开关，协助患儿清洁口腔，擦干患儿面部。

8. 整理用物及床单位，协助患儿取舒适卧位，洗手，记录。

（四）注意事项

1. 使用前须检查雾化器各部件是否完好，有无松动、脱落等异常情况。

2. 注意用氧安全，做到四防：防火、防油、防震、防热。

3. 一般每次雾化时间 15～20 min。患儿常规雾化吸入治疗最好在饭前 30 min 或饭后 2 h 进行。

4. 7 岁以上患儿建议使用口咬器吸入，应首先指导患儿吸入体位与呼吸方法，训练患儿用口吸气、鼻呼气的呼吸方式；7 岁以下患儿使用面罩吸入，面罩应罩住患儿口鼻。

5. 雾化吸入过程中注意观察患儿面色及呼吸，如有口唇发绀、呼吸加快或减慢应立即停止，不可强制进行雾化治疗。

6. 使用面罩吸入布地奈德混悬液时，患儿面部不能涂抹油性面膏，以免引起脂质性肺炎。

7. 雾化吸入后清洁患儿面部，清理口腔和咽部药物，年长儿漱口，年幼儿用生理盐水棉球擦拭口腔。

8. 雾化吸入后，有条件的可用空气震荡拍背仪帮助患儿排痰，或用手掌心自下而上、由外向内叩击患儿背部，促使痰液排出。

思考题

患儿，女，出生 13 天，全身皮肤、巩膜黄染 10 天，黄染持续加重，精神正常，食欲尚可。

查体：体温 37.2℃，体重 2.6 kg，足月新生儿外貌。

（1）新生儿沐浴、抚触、更换尿布等操作应如何完成？

（2）为促进患儿黄疸消退，应进行哪些护理操作？

（3）哪些护理操作可有效促进该患儿的生长发育？

（刘　晶）

数字课程学习

教学 PPT　　　自测题

▶▶▶ 第六章

新生儿疾病患儿的护理

【学习目标】

知识：

1. 识记：新生儿的分类及各种新生儿的定义；足月儿、早产儿的特点，新生儿的特殊生理状态；足月儿、早产儿的护理。

2. 理解：新生儿窒息、缺氧缺血性脑病、颅内出血、黄疸、呼吸窘迫综合征、肺炎、败血症、寒冷损伤综合征、坏死性小肠结肠炎和糖代谢紊乱的病因、发病机制、临床表现和治疗原则。

3. 应用：利用所学知识正确评估患儿，做出护理诊断，并能为患儿提供相应的治疗和护理服务。

技能：

1. 能利用所学知识为患病新生儿提供整体护理。

2. 能为缺氧缺血性脑病患儿提供正确的亚低温治疗和复温处理。

3. 能对黄疸患儿进行正确的光疗护理，提供全面健康教育。

4. 能对呼吸窘迫综合征、坏死性小肠结肠炎患儿的病情进行正确评估，识别重症患儿并处理。

5. 能为寒冷损伤综合征患儿提供正确的复温护理。

6. 能对糖代谢紊乱患儿进行有效的血糖监控，以及低血糖的急救处理。

7. 能运用评判性思维和循证方法做出护理决策。

素质：

具有同情心、爱伤观念和慎独精神，以及主动为患儿及其家属提供服务的意识。

第一节 新生儿概述

情境导入

患儿，女，1 天，因"生后气促 1 天"转入院。患儿系 G_3P_2，孕 32^{+2} 周，剖宫产娩出，出生体重 1 650 g，羊水无浑浊，胎盘脐带正常，否认窒息抢救史。

请思考：

1. 根据出生时胎龄、体重、体重与胎龄关系分类，该患儿分别属于什么类型新生儿？
2. 该患儿应入住哪一级新生儿病房？

新生儿（neonate，newborn）是指从出生后脐带结扎开始至满 28 天内的婴儿，是胎儿的延续，又是人类生长发育的基础阶段，新生儿需完成多方面的生理调整以适应母体外复杂的生活环境。

围生期（perinatal period）是指产前、产时及产后的一段特殊时期，目前国际上有四种定义：①围生期Ⅰ，自妊娠 28 周（此时胎儿体重约 1 000 g）至生后 7 天。②围生期Ⅱ，自妊娠 20 周（此时胎儿体重约 500 g）至生后 28 天。③围生期Ⅲ，自妊娠 28 周至生后 28 天。④围生期Ⅳ，自胚胎形成至生后 7 天。我国目前采用围生期Ⅰ的定义。国际上常将新生儿死亡率和围生期死亡率作为衡量一个国家卫生保健水平的标准。

一、新生儿分类

（一）根据出生时胎龄分类

按出生时胎龄，新生儿可分为足月儿（term infant）、早产儿（preterm infant）、极早早产儿（extremely preterm infant）和过期产儿（post-term infant）（表 6-1）。

表 6-1 根据出生时胎龄分类

分类	出生时胎龄（周）
足月儿	37≤胎龄<42
早产儿	28≤胎龄<37
极早早产儿	22≤胎龄<28
过期产儿	胎龄≥42

（二）根据出生体重分类

出生体重是指新生儿出生 1 h 内的体重。按出生体重，新生儿可分为正常出生体重儿（normal birth weight，NBW）、低出生体重儿（low birth weight，LBW）、极低出生体重儿（very low birth weight，VLBW）、超低出生体重儿（extremely low birth weight，ELBW）和巨大儿（macrosomia）（表 6-2）。

表 6-2 根据出生体重分类

分类	出生体重（g）
正常出生体重儿	2 500≤体重<4 000
低出生体重儿	1 500≤体重<2 500
极低出生体重儿	1 000≤体重<1 500
超低出生体重儿	体重<1 000
巨大儿	体重≥4 000

（三）根据出生体重与胎龄的关系分类

根据出生体重与胎龄的关系，新生儿可分为适于胎龄儿（appropriate for gestational age，AGA）、小于胎龄儿（small for gestational age，SGA）和大于胎龄儿（large for gestational age，LGA）（表 6-3 和图 6-1）。我国习惯上将胎龄已足月而体重在 2 500 g 以下的新生儿称为足月小样儿。

表 6-3 根据出生体重与胎龄的关系分类

分类	出生体重与胎龄
适于胎龄儿	出生体重在同胎龄儿平均出生体重第 10~90 百分位
小于胎龄儿	出生体重在同胎龄儿平均出生体重第 10 百分位以下
大于胎龄儿	出生体重在同胎龄儿平均出生体重第 90 百分位以上

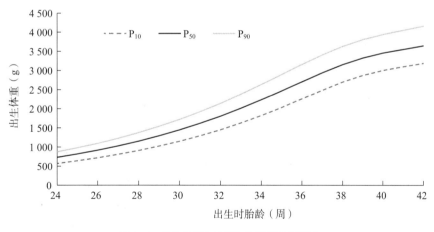

图 6-1 新生儿出生体重与胎龄关系曲线图

（四）根据出生后周龄分类

出生后周龄≤1 的新生儿为早期新生儿，1<周龄≤4 为晚期新生儿。

（五）高危新生儿

高危新生儿指已发生或可能发生危重疾病而需要密切监护的新生儿，常跟下列因素有关。

1. 孕母存在的高危因素 如孕母年龄 > 40 岁或 < 16 岁；妊娠期并发心肺疾病、高血压、糖尿病、贫血、血小板减少症等；有吸毒或酗酒史；为 Rh 阴性血型；继往有死胎、严重产伤及患性传播疾病；羊水过多或过少；前置胎盘、胎盘早剥；羊膜早破或感染等。

2. 分娩过程的高危因素 如早产或过期产、急产或滞产、胎位不正、先露部位异常、胎粪污染羊水、脐带过长（> 70 cm）或过短（< 30 cm）、剖宫产、产钳助产，以及分娩过程中镇静、镇痛药的使用等，都会对新生儿造成危害。

3. 胎儿及新生儿的高危因素 如多胎、胎儿心律异常、严重的先天畸形、宫内感染、窒息等；除满足足月、正常出生体重、适于胎龄儿条件外，其他类型的新生儿都存在高危因素；需外科手术的新生儿均存在高危因素。

二、新生儿病房分级

根据医护人员的水平及病房的设备条件，新生儿病房分为三级。

1. Ⅰ级新生儿病房 即普通婴儿室，适于健康新生儿，主要功能是指导父母科学地护理婴儿，以及对常见遗传代谢病进行筛查。

2. Ⅱ级新生儿病房 即普通新生儿病房，适于胎龄 > 32 周和出生体重 ≥ 1 500 g（发达国家为胎龄 > 30 周和出生体重 ≥ 1 200 g），患有普通疾病如产伤、呼吸窘迫及产科麻醉并发症等而无需循环或呼吸支持及外科手术治疗的新生儿。

3. Ⅲ级新生儿病房 即新生儿重症监护室（NICU），适于各种高危新生儿的抢救及治疗，并负责接收Ⅰ、Ⅱ级新生儿病房转来的患儿。

第二节 正常足月儿和早产儿的特点及护理

一、正常足月儿的特点及护理

正常足月儿是指出生时胎龄满 37 周但未满 42 周，体重在 2 500 g 以上，身长在 47 cm 以上，没有任何畸形和疾病的活产婴儿。

（一）外观特点

正常足月儿肤色红润、哭声响亮、肌肉有一定张力、皮下脂肪丰满；胎毛少、头发分条清楚；头占全身比例 1/4，耳郭软骨发育好，耳舟成形；乳腺结节 > 4 mm，平均 7 mm；足纹遍及足底；指（趾）甲到达或超过指（趾）端；男婴睾丸已降至阴囊内，女婴大阴唇遮盖住小阴唇。

（二）解剖生理特点

1. 呼吸系统 新生儿在娩出后数秒建立呼吸。由于胸腔体积较小、肋间肌肉较弱、胸廓运动较浅，新生儿主要靠膈肌运动，以腹式呼吸为主。由于呼吸中枢发育不成熟，新生儿呼吸节律常不规则，频率 40 ~ 60 次 /min。新生儿胸壁柔软，肋骨处于水平位，与脊柱几乎呈直角，胸腔的前后径与横径相当，使胸廓呈圆柱形，加之胸部的呼吸肌不发达，膈肌呈横位、倾斜度小等特点，使新生儿在用力吸气时，肋间、胸骨上下和肋下缘均可出现内陷。

2. 循环系统 部分新生儿出生后数天在心前区听诊有心脏杂音，可能与动脉导管未闭有关。

新生儿心脏为横位，2 岁以后逐渐转为斜位。新生儿心率波动较大，平均 120 ~ 140 次 /min，血压平均约为 70/50 mmHg。

3. 消化系统　新生儿的胃呈水平位，贲门括约肌松弛而幽门括约肌发达，故新生儿易出现溢乳和呕吐。一般来说，新生儿生后 12 ~ 24 h 开始排泄胎粪，胎粪呈墨绿色，2 ~ 3 天排完，若超过 24 h 还未见胎粪排出，应检查是否存在肛门闭锁或其他消化道畸形。

4. 血液系统　新生儿血容量约占体重的 10%，为 80 ~ 100 mL/kg。新生儿出生时红细胞水平可达（6 ~ 7）× 10^{12}/L；血红蛋白 140 ~ 200 g/L，其中胎儿血红蛋白占 70%，出生 5 周后降为 55%，以后逐渐被成人型血红蛋白替代。由于胎儿血红蛋白对氧有较强的亲和力，氧离曲线左移，不易将氧释放到组织中，所以新生儿缺氧时发绀不明显。足月儿刚出生时白细胞水平较高，第三天开始明显下降；白细胞分类计数的变化特点主要体现在中性粒细胞与淋巴细胞的比例上，于生后 4 ~ 6 天和 4 ~ 6 岁时出现中性粒细胞与淋巴细胞占比的 2 次交叉（两者比例基本相等）。由于胎儿肝维生素 K 储存量少，新生儿出生 1 周内凝血因子不足且活性低，新生儿极易发生出血症，故新生儿娩出后应常规给予维生素 K_1 肌内注射进行预防。

5. 泌尿系统　新生儿出生时肾单位数量与成人相当，但组织学上还不成熟，表现为肾小球滤过率低、浓缩功能差，因此排出同样量的溶质需比成人多 2 ~ 3 倍水分；肾稀释功能尚好，但排磷功能较差，因此易导致低血钙。新生儿一般生后 24 h 内排尿，如生后 48 h 无尿，需要查明原因；正常尿量为 1 ~ 3 mL/（kg · h），< 1.0 mL/（kg · h）为少尿，< 0.5 mL/（kg · h）为无尿。

6. 神经系统　新生儿大脑相对较大，质量为 300 ~ 400 g，占体重 10% ~ 12%；脑沟、脑回、髓鞘未完全形成；脊髓相对较长，其末端位于第 3、4 腰椎水平，因此新生儿腰椎穿刺需在第 4、5 腰椎间隙进针。新生儿大脑皮质兴奋性低，睡眠时间长，每天需睡 20 ~ 22 h。新生儿味觉、触觉、温度觉发育良好，痛觉、嗅觉（除对母乳外）相对较差；对光有反应，但因缺乏双眼共轭运动而视觉不清楚；出生 3 ~ 7 天后听觉增强。

足月儿出生时已具有原始的神经反射如觅食反射、吸吮反射、握持反射、拥抱反射和交叉伸腿反射；由于椎体束发育不成熟，腹壁反射、提睾反射可呈阴性，而佛氏征、巴宾斯基征、克尼格征可呈阳性。

7. 免疫系统　胎儿可通过胎盘从母体获得免疫球蛋白 IgG，因此，新生儿对一些传染病有免疫力而不易感染；而免疫球蛋白 IgA、IgM 不能通过胎盘传给胎儿，因此，新生儿易发生呼吸道、消化道感染。孕母的初乳中含较高浓度的免疫球蛋白 IgA，应提倡母乳喂养，提高新生儿抵抗力。

8. 体温调节　新生儿体温调节功能差，皮下脂肪较薄，体表面积相对较大，容易散热；产热主要依靠棕色脂肪代谢。室温过高时足月儿能通过皮肤蒸发和出汗散热，但如体内水分不足，会导致血液浓缩而发热，称"脱水热"；室温过低时可引起新生儿寒冷损伤综合征。

9. 能量代谢　胎儿糖原储备少，在娩出后 12 h 内若未及时补充，容易出现低血糖。新生儿每日基础热量消耗量为 50 ~ 70 kcal/kg，随后增至 100 ~ 120 kcal/kg。新生儿体液总量占体重的 70% ~ 80%，每天液体维持量为：第 1 天 60 ~ 80 mL/kg，第 2 天 80 ~ 100 mL/kg，第 3 天 100 ~ 140 mL/kg。

（三）常见的生理状态

1. 生理性体重下降　新生儿出生后 2 ~ 4 天，由于丢失水分较多、胎粪排出及摄入量少等原因，体重可下降 6% ~ 9%，但一般不超过 10%，10 天左右恢复到出生体重。

2. 生理性黄疸　新生儿出生后 2 ~ 3 天出现，4 ~ 5 天达高峰，2 周内消退，除皮肤及巩膜黄染外无其他临床症状，肝功能正常，血中以未结合胆红素升高为主。

3. 乳腺肿大、假月经　生后第 3 ~ 5 天，男、女新生儿均可发生乳腺肿胀，如蚕豆到鸽蛋大小，一般不需处理，多在 2 ~ 3 周内消退；切勿强行挤压或挑破，以免继发感染。假月经发生于女婴，部分女婴在生后 5 ~ 7 天阴道可见血性分泌物，持续 2 ~ 3 天，一般不必处理，1 周后可自行消失。乳腺肿大和假月经均因妊娠后期孕母雌激素进入胎儿体内，而生后突然中断所致。

4. "马牙"和"螳螂嘴"　新生儿上腭中线和牙龈切缘上常有黄白色、米粒大小隆起，俗称"马牙"或"板牙"，系上皮细胞堆积或黏液分泌物积留所致，于生后数周至数月自行消失。新生儿口腔两侧的颊部各有一个隆起的脂肪垫，俗称"螳螂嘴"，对吸吮有利，不宜挑割，以免感染。

5. 粟粒疹及红斑　出生后 1 ~ 2 天，新生儿头部、躯干部和四肢出现大小不等的红色斑丘疹，为"新生儿红斑"，1 ~ 2 天可自行消退。鼻尖、鼻翼、颜面部可见米粒大小的黄白色皮疹，称为"粟粒疹"，系新生儿皮脂腺功能未完全发育成熟所致，多自行消退，一般不必处理。

（四）护理与管理

1. 呼吸道管理　保持新生儿适宜的体位，仰卧时避免颈部前屈或过度后仰；俯卧时使患儿头面部偏向一侧，避免遮住口鼻。经常检查新生儿鼻孔是否通畅，及时清除其口鼻分泌物，保持呼吸道通畅。避免随意用物品阻挡新生儿口鼻或压迫其胸部。

2. 环境与保暖　新生儿体温调节功能尚不完善，故需足够的保暖措施，并置中性温度。中性温度是指能维持正常体核及皮肤温度的最适宜环境温度，此温度下身体耗氧量最少，蒸发散热量最少，新陈代谢水平最低。新生儿常见的保暖方法有头部戴帽、母亲"袋鼠"怀抱、置暖箱或辐射式抢救台上等。接触新生儿时，手、仪器、物品等均应预热，以免传导散热。新生儿室内应阳光充足、空气流通（避免对流风），有条件可设置层流病室；保持室温在 22 ~ 24℃，相对湿度在 55% ~ 65%，每张病床占有 3 m² 空间，NICU 每床 6 m²，母婴同室每床 12 m²，床间距 1 m 以上。

3. 预防感染　建立新生儿室消毒隔离制度，并要求人人严格执行。工作人员入病室前必须洗手、更衣换鞋，操作过程中严格执行手消毒规范。病区内设置感染和非感染病室，将新生儿按病种分区域安置和护理。工作人员患感染性疾病时应隔离，以防交叉感染。

4. 合理喂养　正常足月儿提倡早哺乳，一般生后半小时内即可让母亲怀抱新生儿使其吸吮，以促进乳汁分泌。鼓励按需哺乳。无法母乳喂养者应根据医嘱选择适宜配方奶，按时按量喂养；喂养时要注意奶头、奶孔大小的选择，避免呛咳发生。对吸吮、吞咽能力差的新生儿可用管饲法。每次喂奶后应将新生儿竖抱，使其伏于护理者肩头，轻拍其背部，帮助其嗝出咽下的空气，然后取右侧卧位安置，以防溢奶而引起窒息。

5. 皮肤、脐带护理　刚娩出的新生儿皮肤皱褶处多有胎脂，对新生儿有一定的保护作用，不必急于去除。沐浴可以保持新生儿皮肤清洁和促进血液循环，沐浴的频次可视新生儿的具体情况而定。注意保持脐部清洁干燥，勿被尿、粪污染，脐带脱落后应注意脐窝有无渗血、渗液及肉芽，若有渗血、渗液可用 0.2% ~ 0.5% 碘伏消毒，若出现肉芽组织，应在加强消毒的同时去新生儿外科就诊。

6. 新生儿的家庭支持　促进母婴感情建立，提倡母婴同室和母乳喂养。目前国内新生儿病房大多采用封闭式管理，母婴同室的实施存在困难，意味着母婴的暂时分离，但以家庭为中心的护理（family centered care，FCC）模式可以让家长在新生儿住院期间分阶段地参与新生儿的护理，同时医护人员进行针对性的指导，这样可以缓解产妇紧张、焦虑情绪，也可增加母婴之间的交流，使新生儿得到舒适、安全的护理，满足其生理心理需要，促进身心发展。

二、早产儿的特点及护理

早产儿（preterm infant）指胎龄不足 37 周的新生儿。胎龄越小、体重越低，早产儿死亡率越高。造成早产儿死亡的主要原因是低体重、缺氧、颅内出血、先天畸形、呼吸窘迫综合征、肺出血、各种感染、低血糖、胆红素脑病等。与足月儿相比，早产儿所需的护理更为细致，胎龄越小要求越高。

（一）外观特点

早产儿体重大多在 2 500 g 以下，身长不到 47 cm，头占全身比例 1/3；皮肤红嫩、胎脂丰富、皮下脂肪薄、胎毛多，水肿发亮；耳郭软，缺乏软骨，耳舟未成形；指（趾）甲未达指（趾）端；足底纹理少；乳腺结节常较小或不能触及；男婴睾丸未降或未完全下降，女婴大阴唇不能盖住小阴唇（表 6-4）。

表 6-4　早产儿与足月儿外观特征比较

项目	早产儿	足月儿
一般状态	哭声弱，活动能力差，吸吮力差	哭声响，较活泼，吸吮力强
皮肤	鲜红菲薄，半透明状，水肿发亮，可见血管	肤色红润，皮下脂肪丰满
胎毛	背、肩、面、额部较多	胎毛少
胎脂	全身分布	较少
头发	纤细，如棉花绒样，不易分开	稍粗，较稀疏，头发分条清楚
指（趾）甲	较软，达不到指（趾）端	已达指（趾）端
足底纹理	前 1/3 有 1～2 条横纹	整个足底有较清楚的纹理
颅骨	囟门大，颅缝宽，囟门边缘软	较坚硬
耳郭	缺乏软骨，紧贴颅旁，耳舟不清楚	耳郭软骨发育好，耳舟成形
乳腺	<3 mm，无结节，乳头刚可见	4～7 mm，有结节，乳头突出
外生殖器	男婴睾丸未降入阴囊，阴囊皱襞少；女婴大阴唇未遮盖小阴唇	男婴睾丸已降入阴囊，女婴大阴唇已遮盖小阴唇

e 图 6-1
足月儿和早产儿的耳郭对比

e 图 6-2
足月儿和早产儿的足底对比

e 图 6-3
足月儿和早产儿的乳晕及胎毛对比

e 图 6-4
足月男婴和早产男婴外生殖器对比

e 图 6-5
足月女婴和早产女婴外生殖器对比

（二）解剖生理特点

1. 呼吸系统　早产儿由于呼吸中枢发育不够成熟，易出现呼吸暂停现象；早产儿易有宫内窘迫史，加上咳嗽反射弱，不易咳出气管、支气管的黏液，因而易发生肺不张或吸入性肺炎；早产儿肺发育不成熟，Ⅱ型细胞产生肺泡表面活性物质少，易患肺透明膜病；早产儿的气道和肺泡易受气压伤；早产儿易发生氧中毒，接受高浓度氧时易引起支气管肺发育不良与早产儿视网膜病变综合征（retinopathy of prematurity syndrome，ROP）。

2. 循环系统 早产儿心率快，血压偏低，心率跟血压与出生体重有关，收缩压一般在 45~65 mmHg，平均压应高于其胎龄数值，部分早产儿可伴有动脉导管未闭。

3. 消化系统 早产儿吸吮力差，吞咽反射弱，同时贲门括约肌松弛、胃容量小，易发生溢乳、胃食管反流甚至乳汁吸入；早产儿各种消化酶不足，胆酸分泌较少，对脂肪消化吸收较差；在缺血、缺氧、喂养不当等情况下有发生坏死性小肠结肠炎（necrotizing enterocolitis，NEC）的风险；肝发育不成熟，葡萄糖醛酸转移酶不足，对胆红素的代谢能力不足，故与足月儿相比黄疸持续时间更长、程度更重，易发生胆红素脑病；由于肝糖原储备不足、蛋白质合成能力差，易出现低血糖和低蛋白血症。

4. 血液系统 早产儿血小板水平低、维生素 K 储备少，易出血；维生素 D 储备低，易发生佝偻病；出生体重越小，出生后生理性贫血出现越早、程度越重、持续时间越长，6 周后的血红蛋白水平可降至 70~100 g/L。

5. 泌尿系统 早产儿肾的浓缩功能较差，排钠较多，容易出现低钠血症；葡萄糖阈值低，易出现糖尿；肾排氯、磷酸盐、氢离子和产氨能力差，HCO_3^- 重吸收和生成差，易发生酸中毒。

6. 神经系统 早产儿神经系统的功能与胎龄密切相关，与出生体重关系较小；胎龄越小，各种反射越差，如吞咽、吸吮、觅食、对光、眨眼反射均不敏感，拥抱反射不完全，肌张力低下，觉醒程度低，对皮层下中枢抑制弱，神经兴奋性高，易出现惊跳和抖动。早产儿，尤其出生体重 < 1 500 g、胎龄 < 32 周的早产儿，脑室管膜下存在着发达的胚胎生发组织，因而易发生脑室周围 – 脑室内出血。

7. 免疫系统 早产儿皮肤娇嫩，屏障功能弱；免疫球蛋白 IgG 在母亲孕 32 周后才能传递给胎儿，所以早产儿通过胎盘从母体获得的 IgG 较少，加上自身抗体合成不足、补体 C_3 浓度低、细胞吞噬功能不成熟，使早产儿对各种感染的抵抗力非常弱，易发生败血症、NEC、感染性肺炎等。

8. 体温调节 早产儿体温调节中枢发育不完善，调节功能差；体表面积相对大，头部面积占整体面积的 20%，散热快；皮下脂肪薄，特别是棕色脂肪少，脂肪和碳水化合物储备少，造成产热不足。以上因素均易使早产儿出现体温不升。因汗腺发育不成熟，当外界环境温度过高时，早产儿易发生体温过高。

（三）护理与管理

1. 呼吸管理 早产儿易发生缺氧、呼吸暂停、呼吸窘迫综合征等。早产儿仰卧时肩下应垫软枕，以避免颈部过度屈曲或仰伸而致气道阻塞；俯卧时应专人护理照顾，头偏向一侧，以避免物品遮住口鼻。出现发绀时应查明原因，同时给予吸氧，吸入氧浓度（fraction of inspire O_2，FiO_2）以维持动脉血氧分压（arterial partial pressure of oxygen，PaO_2）50~80 mmHg、经皮动脉血氧饱和度（percutaneous arterial oxygen saturation，SpO_2）90%~95% 为宜，避免高浓度长时间吸氧而增加早产儿 ROP 风险。呼吸暂停者给予弹足底、托背刺激恢复自主呼吸，必要时吸氧、皮囊加压给氧处理，条件允许可放置水囊床垫，利用水的震动减少呼吸暂停的发生；如呼吸暂停频繁发作应考虑持续气道正压通气、气管插管辅助呼吸，并根据医嘱应用氨茶碱或枸橼酸咖啡因等兴奋呼吸中枢类药物。

2. 环境和保暖 根据早产儿胎龄、日龄、体重和病情选择合适的保暖措施，并加强体温监测。早产儿给予戴帽保暖，以降低氧耗量和散热量。对早产儿进行暴露性操作时需在辐射式抢救台上进行，并尽量缩短操作时间。早产儿的室温维持在 24~26℃，湿度维持在 55%~65%。

3. 合理喂养 早产儿吸吮 - 呼吸 - 吞咽功能不协调，有效的吸吮和吞咽功能到 34 ~ 36 周才能成熟，因此经口喂养时常出现口唇发绀、SpO_2 下降等现象，此时应暂停喂奶，休息片刻，待患儿呼吸、面色、SpO_2 恢复后再继续哺喂。提倡亲母母乳喂养，其次选择捐赠人乳，最后选择早产儿配方奶。喂养方式最好为经口喂养，喂奶时不宜过快，喂奶时和喂奶后采取斜坡卧位或右侧卧位，以免发生误吸和胃食管反流；吸吮能力差和吞咽不协调者可用管饲喂养。注意观察早产儿有无频繁呕吐、胃潴留、奶量不增或减少、腹胀等喂养不耐受情况，警惕 NEC 的发生。

4. 预防感染 严格执行消毒隔离制度，工作人员相对固定，严格控制入室人数，室内物品定期更换消毒，防止交叉感染。严格遵循无菌操作技术原则，强化手卫生意识，控制医源性感染。

5. 脑损伤预防 早产儿脑损伤早期常无明显的临床表现而容易被忽视，除影像学检查外，需加强病情观察。通过避免环境波动、保持患儿安静和体温稳定、维持血压和血气分析在正常范围内、操作集中进行、尽量减少操作性伤害、控制输液速度和输入量、避免渗透压升高等措施，维持其内环境的稳定，改善脑循环，保证正常脑血流动力学，减少颅内出血和脑白质损伤。

6. ROP 预防 引起 ROP 的根本原因是早产儿视网膜发育不成熟。ROP 发生率与胎龄和出生体重成反比。早产儿合并症越多、病情越严重，ROP 的发生率越高，故应加强对早产儿感染、呼吸暂停、贫血、代谢性酸中毒等合并症的防治。认真落实发展性照护措施，密切观察早产儿病情变化并及时处理，尽可能使其平稳度过危险期。规范吸氧，尽可能降低吸氧浓度、缩短吸氧时间，避免动脉血氧分压波动；禁止吸纯氧，尽量使用空氧混合仪，维持早产儿吸氧时 PaO_2 50 ~ 80 mmHg、SpO_2 90% ~ 95%，SpO_2 不宜超过 95%，以降低 ROP 发生率。

7. 听力筛查 早产儿容易出现各种并发症，这会影响早产儿听力，故应在出生后 3 天、30 天常规应用耳声发射对早产儿进行听力筛查。如果筛查未通过，需做脑干诱发电位检查，做到早发现、早治疗。

知识链接 6-1
早产儿发育支持护理

8. 发育支持护理 这种护理模式满足早产儿的个体化需求，包括提供正确的措施和适宜的环境，注意医疗护理措施的时间性，减少不良刺激，促进早产儿行为稳定，同时为父母提供精神支持。具体内容可能是单一措施或多种措施的综合，包括控制病房光线；减少噪音刺激，白天环境声音不超过 45 dB，夜间不超过 20 dB，瞬间声音不超过 70 dB；为患儿提供舒适和正确的体位；减少疼痛刺激；合理安排操作和护理；促进睡眠；提供合适的味、触、嗅觉体验，进行袋鼠式护理、抚触等皮肤接触；鼓励父母参与照护患儿，协助建立亲子关系等。

第三节 新生儿窒息

新生儿窒息（neonatal asphyxia）是指胎儿因缺氧发生宫内窘迫或娩出过程中发生呼吸、循环障碍，以致生后 1 min 内不能建立正常规律的呼吸，进而导致低氧血症或混合型酸中毒，甚至多器官功能损害。新生儿窒息是围产期新生儿死亡和伤残的重要原因之一。

【病因】

凡是造成胎儿和新生儿缺氧的因素均可引起窒息。

1. 孕母因素 孕母患有心脏病、糖尿病、高血压、甲状腺疾病、神经系统疾病、严重贫血等全身性疾病；妊娠高血压综合征；妊娠中后期出血；酗酒、吸烟、吸毒；年龄 ≥35 岁或

＜16 岁等。

2. 胎儿因素 早产儿、小于胎龄儿、巨大儿；先天畸形；羊水或胎粪吸入气道等。

3. 胎盘或脐带因素 胎盘早剥、前置胎盘等；脐带受压、打结、脱垂、绕颈等。

4. 分娩因素 难产、急产、头盆不称、产程延长、高位产钳助产、产程中药物（镇静剂、麻醉剂、催产药）使用不当等。

【病理生理】

1. 呼吸暂停

（1）原发性呼吸暂停：胎儿或新生儿缺氧时，先有呼吸运动加快，若缺氧未纠正，则呼吸运动停止，心率减慢，血压升高，循环尚好，有发绀；若及时给氧或者适当刺激，多可恢复自主呼吸。

（2）继发性呼吸暂停：如缺氧持续存在，新生儿将出现喘息样呼吸，心率继续下降，血压开始下降，呼吸运动减慢，最终出现一次深度喘息后进入继发性呼吸暂停，此时呼吸、心率、血压均持续下降，如外界无正压呼吸帮助则无法恢复自主呼吸。

2. 窒息时胎儿向新生儿呼吸、循环转变受阻 在宫内，胎儿通过胎盘得到氧气，其肺内充满液体，正常 PaO_2 20～30 mmHg，心排量仅 10% 进入肺内，这是由于胎儿期肺并不是用于气体交换的器官。随着产程的发动，肺液开始吸收，出生后新生儿最初几次呼吸可以使大部分肺液吸收、清除。随后肺内充满气体，肺血管阻力下降，血液流进肺内使肺部的灌注显著增加，动脉氧合水平上升，新生儿肤色转红。由于某些原因导致这一转变过程受阻，将使新生儿的呼吸停止或抑制，肺泡不能扩张，肺液不能清除，导致缺氧、窒息。肺血管阻力增加，持续肺动脉高压，会进一步加重缺氧，引起不可逆器官功能损伤。

3. 窒息时各器官缺血缺氧改变 窒息开始时，缺氧、酸中毒引起机体经典的"潜水"反射，即体内血液重新分布，肺、肠、肾、皮肤等非生命器官血管收缩，血流减少，以保证脑、心、肾上腺等生命器官的血液供应。如缺氧持续存在，无氧代谢将进一步加重代谢性酸中毒，体内储存的糖原耗尽，代偿机制丧失，最终导致心肌功能受损，心率和动脉血压下降，生命器官的血液供应减少，脑损伤发生，非生命器官血流量进一步减少导致各脏器受损。

4. 血液生化和代谢改变 缺氧导致血 $PaCO_2$ 升高，pH 和 PaO_2 降低。窒息时机体处于高代谢的应激状态，儿茶酚胺和胰高血糖素释放增加，血糖增高或正常；当缺氧持续存在时，随着糖原的消耗增加，可发生低血糖。窒息应激状态下，血游离脂肪酸增加，促进了钙离子与蛋白结合而导致低钙血症。缺氧可引起心钠素分泌异常，导致低钠血症。

【临床表现】

1. 胎儿缺氧 宫内缺氧早期为兴奋期，表现为胎动增加，胎心增快，≥160 次 /min；如缺氧持续则进入抑制期，表现为胎动减少甚至消失，胎心不规则或减慢，＜100 次 /min，最后停搏。肛门括约肌松弛使胎粪排出，羊水被胎粪污染成黄绿色或墨绿色。

2. 新生儿阿普加评分（Apgar score） 是一种国际公认的简易评估新生儿窒息程度的方法。该评分由 5 组体征组成，包括心率、呼吸、对刺激的反应、肌张力和皮肤颜色，每组体征最大分值 2 分。5 项分值相加即得总分，总分 8～10 分为正常，4～7 分为轻度窒息，0～3 分为重度窒息。生后 1 min 评分可区别窒息程度，5 min 及 10 min 评分有助于判断复苏效果和预后。

3. 各器官受损表现 窒息时缺氧、缺血可导致多个系统器官损害。①中枢神经系统：缺氧缺血性脑病和颅内出血等；②呼吸系统：容易发生羊水或胎粪吸入综合征，易诱发早产儿出现呼吸窘迫综合征，肺出血、持续肺动脉高压；③循环系统：轻者有传导系统和心肌受损，严重

表 6-5　新生儿阿普加评分

体征	评分标准			出生后评分	
	0	1	2	1 min	5 min
皮肤颜色	青紫或苍白	躯干红、四肢青紫	全身红		
心率（次/min）	无	<100	>100		
弹足底或插管反应	无反应	有些动作，如皱眉	哭、喷嚏		
肌张力	松弛	四肢略屈曲	四肢能活动		
呼吸	无	慢、不规则	正常，哭声响		

者出现心源性休克和心衰；④泌尿系统：血液灌注过低会导致急性肾小管坏死及肾衰竭；⑤消化系统：血液灌注过低会造成肠道缺血坏死，发生应激性溃疡和坏死性小肠结肠炎；⑥代谢的影响：常见低血糖、电解质紊乱，如低钠血症和低钙血症等。

【辅助检查】

动脉血气分析尤其是脐血血气分析是国际公认的反映胎儿氧合、酸碱状况最客观的指标，是评估围生儿窒息必不可少的指标。当脐血 pH≤7.25 时，提示胎儿有严重缺氧，出生后应继续监测血气分析，关注 pH、$PaCO_2$、PaO_2，作为应用氧气和碱性溶液的依据。根据病情还可选择性监测血电解质、血糖、血尿素氮及肌酐等生化指标。

【治疗要点】

1. 预防及积极治疗孕母疾病。

2. 早期预测　估计胎儿娩出后有窒息危险时，复苏小组做好准备工作，包括分娩区的环境、复苏人员、所需器材、物品等。复苏小组至少有三名成员，明确领导者，成员间相互分工，制订总体的计划。

3. 及时复苏　按 A、B、C、D、E 步骤进行，A（airway）：尽量吸尽新生儿呼吸道分泌物，建立通畅的呼吸道；B（breathing）：建立呼吸，增加通气；C（circulation）：维持正常循环，保证足够心搏出量；D（drug）：药物治疗；E（evaluation）：评价。A、B、C 最为重要，其中 A 是根本，B 是关键。

4. 复苏后护理　评估和监测新生儿呼吸、心率、血压、尿量、肤色、经皮动脉血氧饱和度及窒息所致的神经系统症状等，控制惊厥，治疗脑水肿。

【常见护理诊断/问题】

1. 自主呼吸障碍　与低氧血症和高碳酸血症有关。

2. 体温过低　与缺氧、环境温度低有关。

3. 焦虑（家长）　与新生儿病情危重及预后不良有关。

【护理措施】

1. 复苏　新生儿窒息的复苏应由产科及新生儿科医生、护士共同合作进行。

（1）快速评估：出生后立即用几秒的时间评估以下四项指标，①是否是足月儿；②羊水是否清亮；③是否有哭声或者呼吸；④肌张力是否正常。如以上任何一项为"否"，则进行复苏。

（2）复苏程序：严格按照 ABCDE 步骤进行，顺序不能颠倒。

A 通畅气道（要求在出生后 15～20 s 内完成）：①新生儿娩出后即置于远红外或其他方法预热的保暖台上；②摆好新生儿呈头轻度仰伸位（鼻吸位），肩部以布卷垫高 2～2.5 cm，使颈部轻度伸展，咽、喉、气管呈一直线，可以让空气自由出入；③气道内分泌物多且呼吸不畅时，可用吸引球或吸痰管清理气道，吸引时间每次不超过 10 s，吸引器负压不超过 13.3 kPa，先吸口腔再吸鼻腔黏液；④用温热干毛巾彻底擦干全身，拿走湿毛巾。

B 建立呼吸：①触觉刺激。拍打足底或摩擦患儿背部 2 次来诱发自主呼吸出现。经触觉刺激后呼吸正常、心率 >100 次 /min、肤色红润，则进一步观察。②正压通气。如触觉刺激后无自主呼吸或心率 <100 次 /min，立即给予复苏囊面罩加压给氧，足月儿和胎龄 ≥35 周早产儿可用空气进行复苏，胎龄 <35 周早产儿开始就用 30% ~ 40% 的氧进行复苏，氧饱和度增加不理想可用纯氧复苏。30 s 后再评估，如心率 >100 次 /min，出现自主呼吸，肤色转红，可予以观察；如仍无规律性呼吸或心率 <100 次 /min，须进行气管插管正压通气，并考虑胸外心脏按压。

C 恢复循环：正压通气 30 s 后心率 <60 次 /min，应在继续正压通气的同时进行胸外心脏按压。可采用拇指法或双指法。按压部位在胸骨体下 1/3 处，胸骨下陷的幅度为胸廓前后径的 1/3。需 2 位医护人员配合，一人按压胸廓，另一人持续正压通气。按压频率为 90 次 /min（每按压 3 次，正压通气 1 次，每个动作周期包括 3 次按压和 1 次人工呼吸，每个周期 2 s）。胸外心脏按压 30 s 后评估心率恢复情况。

D 药物治疗：①建立有效的静脉通路。②保证药物应用。胸外心脏按压 30 s 后不能恢复正常循环时，给予 1：10 000 肾上腺素 0.1 ~ 0.3 mL/kg 静脉注入或 0.5 ~ 1.0 mL/kg 气管内注入。根据病情遵医嘱扩容，纠正酸中毒、低血糖、低血压等。

E 评价：复苏过程中，要评价患儿呼吸、心率复苏的情况，并持续监测生命体征，然后再决定下一步的操作。

（3）复苏后监护：窒息后常引起心、肺、脑功能受损，故除了对新生儿进行以上处理外，还要通过各种监护措施观察各脏器受损情况。①观察意识状况、神经反射、惊厥、瞳孔反应、肌张力等的变化，判断是否有脑部受损；②观察有无青紫、呼吸困难、呼吸频率及节律变化；③观察心率、心音、血压、毛细血管充盈情况等，判断是否有心肌受损的表现；④记录首次排尿时间和 24 h 尿量，判断是否有肾受损。

2. 保温　整个复苏过程中应注意患儿保温，对于早产儿尤为重要。胎龄小于 32 周和（或）出生体重 <1 500 g 的早产儿，出生后在擦干身体前立即用聚乙烯材料包裹以保温。将患儿置于远红外保温床上，病情稳定后置暖箱中保温或热水袋保温，维持适宜的中性温度，减少耗氧。以上保暖措施以不影响复苏措施为前提进行。

3. 预防感染　严格执行无菌操作，加强环境管理，注意手卫生。

4. 心理支持　耐心、细致告知家长患儿目前的情况和可能的预后，帮助家长树立信心，促进父母角色的转变。

拓展阅读 6-1
新生儿窒息诊断的专家共识（2016 版）

第四节　新生儿缺氧缺血性脑病

情境导入

患儿，男，2 h 余，因"窒息复苏后 2 h 余"转入院。患儿系 G₃P₂，孕 40 周，顺产出生，出生时无呼吸，心率 40 ~ 50 次 /min，肌张力低，阿普加评分 1 min 1 分，5 min 4 分，

10 min 6分。予复苏皮囊加压给氧、心肺复苏，复苏后反应差，无哭声，抽泣样呼吸，肌张力低。诊断：新生儿窒息；新生儿缺氧缺血性脑病。

请思考：

1. 新生儿缺氧缺血性脑病的发病机制有哪些？
2. 新生儿缺氧缺血性脑病的诊断标准是什么？
3. 亚低温治疗中的护理重点是什么？

新生儿缺氧缺血性脑病（hypoxic ischemic encephalopathy，HIE）是指围生期窒息引起的部分或完全缺氧、脑血流减少或暂停而导致的胎儿或新生儿脑损伤。本病对发育中的大脑有极大的不良影响，是目前导致新生儿死亡及小儿残疾的主要疾病之一。我国新生儿 HIE 发生率在足月活产儿中为 3‰~6‰，存活患儿中 20%~30% 可遗留神经系统后遗症。

【病因和发病机制】

缺氧是 HIE 发病的核心，其中围生期窒息是最主要的病因，生后心肺疾病、中重度贫血等导致低氧血症，心搏骤停、重度心衰等造成细胞缺血，也可引起 HIE。缺氧可使全身包括脑内血流动力学发生改变而致缺血，缺血又使组织灌注减少从而造成组织和细胞内缺氧，缺氧缺血的共同作用导致急性脑损伤。

【临床表现】

1. 神经系统异常

（1）意识障碍：主要表现为不同程度的兴奋或抑制。过度兴奋：易激惹，肢体颤抖，睁眼时间长，凝视等。过度抑制：嗜睡，失去正常的睡眠觉醒周期，甚至昏迷。

（2）肌张力异常：如增强，常表现为肢体过度屈曲、被动活动阻力增高，下肢往往重于上肢，严重时表现为过伸；如减弱，则表现为头竖立差，围巾征阳性（将一侧胳膊绕脖子搭向对侧，正常时肘关节不超过胸部的中线，如超过则为阳性，提示肌张力低下），腘窝角（新生儿平卧，骨盆不抬起，下肢屈曲呈胸膝位，固定膝关节在腹部两侧，举起小腿测量腘窝的角度）>90°，甚至四肢松软。

（3）原始反射异常：主要是吸吮反射和拥抱反射，轻时表现为活跃，重时减弱甚至消失。

（4）颅内压升高：随脑水肿加重，可表现出前囟张力增高、颅缝分离。严重颅内压升高时常伴呼吸异常和不同形式的惊厥，以微小型、阵挛型多见，可间断发作或频繁发作。脑损伤更重者可出现持续强直发作。

（5）脑干症状：重度脑病多见，表现为中枢性呼吸衰竭、呼吸节律不整、呼吸暂停，瞳孔对光反射迟钝或消失，也可出现眼球震颤等表现。

2. 其他异常　出生后即表现为肢体软弱无力、啼哭延迟、哭声低弱等，阿普加评分低。之后伴随神经系统异常，常出现喂养困难和心动过缓、少尿等多脏器损害表现。

【分期】

根据患儿意识、肌张力、原始反射改变、惊厥表现、病程及预后等，临床上将新生儿 HIE 分为轻度、中度和重度。

1. 轻度　主要表现为兴奋、激惹，肢体可出现颤动，吸吮反射正常，拥抱反射活跃，肌张力正常，呼吸平稳，前囟平，一般不出现惊厥。上述症状生后 24 h 内明显，3 天内逐渐消失。预后良好。

2. 中度 表现为嗜睡、反应迟钝，肌张力减低，肢体自发动作减少，可出现惊厥。前囟张力正常或增高，拥抱反射和吸吮反射减弱，瞳孔缩小，对光反射迟钝。症状在生后 72 h 内明显，病情恶化者嗜睡程度加深甚至昏迷，反复抽搐。脑电图检查可见癫痫样波或低电压。症状 14 天内消失。可留后遗症。

3. 重度 表现为意识不清，常处于昏迷状态，肌张力低下，肢体自发动作消失，惊厥频繁，反复呼吸暂停，前囟张力高，拥抱反射和吸吮反射消失，瞳孔不等大或放大，对光反射差，心率减慢。脑电图及影像学检查明显异常。脑干诱发电位异常。症状可持续数周，重度患儿死亡率高，存活者多数留有后遗症。

【辅助检查】

辅助检查可协助临床了解 HIE 时代谢、脑电生理功能和结构的变化，帮助明确 HIE 的神经病理类型，有助于对病情的判断，可作为估计预后的参考。

1. 实验室检查

（1）缺氧、酸中毒程度：血气分析。

（2）代谢紊乱及多脏器损害：血糖、血钠、血钙等多降低，心肌酶谱及肌钙蛋白、肌酐、尿素氮水平升高。

（3）脑损伤的严重程度：肌酸激酶脑型同工酶（CK-BB，正常值 < 10 U/L），神经元特异性烯醇化酶（NSE，正常值 < 6 μg/L）。

2. 脑电生理检查 最常用的是脑电图，在生后 1 周内进行，表现为脑电活动延迟（落后于实际胎龄）、异常放电、缺乏变异、背景活动异常（以低电压和暴发抑制为主）等。有条件时可在出生早期进行床旁振幅整合脑电图连续监测。

3. 脑影像学检查 可通过头颅超声、CT、MRI 等检查，直观地反映 HIE 病变程度、范围及疾病演变过程。

【治疗要点】

1. 对症支持治疗

（1）维持良好通气功能：保持 PaO_2 60 ~ 80 mmHg，$PaCO_2$ 和 pH 在正常范围；避免低氧血症、高氧血症、低碳酸血症和高碳酸血症的发生。

（2）维持脑和全身良好血流灌注：避免脑灌注过低、过高或波动。低血压可用多巴胺、多巴酚丁胺等血管活性药物使血压维持在正常范围，以保证充足、稳定的脑灌注。

（3）维持合适的血糖、体温：避免高血糖，因其高渗透作用可能导致脑出血和血乳酸堆积等不良结局。避免体温过高，以 ≤37.5℃为宜。

（4）控制惊厥：控制惊厥有助于降低脑细胞代谢。首选苯巴比妥钠，负荷量为 20 mg/kg，15 ~ 30 min 内缓慢静脉推注；若惊厥未控制，1 h 后加用 10 mg/kg。

（5）防治脑水肿：避免输液过量，每日液体总量控制在 60 ~ 80 mL/kg。HIE 患儿常同时存在抗利尿激素异常分泌综合征和肾功能障碍，应维持尿量 >1 mL/（kg·h）。HIE 脑水肿主要为细胞毒性水肿，甘露醇虽能减轻脑水肿，但不能减轻最终脑损伤程度，因此只有在颅内压明显增高，导致脑灌注压严重下降时才使用 20% 甘露醇，每次 0.25 g/kg，每 6 ~ 12 h 一次，使用 3 ~ 5 天。

2. 亚低温治疗 指用人工诱导的方法将体温降低 2 ~ 5℃，以保护脑细胞，降低严重 HIE 的伤残率和死亡率。应用指征为中、重度 HIE 新生儿；方法有头部和全身亚低温 2 种；治疗窗应于生后 6 h 内，即二次能量衰竭间期，且开始越早疗效越好；治疗应持续 72 h。

（1）亚低温治疗机制：①保护血脑屏障，减轻脑水肿。②减少钙离子内流，阻断钙对神经元的毒性作用。③降低脑组织氧耗量，减少脑组织乳酸堆积。④抑制内源性毒性产物对脑细胞的损害作用。⑤减少脑细胞结构蛋白破坏，促进脑细胞结构和功能修复。⑥减轻弥漫性轴索损伤。

（2）亚低温治疗入选标准：①出生胎龄≥35周，出生体重≥2 000 g。②胎儿或复苏成功后的新生儿出现缺氧缺血证据。满足以下4项中的任意1项：有胎儿宫内窘迫的证据如子宫和（或）胎盘破裂、胎盘早剥、脐带脱垂、严重胎心异常变异或晚期减速；5 min阿普加评分≤5分；脐血或生后1 h内动脉（不能获得动脉血标本时，可用毛细血管血或静脉血代替）血气分析pH≤7.10，或碱剩余≥–12 mmol/L；出生后需正压通气>10 min。③神经功能评估提示存在中度以上的HIE。

（3）亚低温治疗相对禁忌证：①存在严重的先天畸形。②颅脑创伤或中、重度颅内出血。③临床有自发性出血倾向或血小板计数（PLT）<50×10^9/L及凝血功能障碍。④全身性先天性细菌或病毒感染。

3. 干细胞移植　干细胞可透过受损的血脑屏障进入脑受损区域，并分化成熟为神经元或小胶质细胞，同时可保护机体免受缺氧缺血所引发的全身和局部神经炎症反应，并修复神经血管。

【常见护理诊断 / 问题】

1. 低效性呼吸型态　与缺氧缺血致呼吸中枢损害有关。

2. 有皮肤完整性受损的危险　与亚低温治疗有关。

3. 营养失调：低于机体需要量　与缺氧后液体控制有关。

4. 潜在并发症：颅内压升高、呼吸衰竭。

5. 有废用综合征的危险　与缺氧缺血导致的后遗症有关。

【护理措施】

1. 给氧　及时清除呼吸道分泌物，保持呼吸道通畅。选择合适的给氧方式，根据患儿缺氧情况给予鼻导管吸氧或头罩吸氧，如缺氧严重，可考虑气管插管及机械辅助通气。

2. 监护　严密监护患儿的呼吸、血压、心率、SpO$_2$等，注意观察患儿神志、瞳孔、前囟张力、抽搐等情况，观察药物反应。

3. 亚低温治疗护理

（1）使用前准备：①优先选用辐射式抢救台。②新生儿尽量裸露，除去身体部位一切可能的加温设施。③选择合适冰毯，要求大小适中，覆盖躯干和大腿，不可覆盖颈部。④监测体温、脉搏、呼吸、血压、SpO$_2$等。⑤建立动、静脉通路。⑥留置尿管。⑦完善治疗前检查，包括心电图、血常规、血气分析、电解质、乳酸、血糖、肝肾功能、凝血功能等。⑧剃发，枕后贴人工皮保护。

（2）密切观察病情变化：在降温过程中密切监测患儿生命体征，尤其是体温变化，维持亚低温治疗期间体核温度33~34℃。亚低温治疗过程中可能出现心率减慢、心律失常、血压下降等，应持续心电监护。记录24 h出入量，测量体重。观察有无穿刺点渗血不止、消化道出血等表现，如出现严重凝血功能障碍等并发症，需提前终止亚低温治疗。复温速度≤0.5℃/h，复温时间≥5 h。

（3）加强皮肤护理：全身亚低温治疗可导致皮下脂肪坏死和寒冷性脂膜炎等皮肤并发症，皮肤疼痛、发红或青紫都与降温装置有关，可预防性进行皮肤保护。如患儿能够耐受，定时翻身可预防这些并发症发生。降温过程中，一旦出现皮肤并发症应尽快给予局部保暖等处理。此外，疼痛等不适会引起患儿躁动，进而导致体温上升而影响降温，应结合心率加快、血压增高等变化来评估患儿疼痛情况，采取适当干预措施，如控制病室内环境刺激（降低噪声水平、调节室内光线强度）、抚摸等，以减轻患儿不适。

（4）保证营养：亚低温治疗期间，需保证患儿营养供给，维持血糖在正常水平。由于存在发生坏死性小肠结肠炎的风险，故在全身亚低温治疗期间不能经肠道喂养患儿，宜采取肠外营养。

【预防】

加强母亲围产期保健、积极推广新法复苏、防治新生儿围产期窒息是预防本病的主要方法。

第五节 新生儿颅内出血

新生儿颅内出血（intracranial hemorrhage of the newborn，ICH）是新生儿，尤其是早产儿常见的神经系统疾病，与围产期窒息、产伤等有关。出生体重低于 1 500 g 的早产儿发病率为 17.5%，足月儿为 2%～3%。严重颅内出血死亡率高达 27%～50%，存活者常留有脑性瘫痪、认知障碍等神经系统后遗症。

不同病因可导致不同部位的颅内出血，主要出血类型可分为脑室周围 – 脑室内出血、硬脑膜下出血、蛛网膜下腔出血、脑实质出血，小脑及丘脑、基底核等部位也可发生出血。

【病因和发病机制】

早产、窒息及缺血缺氧、机械性损伤等是新生儿颅内出血的常见病因。

1. 早产 早产儿存在生发基质（germinal matrix，GM），其周围血管丰富，但血管常为单层内皮，易破裂出血；血管壁的内皮细胞富含线粒体，耗氧量大，当缺氧、酸中毒时易发生细胞坏死，使毛细血管破裂出血；小静脉系统呈"U"形回路，易引起血流缓慢或停滞、毛细血管床压力增加，导致出血。

2. 窒息及缺血缺氧 缺氧和酸中毒直接损伤毛细血管内皮细胞，使其通透性增加或破裂出血；影响脑血流自主调节功能，形成"压力被动性脑血流"，使脑血管扩张、静脉淤滞、压力增高，进而引起出血。快速扩容、动 / 静脉穿刺、吸痰、高参数机械通气、人机对抗等使血压大幅度波动、毛细血管破裂出血。

3. 机械性损伤 主要为产伤，多见于足月儿，如头盆不称、先露异常，以及不适当的助产、急产、产程延长等。

4. 其他 新生儿凝血功能障碍、血小板减少；不恰当地静脉输入甘露醇等高渗液体。

【临床表现】

临床表现主要与出血部位和出血量有关，轻者可无症状，大量出血者可在短期内病情恶化而死亡。常见表现如下。①神志改变：激惹、嗜睡或昏迷。②呼吸改变：增快或减慢，不规则或暂停。③颅内压力增高：前囟隆起、血压增高、抽搐、角弓反张、脑性尖叫。④眼征：凝视、斜视、眼球震颤等。⑤瞳孔：不等大或对光反射消失。⑥肌张力：增高、减弱或消失。⑦其他：原始反射减弱或消失；出现贫血和黄疸。

根据颅内出血部位不同，临床上分为以下几种类型。

1. 脑室周围－脑室内出血　是早产儿颅内出血中常见的一种类型，也是导致早产儿死亡和伤残的主要原因之一。25%～35% 的患儿发生出血性脑积水，临床上表现为头围迅速增大、前囟饱满、颅缝分离，并可遗留智力、运动发育障碍等后遗症。

2. 原发性蛛网膜下腔出血　大部分出血量少，可无临床症状，预后良好；部分典型病例表现为生后第 2 天抽搐，但发作间歇正常；大量出血者可出现反复中枢性呼吸暂停、惊厥、昏迷，于短期内死亡。

3. 脑实质出血　常见于足月儿。少量出血，可无明显症状；脑干出血早期可发生瞳孔变化、呼吸不规则和心动过缓等，但前囟张力可不高。当出血部位液化形成囊肿，并与脑室相通时，即引起脑穿通性囊肿。主要后遗症为脑性瘫痪、癫痫、智力或运动功能发育迟缓（以下肢运动障碍多见）。

4. 硬膜下出血　多见于足月巨大儿或臀位异常难产、高位产钳助产儿。小脑幕上出血，常有兴奋、激惹、惊厥，有时表现为一侧肢体活动异常、斜视、瞳孔异常、肌张力增强；大量出血可有颅内压增高表现。小脑幕下出血，少量者早期可无症状，多在生后 24～72 h 出现呼吸节律不齐、惊厥及凝视等；持续大量出血可出现呼吸抑制，甚至频繁呼吸暂停、惊厥、前囟膨隆、凝视、颈强直或角弓反张、反应迟钝乃至昏迷，患者可短时间内死亡。

5. 小脑出血　常见于早产儿，胎龄小于 32 周、出生体重不足 1 500 g 的早产儿中发生率约为 15%～25%。可表现为呼吸暂停、心动过缓、眼球偏斜、面瘫；脑脊液受阻时可有前囟膨隆、头围增大；常有颅神经受累，有间断性的肌张力增强。严重者可在短时间内死亡。

【辅助检查】

病史、症状和体征可提供诊断线索，但确诊须头颅影像学检查。头颅 B 超、CT 或 MRI 是诊断颅内出血的主要手段。

【治疗要点】

1. 保守治疗　颅内出血往往首选保守治疗。治疗原则包括：最大限度减少对患儿的刺激；维持内环境稳定，维持稳定的血气、血压、血糖；纠正出凝血功能异常；减少脑血流剧烈波动，镇静止惊，降低颅内压。

（1）止血：常规采用止血药物，多用维生素 K_1 3～5 mg，肌内或静脉注射。

（2）镇静、止惊：选用地西泮、苯巴比妥钠等。

（3）降颅压：颅内压增高者首选呋塞米，也可静脉输注小剂量甘露醇，每次 0.25～0.5 g/kg，每 6～8 h 一次。

（4）维持内环境稳定：给氧，必要时使用碳酸氢钠纠正酸中毒。

2. 手术治疗　对大量出血导致严重脑干功能受累、药物治疗无效、病情进行性加重者，应手术治疗，包括脑室外引流、脑室储液囊埋植、脑室－腹腔分流等。

【常见护理诊断／问题】

1. 潜在并发症：颅内压增高。

2. 低效性呼吸型态　与呼吸中枢受损有关。

3. 有窒息的危险　与惊厥、昏迷、镇静剂应用有关。

4. 体温调节异常　与体温调节中枢受损、能量摄入不足等有关。

【护理措施】

1. 密切观察病情，降低颅内压

（1）严密观察病情：注意生命体征、神志、前囟、瞳孔变化。密切观察呼吸型态，及时清除呼吸道分泌物。观察惊厥发生时间、性质。

（2）绝对镇静，保持安静：避免一切不必要的刺激和移动，各项操作集中进行，动作轻、稳、准。抬高头部 15°~30°。

2. 合理用氧　根据缺氧程度选择合适给氧方式，根据血气分析结果及时调整给氧的浓度与方法。呼吸暂停频繁者遵医嘱给予呼吸兴奋剂，必要时应用人工呼吸机。

3. 维持体温稳定　体温过高时予以物理降温，体温过低时予辐射式抢救台或暖箱保暖。

4. 喂养　出血早期避免直接哺乳，以防用力吸奶加重出血。可用奶瓶喂养。

5. 术后护理　脑室外引流术后需观察引流液颜色、性质和引流量，并根据患儿情况控制引流速度。脑室储液囊埋植术后患儿，避免在脑室储液囊附近行头皮静脉穿刺。脑室腹腔分流术后患儿，分流管易突出皮肤表面，需做好皮肤保护，预防压力性皮肤损伤的发生。脑室腹腔分流术、脑室储液囊埋植示意图见图 6-2、图 6-3。

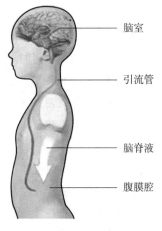

图 6-2　脑室腹腔分流术示意图

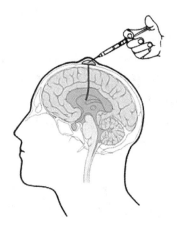

图 6-3　脑室储液囊埋植示意图

第六节　新生儿黄疸

情境导入

患儿，女，1天，因"生后发现皮肤黄染 10 h"入院。患儿系 G_1P_1，孕 38 周，剖宫产娩出，出生体重 2 950 g，羊水无浑浊，胎盘、脐带正常，否认窒息抢救史。

请思考：

1. 该患儿出现皮肤黄染的原因可能有哪些？

2. 如何区别新生儿生理性和病理性黄疸？

3. 如何治疗和护理该患儿？

一、概述

新生儿黄疸（neonatal jaundice）即新生儿高胆红素血症（hyperbilirubinemia of newborn），是指胆红素（大部分为未结合胆红素）在体内积聚造成新生儿皮肤和其他器官黄染，为新生儿常见症状之一，80% 以上的正常新生儿在生后早期会出现黄疸。新生儿出生后的胆红素水平是动态变化的，因此在诊断高胆红素血症时需考虑其胎龄、日龄和高危因素。对于胎龄≥35 周的新生儿，目前多采用美国 Bhutani 等制作的新生儿小时胆红素列线图作为诊断参考（图 6-4）。当胆红素水平超过第 95 百分位时定义为高胆红素血症，应予以干预。

根据不同的胆红素水平，胎龄≥35 周的新生儿高胆红素血症还可以分为以下几种。①重度高胆红素血症：血清总胆红素（TSB）峰值超过 342 μmol/L（20 mg/dL）。②极重度高胆红素血症：TSB 峰值超过 427 μmol/L（25 mg/dL）。③危险性高胆红素血症：TSB 峰值超过 510 μmol/L（30 mg/dL）。新生儿早期由于其胆红素代谢特点所致，血清胆红素可高于成人。成人血清胆红素 >34 μmol/L（2 mg/dL）时，巩膜和皮肤可见黄染；新生儿毛细血管丰富，血清胆红素 >85 μmol/L 时出现肉眼可见的黄疸。

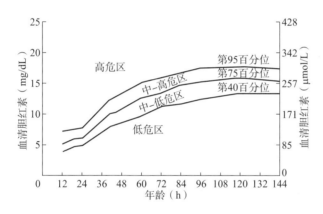

图 6-4　新生儿小时胆红素列线图（Bhutani 曲线）

【新生儿胆红素代谢特点】

1. 胆红素生成较多　新生儿每天生成 8.8 mg/kg 的胆红素，而成人每天仅生成 3.8 mg/kg。原因为：①红细胞数量较多。胎儿处于氧分压偏低的环境，生成的红细胞数较多，出生后环境氧分压提高，过多的红细胞被破坏。②红细胞寿命较短。胎儿血红蛋白半衰期短，新生儿红细胞寿命比成人短 20~40 天，形成胆红素的周期缩短。③其他来源的胆红素生成较多，如来自肝及其他器官的血红素蛋白和骨髓中无效造血的胆红素前体较多。

2. 转运胆红素的能力不足　刚娩出的新生儿常有不同程度的酸中毒，影响血中胆红素与白蛋白的联结，加之早产儿白蛋白的数量较足月儿低，使运送胆红素的能力不足。

3. 肝细胞功能不成熟　①摄取胆红素能力低下：新生儿肝细胞内摄取胆红素必需的 Y、Z 蛋白含量低，生后 5~10 天达正常。②结合胆红素的能力不足：新生儿初生时肝酶系统发育不成熟，葡萄糖醛酸转移酶含量少、活性低，不能有效地将脂溶性未结合胆红素（间接胆红素）与葡萄糖醛酸结合成水溶性结合胆红素（直接胆红素）。③排泄结合胆红素的功能不成熟。

4. 肠肝循环的特性　初生婴儿肠道内细菌量少，不能将肠道内的胆红素还原成粪、尿胆原；肠腔内 β- 葡萄糖醛酸酐酶活性相对较高，能将结合胆红素水解成葡萄糖醛酸及未结合胆红素，后者又被肠吸收经门静脉而达肝。

由于上述特点，新生儿摄取、结合、排泄胆红素的能力仅为成人的 1%～2%，因此极易出现黄疸，尤其当新生儿处于饥饿、缺氧、胎粪排出延迟、脱水、酸中毒、头颅血肿或颅内出血等状态时，黄疸易加重。

【新生儿黄疸分类】

新生儿黄疸分为生理性黄疸和病理性黄疸，两者的特点比较见表 6-6。

表 6-6　新生儿生理性黄疸和病理性黄疸的特点比较

黄疸特点	生理性黄疸	病理性黄疸
出现时间	生后 2～3 天	生后 24 h 内
血清胆红素浓度	足月儿 < 221 μmol/L 早产儿 < 256 μmol/L	足月儿 > 221 μmol/L 早产儿 > 256 μmol/L
每日血清胆红素升高	< 85 μmol/L	> 85 μmol/L
持续时间	足月儿 ≤ 2 周 早产儿 ≤ 4 周	足月儿 > 2 周 早产儿 > 4 周 或黄疸退后再出现
结合胆红素浓度	< 26 μmol/L	> 26 μmol/L
伴随表现	无	常有

二、新生儿溶血病

新生儿溶血病（hemolytic disease of newborn，HDN）指母、子血型不合引起的同族免疫性溶血。在已发现的人类 26 个血型系统中，以 ABO 血型不合最常见，Rh 血型不合较少见。据报道，我国 ABO 溶血病占新生儿溶血病的 85.3%，Rh 溶血病占 14.6%，MN（少见血型）溶血病占 0.1%。

【病因和发病机制】

由父亲遗传而母亲不具有的显性胎儿红细胞血型抗原，通过胎盘进入母体，刺激母体产生相应的血型抗体，当不完全抗体（IgG）进入胎儿血液循环后，与红细胞的相应抗原结合，使红细胞成为致敏红细胞，在单核 - 巨噬细胞系统内被破坏，引起溶血。若母婴血型不合的胎儿红细胞在分娩时才进入母血，则母亲产生的抗体不使这一胎发病，而可能使下一胎发病（当血型与上一胎相同时）。

1. ABO 溶血　主要发生在母亲 O 型而胎儿 A 型或 B 型，如母亲 AB 型或婴儿 O 型，则不会发生。40%～50% 的 ABO 溶血病发生在第一胎，原因为 O 型母亲在第一胎怀孕前已受到自然界 A 或 B 血型物质（某些植物、寄生虫、破伤风及白喉类毒素等）的刺激，体内已产生抗 A 或抗 B 抗体（IgG）。母子 ABO 血型不合中约 20% 发生 ABO 溶血。

2. Rh 溶血　Rh 血型系统有 6 种抗原，即 D、E、C、c、d、e（d 抗原未测出，只是推测），RhD 溶血病是最常见的 Rh 溶血病类型，其次为 RhE，而 Rhe 溶血病罕见。红细胞缺乏 D 抗原称为 Rh 阴性，具有 D 抗原称为 Rh 阳性，我国绝大部分为 Rh 阳性，汉族人中仅 0.3% 为 Rh 阴性。母亲有 D 抗原，呈 Rh 阳性，但缺乏 Rh 系统其他抗原（如缺乏 E 抗原）时，若胎儿具有该抗原（有 E 抗原），也可发生 Rh 不合溶血病。母亲暴露于 Rh 血型不合抗原的机会有：①曾输注 Rh 血型不合的血液；②流产或分娩接触 Rh 血型抗原，该机会达 50%；③孕期胎儿

Rh 血经胎盘进入母体。

Rh 溶血病通常第一胎不发病，因为自然界无 Rh 血型物质，Rh 抗体只能由人类红细胞 Rh 抗原刺激产生。Rh 阴性母亲首次妊娠时，在孕末期或胎盘剥离（包括流产及刮宫）时，Rh 阳性胎儿血进入母亲血中，母体经 8~9 周产生 IgM 抗体（初发免疫反应），此抗体无法通过胎盘，以后虽有少量 1gG 抗体产生，但胎儿已娩出。如母亲再次妊娠（胎儿 Rh 血型与第一胎相同），孕期少量（0.2 mL）胎儿血进入母体，母体几天内即可产生大量 IgG 抗体（次发免疫反应），该抗体通过胎盘引起胎儿溶血。但曾经输过 Rh 阳性血的 Rh 阴性母亲，其第一胎就可发病。

【临床表现】

症状轻重取决于溶血程度。多数 ABO 溶血病患儿除黄疸外，无其他明显异常。Rh 溶血病症状较重，严重者甚至死胎。

1. 黄疸　Rh 溶血病患儿多在生后 24 h 内出现黄疸并迅速加重，而 ABO 溶血病患儿往往生后第 2~3 天出现黄疸。以血清未结合胆红素升高为主，但如严重溶血引起胆汁淤积，结合胆红素也可升高。

2. 贫血　重症 Rh 溶血病患儿，生后即可有严重贫血或伴心力衰竭。部分患儿因抗体持续存在，可在生后 3~6 周发生晚期贫血。

3. 肝脾大　Rh 溶血病患儿多有不同程度的肝脾增大，而 ABO 溶血病患儿不明显。

4. 并发症

（1）胆红素脑病：为新生儿溶血病最严重的并发症，主要见于血清总胆红素（TSB）> 20 mg/dL（342 μmol/L）和（或）每小时上升速度 > 0.5 mg/dL（8.5 μmol/L）者，早产儿多见；低出生体重儿在较低血清总胆红素水平，如 10~14 mg/dL（171~239 μmol/L）也可发生胆红素脑病。患儿多于生后 4~7 天出现症状，常在 24 h 内较快进展，临床可分为 4 期，见表 6-7。

表 6-7　胆红素脑病分期及典型临床表现

分期	表现	持续时间
警告期	反应低下，肌张力下降，吸吮力弱	12~24 h
痉挛期	肌张力增高，发热，抽搐，呼吸不规则	12~48 h
恢复期	肌张力恢复，体温正常，抽搐减少	2 周
后遗症期	听力下降，眼球运动障碍，手足徐动，牙釉质发育不良，智力落后	终身

（2）胆红素所致的神经功能障碍：除上述典型的胆红素脑病外，临床上也可仅出现隐匿性的神经发育功能障碍，而没有典型的胆红素脑病临床表现，称为胆红素所致的神经功能障碍（bilirubin-induced neurological dysfunction，BIND）或微小核黄疸；临床可表现为轻度的神经系统和认知异常、单纯听力受损或听神经病变谱系障碍等。

【辅助检查】

1. 母子血型检查　检查母子 ABO 和 Rh 血型，证实有血型不合存在。

2. 检查有无溶血

（1）呼出气一氧化碳（ETCOc）含量测定：血红素在形成胆红素的过程中会释放 CO。呼出气中 CO 的含量高低可以反映胆红素生成速度，因此在溶血症患儿中可用以预测发生重度高胆红素血症的可能。若无条件测定 ETCOc，可检测血液中碳氧血红蛋白（COHb）作为胆红素生成情况的参考。

（2）血常规：溶血者红细胞和血红蛋白降低（早期新生儿血红蛋白 < 145 g/L），网织红细胞显著增高（ > 6%），有核红细胞增高（ > 10/100 个红细胞）。

（3）溶血筛查（血清特异性血型抗体检查）：溶血时红细胞改良直接抗人球蛋白试验（direct Coombs test）、RBC 抗体释放试验、血清游离抗体试验（抗 A、抗 B IgG）均可呈阳性。

3. 血清总胆红素（TSB） 增高表明结合和（或）未结合胆红素升高。目前新生儿黄疸风险评估及处理中均以 TSB 为依据。TSB 是诊断高胆红素血症的"金标准"。

4. 经皮胆红素水平（TcB）测定 为无创性检查，可动态观察胆红素变化。理论上，TcB 与 TSB 值应该一致，但是受新生儿接受光疗及皮肤色素等影响，其结果可能与 TSB 不完全一致。另外，在胆红素水平较高时测得的 TcB 值可能低于实际 TSB 水平，故 TcB 值超过小时胆红素列线图第 75 百分位时建议测定 TSB。

5. 其他检查 宫内感染（TORCH）检查、血培养、超声检查、MRI 检查等均有助于黄疸病因诊断。

【治疗要点】

1. 产前治疗

（1）提前分娩：既往有输血、死胎、流产和分娩史的 Rh 阴性孕妇，若本次妊娠 Rh 抗体效价逐渐升至 1∶32 或 1∶64 以上，且已根据孕周使用糖皮质激素促进胎儿肺成熟，则必要时可考虑提前分娩。

（2）血浆置换或输注免疫球蛋白：血 Rh 抗体效价明显增高，但又不宜提前分娩的孕妇，可对其行血浆置换，以换出抗体，但临床极少应用。也可静脉注射免疫球蛋白抗 -DIg。

（3）宫内输血：孕 18 ~ 35 周伴严重胎儿贫血时，可将与孕妇血清不凝集的浓缩红细胞在 B 超引导下注入脐血管或胎儿腹腔内，以纠正胎儿贫血。但在普遍开展 Rh 抗 D 球蛋白预防的国家和地区，严重宫内溶血已罕见，此项技术已基本不用。

2. 新生儿期治疗 新生儿黄疸以综合治疗为主，目的是降低血清胆红素浓度，预防胆红素脑病。生理性黄疸可不治疗，保证水和能量的供应即可，早产儿可配合光疗；病理性黄疸综合运用对因治疗、光照疗法、换血疗法和药物疗法。

（1）对因治疗：消除病理性黄疸原因，避免一切可能加重黄疸、诱发胆红素脑病的因素，如低体温、低血糖、窒息、缺氧、酸中毒、感染、不恰当使用药物等。

（2）光照疗法：简称光疗，是高胆红素血症最常用的有效又安全的治疗方法。出生胎龄 35 周及以上的晚期早产儿和足月儿可参考美国儿科学会（AAP）推荐的光疗参考标准（图 6-5），或将 TSB 超过 Bhutani 曲线（图 6-4）第 95 百分位数作为实施光疗干预的标准。对无法密切监测胆红素水平的医疗机构可适当放宽光疗标准。出生体重 < 2 500 g 的早产儿光疗标准也应放宽，可参考表 6-8。极低出生体重儿或有皮肤瘀斑、血肿的新生儿，可以实施预防性光疗，但出生体重 < 1 000 g 的早产儿应注意过度光疗的潜在危害。

知识链接 6-2
新生儿胆红素脑病和光疗

（3）换血疗法：可以换出部分血中游离抗体和致敏红细胞，减轻溶血；换出血中胆红素，防止胆红素脑病发生；纠正贫血，防止心力衰竭。出生胎龄 ≥35 周的晚期早产儿和足月儿可参考 AAP 推荐的换血参考标准（图 6-6），出生体重 < 2 500 g 的早产儿换血标准可参考表 6-8。在准备换血的同时应先给予患儿强光疗 4 ~ 6 h，若 TSB 未下降甚至持续升高，或免疫性溶血患儿 TSB 下降未达到 34 ~ 50 μmol/L（2 ~ 3 mg/dL），应立即给予换血。已有急性胆红素脑病表现的患儿，即使胆红素未达换血标准，或 TSB 在换血准备期间已明显下降，也应换血。

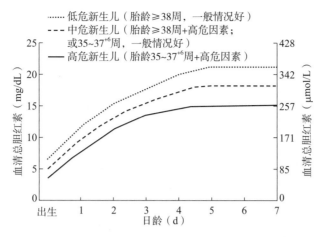

图 6-5　胎龄≥35 周早产儿及足月儿光疗参考标准

表 6-8　出生体重<2 500 g 早产儿生后不同时间光疗和换血 TSB（mg/dL）参考标准

出生体重（g）	<24 h		24~48 h		48~72 h		72~96 h		96~120 h		≥120 h	
	光疗	换血	光疗	换血	光疗	换血	光疗	换血	光疗	换血	光疗	换血
<1 000	4	8	5	10	6	12	7	12	8	15	8	15
1 000~1 249	5	10	6	12	7	15	9	15	10	18	10	18
1 250~1 999	6	10	7	12	9	15	10	15	12	18	12	18
2 000~2 299	7	12	8	15	10	18	12	20	13	20	14	20
2 300~2 499	9	12	12	18	14	20	16	22	17	23	18	23

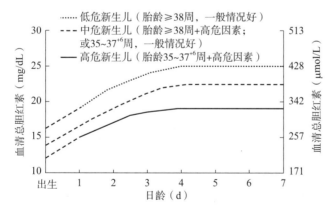

图 6-6　胎龄≥35 周早产儿及足月儿换血参考标准

（4）药物治疗

1）供给白蛋白：当血清总胆红素接近换血水平，且血白蛋白<25 g/L 时，可输血浆每次 10~20 mL/kg，或白蛋白 1 g/kg，以增加白蛋白与未结合胆红素的联结，减少胆红素脑病发生的风险。

2）纠正代谢性酸中毒：应用碳酸氢钠，以利于白蛋白与未结合胆红素联结。

3）静脉注射免疫球蛋白：可阻断单核 – 巨噬细胞系统 Fc 受体，抑制吞噬细胞破坏已被抗

拓展阅读 6-2
新生儿黄疸管理流程
共识

体致敏的红细胞，用法为 0.5～1 g/kg，2～4 h 内静脉泵注，ABO 或 Rh 血型不合溶血早期应用效果好，必要时可重复应用。

【常见护理诊断 / 问题】

1. 潜在并发症：胆红素脑病。

2. 知识缺乏（家长）：缺乏黄疸护理的有关知识。

【护理措施】

1. 病情观察

（1）黄疸观察与监测：观察皮肤及巩膜黄染程度和范围变化，根据皮肤黄染范围初步评估血清胆红素浓度。黄疸分布与血清总胆红素浓度的关系见表 6-9。

表 6-9　皮肤黄疸分布与血清总胆红素浓度的关系

黄疸分布	血清总胆红素浓度 *mmol/L（mg/dL）
头面部	100.9 ± 5.1（5.9 ± 0.3）
躯干上半部	152.2 ± 29.1（8.9 ± 1.7）
躯干下半部及大腿	201.8 ± 30.8（11.8 ± 1.8）
臂及膝关节以下	256.5 ± 29.1（15.0 ± 1.7）
手、脚	> 256.5（> 15.0）

*：$\bar{x} \pm SD$。

（2）生命体征监测：观察体温、脉搏、呼吸变化。光疗时注意保暖，维持体温稳定，心电监护、SpO_2 监测，密切关注光疗是否诱发呼吸暂停。

（3）神经系统观察：观察有无拒食、嗜睡、肌张力减退等胆红素脑病早期表现。

（4）大小便观察：注意大便次数、量、性质及颜色变化，观察尿色变化。

（5）皮肤观察：观察有无头部血肿、皮肤出血点或紫癜；观察皮肤有无破损及感染灶，脐部是否有分泌物，如有异常及时处理。

（6）贫血监测及观察：贫血患儿需严密监测实验室检查结果，观察患儿面色、呼吸、心率、尿量、水肿、肝大小等情况，判断有无心力衰竭。

2. 光疗和换血护理　出生 24 h 内需换血的患儿用无菌生理盐水持续湿敷脐带残端，以保持脐带新鲜，防止脐血管干燥闭合，为脐动、静脉插管做准备。做好换血疗法和光照疗法护理。

3. 用药护理　遵医嘱及时正确给药，白蛋白、免疫球蛋白一般 4 h 内输完，输注免疫球蛋白时应先慢后快，先以 5 mL/h 速度输注，观察 15 min，如无明显不良反应可加快速度。避免快速输入高渗液体，以免血脑屏障暂时性开放使胆红素进入脑组织。贫血性心力衰竭时输液速度控制在 5 mL/（kg·h），遵医嘱给予利尿剂和洋地黄类药物，并密切观察药物反应，防止洋地黄中毒。

4. 基础护理　加强皮肤、黏膜、脐部、臀部护理；接触患儿前洗手，防止感染加重病情。

5. 健康教育

（1）用药：贫血患儿可能需服铁剂，肝炎综合征患儿出院后常需服用护肝药，嘱家长遵医嘱喂药。葡萄糖 -6- 磷酸脱氢酶缺乏症（G-6-PD）患儿及其哺乳期的母亲避免应用具有氧化作用的药物。

（2）复查：疑有胆红素脑病的患儿，告知家长加强其神经系统方面的随访，以便尽早进行康复治疗。新生儿溶血病患儿生后 2~3 个月内每 1~2 周复查一次血红蛋白，若血红蛋白降至 80 g/L 以下，应予输血。肝炎综合征患儿每隔 1~2 个月复查肝功能，直至康复。

（3）就诊：出现下列情况需及时就诊。①黄疸持续时间长，足月儿 >2 周、早产儿 >4 周。②黄疸消退或减轻后再次出现或加重。③大便颜色淡黄或发白甚至呈陶土色，尿色变深黄或呈茶色，皮肤出现瘀斑、瘀点，大便变黑等。

（4）喂养：即使是新生儿溶血病患儿仍提倡母乳喂养，可按需喂养。若为 G-6-PD 患儿，乳母和患儿忌食蚕豆及其制品。母乳性黄疸，若黄疸较深可暂停或减少母乳喂养，改喂其他乳制品，2~4 天后黄疸会减退，再喂母乳时黄疸再现，但较前为轻且会逐渐消退，因此，不必因黄疸而放弃母乳喂养。

（5）促进患儿康复：抱患儿适当户外活动，多晒太阳。保持大便通畅，如大便秘结及时用开塞露灌肠，以排出大便，减少胆红素吸收。由于低温、低血糖会加重黄疸，故应避免患儿受寒和饥饿。G-6-PD 缺陷患儿衣服保管时勿放樟脑丸。

（6）产前监测与处理：胎儿高危溶血的孕母需做好产前监测，必要时进行产前治疗。胎儿娩出后及时送新生儿科诊治。

【预防】

Rh 阴性妇女在流产或分娩 Rh 阳性第一胎后，应尽早注射相应的抗 Rh 免疫球蛋白，以中和进入母血的 Rh 抗原。目前常用的预防方法是对 RhD 阴性孕妇在孕 28 周、分娩 RhD 阳性胎儿后 72 h 内分别肌内注射抗 D 球蛋白 300 μg。该方法使第二胎不发病的保护率高达 95%。

第七节　新生儿呼吸窘迫综合征

情境导入

患儿，男，1 天，因"早产后气促 2 h 余"转入院。患儿系 G_2P_1，孕 36 周，因羊水过少、可疑胎盘早剥行剖宫产娩出，出生体重 2 980 g，出生阿普加评分 1 min 5 分，5 min 7 分。患儿生后出现气促，三四征明显，进行性呼吸困难，全身发绀，听诊双肺呼吸音粗，无啰音，以"新生儿呼吸窘迫综合征"转入 NICU。

请思考：

1. 新生儿呼吸窘迫综合征的病因和临床表现有哪些？

2. 如何对该患儿进行治疗？

3. 该患儿目前主要的护理问题是什么？应采取哪些护理措施？

新生儿呼吸窘迫综合征（neonatal respiratory distress syndrome，NRDS）又称新生儿肺透明膜病（hyaline membrane disease of newborn，HMD），是由于肺表面活性物质（pulmonary surfactant，PS）严重缺乏，导致肺泡萎陷、损伤、渗出，进而出现急性呼吸衰竭的临床综合征。患儿生后 1~3 h 即可出现症状，表现为进行性呼吸困难、青紫、呼吸衰竭，呼气伴呻吟，吸气时出现三四征。早产儿和剖宫产儿多见，早产儿发病率为 5%~10%，胎龄越小发病率越高，择期剖宫产儿发病率为 0.9%~3.7%。也可见于多胎妊娠、糖尿病母亲婴儿、围产期窒息等。

【病因和发病机制】

1. 肺表面活性物质（PS）缺乏　PS 由肺泡 II 型上皮细胞产生，分布于肺泡表面，可降低肺泡表面张力，防止肺泡萎陷和肺水肿。胎儿胎龄 35 周左右 PS 才迅速增加。若 PS 缺乏，呼气时肺泡可发生萎陷，引起肺不张，造成通气、换气功能障碍，导致缺氧和酸中毒。缺氧、酸中毒可引起肺血管痉挛、肺动脉高压，毛细血管与肺泡壁的渗透性增加，导致血浆纤维蛋白渗出，形成肺透明膜，使缺氧、酸中毒更加严重，造成恶性循环。

2. 孕产妇糖尿病因素　孕产妇患糖尿病时，经胎盘持续输入给胎儿的高血糖造成胎儿血糖上升，胎儿胰岛素分泌增加，胰岛素将抑制糖皮质激素，而糖皮质激素可促进 PS 合成和分泌。因此，糖尿病母亲所孕新生儿，即使是足月儿或巨大儿，也易发生 NRDS。

3. 选择性剖宫产　诱发 NRDS 的机制尚不清楚，目前研究认为，剖宫产儿肺液持续聚集而清除速率较低可能造成 NRDS，并且剖宫产可能减轻了新生儿儿茶酚胺与肾上腺皮质激素的应激反应，使儿茶酚胺与糖皮质激素分泌、释放减少，造成 PS 分泌、释放减少；另外，胎儿在母体内时神经功能较弱，剖宫产娩出的胎儿未经头盆碰撞，无法反射性刺激呼吸中枢，使正常呼吸反射建立有所延迟，从而导致缺氧，亦可造成 NRDS。

4. PS 蛋白（SP-A、SP-B、SP-C 等）基因突变或缺陷　无法表达 PS 蛋白，造成 PS 功能缺陷。本类患儿依赖 PS 治疗，预后差，死亡率高。

【临床表现】

本病多见于早产儿，以呻吟、气促、口吐泡沫、鼻翼煽动、三凹征等呼吸困难表现为临床特点，一般发生在生后 6 h 内，并呈进行性加重。生后 1~2 天病情最为危重，可出现呼吸衰竭、呼吸暂停。患儿出现吸气性凹陷，胸骨上窝、锁骨上窝、肋间隙凹陷，胸骨下缘吸气性凹陷更为明显，为膈肌试图增加做功以弥补肺部萎陷所致。NRDS 时患儿呼吸频率增加而非呼吸深度增加。患儿伴有呻吟，以增加肺部呼气末压力从而保持肺泡扩张，还可见鼻翼煽动。右向左分流时出现面色青紫，吸氧也无法缓解。缺氧严重时四肢肌张力低下。听诊肺部呼吸音减低，吸气时可闻及细湿啰音。生存 3 天以上的患儿恢复可能性较大。本病也有轻型，起病较晚，可延迟至生后 24~48 h，呼吸困难轻，无呻吟和血液右向左分流，3~4 天后好转。

【诊断检查】

1. 实验室检查

（1）血气分析：pH 和 PaO_2 降低，$PaCO_2$ 增高，碳酸氢根减少。

（2）其他：以往通过泡沫试验及测定羊水或患儿气管吸引物中卵磷脂 / 鞘磷脂比值（L/S）来评估肺成熟度，目前临床已极少应用。

2. X 线检查　是目前确诊 NRDS 的最佳手段。表现有：①两肺普遍透亮度降低，可见弥漫性均匀一致的细颗粒网状影，即毛玻璃样改变。②支气管充气征，即在弥漫性不张肺泡（白色）背景下，可见清晰充气的树枝状支气管（黑色）影。③双肺野呈白色，肺肝界及肺心界均消失，即白肺。

3. 超声检查　肺超声有助于动脉导管开放的诊断，另有文献报道超声检查有助于 NRDS 与新生儿湿肺的鉴别。

【治疗原则】

1. 保持足够通气，保证氧合　可使用持续气道正压通气（CPAP），效果不理想时给予机械通气。

2. PS 使用　PS 包括人工合成型和天然型（即动物源性），有学者认为后者效果更优。PS 给药方法：① INSURE 技术（插管 -PS- 拔管 -CPAP），采用带侧孔的气管插管接口，将 PS 经气管插管侧孔注入肺内，取仰卧位给药，不必多个体位，PS 可均匀分布到两肺。经气管插管侧孔给药，无需断开机械通气，可避免在呼气相 PS 液反流。对使用无创辅助通气者，使用 PS 后拔除气管插管，继续使用 CPAP。②对于存在自主呼吸、无需气管插管和机械通气的患儿，在无创通气下，直接或通过可视喉镜将细导管插入声门下的气道，将 PS 注入肺内，主要适用于胎龄25～32 周、使用无创通气的早产儿。③雾化吸入，应用新型雾化吸入装置雾化吸入 PS 能使其进入肺泡。初步研究显示，与单独无创持续气道正压（nCPAP）相比，使用 nCPAP 联合雾化吸入PS 可减少气管插管和机械通气需求。

3. 纠正酸碱平衡紊乱　监测血气分析，及时纠正酸中毒。

4. 维持正常体温　保持中性环境温度，患儿置于暖箱或辐射式抢救台上，保持皮肤温度36.5℃左右。

5. 预防低血压，改善微循环　可用多巴胺 3～10 μg/（kg·min）。

6. 避免液体量过多造成肺水肿　生后第 1、2 天液体量控制在 70～80 mL/（kg·d），第 3～5天液体量控制在 80～100 mL/（kg·d）。

7. 关闭动脉导管　动脉导管开放的早产儿目前推荐使用布洛芬治疗，因其较吲哚美辛导致新生儿坏死性小肠结肠炎的风险较低。

【常见护理诊断 / 问题】

1. 不能维持自主呼吸　与 PS 缺乏导致肺不张、呼吸困难有关。

2. 气体交换受损　与缺乏 PS、肺泡萎陷、肺透明膜形成有关。

3. 营养失调：低于机体需要量　与摄入量不足有关。

4. 潜在并发症：心力衰竭、氧中毒、潜在感染等。

5. 有皮肤完整性受损的危险　与 CPAP 使用有关。

【护理措施】

NRDS 患儿护理包括对高危新生儿的所有观察和干预措施，以及呼吸治疗相关复杂问题、低氧血症和酸中毒对患儿威胁的处理。护士需做好治疗所需仪器的护理。此外，需持续评估患儿治疗效果。

1. 用氧护理　吸氧中持续 SpO_2 监测，维持早产儿用氧目标 SpO_2 90%～95%。根据 SpO_2 和（或）PaO_2 进行 FiO_2 调整。可使用毛细管采集动脉血气分析标本。每次调整呼吸机参数后均需监测动脉血气。

2. 保持呼吸道通畅　吸入氧气需加温湿化。及时清除呼吸道分泌物，按需吸痰，吸痰指征包括肺部痰鸣音、氧合变差的表现、气管插管管壁分泌物显现、患儿烦躁等。吸痰时动作轻柔，吸痰管堵塞气管的时间不宜超过 5 秒，以免加重缺氧。尽可能使用密闭式吸痰管，尤其对于吸痰时血氧、血压、心率易波动的患儿。吸痰管避免插入过深，勿超过气管插管末端，以免损伤气管隆嵴，可采用测量法预先确定吸痰管插入的深度。

拓展阅读6-3《2019 年欧洲呼吸窘迫综合征管理指南》解读
知识链接6-3无创持续气道正压通气的压力和 FiO_2 调节

3. 体位护理　有利于开放气管的体位是侧卧位，垫小毛巾卷使头部抬高，或者仰卧位，肩下垫毛巾卷使颈部轻微拉伸，头部处于鼻吸气位，避免颈部过度拉伸或过度屈曲导致气管直径变小。同时可以使用水床。

4. 持续气道正压通气（CPAP）护理　放置鼻塞时，先清除呼吸道及口腔分泌物，清洁鼻腔。使用"工"形人工皮保护鼻部皮肤和鼻中隔。CPAP 治疗期间，经常检查装置各连接处有无漏气。吸痰时取下鼻塞，检查鼻部有无压迫所致的皮肤坏死或鼻中隔破损。密切观察 CPAP 压力和用氧浓度，压力 4 ~ 8 cmH$_2$O，FiO$_2$ 根据患儿情况逐步下调。当压力 < 4 cmH$_2$O，FiO$_2$ 接近 21% 时停用 CPAP。

5. 气管插管护理　妥善固定气管插管，防止脱管。每班测量并记录导管外露长度，检查接头有无松脱漏气、管道有无扭曲受压。湿化器内盛蒸馏水或注射用水，吸入气体加温湿化，使吸入气体温度维持在 36.5 ~ 37℃，以保护呼吸道黏膜、稀释分泌物利于排出。每次吸痰前后确保导管位置是否固定正确，听诊肺部呼吸音判断是否对称，记录吸痰时间及痰的性状、颜色、痰量，必要时做痰培养。

6. PS 使用护理　PS 必须冷冻保存，干粉用前加生理盐水并摇匀。使用前药瓶置于 37℃ 预热数分钟以利于 PS 磷脂更好分布；用药前彻底清除口、鼻、气道分泌物；PS 注入后予复苏皮囊加压通气，使药物充分弥散，然后接呼吸机辅助通气；密切监测 SpO$_2$、心率、呼吸、血压变化，机械通气患儿用药后及时复查血气分析，并根据血气分析结果适当下调呼吸机参数；PS 使用后 6 h 内尽量避免吸痰。

7. 营养和热量供给　予以静脉营养液治疗。采用外周中心静脉导管或脐静脉置管输入高营养液，做好导管护理，输液泵控制输注速度。

【预防】

1. 妊娠未满 34 周有早产风险的孕妇，给予产前糖皮质激素治疗，每次给予地塞米松 6 mg，间隔 12 h，4 次一个疗程，一般使用 1 个疗程，必要时可给 2 个疗程。

2. 妊娠不足 39 周，如无明确指征尽量避免择期剖宫产。对胎龄 35 ~ 38 周必须择期剖宫产者，产前给产妇 1 个疗程的糖皮质激素治疗。

第八节　新生儿肺炎

情境导入

患儿，女，15 天，因"咳嗽、气促 2 天"入院。2 天前出现一次吃奶时呛咳，当时予拍背处理，第二天开始出现咳嗽和气促。患儿系 G$_1$P$_1$，孕 38 周，剖宫产娩出，出生体重 3 150 g，羊水无浑浊，胎盘、脐带正常，否认窒息抢救史。卡介苗和乙肝疫苗已接种。

体格检查：T 38.5℃，P 150 次/min，R 60 次/min；精神萎靡，口周发绀，鼻翼煽动，有轻度三凹征；心音低钝，双肺可闻及湿啰音。门诊胸片显示：双肺下叶片状阴影。

请思考：

1. 该患儿可能的临床诊断是什么？

2. 该患儿目前主要的护理诊断/问题是什么？应采取哪些护理措施？

一、吸入性肺炎

新生儿吸入性肺炎主要是指由于胎儿或新生儿在宫内、分娩过程中或出生后经呼吸道吸入异物（常见为羊水、胎粪、乳汁）引起的肺部炎症反应，为新生儿早期常见病、多发病之一，死亡率高。新生儿吸入性肺炎常见于围生期胎儿宫内窘迫或发生过窒息的新生儿，也有少数患儿是由于喂养不当引起乳汁吸入所致；剖宫产的新生儿口腔未经产道的挤压，呼吸道的羊水含量较自然分娩儿多，如果清理呼吸道不彻底，也易发生新生儿吸入性肺炎。本节重点阐述胎粪吸入性肺炎。

胎粪吸入性肺炎或称胎粪吸入综合征（meconium aspiration syndrome，MAS），是由于胎儿在宫内或产时吸入混有胎粪的羊水所致，以呼吸道机械性阻塞及肺组织化学性炎症为病理特征，患儿生后即出现呼吸窘迫，易并发肺动脉高压和肺气漏。多见于足月儿或过期产儿。分娩时羊水胎粪污染的发生率为 8%~25%，其中约 5% 发生 MAS。

【病因和病理生理】

1. 胎粪吸入　当胎儿在宫内或分娩过程中缺氧时，肠道及皮肤血流量减少，迷走神经兴奋，肠壁缺血，肠蠕动增快，导致肛门括约肌松弛而排出胎粪。与此同时，缺氧使胎儿产生呼吸运动，胎粪被吸入气管内或肺内，或在胎儿娩出建立有效呼吸后，被吸入肺内。MAS 发生率与胎龄有关，如胎龄 >42 周，发生率为 27.1%；胎龄 37~42 周，发生率为 16.5%；胎龄 <34 周极少有胎粪排出，因而极少发生 MAS。胎粪排出是胃肠道成熟的自然现象。

2. 不均匀气道阻塞　MAS 的主要病理变化为胎粪机械性阻塞呼吸道所致，肺不张、肺气肿和正常肺泡同时存在。

（1）肺不张：部分肺泡因其小气道被较大胎粪颗粒完全阻塞，其远端肺泡内气体吸收，引起肺不张，肺泡通气/血流比例失调，肺内分流增加，引起低氧血症。

（2）肺气肿：黏稠胎粪颗粒不完全阻塞部分肺泡的小气道，形成"活瓣"，吸气时小气道扩张，气体能进入肺泡；呼气时小气道阻塞，气体不能完全呼出，引起肺气肿，使肺泡通气量下降，CO_2 潴留；若气肿的肺泡破裂则发生肺气漏。MAS 患儿可并发间质气肿、纵隔气肿或气胸等。

（3）正常肺泡：部分肺泡的小气道可无胎粪，但该部分肺泡的通换气功能均可代偿性增强。

3. 肺组织化学性炎症　胎粪吸入后 12~24 h，胎粪中胆盐等刺激局部肺组织发生化学性炎症及间质性肺水肿。此外，胎粪利于细菌生长，故也可继发肺部细菌性炎症。

4. 肺动脉高压　多发生于足月儿，MAS 患儿中约 1/3 可并发不同程度的肺动脉高压。在胎粪吸入所致的肺不张、肺气肿及肺组织炎症，以及 PS 继发性灭活的基础上，缺氧和混合性酸中毒进一步加重，使患儿肺血管阻力不能适应生后环境的变化而增加，出现肺动脉压持续性增高，导致新生儿持续性肺动脉高压（persistent pulmonary hypertension of the newborn，PPHN）。

5. 其他　胎粪可使肺表面活性蛋白灭活，使 PS 产生减少，导致肺顺应性下降，肺泡萎陷，肺泡通气和换气功能障碍。胎粪吸入量决定了胎粪对肺表面活性蛋白合成和分泌的抑制程度。

【临床表现】

本病常见于足月儿或过期产儿，多有宫内窘迫史和（或）出生窒息史。症状轻重与吸入羊水的性质（混悬液或含块状胎粪等）和量有关。若吸入量少或为混合均匀的羊水，可无症状或仅有轻微症状；若吸入量大或为黏稠胎粪，可致死胎或生后不久即死亡。

1. 吸入混有胎粪的羊水　是诊断的必备条件：①分娩时可见羊水混有胎粪；②患儿皮肤、脐带和指、趾甲床留有胎粪污染的痕迹；③口、鼻腔吸引物中含有胎粪；④气管插管时声门处或气管内吸引物可见胎粪（即可确诊）。

2. 呼吸系统表现　生后即出现呼吸窘迫，胎粪随呼吸逐渐深入远端气道，12~24 h 呼吸困难更加明显，表现为呼吸急促（ >60 次 /min）、青紫、鼻翼煽动和吸气性三凹征等，少数患儿有呼气性呻吟。查体可见胸廓饱满似桶状胸，听诊早期有啰音或粗湿啰音，随后出现中、细湿啰音。若呼吸困难突然加重，呼吸音明显减弱，可能为肺气漏发生，严重者可发生张力性气胸。

3. 持续性肺动脉高压 持续而严重的青紫是 MAS 合并 PPHN 的最主要表现，并在患儿哭闹、哺乳或躁动时加重；肺部体征与青紫程度不平行（即青紫重，体征轻）；部分患儿胸骨左缘第 2 肋间可闻及收缩期杂音，严重者可出现休克和心力衰竭。

4. 其他 严重 MAS 还可并发红细胞增多症、低血糖、低钙血症、HIE、多器官功能衰竭及肺出血等。

【辅助检查】

1. 实验室检查 动脉血气分析示 pH 下降，PaO_2 降低，$PaCO_2$ 增高；还应进行血常规、血糖、血钙和相应血生化检查，行气管内吸引物及血液细菌学培养。

2. X 线检查 两肺透亮度增强伴有节段性或小叶性肺不张，也可仅有弥漫性浸润影或并发纵隔气肿、气胸等。上述改变在生后 12 ~ 24 h 更为明显。部分 MAS 患儿胸片的严重程度与临床表现并非呈正相关。

3. 超声检查 用于评估和监测肺动脉压力，若存在动脉导管或卵圆孔水平的右向左分流，以及三尖瓣反流征象，更有助于 PPHN 的诊断。

有明确的吸入胎粪污染的羊水病史（气管插管时声门处或气管内吸引物可见胎粪），生后不久出现呼吸窘迫，结合胸部 X 线改变，即可做出 MAS 的诊断。

【治疗要点】

1. 气管内吸引 对羊水有污染且无活力（有活力的标准：呼吸运动好、肌张力好、心率 > 100 次 /min，反之则判定为无活力）的新生儿，应立即气管插管吸引胎粪，有活力的新生儿可不必常规气管内吸引。

2. 氧疗 根据缺氧程度选择合适的吸氧方式。当用氧 FiO_2 > 40% 时可采用 CPAP 治疗，但 CPAP 会引起肺内气体滞留，当临床及 X 线胸片提示肺过度充气时需谨慎。

3. 机械通气指征 PaO_2 < 50 mmHg，$PaCO_2$ > 60 mmHg。MAS 患儿应用机械通气时，常需较高的吸气峰压及较长的吸气时间。常频呼吸机应用无效或有气漏、间质性肺气肿者可采用高频喷射或高频振荡通气模式。

4. PS 应用 研究显示，PS 在治疗胎粪吸入综合征时越早使用效果越好，可预防气漏发生，减少体外膜氧合器应用机会。

知识链接 6-4
PPHN 诊断与处理

5. 抗生素 根据细菌培养及药敏试验结果应用抗生素。

6. PPHN 治疗

（1）一氧化氮（NO）应用：NO 为血管内皮衍生的舒张因子，吸入低浓度 NO 可使已收缩的肺血管扩张，缓解肺动脉高压。NO 通过肺泡和血管壁后，进入肺毛细血管腔，与血红蛋白结合而灭活，因此它可选择性地扩张肺血管而对体循环血管、血压无明显影响。

（2）降低肺血管阻力：应用磷酸二酯酶抑制剂。西地那非可抑制分布在肺泡动脉血管平滑肌中环磷酸鸟苷（cGMP）特异的磷酸二酯酶 -5（PDE-5），增加 cGMP 浓度，使肺血管扩张，增加 NO 活性，同时不影响其他部位的血管。新生儿推荐剂量为每次 0.3 ~ 1 mg/kg，每 6 ~ 12 h 口服一次。米力农是特异性的磷酸二酯酶 -3（PDE_3）抑制剂，可增加环磷酸腺苷（cAMP）浓度，降低肺血管阻力。

知识链接 6-5
新生儿严重呼吸衰竭体外膜氧合器支持指征

（3）纠正酸中毒：及时纠正缺氧，预防和纠正代谢性酸中毒。

（4）维持正常循环：低血压时予以生理盐水和白蛋白扩容，联合多巴胺、多巴酚丁胺和肾上腺素持续静脉应用。

【预防】

积极防治胎儿宫内窘迫和产时窒息。对羊水混有胎粪者，目前不推荐在胎儿肩和胸部尚未娩出前清除鼻腔和口咽部胎粪。通过评估，如新生儿有活力，可进行观察，不需气管插管吸引；如无活力，建议立即气管插管，将胎粪吸出。在气道胎粪吸出前，通常不应进行正压通气。

二、感染性肺炎

感染性肺炎（infectious pneumonia）是指出生前、出生时或出生后感染细菌、病毒、原虫等微生物引起的肺炎，为新生儿常见病，也是引起新生儿死亡的重要原因。宫内和分娩过程中感染以大肠埃希菌、B族链球菌、巨细胞病毒为主；生后感染以金黄色葡萄球菌、大肠埃希菌为主，条件致病菌如克雷伯菌、表皮葡萄球菌、厌氧菌、真菌等亦可引起感染性肺炎。新生儿感染性肺炎多数为产后感染性肺炎，可由上呼吸道炎症向下蔓延引起，也可为败血症并发。

【病因】

1. 出生前感染　胎儿吸入受污染的羊水或孕母病原体经血行通过胎盘、羊膜侵袭胎儿。

2. 出生时感染　胎儿在分娩过程中吸入受污染的羊水或母亲产道内被病原体污染的分泌物，也可因断脐引发血行感染。

3. 出生后感染　主要通过患儿呼吸道、血行或医源性途径感染。

【发病机制】

因气体交换面积减少和病原体作用，可出现不同程度的缺氧和感染中毒症状，如发热或低体温、反应差、昏迷、抽搐，以及呼吸、循环衰竭。缺氧机制为：①小气道管壁因炎症、水肿而增厚，管腔变窄甚至堵塞。②病原体侵入后损伤肺泡，促发炎症反应，使肺纤维化。③早产儿原发PS生成少，炎症使PS进一步减少，可致微型肺不张，引起通气性呼吸功能不全。④肺透明膜形成、肺泡壁炎症细胞浸润及水肿，引起换气性呼吸功能不全。以上改变使肺泡通气量下降，通气/血流比例失调，弥散功能障碍，导致低氧血症，二氧化碳潴留。当细胞缺氧时，组织对氧的摄取和利用不全，加上新生儿胎儿血红蛋白高，2、3-二磷酸甘油酸低，易造成组织缺氧和酸碱平衡紊乱，胞质内酶系统因而受到损害，无法维持正常功能，引起多脏器炎性反应及功能障碍，导致多器官功能衰竭。

【临床表现】

1. 产前感染性肺炎　又称宫内感染性肺炎，出生时常有窒息史，多在生后24 h内发病。患儿一般情况较差，表现为体温不稳定、面色苍白、呻吟、呼吸困难等。听诊肺部呼吸音粗糙、减低或有湿啰音。合并心力衰竭者心脏扩大、心率快、心音低钝、肝大。血行感染者肺部体征常不明显，表现为多系统受累，如黄疸、肝脾大和脑膜炎等。严重者可发生呼吸衰竭、心力衰竭、抽搐、昏迷、休克、DIC和持续肺动脉高压等。

2. 产时感染性肺炎　发病时间因所感染的病原体而异。细菌性感染在生后3～5日发病，Ⅱ型疱疹病毒感染多在生后5～10日发病，而衣原体感染发病时间则长达3～12周。症状有呼吸暂停、肺部啰音等，严重者出现呼吸衰竭。

3. 产后感染性肺炎　新生儿此型发生率最高。可有发热、少吃、反应低下等全身症状及发绀、鼻翼煽动、咳嗽、气促或呼吸不规则、三凹征、湿啰音、呼吸音降低等呼吸系统表现。呼吸道合胞病毒肺炎常有喘憋、咳嗽，肺部有哮鸣音，可有湿啰音；金黄色葡萄球菌肺炎可合并脓气胸；沙眼衣原体肺炎病前或同时可有眼结膜炎。

【辅助检查】

1. X 线检查 X 线片表现为两肺纹理增粗或两肺中下野斑片状阴影，或小片状阴影融合成大片状阴影，可合并大片肺不张。

2. 实验室检查 白细胞计数和分类、急性期反应蛋白如 C- 反应蛋白（C-reactive protein, CRP）等对评价新生儿感染性肺炎病原学有参考价值，如沙眼衣原体感染可有嗜酸性粒细胞升高，细菌感染者白细胞、中性粒细胞、CRP 升高。血气分析可判断有无呼吸衰竭，血液生化检查有助于了解有无肝肾功能损伤、心肌酶谱异常及电解质紊乱。

3. 病原学检查 鼻咽部分泌物细菌培养、病毒分离和荧光抗体、血清特异性抗体检查有助于病原学诊断。

【治疗要点】

1. 呼吸道管理 雾化吸入，体位引流，定期翻身、拍背，及时吸净口、鼻腔分泌物，保持呼吸道通畅。

2. 供氧 根据缺氧情况选择鼻导管、面罩、头罩和 CPAP 给氧，呼吸衰竭时可行机械通气，使血 PaO_2 维持在 50~80 mmHg。

3. 抗感染治疗 细菌性肺炎需尽早使用抗生素，原则上选用敏感药物，但致病菌一时不易确定，因此，多先使用青霉素类和头孢菌素类。衣原体肺炎首选大环内酯类抗生素，巨细胞病毒肺炎可用更昔洛韦。

4. 支持疗法 纠正循环障碍和水、电解质及酸碱平衡紊乱，输液速度不宜过快，以免发生心力衰竭及肺水肿。

三、肺炎患儿护理

【常见护理诊断 / 问题】

1. 清理呼吸道无效 与呼吸急促、患儿咳嗽反射功能不良及排痰无力有关。

2. 气体交换受损 与肺部炎症有关。

3. 体温调节无效 与感染后机体免疫反应有关。

4. 营养失调：低于机体需要量 与摄入困难、消耗增加有关。

5. 潜在并发症：心力衰竭、呼吸衰竭、气胸、中毒性脑病和中毒性肠麻痹。

【护理措施】

1. 维持体温正常 新生儿肺炎时体温可高可低，当体温不升、四肢厥冷时及时保暖，可用暖箱保温；当体温过高时，积极采用物理降温法。保持室温在 24~26℃，相对湿度在 55%~65%。

2. 保持呼吸道通畅

（1）体位：患儿半坐卧位有利于呼吸，侧卧位则有利于呼吸道分泌物的排出，肺不张者取健侧卧位。经常翻身，有条件者多怀抱。

（2）胸部物理治疗：不推荐吸引前常规进行胸部物理治疗，仅在痰液多、黏稠或肺不张时考虑使用，并在治疗期间稳定头部。①叩背 / 震动：在喂养或吸痰前 30~45 min 后进行，操作时可适当提高 FiO_2 10%~15%，持续时间一般 5~6 min。可用手扣背（手似杯状，掌指关节屈曲 120 度，指腹与大、小鱼际着落，利用腕关节的力量，有节律叩击），叩击由下而上，从外向内，由背部第 10 肋间隙开始，叩击速度为 100~120 次 /min，每个部位反复 6~7 次，动作不宜过重。有较多研究显示，用电动牙刷震动（牙刷头用纱布包裹）代替手扣背能取得较好效果。叩背／震动治疗时若出现呼吸困难、发绀、呼吸暂停、心动过缓应立即停止。下列情况下不宜进行叩背／震动：气管插管后48~72 h内；应用呼吸机高氧、高通气时；血流动力学不稳定、肺出血、凝血功能障碍、颅内高压和肺动脉高压。②病程迁延者可行胸部超短波或红外线理疗。

拓展阅读6-4
2020新生儿机械通气时气道内吸引操作指南
知识链接6-6
新生儿机械通气时气道内吸引

（3）吸痰及雾化：吸痰负压75~100 mmHg。下呼吸道分泌物黏稠，造成局部阻塞引起肺不张、肺气肿者可行纤维支气管镜术吸痰；分泌物黏稠者可予雾化吸入以湿化气道分泌物，便于排出。雾化液可用生理盐水，也可加入抗炎、平喘、化痰药物，雾化吸入每次不超过15 min，以免引起肺水肿。

3. 确保氧疗安全有效　患儿有呼吸急促或三凹征等呼吸困难征象时应予氧气吸入，一般采用鼻导管吸入法，早产儿宜用空氧混合仪吸入，病情严重时用温湿化面罩或空氧混合头罩吸氧。随时观察缺氧改善情况，根据PaO_2及时调节吸入FiO_2，使PaO_2维持在50~80 mmHg，至青紫消失为止。如青紫无改善，PaO_2持续低于50 mmHg和（或）$PaCO_2$持续超过60 mmHg，并发呼吸衰竭，应进行气管插管机械通气。

4. 密切观察病情　密切观察患儿病情变化，及时发现异常并积极处理，监测体温、心率、呼吸、血压、SpO_2、动脉血气，记录24 h进出量。注意观察呼吸系统表现如发绀、呼吸困难、咳嗽等有无改善，全身情况如反应、体温、进奶量等是否好转。

5. 保持患儿安静　为患儿提供舒适的环境，避免患儿剧烈哭吵，必要时遵医嘱使用镇静剂以减少氧耗。

6. 合理喂养　患儿易呛奶，喂奶时应将其头部抬高或抱起，并少量多餐耐心间歇喂奶，避免过饱，以免影响呼吸和引起呕吐、吸入。呛奶严重或呼吸困难明显者可行管饲喂养。进食少者根据日龄、体重、生理需要量等给予静脉补液。

7. 用药护理　建立有效的静脉通路，重症肺炎补液时适当控制输液速度，避免诱发心力衰竭。使用洋地黄制剂时听诊心率，＜100次/min时应停止使用，注意观察有无呕吐、心律失常等中毒反应。

8. 并发症护理

（1）心力衰竭：表现为面色苍灰或发绀加重、烦躁、短期内呼吸明显加快、心率加快、肝增大，应配合医生做好给氧、镇静、强心、利尿等处理。

（2）呼吸衰竭：出现呼吸节律不规则、双吸气、抽泣样呼吸、呼吸变浅变慢及呼吸暂停，宜立即吸痰、吸氧、监测动脉血气，根据血气结果决定是否行机械通气。

（3）气胸：合并气胸时可出现烦躁不安、呼吸困难突然加重、发绀明显、一侧胸廓饱满及呼吸音降低，应及时做好胸腔穿刺或胸腔闭式引流的准备和护理。

（4）中毒性脑病：观察有无烦躁、前囟隆起、惊厥、昏迷等中毒性脑病表现，遵医嘱脱水、止痉治疗。

（5）中毒性肠麻痹：表现为腹胀明显、肠鸣音减弱或消失等，予禁食、胃肠减压、肛管排气，低钾血症者根据血电解质结果遵医嘱补钾。

9. 健康教育

（1）喂养指导：少量多餐，细心喂养，防止呛咳窒息。患儿呕吐时迅速将其头侧向一边，轻拍其背部，及时清除口、鼻腔内奶汁，防止误吸。

（2）日常护理：及时清除鼻腔内分泌物，多怀抱患儿。注意保暖，避免着凉。减少探视，避免接触呼吸道感染者。指导正确叩背。

第九节 新生儿败血症

情境导入

患儿，女，21天，因"少吃、少哭、少动2天"入院。患儿系 G_1P_1，孕38周，剖宫产娩出，出生体重 3 560 g，羊水清，胎盘、脐带正常，否认窒息抢救史。卡介苗和乙肝疫苗已接种。

入院查体：反应欠佳，前囟平，哭声欠婉转，T 35.3℃，P 140次/min，R 48次/min，BP 70/34 mmHg，全身皮肤、巩膜轻度黄染，四肢肢端凉，双下肢可见花斑。

请思考：

1. 该患儿可能的诊断是什么？

2. 该患儿有哪些护理诊断？

3. 如何护理该患儿？

新生儿败血症（neonatal septicemia）是指新生儿时期病原体侵入血液循环并在其中生长繁殖、产生毒素所造成的全身性感染。我国新生儿败血症发病率为 1‰~10‰，在早产儿中发病率更高，病死率为 13%~15%。常见的病原体为细菌，也可为真菌、病毒、原虫，本节主要阐述细菌性败血症。

【病因和发病机制】

1. 病原体　因不同地区和年代而异。我国以葡萄球菌最多见，其次为大肠埃希菌等革兰氏阴性杆菌。近年来，随着围生医学的发展及 NICU 的建立，凝固酶阴性的葡萄球菌成为首位菌。

2. 新生儿免疫系统特点

（1）非特异性免疫功能低下：①屏障功能差，皮肤角质层薄、黏膜柔嫩易损伤；脐残端未完全闭合；分泌型 IgA 缺乏易发生呼吸道和消化道感染；血脑屏障功能不全。②淋巴结发育不全，缺乏吞噬细菌的过滤作用，不能将感染局限于局部淋巴结。③补体成分（C3、C5、调理素等）含量低，机体对某些细菌抗原的调理作用差。④中性粒细胞产生及储备少，趋化性及黏附性较低，溶菌酶含量低，吞噬和杀菌能力弱，早产儿尤甚。⑤单核细胞产生粒细胞–集落刺激因子（G–CSF）、白细胞介素 8（IL–8）等细胞因子的能力低下。

（2）特异性免疫功能差：①新生儿体内 IgG 主要来自母体，且与胎龄相关，胎龄越小 IgG 含量越低，因此早产儿更易感染。②IgM 和 IgA 分子量较大，无法通过胎盘，新生儿体内含量很低，因此对革兰氏阴性杆菌易感。③由于未曾接触特异性抗原，T 细胞为初始 T 细胞，产生细胞因子的能力低下，无法有效辅助 B 细胞、巨噬细胞、自然杀伤细胞和其他细胞参与免疫反应。

【临床表现】

本病根据发病时间分为早发型和晚发型。

1. 早发型　①一般发病时间≤生后3天。②感染通常发生在出生前或出生时，常为母亲垂直传播所致，病原菌以大肠埃希菌等革兰氏阴性杆菌为主。③常伴肺炎，容易暴发性起病、多器官受累，死亡率高达 5%~20%，是引起新生儿死亡的主要原因之一。对于有感染危险的母亲在分娩过程中预防性应用抗生素可以使新生儿死亡率下降。

2. 晚发型　①一般发病时间＞生后 3 天。②感染通常发生在出生后，由水平传播引起，病原菌以葡萄球菌、机会致病菌为主。③常有脐炎、肺炎等局灶性感染，死亡率较早发型低。

早期症状、体征常不典型，尤其是早产儿。表现为反应差、嗜睡、少吃、少哭、少动，甚至不吃、不哭、不动，发热或体温不升，体重不增或增长缓慢等。出现以下表现应高度警惕败血症：①黄疸：有时是败血症的唯一表现，表现为黄疸迅速加重或退而复现，严重时可发展为胆红素脑病。②肝脾大：出现较晚，一般为轻至中度肿大。③感染性休克和弥散性血管内凝血（DIC）：面色发灰、四肢厥冷、心率加快、皮肤呈大理石样花纹，毛细血管再充盈时间＞3 s，血压下降，尿少或无尿，皮肤黏膜瘀点、瘀斑，针刺部位出血不止，消化道出血、肺出血。④其他：呕吐、腹胀、中毒性肠麻痹、呼吸窘迫或暂停、青紫。⑤可合并肺炎、脑膜炎、坏死性小肠结肠炎、化脓性关节炎、肝脓肿和骨髓炎等。

【辅助检查】

1. 细菌学检查

（1）血培养：为败血症诊断金标准，应在抗生素使用之前进行采血。

（2）脑脊液、尿培养。

（3）其他：可酌情行咽拭子、皮肤拭子、脐残端、肺泡灌洗液（气管插管患儿）等细菌培养，阳性可证实有细菌定植，但不能确立败血症的诊断。

（4）病原菌抗原及 DNA 检测：采用对流免疫电泳、酶联免疫吸附试验、DNA 探针等方法。

2. 非特异性检查

（1）外周血白细胞（WBC）：宜在出生 6～12 h 后或起病 6～12 h 后采血，因未成熟中性粒细胞数和成熟中性粒细胞数变化需要一定时间。白细胞总数减少（＜5×10^9/L）或增多（≤3 天者 WBC＞25×10^9/L，＞3 天者 WBC＞20×10^9/L）。

（2）细胞分类：未成熟中性粒细胞增多，杆状核细胞/中性粒细胞数＞0.16。

（3）血小板计数：＜100×10^9/L，持续降低与预后不良相关。

（4）C-反应蛋白（CRP）：＞8 mg/L（末梢血）为异常。

（5）血清降钙素原（procalcitonin，PCT）：细菌感染后 PCT 增高较 CRP 早，具有较高的特异性和敏感性。一般以 PCT＞2.0 μg/L 为严重感染的临界值。

（6）白细胞介素 6（IL-6）：反应较 CRP 早，炎症控制后 24 h 内恢复至正常。

【治疗要点】

1. 抗生素治疗原则　①早用药：对怀疑败血症的患儿应尽早使用抗生素，不必等待血培养结果。②静脉、联合给药：病原菌未明确前，可结合当地菌种流行病学特点和耐药菌株情况，选择针对革兰氏阳性菌和革兰氏阴性菌的两种抗生素联合使用，早发型败血症一般经验性选择青霉素＋第三代头孢菌素，晚发型败血症经验性选用苯唑西林或万古霉素；病原菌明确后根据药物敏感试验结果选择用药；药物敏感试验不敏感但临床有效者可暂不换药。③足疗程：疗程10～14 天；有并发症者治疗时间需延长至 3 周以上。④注意药物的毒副作用：1 周以内的新生儿，尤其是早产儿，肝肾功能不成熟，给药次数宜相应减少。

2. 处理严重并发症　①抗休克。②纠正酸中毒和低氧血症。③减轻脑水肿。

3. 支持疗法　注意保温，供给足够热量和液体，维持血糖和血电解质在正常水平。

4. 清除局部感染灶　有脐炎、皮肤感染灶或其他部位化脓性病灶时，给予相应的处理。

【常见护理诊断/问题】

1. 体温异常 与感染有关。

2. 皮肤完整性受损 与脐炎、脓疱疮等感染性病灶有关。

3. 营养失调：低于机体需要量 与消耗多、吸吮无力、食欲缺乏及摄入不足有关。

4. 潜在并发症：化脓性脑膜炎、感染性休克。

【护理措施】

1. 清除局部感染灶 及时处理局部病灶，防止感染蔓延扩散；加强新生儿基础护理，认真做好皮肤、口腔和脐部护理。

2. 病情观察 监测生命体征，尤其是体温、心率、血压变化；观察神志、面色、精神、反应、哭声、吃奶、腹胀、末梢灌注情况；注意有无皮肤破损或全身新的感染灶，如脐炎、脓疱疮等；观察黄疸的进展和消退情况；注意有无出血倾向及神经系统表现。

3. 用药护理

（1）正确使用抗生素：在使用抗生素前采血行血培养，尽早使用抗生素。熟悉抗生素的剂量、用法、药理作用及配伍禁忌，观察有无药物不良反应，定期做血、尿常规检查。

（2）遵医嘱正确用药：血管活性药物应使用输液泵匀速泵入，并使用专一静脉通路，避免与其他药物混合。

（3）留置中长静脉导管或经外周静脉穿刺的中心静脉导管（peripherally inserted central venous catheter，PICC）：本病疗程长，万古霉素等药物刺激性强，应提高静脉穿刺成功率，必要时尽早留置中长静脉导管或PICC，以免药物渗出引起坏死。

4. 并发症护理

（1）化脓性脑膜炎：持续发热、面色青灰、激惹、呕吐、颈部抵抗、前囟饱满、双眼凝视和呼吸暂停等提示有化脓性脑膜炎可能，应立即与医生联系，积极处理，并配合医生行腰椎穿刺检查。

（2）感染性休克：面色青灰、心动过速、脉搏细弱、脉压差缩小、毛细血管充盈时间延长、皮肤花斑、四肢厥冷等应考虑感染性休克，须及时扩容、纠正代谢性酸中毒及电解质紊乱、应用血管活性药物等。

5. 健康教育

（1）用药指导：在新生儿两餐奶间服用抗生素，用适量的温开水溶化后喂入，喂后再喂少许温开水。

（2）预防感染：护理患儿前做好手卫生，保持新生儿皮肤黏膜、臀部及脐部清洁干燥。告诉家长勿用不洁布类擦洗新生儿口腔，不能挑马牙、挤乳房或针刺、艾灸，以免损伤新生儿皮肤黏膜。

（3）正确识别新生儿败血症表现：新生儿出现面色青灰、皮肤花斑、高热、反应差、拒奶、呕吐、双眼凝视等需及时就诊。

第十节 新生儿寒冷损伤综合征

新生儿寒冷损伤综合征（neonatal cold injury syndrome）又称新生儿硬肿症或新生儿冷伤，是由于寒冷及感染等导致的皮下脂肪炎症性疾病，主要表现为低体温和皮肤硬肿，严重者可继发肺出血和多器官功能衰竭而死亡。近年来，随着居住条件的改善、新生儿转运技术的发展和新生儿保暖技术的普及，该病发病率已显著下降。

【病因和病理生理】

1. 寒冷和保温不足　新生儿，尤其是早产儿，发生低体温和硬肿的原因有：①体温调节中枢不成熟。②体表面积相对大，皮下脂肪少，皮肤薄，血管丰富，易于失热。③躯体小，总液体含量少，体内储存热量少，对失热的耐受能力差。④缺乏寒战反应，寒冷时主要靠棕色脂肪代谢产热，但其代偿能力有限；早产儿棕色脂肪储存少（胎龄越小储存越少），代偿产热能力更差。⑤皮下脂肪（白色脂肪）中饱和脂肪酸含量高（为成人 3 倍），其熔点高，低体温时易凝固，从而出现皮肤硬肿。

2. 疾病　严重感染、缺氧、心力衰竭和休克等使机体能量消耗增加、热量摄入不足，加之缺氧又使能源物质氧化产能发生障碍，产热能力不足，故即便在正常散热条件下，也可出现低体温和硬肿。严重的颅脑疾病也可抑制尚未成熟的体温调节中枢，使其调节功能进一步降低，散热大于产热，从而出现低体温，甚至皮肤硬肿。

3. 多器官损害　低体温及皮肤硬肿可使局部血液循环淤滞，引起缺氧和代谢性酸中毒，导致皮肤毛细血管壁通透性增加，出现水肿。如低体温持续存在和（或）硬肿面积扩大，缺氧和代谢性酸中毒进一步加重，可引起多器官功能损害。

【临床表现】

本病主要发生在寒冷季节或重症感染时。多于生后 1 周内发病，早产儿多见，低体温和皮肤硬肿是本病的主要表现。

1. 一般表现　反应低下，吮乳差或拒乳，哭声低弱或不哭，活动减少，也可出现呼吸暂停等。

2. 低体温　新生儿低体温指体温 < 35℃，轻症为 30 ~ 35℃，重症 < 30℃，可出现四肢甚至全身冰冷，常伴有心率减慢。新生儿腋窝部含有较多棕色脂肪（棕色脂肪分布在颈、肩胛间、腋下、中心动脉、肾和肾上腺周围），寒冷时棕色脂肪开始氧化产热，如患儿产热良好（腋温 ≥ 肛温，腋温 – 肛温差为正值），则预后良好；如患儿棕色脂肪耗尽，产热衰竭（腋温 < 肛温，腋温 – 肛温差为负值），则病死率高。

3. 硬肿　由皮脂硬化和水肿所致，其特点为皮肤硬肿，紧贴皮下组织，不能移动，有水肿者压之有轻度凹陷。硬肿发生顺序为：小腿→大腿外侧→整个下肢→臀部→面颊→上肢→背、腹、胸部。硬肿范围可按头颈部 20%、双上肢 18%、前胸及腹部 14%、背部及腰骶部 14%、臀部 8% 及双下肢 26% 计算。严重硬肿可妨碍关节活动，胸部受累可致呼吸困难。

4. 多器官功能损害　重症可出现休克、弥散性血管内凝血和急性肾衰竭等。肺出血是较常见的并发症。

新生儿寒冷损伤综合征分度标准见表 6–10。

表 6–10　新生儿寒冷损伤综合征分度标准

分度	体温		硬肿范围（%）	器官功能改变
	肛温（℃）	腋 – 肛温差（℃）		
轻度	≥35	正值	< 20	无明显改变
中度	< 35	0 或正值	20 ~ 50	明显改变
重度	< 30	负值	> 50	功能衰竭

【辅助检查】

根据病情需要，检测血常规、动脉血气和血电解质、血糖、尿素氮、肌酐，做 DIC 筛查试验。必要时可做心电图及胸片等。

【治疗要点】

1. 复温 目的是在机体产热不足时，通过提高环境温度（减少失热或外加热），以恢复和保持正常体温。一般采用逐渐复温。

2. 热量和液体补充 供给充足的热量有助于复温和维持正常体温。热量供给从 210 kJ/（kg·d）即 50 kcal/（kg·d）开始，逐渐增加至 419~502 kJ/（kg·d）即 100~120 kcal/（kg·d）。喂养困难者可给予部分或完全静脉营养。液体量按 0.24 mL/kJ（1 mL/kcal）计算，有明显心、肾功能损害者，在复温时因组织间隙液体进入循环，可造成左心功能不全和肺出血，故应严格控制输液速度及液体入量。

3. 控制感染 根据血培养和药敏试验结果应用抗生素。

4. 纠正器官功能紊乱 对心力衰竭、休克、凝血障碍、弥散性血管内凝血、肾衰竭和肺出血等，应给予相应治疗。

【常见护理诊断 / 问题】

1. 体温过低 与新生儿体温调节功能低下、寒冷、早产、感染、窒息等有关。

2. 营养失调：低于机体需要量 与吸吮无力、热量摄入不足有关。

3. 皮肤完整性受损可能 与皮肤硬肿、水肿有关。

4. 潜在并发症：肺出血、休克、心力衰竭、急性肾衰竭。

5. 知识缺乏（家长）：缺乏正确保暖及育儿知识。

【护理措施】

1. 病情观察

（1）观察硬肿程度及范围、皮肤色泽和四肢末梢循环。

（2）观察反应、哭声、吃奶情况；密切观察多器官损害情况，如尿少或无尿需警惕肾衰竭，体温恢复而心率仍＜100 次/min 可能为心力衰竭或心源性休克，呼吸困难和发绀突然加重、肺部湿啰音迅速增加可能为肺出血。

（3）及时监测血糖、动脉血气和电解质、肌酐、尿素氮、心肌酶谱、血小板计数和凝血功能等。

（4）复温过程中密切监测生命体征、进出液量（尤其尿量）、体表及核心温度、环境温度。

（5）备好抢救药物、物品和设备，如吸引器、复苏皮囊、气管插管用物等，一旦发生病情突变，能争分夺秒有效地进行抢救。

2. 正确复温

（1）若肛温＞30℃，可通过减少散热使体温回升。将患儿置于已预热至中性温度的暖箱中，一般在 6~12 h 内体温可恢复正常。

（2）若肛温＜30℃，应将患儿置于箱温比肛温高 1~2℃的暖箱中进行外加温。每小时提高箱温 0.5~1℃（箱温不超过 34℃），在 12~24 h 内体温可恢复正常。然后根据患儿体温调节暖箱温度。若无条件，也可采用温水浴、热水袋、电热毯或母亲怀抱等方法。

3. 用药护理

（1）保证静脉通路通畅，按医嘱扩容、纠正代谢性酸中毒、应用血管活性药物等，注意观察药物疗效及不良反应。

（2）严格控制输液速度，要求 <5 mL/（kg·h），用输液泵匀速输入，每小时记录输入液体量及速度，防止输液过快引起心力衰竭和肺出血；维持血糖正常。

（3）寒冷冬天注意输入常温的液体，血制品需复温后输注。

（4）应用利尿剂，尤其静脉注射呋塞米后，注意有无利尿过度导致脱水、电解质紊乱等情况。

4. 合理喂养　轻症能吸吮者可经口喂养；吸吮无力者用管饲喂养或静脉高营养，以保证能量的供给。

5. 预防感染　接触患儿前做好手卫生，加强患儿皮肤护理；经常更换体位，防止体位性水肿和坠积性肺炎；避免肌内注射，防止皮肤破损引起感染。

6. 并发症护理

（1）肺出血：为本病最危重临床征象和主要死因。患儿表现为面色突然青紫、呼吸困难加重，且给氧后不缓解；肺内湿啰音迅速增加；气道内吸出血性液体或泡沫性鲜血从口鼻涌出；血气 PaO_2 迅速下降，$PaCO_2$ 升高。须立即将头偏向一侧，及时清理呼吸道分泌物，保持呼吸道通畅；一旦确诊早期进行气管插管机械通气，给予高呼气末正压（PEEP）等抢救。

（2）休克：患儿面色青灰、心动过速、脉搏细弱、脉压差缩小、毛细血管充盈时间延长、皮肤花斑、四肢厥冷、皮肤有出血点等应考虑休克，须积极配合医生扩容、纠正代谢性酸中毒及电解质紊乱、应用血管活性药物等。

（3）心力衰竭：患儿面色苍灰或发绀加重、烦躁、短期内呼吸明显加快、心率加快、肝增大，提示并发心力衰竭，应配合医生做好给氧、镇静、强心、利尿等处理。

（4）急性肾衰竭：表现为少尿或无尿、水肿、血尿素氮及肌酐升高、高血钾、代谢性酸中毒，应积极配合医生处理水、电解质和酸碱代谢紊乱，严格控制液体量，精确记录出入量。

7. 出院指导

（1）做好围生期保健工作，宣传预防新生儿寒冷损伤综合征的知识。

（2）尽早开始喂养，鼓励母乳喂养，保证充足的热量供应。

（3）注意保暖，保持适宜的环境温、湿度，防止受凉。

（4）注意卫生，预防感染。

第十一节　新生儿坏死性小肠结肠炎

情境导入

患儿，男，13 天，因"腹胀、呕吐半天"转入院。患儿系 G_1P_1，孕 31^{+2} 周，剖宫产娩出。生后即予管饲喂养早产儿配方奶，每 3 h 1 次；1 天前出现胃潴留 2 次，均为 10 mL 奶汁；半天前出现腹胀、呕吐，腹部 X 线提示"肠壁囊样积气"，当地医院诊断为"新生儿坏死性小肠结肠炎"。

请思考：

1. 新生儿坏死性小肠结肠炎的临床表现有哪些？

2. 如何预防新生儿坏死性小肠结肠炎的发生？

3. 应怎样进行新生儿坏死性小肠结肠炎的治疗和护理？

新生儿坏死性小肠结肠炎（neonatal necrotizing enterocolitis，NEC）是多种因素导致的急性小肠结肠坏死性出血性炎症，在活产新生儿中的发病率为 0.3‰～2.4‰，多见于早产儿，仅约 13% 的病例为足月儿，极低出生体重儿发病率为 5%～10%。NEC 是新生儿期常见的一种严重威胁患儿生命的胃肠道疾病，临床上以腹胀、呕吐、腹泻、便血，严重者发生休克及多器官功能衰竭为主要表现，腹部 X 线检查以肠壁囊样积气为特征。近年来，随着低出生体重儿存活率的明显提高，NEC 的发病率也逐年上升。NEC 病死率为 20%～30%，超低出生体重儿病死率高达 30%～50.9%。NEC 的发病率和病死率随新生儿胎龄和体重增加而降低。

【病因和发病机制】

NEC 的病因及发病机制目前仍不明确，多数认为 NEC 是多因素导致的复杂性疾病。

1. 早产　极早产和极低出生体重是最重要的危险因素。

2. 肠道微生态紊乱　新生儿肠道菌群的发展受多种因素的影响，如喂养方法、分娩方式、抗生素使用等，其中抗生素使用是影响新生儿肠道菌群初始定植的重要因素。抗生素的疗程与极低出生体重儿 NEC 的发生率呈正相关。

3. 感染及炎症反应　多数研究认为感染是 NEC 的最主要病因。常见的肠道致病菌有肺炎克雷伯菌、大肠埃希菌、梭状芽孢杆菌、链球菌、乳酸杆菌、肠球菌、凝固酶阴性葡萄球菌等。

4. 喂养不当　90% 的 NEC 发生在肠道喂养后，母乳喂养和早期微量喂养可减少 NEC 发生。摄入配方奶的渗透压高（>400 mmol/L）、喂奶过多或加奶过快可能增加 NEC 发生。此外，延迟肠道喂养并不能降低 NEC 发病率。

5. 缺氧缺血　窒息、缺氧时机体为保证脑、心脏等重要器官血供，胃肠道供血显著下降，肠壁发生缺血性损伤而诱发 NEC。

6. 其他　持续性动脉导管未闭、吲哚美辛等药物使用、脐血管插管、贫血、输血和红细胞增多症也可导致 NEC。

【临床表现】

1. 全身症状　缺乏特异性，表现为呼吸窘迫、呼吸暂停、嗜睡、体温不稳定等，严重者呼吸衰竭、休克、DIC 甚至死亡。

2. 消化道症状　主要为腹胀、呕吐和血便。多数患儿初起表现为喂养不耐受，胃潴留、呕吐、腹胀，进而全腹膨胀、肠鸣音减弱，随后出现大便性状改变、血便。查体可见腹胀、肠型、腹壁发红、触痛，部分患儿右下腹肌紧张、压痛，肠鸣音减弱或消失，重者发生腹膜炎和肠穿孔。

【辅助检查】

1. X 线检查　腹部 X 线平片是诊断 NEC 的主要影像学检查。表现为肠壁增厚、水肿、肠管扩张、有多个液平、肠袢持续性固定、包块、腹腔积液。出现膈下游离气体说明肠穿孔。肠壁积气和门静脉充气征为本病的特征性表现。

2. 实验室检查　血白细胞计数增高或降低，核左移，可见血小板减少；血小板压积及 C- 反应蛋白升高；血糖异常、代谢性酸中毒、离子紊乱及凝血功能异常等；血细菌培养阳性更有助于诊断。

3. B 超检查　近年来得到广泛应用，可以动态观察肠壁增厚（小肠壁厚度超过 3 mm）、肠壁积气、肠蠕动、肠壁血运情况，以及有无肠粘连、包块。与腹部 X 线平片相比，超声诊断门静脉积气、肠壁积气的敏感性更高。

【治疗要点】

1. 保守治疗　一旦疑诊 NEC 应立即禁食，胃肠减压，使用广谱抗生素。治疗原则为促进肠道休息，纠正酸中毒和电解质紊乱，降低炎症反应。轻者禁食 5~7 天，重者禁食 10~14 天或更长，禁食或进食不足时静脉补充液体和营养液。按需要给予氧疗和气管插管机械通气、抗休克等对症治疗。

2. 外科治疗　30%~50% 的 NEC 患儿需要外科手术治疗，NEC 主要手术方式包括：剖腹探查、腹腔引流术、肠切除、肠吻合、肠造瘘等。手术指征包括：肠穿孔是绝对指征；内科保守治疗 24~48 h 无效，伴低血压、少尿、难以纠正的酸中毒、腹部 X 线肠袢僵直固定、门静脉积气；肠道全层坏死，出现腹膜炎表现。经手术治疗的患儿，术后近期并发症有肠管继续坏死和穿孔、肠吻合口瘘、粘连性肠梗阻。

3. 重启喂养策略　目前关于 NEC 重启肠内喂养的时间尚无统一意见，临床上可根据患儿胃肠功能恢复情况确定重启喂养时间。一般腹胀消失、大便隐血试验阴性可试进食，重启喂养首选人乳喂养，初始喂养量 < 20 mL/（kg·d），根据患儿情况，可按照 10~20 mL/（kg·d）的速度增加喂养量。若人乳缺乏或不足，采用标准配方奶，不能耐受时可选用深度水解蛋白配方奶。

拓展阅读 6-5 新生儿坏死性小肠结肠炎临床诊疗指南（2020）

拓展阅读 6-6 早产儿喂养不耐受临床诊疗指南（2020）

【常见护理诊断/问题】

1. 舒适度减弱　与腹胀、呕吐，肠腔积液、积气有关。

2. 体温过高　与肠道感染有关。

3. 营养失调：低于机体需要量　与长期禁食、肠道炎症坏死、肠道切除后短肠等有关。

4. 潜在并发症：感染、肠坏死、肠穿孔、短肠综合征等。

【护理措施】

1. 病情观察　密切观察病情，患儿出现反应差、精神萎靡、缺氧、体温不升或发热、心率及血压下降、呼吸暂停等应警惕 NEC 的发生。观察腹部情况，NEC 时腹胀一般最早出现且持续存在，并出现胃潴留，最后全腹膨胀，肠鸣音减弱。腹胀时每天监测腹围并记录。观察有无呕吐，呕吐先为奶液，逐渐可出现胆汁样或咖啡样物。密切观察患儿大便的颜色、性状、量、次数。严格记录出入量，观察有无脱水表现。

2. 喂养　发现患儿疑似 NEC 后即禁食，胃肠减压，保持引流管通畅以保证有效引流，每班记录引流液的颜色、性质、量。禁食时间根据病情变化而定，病情好转允许进食时循序渐进进行喂养，严禁过快、过多或高渗透配方奶喂养，以免病情反复及加重。

3. 术后护理　术后密切观察患儿面色、意识，监测体温、脉搏、呼吸、血压，关注呼吸和外周循环变化。准确计算造瘘口出量，小肠造瘘后电解质丢失多，易发生水、电解质、酸碱平衡紊乱及营养吸收障碍，需定期监测血气及电解质，发现异常及时处理。观察术后切口有无淡红色液体渗出，触诊有无切口线变软或空虚感等切口裂开的先兆。

4. 肠造口护理　术后 48~72 h 开放造口。开放前用凡士林纱布或生理盐水纱布保护造口。造口开放后观察并记录造口肠管的颜色（呈红色或粉红色）、有无造口回缩。新生儿皮肤娇嫩，更换造口袋时需将造口周围皮肤轻柔清洗干净并擦干，避免使用消毒剂或强碱性皂液清洗，并依次使用造口粉、液体敷料保护皮肤，再平整粘贴造口袋底盘。造口周围皮肤有凹陷时，涂防漏膏以减少造口底盘与皮肤之间的缝隙，避免大便渗漏和皮肤损伤。避免尿布压迫造瘘口。造口与皮肤缝合处可用聚维酮碘擦拭消毒后，再用生理盐水拭干净并喷上皮肤保护剂，以防皮炎发生。

5. 人文关怀　患儿哭闹导致腹压增高可造成吻合口漏，故应采用包裹式鸟巢包裹患儿、音乐疗法、摇摇床、安抚等尽量保持患儿安静。造瘘口护理难度大，出院时应为家长提供造口护理相关资料，为家长示范操作并指导其操作直至熟练掌握。嘱定期随访。

【预防】

母乳喂养是预防本病的重要措施，新生儿首选亲母母乳喂养，母乳不足时使用捐赠人乳替代。早期肠内微量喂养可促进肠道成熟，降低 NEC 发生率。益生菌可降低早产儿 NEC、败血症发生率，但其应用于 NEC 预防的最佳菌株、剂量和给药时间尚无一致意见，需进一步研究。此外需积极防治新生儿感染。

第十二节　新生儿糖代谢紊乱

一、新生儿低血糖

新生儿低血糖（hypoglycemia of newborn）的血糖界限值尚存争议，美国儿科内分泌学会指南指出出生不到 48 h 且血浆葡萄糖水平低于 2.8 mmol/L，或出生超过 48 h 且血浆葡萄糖水平低于 3.3 mmol/L 的新生儿，需医学干预。我国新生儿低血糖诊断标准为血糖 < 2.2 mmol/L（40 mg/dL），而 < 2.6 mmol/L 为临床需要处理的界限值，因低血糖可导致不可逆的脑损伤。

【病因和发病机制】

1. 暂时性低血糖　新生儿低血糖多数是暂时的，一般持续数天，常继发于围生期应激导致的高胰岛素血症，原因包括窒息、母亲糖尿病、喂养延迟、感染、早产、小于胎龄儿和胎儿窘迫。常见原因如下。

（1）糖原和脂肪储备不足：糖原储备是新生儿出生后 1 h 内能量的主要来源。糖原储备主要发生在妊娠最后 4~8 周，因此，早产儿和小于胎龄儿能量储备会受到不同程度的影响，且胎龄越小，糖原储备越少。

（2）葡萄糖消耗增加：应激状态，如窒息、严重感染等，导致儿茶酚胺分泌增加，血中高血糖素、皮质醇类物质增加，使血糖升高，继之糖原大量消耗，血糖下降。无氧酵解使葡萄糖利用增多，也可引起低血糖。低体温患儿等常因热量摄入不足，葡萄糖消耗增加而发生低血糖。

（3）高胰岛素血症：暂时性胰岛素升高所致。①糖尿病母亲婴儿：因母亲高血糖引起胎儿胰岛细胞代偿性增生，胰岛素分泌增多，而出生后母亲血糖供给突然中断所致；②新生儿溶血病：红细胞破坏致谷胱甘肽释放，刺激胰岛素分泌增加。

2. 持续性低血糖　指低血糖持续 7 天以上，或需要葡萄糖输注量 > 12 mg/（kg·min）才能维持正常血糖，持续时间超过 7 天。常见原因如下。

（1）高胰岛素血症：遗传性疾病所致的胰岛 β 细胞分泌胰岛素不当或过多是引起持续性低血糖最常见的原因。

（2）内分泌缺陷：先天性垂体功能低下、先天性肾上腺皮质增生症、高血糖素及生长激素缺乏等。

（3）遗传代谢性疾病：①碳水化合物疾病，如糖原贮积症、半乳糖血症等。②脂肪酸代谢性疾病，如中链酰基辅酶 A 脱氢酶缺乏。③氨基酸代谢缺陷，如支链氨基酸代谢障碍、亮氨酸代谢缺陷等。

【临床表现】

新生儿低血糖缺乏典型、特异性的临床表现。少数患儿可有嗜睡、呼吸暂停、肌张力低下、激惹、拥抱反射增强、吸吮无力、青紫、苍白、惊厥、体温不稳定、意识改变甚至昏迷、心动过缓或过速、异常哭声、呼吸急促和呕吐等。如随着血糖恢复正常这些症状消失，则最大可能是低血糖。惊厥和昏迷通常发生于严重、长期、反复发作的低血糖。严重低血糖可引起脑损伤，称低血糖脑病。

【辅助检查】

1. 血糖测定　床旁试纸条血糖分析仪：一般从足后跟采取血标本。试纸条检测结果与实际血糖浓度之间有较好的相关性，偏差不超过 15%，血糖浓度低于 2.2 mmol/L 时偏差较为明显。该法可动态监测血糖，但确诊需通过实验室测定标准的血糖浓度。治疗应在该法发现低血糖后即开始。所有高危儿出生 30 min 均需常规监测血糖，并根据病情复测。

2. 病因检测　持续性低血糖患儿应酌情检测胰岛素、高血糖素、T3、T4、TSH、生长激素、皮质醇、血和尿氨基酸及有机酸等。高胰岛素血症时可行胰腺 B 超或 CT；疑有糖原贮积症时可行肝活检测定肝糖原和酶活力。

【治疗要点】

治疗原则包括对所有新生儿，尤其高危新生儿尽早开始母乳或配方奶喂养，无法经口喂养者及时给予管饲喂养或静脉补液。治疗过程中密切监测血糖直至血糖稳定，如经处理症状无改善，应积极查找病因，治疗原发病。

1. 根据血糖监测结果，给予不同处理

（1）血糖 < 1.7 mmol/L：立即 10% 葡萄糖注射液 2 mL/kg 1 ~ 2 min 内静脉推注，继之以 5 ~ 6 mg/（kg·min）输液泵输注葡萄糖，并积极喂养。

（2）血糖 1.7 ~ 2.2 mmol/L：立即给予 10 mL/kg 配方奶或母乳经奶瓶或管饲喂养。

（3）血糖 2.2 ~ 2.5 mmol/L：积极母乳喂养或人工喂养。

（4）血糖 > 2.5 mmol/L：每 3 h 监测 1 次空腹血糖，共 2 次。如空腹血糖在哺喂后 24 h 内 > 2.5 mmol/L，24 h 后 > 2.8 mmol/L，按正常新生儿处理；反之需查找病因。

2. 升血糖药物　静脉补充葡萄糖仍不能维持正常血糖时，可用氢化可的松 5 ~ 10 mg/（kg·d）静脉输注，症状消失、血糖恢复正常后 24 ~ 48 h 停止。糖皮质激素治疗可持续数日至一周。持续性低血糖可肌内注射胰高血糖素 0.1 ~ 0.3 mg/kg，必要时 6 h 后重复应用。

3. 治疗原发病　持续性低血糖时应积极治疗原发病。高胰岛素血症可给予二氮嗪 5 ~ 20 mg/（kg·d），分 3 次口服；或皮下注射奥曲肽 5 ~ 25 μg/（kg·d）。

【常见护理诊断/问题】

1. 体温过低　与寒冷损伤、低血糖有关。

2. 低效性呼吸型态　与低血糖导致呼吸暂停有关。

3. 潜在并发症：脑瘫、智力低下、惊厥。

【护理措施】

1. 高危人群的护理与管理策略

（1）新生儿随机血糖 < 2.6 mmol/L，是临床需要积极干预的界限值，干预的同时应及时复测血糖。

（2）新生儿出生后须立即判断是否为低血糖高危儿，如是高危儿应给予密切监测，采取积极预防措施防止发生低血糖，此为目前最好的管理策略。新生儿低血糖高危因素有早产、过期产、宫内生长受限、巨大儿、低出生体重（<2.5 kg）、低体温（<36.5℃）、喂养不佳、围生期窘迫史或出生 5 min 阿普加评分<7 分、母亲妊娠期或妊娠前糖尿病、孕晚期母亲使用 β 受体阻滞剂。对于高危患儿应密切监测血糖，生后 1、2、4 h 各监测 1 次，随后每 4～6 h 监测 1 次，直至血糖正常后 24 h 停止监测。患病新生儿无论是否伴有低血糖临床症状，均应即刻监测血糖，随后每 6 h 监测 1 次，直至血糖正常后 24 h 停止监测。低血糖高危儿尽早（出生后 1 h 内）开始母乳或配方奶喂养。指导主要照顾者识别新生儿饥饿的早期信号，有低血糖风险新生儿至少每 3 h 喂养一次或按需喂养。新生儿喂养良好，且 24 h 连续 3 次血糖>2.6 mmol/L，可停止监测。新生儿断脐前，予擦干皮肤、戴帽子等措施提供中性温度环境，保持体温在 36.5～37.5℃。

2. 低血糖输液策略

（1）建立血管通路：建立有效的血管通路是纠正低血糖的关键。当患儿需要输注高浓度葡萄糖才能维持血糖水平时（葡萄糖浓度>12.5%），应及时建立中心静脉通路，以防止液体渗透压过高、静脉输注速度过快导致液体外渗和局部组织坏死。静脉输液期间密切观察输注部位有无肿胀、输液泵速度是否精准，杜绝一切医源性低血糖的发生。

（2）用药：无症状者以 6～8 mg/（kg·min）静脉滴注 10% 葡萄糖注射液，用后 15～30 min 监测血糖；无效可增至 8～10 mg/（kg·min）。有症状者予 10% 葡萄糖注射液 2 mL/kg 静脉推注，继之以 6～8 mg/（kg·min）静脉滴注；无效可加快葡萄糖输注速度，每次增加 2 mg/（kg·min），最大至 12 mg/（kg·min）。在症状消失和血糖正常后 24～48 h 停用葡萄糖输注。若血糖仍不能维持正常水平，可加用糖皮质激素。顽固性低血糖可加用胰高血糖素治疗，使用时需与常规补液分开，并匀速泵注，以免造成血糖波动。

3. 病情观察　出现烦躁、激惹、抽搐、萎靡、肌张力降低、喂养不耐受、哭声无力或高调、紫绀、呼吸增快、呼吸暂停、心率增快等时需监测血糖。任何时候床旁血糖<2.6 mmol/L 均应积极处理。

4. 出院与宣教

（1）低血糖高危儿生后未满 24 h、喂养不佳、血糖水平不稳定者不宜出院。

（2）为低血糖高危儿的父母和照顾者提供知情及讨论的机会。提供口头和书面信息：新生儿低血糖概念、预防低血糖护理措施、血糖监测目的及相关治疗。

5. 预防

（1）避免可导致低血糖的高危因素（如寒冷损伤等），高危儿定期监测血糖。

（2）生后能进食者宜早期喂养。

拓展阅读 6-7
昆士兰临床指南：新生儿低血糖（2019版）解读
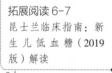

（3）无法经胃肠道喂养者静脉输注 10% 葡萄糖注射器，足月适于胎龄儿以 3～5 mg/（kg·min）、早产适于胎龄儿以 4～6 mg/（kg·min）、小于胎龄儿以 6～8 mg/（kg·min）速度输注，可近似达到内源性肝糖原的产生率。

二、新生儿高血糖

新生儿高血糖是指新生儿血浆葡萄糖>7.0 mmol/L（126 mg/dL），早产儿高血糖较足月儿多见，超低出生体重早产儿高血糖发生率为 60%～80%。

【病因和发病机理】

1. 血糖调节功能不成熟　新生儿，尤其是早产儿和小于胎龄儿，对糖耐受力低，缺乏成人的 Staub Traugott 效应（即重复输入葡萄糖后血糖水平递降和葡萄糖的消失率增加），这与其胰岛 β 细胞功能不成熟，对输入葡萄糖反应不灵敏且胰岛素的活性较低有关，最终导致葡萄糖清除率低。

2. 应激性　在窒息、严重感染、创伤等危重状态下，血液中皮质醇、儿茶酚胺、高血糖素水平显著升高，糖异生作用增强，进而引起高血糖。

3. 医源性　早产儿多见，输注高浓度葡萄糖，尤其输注速率过快时易发生高血糖。输糖速度超过 10 ~ 12 mg/（kg·min）可导致高血糖。应用某些药物，如肾上腺素、糖皮质激素、咖啡因、氨茶碱、苯妥英钠等，也可造成高血糖。母亲分娩前应用糖和糖皮质激素也可引起新生儿高血糖。

4. 新生儿糖尿病　发病率约为 1/400 000 活产婴儿。①暂时性糖尿病（又称假性糖尿病）：与胰岛 β 细胞功能暂时性低下有关，约 1/3 的患儿有糖尿病家族史，多见于小于胎龄儿。②真性糖尿病：新生儿较少见，多与遗传有关。

【临床表现】

高血糖轻者常无症状，持续显著高血糖者可出现高渗性利尿，表现为多尿、脱水、烦渴、体重下降等，出现特有面容，眼闭合不严，伴惊恐状。血糖低于 12 mmol/L 一般不发生渗透性利尿。新生儿因颅内血管壁发育较差，高血糖的高渗可致脑血管扩张和颅内出血。早产儿血糖 > 33.6 mmol/L 容易发生脑室内出血。

【辅助检查】

本病诊断主要依据为血糖和尿糖。诊断高血糖至少需要监测 2 次血糖。可以通过血浆葡萄糖水平、血气分析、血清电解质等检测血糖水平及电解质情况。

【治疗要点】

高血糖的标准治疗方案包括：积极寻找病因，密切观察，或减慢葡萄糖输注速度，或注射胰岛素，有时需同时采用这两者。高血糖导致的渗透性利尿是最急需处理的问题。多数认为干预值为血糖 10 ~ 12 mmol/L。

1. 医源性高血糖的处理　暂时停用葡萄糖或减少入量，严格控制输液速度，并监测血糖、尿糖。

2. 重症高血糖伴有明显脱水的处理　及时补充电解质溶液以迅速纠正电解质紊乱、降低血糖浓度和减少糖尿。

3. 胰岛素治疗　如输注葡萄糖浓度已降至 5%，速度降至 4 mg/（kg·min），而空腹血糖仍超过 14 mmol/L、尿糖阳性或高血糖持续不好转，可用胰岛素。

4. 纠正酮症酸中毒和电解质紊乱　对持续高血糖、尿酮体阳性者密切监测动脉血气和电解质变化，并及时纠正酸中毒和电解质紊乱。

5. 去除病因，治疗原发病　如停用激素、纠正缺氧、恢复体温、控制感染、抗休克等。

【常见护理诊断/问题】

1. 营养失调：高血糖　与输入葡萄糖过多、过快及感染等有关。

2. 有皮肤完整性受损的危险　与多尿、尿糖升高有关。

3. 潜在并发症：颅内出血、脱水、电解质紊乱。

【护理措施】

1. 维持血糖稳定　严格控制葡萄糖输注量及速度，并监测血糖。肠道外营养应从葡萄糖的基础量 4 ~ 6 mg/（kg·min）开始，逐步增加。32 ~ 34 周的早产儿应每天增加基础量的 1%，较大早产儿和足月儿每天增加基础量的 2.5%。为减少葡萄糖用量，肠道外营养应同时加用氨基酸溶液和脂肪乳。精确输注胰岛素。做好血糖监测，采集血糖标本时严格无菌操作，避开足跟中部采血。

2. 病情观察 观察多尿、脱水、体重下降、颅内出血等表现。及时纠正水、电解质紊乱。

3. 做好会阴部皮肤护理 勤换尿布，保持会阴部清洁干燥。

4. 家属情感支持 做好解释工作，积极告知家属患儿病情，缓解家属不良情绪。

第十三节 新生儿重症监护及护理

新生儿重症监护室（neonatal intensive care unit，NICU）是治疗及监护危重新生儿的集中病室。NICU 配备完备的仪器设备、规范的操作方案、临床经验丰富且配合密切的医疗团队，使高危新生儿能得到连续监护和及时有效的干预或抢救，降低病死率，促进新生儿生长发育。

一、收治对象

1. 宫内窘迫持续时间较长或生后伴有重度窒息需要监护者。

2. 早产儿、极低或超低出生体重儿、小于或大于胎龄儿等需要持续监护者。

3. 缺氧缺血性脑病、颅内出血及中枢神经系统疾病者。

4. 各种原因导致的急、慢性呼吸衰竭及频发呼吸暂停等呼吸系统疾病，需要进行氧疗、气管插管、辅助通气等呼吸管理者。

5. 病情不稳定、需要急救的新生儿，如重症感染、休克、反复惊厥者。

6. 严重水、电解质及酸碱平衡紊乱者。

7. 严重器官功能衰竭者。

8. 外科手术前、后需监护的患儿，如先天性心脏病、食管气管漏、膈疝、新生儿坏死性小肠结肠炎者。

9. 需要进行亚低温、换血、胸腔闭式引流等特殊治疗者。

二、入院前准备及入院时护理

1. 入院前准备 将要接收危重患儿时，护士应预热辐射式抢救台或暖箱，根据患儿病情准备氧疗设备、辅助通气装置，检查监护设备是否处于待机状态、报警值设置是否合理，确认喉镜、气管插管、复苏皮囊、胸腔穿刺针、肾上腺素等抢救药品、物品处于备用状态，检查并确保气源、负压等各抢救系统运行正常。

2. 入院时处理 置患儿于预热的辐射式抢救台或暖箱内，连接监护仪。需紧急处理的患儿，护士配合医生进行心肺复苏、气道吸引，必要时气管插管，放置胸腔引流管，建立静脉通路等。入院时无需立即抢救的患儿，护士按常规操作进行检查，如做好身份标识，测量体重、生命体征，监测血气、血糖，留置胃管等，及时处理医嘱并据实记录。所有操作过程注意保暖。

三、监护内容

新生儿各系统尚未发育完善，代偿能力差，病情进展快，随时都有生命危险。因此，需监护仪监测患儿生命体征，同时护士需动态、连续、仔细地观察病情，以便及早发现病情变化，及时处理。

（一）生命体征监护

1. 体温 新生儿出生后环境温度变化大，且体表面积大、皮肤薄、皮下脂肪少、血管丰富等特点使其散热快，因此易出现低体温。低体温可导致新生儿寒冷损伤综合征，并对心、脑、肝、肾等脏器产生不良影响，因此，保暖是新生儿救治的重要内容之一。电子体温计测量体温常用部位有腋窝、肛门、颈部颌下、背部肩胛间；经皮温监测方法使用热传感器电极轻贴在皮肤上记录皮肤温度，此方法对新生儿干扰小，可持续监测体温。

2. 心率 使用心电监护仪持续监测危重新生儿的心电活动，观察心率、心律、波形变化，如出现心率增快或下降、心律失常等，应联合常规心电图检查和临床表现进行判断。

3. 血压

（1）无创血压监测：用适宜的血压袖带束缚任一肢体，测出血压及平均压。测压结束后及时去除血压袖带，防止影响肢体血液循环。

（2）有创血压监测：动脉穿刺置管后通过有创血压监护仪进行实时的动脉内测压，一般采用桡动脉、股动脉、脐动脉等途径。该法抗干扰能力较无创血压监测好，测量结果可靠，尤其适用于严重低血压、休克、外科术后等患儿，但有血栓形成、栓塞、感染、动静脉瘘等风险。

4. 呼吸 新生儿呼吸中枢发育不成熟，呼吸节律不规则，频率较快，为 40～60 次/min，胸腔较小，肋间肌肉较弱，胸廓运动较浅，主要靠膈肌运动，以腹式呼吸为主，故不宜直接采用监护仪所显示的呼吸数值，应根据患儿实际情况记录呼吸次数。早产儿常出现呼吸暂停，应及时刺激处理，避免缺氧引发进一步伤害。根据患儿氧疗方式，做好气道集束化护理，预防呼吸机相关性肺炎发生。

5. 疼痛 研究表明，患儿平均每天遭受致痛性操作 11 次，而早产儿及危重新生儿诊疗过程中的反复致痛性操作，会对其生长发育产生短期或长期不良影响。根据新生儿疼痛量表（neonatal infant pain scale，NIPS）对致痛性操作进行评估，结果显示眼科检查和 PICC 穿刺疼痛评分最高，腰椎穿刺、动/静脉采血、经口鼻腔吸痰等操作也会造成重度疼痛。在进行致痛性操作时对患儿施行非营养性吮吸、抚触、拥抱等措施可起到镇痛效果。

（二）呼吸系统监护

1. 病情观察

（1）呼吸困难：呼吸增快、肋间组织凹陷、鼻孔扩大、呻吟、发绀。

（2）呼吸暂停：呼吸停止超过 15 s，多数早产儿在呼吸停止后 20 s 内发生心率减慢和发绀，在 45 s 内发生肌张力减低和反应消失。

（3）呼吸过慢或节律异常：如潮式呼吸、抽泣样呼吸等，是病情危重的信号。

（4）其他：肺部呼吸音降低或有啰音，观察气道分泌物颜色、性质、量的变化。

2. 氧饱和度监测 氧合状态的监测指标有经皮动脉血氧分压、经皮动脉血氧饱和度（SpO_2）、动脉血氧分压和动脉血氧饱和度 4 种。SpO_2 监测临床最常用，通过测量双波长光源和光传感器间氧合和还原血红蛋白的差异得到血氧饱和度值。使用 SpO_2 监测时注意：患儿有严重水肿、低体温、循环不良、贫血等时测得值会偏低；不适合高氧血症的监测；需在安静状态下取值；须将 SpO_2 传感器上光源极与感光极相对，避免两极压绕过紧，并定期更换测量部位，以防皮肤受损；吸氧时早产儿 SpO_2 避免超过 95%，以预防过度用氧导致早产儿视网膜病变和肺损伤。

3. 血气分析 尽量采集动脉血检测，根据血气结果及时调整吸氧方法、吸氧浓度或纠正酸碱平衡紊乱。经皮二氧化碳监测作为一种无创监护手段已逐渐得到应用，其通过含有加热材料的电极探头来提高皮下组织温度，加快毛细血管血流速度，增加皮肤对二氧化碳通透性，从而测出皮下组织二氧化碳分压；探头放置部位为前胸部与腹部，注意每小时更换位置，防止烫伤。

4. X 线胸片 对于发绀、呼吸困难的患儿，X 线胸片有助于上呼吸道梗阻和心、肺及邻近组织器官病变的诊断和动态监测，也有助于判断气管插管位置和机械正压通气并发症。摄片通常采用床旁方式，但需注意 X 线防护。

（三）循环系统监护

1. 病情观察

（1）注意有无面色及全身发绀、皮肤花纹或发灰、四肢末梢冰凉、意识障碍、水肿、尿量减少等循环障碍表现。

（2）正常新生儿心率平均波动在 120~140 次/min，注意心率、心律、心音、杂音、肤色、肝大小、股动脉搏动强弱。如股动脉搏动减弱，提示存在主动脉狭窄的可能。如存在差异性青紫，提示有经动脉导管右向左分流。

（3）对于临床怀疑有心血管疾患的新生儿，注意观察有无肺部细湿啰音突然增加、呼吸困难、肝增大、水肿和心音低钝等心力衰竭表现。

2. 心电监护

（1）所有高危新生儿均需 24 h 心电监护，监测心率、心律，但心电监护显示的心电图主要用于了解心率、心律变化，不能用于 S–T 段及其他相关心律失常的细节分析。

（2）动脉血压反映循环系统功能，血压显著下降表示循环系统代偿能力衰竭。新生儿通常使用平均动脉压来衡量循环情况，平均动脉压的正常值基本同胎龄。

（四）神经系统监护

1. 病情观察

（1）评估有无窒息复苏等病史，如评估出生时阿普加评分、抢救情况等。

（2）注意患儿哭声、意识、反应、头围、前囟、瞳孔、肌力、肌张力、各种反射。瞳孔对光反射主要反映中脑和脑干功能，对光反射消失（瞳孔固定）多见于严重脑干病变、脑疝及脑死亡。肌张力可帮助评价神经系统发育成熟程度和是否存在异常。

2. 辅助检查

（1）实验室检查：血糖、血气分析、电解质、血氨、血氨基酸、有机酸，脑脊液常规和细菌培养等。

（2）影像学检查。①床旁头颅 B 超：早产儿脑室内出血首选筛查手段，对脑中线部位的病变有特异性诊断价值。②脑电图（electroencephalography，EEG）：用于评价脑发育成熟度，判断脑损伤的严重程度及预后。③其他：头颅 CT、MRI、脑干诱发电位和脑血流超声等，对脑血流、脑氧合、脑代谢等的判断具有一定价值。

（五）消化系统监测

1. 病情观察 评估喂养及耐受情况，观察有无呕吐、胃潴留、腹胀、腹泻、便血、黄疸等，体格检查注意有无腹胀、肠型、肠鸣音、腹壁颜色改变、舟状腹、包块、移动性浊音等，关注大便性状改变。

2. 影像学检查 腹部 B 超、X 线平片、胃肠道造影等。

3. 肝功能监测

（1）血清转氨酶 4 倍增高提示肝功能严重受损。很多遗传代谢病会导致血氨增高，血氨 >100 μg/mL 时可出现昏迷和惊厥等表现。

（2）肝功能严重受损时多种凝血因子缺乏，活化部分凝血活酶时间延长。

（3）胆红素值是评价新生儿黄疸和胆红素脑病的指标，经皮胆红素监测虽无创简便，但易受客观因素影响，临床应结合血清胆红素来评估胆红素动态变化。

4. 食管 pH 监测 可反映有无胃食管反流，并帮助分辨生理性和病理性反流。

（六）感染指标监测

1. 病情观察 新生儿感染时临床早期症状、体征常不典型，但病情发展迅速，易致感染性休克，因此需早期发现、尽早处理。若存在胎膜早破、窒息、母亲产前发热等病史，应密切观察新生儿反应、精神状态、有无呼吸暂停、皮肤颜色、四肢末梢循环、毛细血管充盈时间、体温变化、黄疸变化、喂养情况等。

2. 实验室检查 感染指标主要有白细胞计数及分类、血小板计数、C- 反应蛋白、降钙素原、细胞因子等，血培养有助于病原菌的确定。

（七）机械通气监护

1. 气管插管位置 气管导管顶端的理想位置为支气管隆突上 1~2 cm 或胸部 X 线片中第 2 胸椎水平。每班交接时仔细测量导管外露长度，检查导管固定是否牢固。患儿躁动时可适当使用镇静剂以免非计划性拔管。每 2~4 h 更换一次体位，痰液黏稠者加强气道内温湿化，做好气道护理，防止肺不张和导管阻塞。

2. 气体交换状态 机械通气期间应对通气、换气效果进行持续动态观察和评估。上机后密切观察肤色有无转红润、呼吸困难有无缓解、胸廓起伏是否良好、两肺呼吸音是否对称、有无人机对抗等。动脉血气是判断通气、换气效果的"金标准"，同时也有助于呼吸机参数的调整。

3. 呼吸机工作状态 经常检查供氧压力、通气管路气密性、湿化瓶温度及水位等情况，及时正确处理报警。更换呼吸机时，需在安装、准备及试机无误后才能与患儿连接。与机械通气相关的各项操作须严格遵守无菌原则，有污染及时更换呼吸机管路，患儿取头高足低位，防止呼吸机相关性肺炎发生。

4. 呼吸机撤离的监测 原发病情好转、患儿状况良好、动脉血气结果正常时逐渐降低呼吸机参数，锻炼和增强自主呼吸。当呼吸机参数降至气道峰压 ≤18 cmH$_2$O，呼气末正压 ≤2 cmH$_2$O，频率 ≤10 次 /min，吸气氧浓度 ≤40%，且动脉血气结果正常，即可撤离呼吸机。在此期间应重点监测患儿自主呼吸是否能满足自身需求。撤机过程中如出现呼吸急促、三凹征明显、点头状呼吸等，应立即暂停撤机，寻找并解决问题。

（八）营养监护

1. 肠外营养（parenteral nutrition，PN） 早产儿未达到完全肠内营养之前，通常需要静脉输入各种人体所需的营养素来满足机体代谢和生长发育需要，即肠外营养。

（1）肠外营养液基本成分：包括葡萄糖、氨基酸、脂肪乳剂、电解质、维生素、微量元素、水。

（2）PN 输注方式：有外周静脉输注和中心静脉输注两种方式，外周静脉输注适用于短期营养支持（＜10 d），输注液体渗透压≤600 mOsm/L，葡萄糖浓度≤12.5%，且外周静脉不宜作为钙剂的输注途径，因此中心静脉置管更适用于输注 PN，其优点包括留置时间更长、承受液体渗透压更高（≤2 000 mOsm/L）、承受葡萄糖浓度更高（≤25%）、可安全输注钙剂。

（3）肠外营养相关并发症：包括医源性代谢紊乱（通常为高血糖、脂肪超载综合征）、胆汁淤积、导管相关性血流感染、肠外营养相关肝损害。

知识链接 6-7
早产儿喂养耐受性评估的建议
拓展阅读 6-8
Guidelines for Feeding Very Low Birth Weight Infants

2. 肠内营养（enteral nutrition，EN）　只要胃肠道功能存在就应优先考虑 EN。但早产儿胃肠道功能不成熟，易发生喂养不耐受（feeding intolerance，FI），会影响医生对早产儿加奶量及加奶速度的判断，严重者会导致坏死性小肠结肠炎的发生。

（1）肠内营养制剂：包括母乳、配方奶、特殊配方奶等，首选母乳。

（2）喂养途径：胎龄＜32 周早产儿，存在吸吮 – 吞咽 – 呼吸功能不协调，应给予管饲喂养；胎龄＞34 周早产儿可采用经口喂养，经口喂养能刺激唾液分泌及胃肠道蠕动，为 EN 首选。

思考题

1. 生理性黄疸和病理性黄疸各有什么特点？

2. 患儿，女，8 天，因"嗜睡、面色灰、气促、腹胀"入院。患儿系 G_1P_1，孕 29^{+5} 周，出生体重 780 g。查体：T 35.7℃，P 160 次 /min，R 60 次 /min，面色发灰，双肺呼吸音粗，腹胀，腹部静脉显露，可见肠型，肌张力低下。腹部平片示：肠管僵硬，可见固定肠袢，肺纹理增粗，毛玻璃样改变。实验室检查：C– 反应蛋白 35.9 mg/L，血糖 1.4 mmol/L。

（1）该患儿低血糖的原因有哪些？

（2）该患儿目前存在的主要护理诊断 / 问题是什么？

（3）该患儿低血糖应如何处理？

（徐红贞　贾晓慧）

数字课程学习

⬇ 教学 PPT　　　✍ 自测题

▶▶▶ 第七章

营养障碍性疾病患儿的护理

【学习目标】

知识:

1. 识记：儿童能量及营养素需求、母乳喂养优点、人工喂养注意事项；维生素 D 缺乏性佝偻病与维生素 D 缺乏性手足抽搐症的临床表现、治疗要点和护理措施；蛋白质 – 能量营养不良的临床表现、治疗要点和护理措施。

2. 理解：儿童营养素的需求；维生素 D 缺乏性佝偻病与维生素 D 缺乏性手足抽搐症的病因；蛋白质 – 能量营养不良的病因。

3. 应用：按照儿童月龄、体重、能量需求，指导母亲进行正确的人工喂养；正确评价不同生长发育阶段儿童的营养状况；制订营养性维生素 D 缺乏性佝偻病、维生素 D 缺乏性手足抽搐症患儿的护理计划，并开展健康教育，预防疾病的发生；运用护理程序，制订蛋白质 – 能量营养不良患儿的护理计划及健康指导计划。

技能:

1. 能利用所学知识为儿童喂养提供指导并合理安排膳食。

2. 能利用所学知识对儿童营养状况进行评估。

3. 能对维生素 D 缺乏症患儿进行护理。

4. 能对蛋白质 – 能量营养不良患儿进行指导和护理。

5. 能对肥胖症患儿进行指导和护理。

6. 能对锌缺乏症患儿进行护理。

素质:

具有同理心、爱伤观念和慎独精神，以及主动为患儿及其家属提供服务的意识。

营养是人体获得和利用食物维持生命活动的整个过程。食物中经过消化吸收和代谢能够维持生命活动的物质称为营养素。营养素分为宏量营养素（蛋白质、脂类、碳水化合物）、微量营养素（矿物质、维生素，前者又包括常量元素和微量元素）及其他膳食成分（膳食纤维和水）。儿童生长发育迅速，新陈代谢旺盛，膳食中应当保证足够的营养，以满足体内组织增生与修复的需求，保证正常生理活动，避免发生营养缺乏性疾病。营养是保证儿童正常生长发育的物质基础，根据儿童生理特点供应所需营养是促进儿童健康成长的重要环节。

第一节 儿童能量与营养素的需求

一、能量的需求

儿童新陈代谢和生长发育等所需要的能量主要来自食物中碳水化合物、脂类和蛋白质三大宏量营养素。宏量营养素在体内产能分别为蛋白质 16.8 kJ/g（4 kcal/g）、脂肪 37.8 kJ/g（9 kcal/g）、碳水化合物 16.8 kJ/g（4 kcal/g）。它们提供的能量是维持儿童健康的基础。能量缺乏与过剩均对儿童健康不利。儿童对能量的消耗包括基础代谢、食物热效应、活动消耗、生长所需和排泄消耗 5 个方面。

1. 基础代谢（basal metabolism，BM） 是指维持人体基本生命活动所必需的最低能量消耗。婴幼儿基础代谢率较成人高，依年龄不同而发生变化。婴幼儿时期，基础代谢的能量需要占总能量的 50%~60%。婴儿平均每日基础代谢约需能量 230 kJ/kg（55 kcal/kg），以后随年龄增长、体表面积增加而逐渐减少，7 岁时每日需 184 kJ/kg（44 kcal/kg），12 岁时每日需 126 kJ/kg（30 kcal/kg），接近成人。此外，由于年龄不同，各器官代谢所需在基础代谢中所占比例也不同，如脑代谢在婴儿时期占全部基础代谢的 30%，而在成人只占 25%。

2. 食物热效应（thermic effect of food，TEF） 是指人体摄食过程中机体能量消耗的额外增多，主要用于食物及营养素的消化、吸收、转运、代谢和储存。三大宏量营养素中以蛋白质的热效应最高，为其本身产生能量的 30%。婴儿摄入的食物中蛋白质多，食物热效应占总能量的 7%~8%；年长儿的膳食为混合食物，其食物热效应占总能量的 5%。

3. 活动消耗（physical activity） 儿童活动所需能量与其身体大小、活动强度、活动持续时间及活动类型有关。哭闹、多动的婴幼儿比同龄安静婴幼儿所需能量高 3~4 倍。儿童活动所需能量波动较大，并随年龄增加而增加。婴儿每日活动需能量 63~84 kJ/kg（15~20 kcal/kg），12~13 岁时每日约需 126 kJ/kg（30 kcal/kg）。当能量摄入不足时，儿童首先表现为活动减少，以节省能量，保证机体基本功能和满足重要脏器的代谢。

4. 生长所需（for growth） 生长发育消耗的能量为儿童时期所特有，其需要量与儿童生长速度成正比。1 岁以内婴儿体格生长最快，能量需要量最多，约占总能量的 25%~30%。1 岁以后儿童生长速度趋于平稳，能量需要量随之减少。至青春期体格生长第 2 个高峰期，能量需要量再次增加。

5. 排泄消耗（for excreta） 指未被消化吸收的食物随粪便排泄至体外所损失的能量，正常情况下不超过总能量的 10%，腹泻或消化功能紊乱时排泄消耗增加。

基础代谢、食物热效应、活动消耗、生长所需和排泄消耗 5 个部分能量总和即为儿童总能量需要量。婴儿每日总能量需要量平均为 460 kJ/kg（110 kcal/kg），之后每增长 3 岁减少

42 kJ/kg（10 kcal/kg）。

二、营养素的需求

（一）宏量营养素

1. 蛋白质　是构成人体组织和细胞的基本成分，也是维持生命不可缺少的营养素，与各种生命功能和活动密切相关。蛋白质供能占总能量的 8%～15%。新生儿蛋白质需要量最高，以后随年龄增长逐渐下降。儿童处在生长发育阶段，代谢旺盛，应保证蛋白质的供给量。

构成人体蛋白质的氨基酸主要有 20 种，除了与成人相同的 8 种必需氨基酸（亮氨酸、异亮氨酸、缬氨酸、苏氨酸、蛋氨酸、苯丙氨酸、色氨酸、赖氨酸）外，组氨酸是婴儿所必需的。若食物蛋白质中必需氨基酸含量多，比例适当，生物利用率高，则此种蛋白质为优质蛋白，如母乳蛋白、动物蛋白、大豆蛋白等。婴幼儿生长旺盛，保证蛋白质供给质量非常重要，故婴幼儿食物蛋白中应有 50% 以上为优质蛋白。必需氨基酸不能在体内合成，长期缺乏可导致营养不良，造成生长发育停滞。

2. 脂类　是脂肪、胆固醇、磷脂的总称。脂类为机体第二供能营养素，是人体组织和细胞的重要成分，也是神经系统发育必不可少的物质，尤其对髓鞘的形成和脑功能的发育起着至关重要的作用，同时还具有防止散热、保护脏器等作用。婴幼儿每日需脂肪 4～6 g/kg，6 岁以上儿童为 2～3 g/kg。婴儿期脂肪供能应占总能量的 35%～50%，年长儿为 25%～30%，必需脂肪酸供能应占总能量的 1%～3%。

脂类的主要来源有乳类、肉类、植物油等，植物油中含必需脂肪酸（亚麻酸、亚油酸、花生四烯酸）较多，其中亚油酸主要由植物合成。必需脂肪酸参与构成线粒体、细胞膜，参与磷脂和前列腺素的合成。食物中必需脂肪酸缺乏会影响人体的正常功能，表现为皮肤角化、伤口愈合不良、生长停滞、生殖能力减退、心肌收缩力降低、免疫功能下降和血小板功能障碍等。

3. 碳水化合物　是人体最主要的供能物质。碳水化合物可与脂肪酸或蛋白质合成糖脂、糖蛋白和蛋白多糖，从而构成细胞和组织。婴儿对碳水化合物的需要量相对较多，每日约需 12 g/kg，2 岁以上儿童每日约需 10 g/kg。碳水化合物供能应占总能量的 50%～60%，供能 > 80% 或 < 40% 均不利于健康。

为满足儿童生长发育的需要，首先应保证能量供给，其次是蛋白质。宏量营养素应供给充足，且比例适当，否则易发生代谢紊乱。

（二）微量营养素

1. 矿物质　不能供给能量，但参与体内各种生理代谢过程。参与构成人体组织成分，如骨骼、牙齿等硬组织大部分由钙、磷、镁组成，而软组织则含钾丰富；参与调节细胞膜的通透性，维持电解质的平衡；参与酶的构成，激活酶的活性。现已发现人体有 20 多种必需的无机元素，占人体总重量的 4%～5%。元素重量占人体总重量 0.01% 以上者称为常量元素，占总重量 0.01% 以下者称为微量元素。

（1）常量元素：包括钙、磷、镁、钠、钾、氯、硫 7 种，其中钙和磷接近人体总重量的 6%，两者构成人体的牙齿、骨骼等组织。婴儿期钙沉积高于其他任何时期，2 岁以下幼儿每日钙在骨骼增加约 200 mg。但钙摄入过量也可能造成一定的危害，因此需特别注意钙补充控制在 < 2 g/d。

（2）微量元素：包括碘、锌、硒、铜、钼、铬、钴、铁、锰、镍、硅、锡、钒、氟14种元素。微量元素在体内的含量很少，需通过食物摄入，是酶、维生素必需的活性因子，参与激素的作用及核酸的代谢，具有重要的生理功能。其中铁、碘、锌缺乏症是全球最主要的微量营养素缺乏病。不同微量元素在体内的分布不同，代谢、调节途径也不同，检测方法复杂，不宜简单测血清水平反映体内微量元素状况。

各种常见矿物质的作用和来源见表7-1。

表7-1　各种常见矿物质的作用和来源

种类	作用	来源
钙	为凝血因子，能降低神经、肌肉的兴奋性，是构成骨骼、牙齿的主要成分	乳类、肉类、豆类、绿色蔬菜
磷	是骨骼、牙齿、细胞核蛋白、各种酶的主要成分，协助糖、脂肪、蛋白质的代谢，参与缓冲系统，维持酸碱平衡	肉类、豆类、五谷类、乳类
铁	是血红蛋白、肌红蛋白、细胞色素和其他酶系统的主要成分，协助氧的运输	肝、血、豆类、肉类、绿色蔬菜
镁	构成骨骼和牙齿成分，激活糖代谢酶，与肌肉、神经兴奋性有关	谷类、豆类、干果、肉类、乳类
锌	参与多种代谢酶的组成	鱼、蛋、肉、禽、麦胚、豆类、酵母类
碘	合成甲状腺素	海产品（海鱼、海带、紫菜等）

2. 维生素　是维持人体正常生理功能和调节体内新陈代谢所必需的非产能物质。虽然每日需要量不多，但多数维生素在人体内不能合成或合成量不足，必须由食物供给。维生素种类很多，根据其溶解性可分为脂溶性（维生素A、D、E、K）与水溶性（B族和C）两大类，其中脂溶性维生素排泄较慢，可储存于体内，无需每日供给，缺乏时症状出现较迟，过量易中毒；水溶性维生素易溶于水，从尿中排泄迅速，不易在体内储存，必须每日供给。对儿童来说，维生素A、维生素D、维生素C和维生素B族是容易缺乏的维生素。各种维生素的作用和来源见表7-2。

表7-2　各种维生素的作用和来源

种类	作用	来源
维生素A	促进生长发育，维持上皮组织的完整性，是形成视紫质的必需成分，与免疫功能有关	肝、牛乳、奶油、鱼肝油、有色蔬菜
维生素D	调节钙、磷代谢，促进肠道对钙的吸收，维持血液钙浓度，有利于骨骼钙化	鱼肝油、肝、蛋黄；皮肤经紫外线照射合成
维生素K	由肝利用，合成凝血酶原	肝、蛋、豆类、青菜；部分由肠道内细菌合成
维生素B_1	促进生长发育，是构成脱羧辅酶的主要成分，为糖代谢所必需	米糠、麦麸、大豆、花生、内脏、肠内细菌和酵母可合成一部分
维生素B_2	是构成辅黄酶的主要成分，参与体内氧化过程	肝、蛋、鱼、乳类、蔬菜
维生素B_6	为氨基转移酶和氨基酸脱羧酶的组成成分，参与神经、氨基酸及脂肪的代谢	各种食物，肠道内细菌合成

续表

种类	作用	来源
维生素 B_{12}	参与核酸合成，促进四氢叶酸的合成，对造血和神经组织代谢有重要作用	动物性食物
叶酸	参与核苷酸的合成，尤其是胸腺嘧啶核苷酸的合成，有生血作用；胎儿期缺乏可引发神经管畸形	绿叶蔬菜、肝、肾、酵母较肉、鱼、乳类含量丰富
维生素 C	参与体内羟化和还原过程，参与胶原蛋白、细胞间黏合质、神经递质的合成及类固醇的羟化等	各种新鲜蔬菜及水果

（三）其他膳食成分

1. 膳食纤维　是不易被人体消化、吸收，不供给能量的食物营养素，主要来自植物的细胞壁。具有生理功能的膳食纤维有：①纤维素，能吸收水分，软化粪便；②半纤维素，能与钙、磷、铁、锌结合，减少矿物质吸收；③木质素，在肠道吸收胆酸，从而降低血中胆固醇的浓度；④果胶，吸水后形成凝胶，降低食物中糖的浓度，减轻食饵性胰岛素的分泌。婴幼儿可从谷类、新鲜蔬菜、水果中获得一定量的膳食纤维。

2. 水　是维持生命活动必不可少的营养素，参与体内所有的新陈代谢及体温调节活动。水主要来自食物和饮用水（外源水）。儿童体内含水量较成人多，新生儿体内含水量约占体重的78%，1岁时约占体重的65%，成人占体重的55%～60%。儿童每日失水量较成人多，婴儿每日失水占体液的10%～15%，而成人仅为2%～4%，故儿童对缺水的耐受性较成人差，易发生脱水。儿童年龄越小，新陈代谢越旺盛，每日水的需求量也就越多，婴儿为100～150 mL/kg，以后每增加3岁减去25 mL/kg，9岁时为75 mL/kg，成人为50 mL/kg。

第二节　儿童喂养及膳食安排

合理喂养是儿童健康成长的基础。儿童喂养分为三个阶段，即以母乳或其他乳类为食品的哺乳阶段，在乳类之外引入其他食品的过渡阶段，以及成人饮食阶段。儿童神经、消化等系统的成熟程度决定了儿童饮食的改进速度。

一、婴儿营养与喂养

婴儿喂养的方式有母乳喂养、混合喂养和人工喂养。

（一）母乳营养与喂养

母乳是婴儿出生后天然且最理想的食物，母乳喂养（breast feeding）是全球范围内提倡的婴儿健康饮食的重要方式，尤其对6个月以内婴儿应大力提倡母乳喂养。一个健康的母亲可提供新生儿正常生长到4～6个月所需的营养素、能量、体液量。因此，母乳喂养是婴儿从胎内完全依赖母亲供应营养到出生后完全独立进食的一种营养过渡方式。

拓展阅读 7-1
母乳喂养

1. 母乳的成分

（1）蛋白质：母乳蛋白质生物利用率高，易被婴儿利用。母乳蛋白质含必需氨基酸比例适宜，蛋白质以乳清蛋白为主，在婴儿胃中形成细小的乳凝块，有利于消化。

（2）碳水化合物：母乳中 90% 的碳水化合物为乙型乳糖（β- 双糖），有利于大脑发育；有利于双歧杆菌、乳酸杆菌生长，产生 B 族维生素；有利于促进肠蠕动；有利于钙、镁和氨基酸的吸收。

（3）脂肪：母乳中 50% 的能量由脂肪提供，母乳中脂肪酶使脂肪颗粒易于消化吸收。母乳含不饱和脂肪酸较多，除含有亚油酸、亚麻酸外，还含有微量的花生四烯酸和二十二碳六烯酸（DHA），胆固醇较丰富，这些物质有利于婴儿神经系统的发育。母乳中宏量营养素产能比例适宜（表 7-3）。

表 7-3　母乳与牛乳宏量营养素产能比（每 100 mL）

成分	母乳	牛乳	理想标准
碳水化合物	41%（6.9 g）	29%（5.0 g）	40% ~ 50%
脂肪	50%（3.7 g）	52%（4.0 g）	50%
蛋白质	9%（1.5 g）	19%（3.3 g）	11%
能量	67 kcal（280.33 kJ）	69 kcal（288.70 kJ）	

（4）矿物质：母乳中电解质浓度低，适宜婴儿不成熟的肾发育水平，易被婴儿吸收。母乳中钙含量虽然低于牛奶，但因钙、磷比例为 2：1，较适当，母乳钙吸收率为 50% ~ 70%，而牛奶仅为 20%；母乳中含低分子量的锌结合因子 – 配体，锌吸收率高；母乳中铁含量与牛奶（0.05 mg/dL）相似，但母乳中铁吸收率为 49%，牛奶为 4%，前者明显高于后者。

（5）维生素：母乳中水溶性维生素、维生素 A 含量与乳母膳食有关，而维生素 D、E、K 不易通过血液循环进入乳汁，因此与乳母膳食成分关系不大。除维生素 D、K 外，营养状况良好的乳母可提供婴儿所需的各种维生素。因母乳中维生素 K_1 含量仅为牛乳的 1/4，且婴儿初生时体内维生素 K_1 储存量低，肠道正常菌群也尚未建立不能合成维生素 K_1，因此，新生儿出生后常规肌内注射维生素 K_1，以预防维生素 K_1 缺乏所致出血性疾病。母乳中维生素 D 含量较低，因此婴儿出生后应尽早开始补充维生素 D，并鼓励家长尽早让婴儿户外活动。

（6）免疫物质：母乳中含有大量免疫物质，特别是初乳中含量更高。①免疫球蛋白：母乳中含丰富的 SIgA，具有抗感染和抗过敏的作用，还含有少量 IgG、IgM 抗体及一些特异性抗体。②细胞成分：母乳中含有大量免疫活性细胞，如巨噬细胞和淋巴细胞，免疫活性细胞释放多种细胞因子（补体、溶菌酶、乳铁蛋白、干扰素等），发挥免疫调节作用。③乳铁蛋白：母乳中含较多乳铁蛋白，对铁有强大的螯合能力，能夺走大肠埃希菌、大多数需氧菌和白色念珠菌赖以生长的铁，从而抑制细菌的生长。④溶菌酶：母乳中的溶菌酶能水解细菌细胞壁中的乙酰基多糖，使之破坏并增强抗体的杀菌效能。⑤其他：母乳的双歧因子含量远远高于牛奶，双歧因子能促进双歧杆菌生长，抑制大肠埃希菌生长；母乳中的催乳素也是一种有免疫调节作用的活性物质，可促进新生儿免疫功能的成熟。

（7）生长调节因子：为母乳中一组对细胞增殖、发育有重要作用的因子。如牛磺酸对肺、肝、脑、视网膜、血小板具有很重要的作用；上皮生长因子能促进未发育成熟的胃肠上皮细胞、肝上皮细胞分化；神经生长因子可以促进神经元生长和分化。

2. 母乳成分的变化

（1）各期母乳成分变化：母乳成分随产后不同时期而有所改变。根据世界卫生组织的规定，母乳分为初乳、过渡乳、成熟乳和晚乳。分娩后 7 日以内的乳汁为初乳，量少，每天 15~45 mL，淡黄色，黏稠，含脂肪少而蛋白质多，维生素 A、牛磺酸和矿物质含量丰富，并含有初乳小球（充满脂肪颗粒的巨噬细胞及其他免疫活性细胞），对新生儿的生长发育和抗感染能力十分重要；7~14 日为过渡乳，量有所增多，含脂肪最多，蛋白质、矿物质含量渐减少；14 日以后为成熟乳，量最多，每日可达 700~1 000 mL，蛋白质含量更低。随着哺乳时间的延长，乳汁中的成分发生变化，但乳糖含量较恒定。各期母乳成分见表 7-4。

表 7-4 各期母乳成分（g/L）

成分	初乳	过渡乳	成熟乳
蛋白质	22.5	15.6	11.5
脂肪	28.5	43.7	32.6
糖类	75.9	77.4	75.0
矿物质	3.08	2.41	2.06
钙	0.33	0.29	0.35
磷	0.18	0.18	0.15

（2）每次哺乳过程中乳汁成分变化：每次哺乳过程乳汁的成分亦随时间变化而变化。将一次哺乳过程中的乳汁分为前、中、后乳，前乳脂肪含量低而蛋白质含量高，中乳脂肪含量逐渐增加而蛋白质含量逐渐降低，后乳中脂肪含量最高（表 7-5）。

表 7-5 各部分乳汁成分变化（g/L）

成分	前乳	中乳	后乳
蛋白质	11.8	9.4	7.1
脂肪	17.1	27.7	55.1

3. 母乳喂养的优点

（1）营养丰富、比例适宜：母乳所含的蛋白质、脂肪、碳水化合物的比例适宜，为 1∶3∶6，易于吸收。蛋白质总量虽少，但含必需氨基酸的比例适宜，且白蛋白较多，为乳清蛋白，可促进乳糖蛋白的形成。钙、磷比例适宜，易于吸收；含低分子量的锌结合因子 - 配体，锌利用率高；铁吸收率高于牛乳；含铜、碘较多。

（2）缓冲力小：对胃酸中和作用较弱，便于酶发挥作用，有利消化。

（3）促进婴儿神经系统发育：母乳中含优质蛋白、必需氨基酸、乳糖较多，有利于脑发育；长链不饱和脂肪酸可促进大脑细胞增殖；卵磷脂、鞘磷脂可促进乙酰胆碱、神经髓鞘合成；生长调节因子（牛磺酸、激素样蛋白）可促进神经系统发育。

（4）增强婴儿机体免疫力：母乳中含有不可替代的免疫成分，有助于增强婴儿抗感染能力。

（5）经济、卫生、方便：母乳喂养最突出的社会经济优势是降低婴儿的医疗护理成本。母乳自然产生，无须购买，因此母乳喂养与替代喂养相比可节省大量资源；母乳温度适宜，任何时间、地点都可直接哺喂，十分方便；母乳几乎无菌，婴儿不易发生感染。

（6）促进母子感情交流：母乳喂养有利于婴儿智力和心理行为及情感发育，母亲可随时观察婴儿变化，随时护理，促进母子感情交流。

（7）对母亲健康有利：母乳喂养的母亲在激素分泌、生理和心理方面都占优势。

4. 母乳喂养的护理

（1）产前准备：绝大部分孕妇具有哺乳能力，但要在产前做好身、心两方面的准备。孕妇应充分了解母乳喂养的优点，树立母乳喂养的信心；保证合理营养，孕期体重增加 12~14 kg 为宜，有足够的脂肪储备，供哺乳能量的消耗；保障充足的睡眠，防止各种有害因素的影响；做好乳头保健，在妊娠后期每日用清水擦洗乳头，乳头内陷者用两手拇指从不同角度按捺乳头两侧并向周围牵拉，每日 1~3 次。

（2）指导哺乳技巧

1）尽早开奶，按需哺乳：正常足月新生儿出生半小时内开奶，可防止新生儿低血糖，又可促进母乳分泌。泌乳是一个复杂的神经内调节过程，婴儿反复多次有力吸吮，可反射性地刺激乳母血中催乳素水平上升，促进乳汁分泌，因此在最初几日母乳分泌量较少时，提倡母婴同室，坚持按需哺乳。生后最初 1~2 个月，按需哺乳；随月龄增长，可逐渐定时哺乳；4 个月后，夜间停喂母乳 1 次，每天共哺喂 6~7 次；添加辅食后逐渐减少哺喂次数。

2）排空乳房，促进乳汁分泌：哺乳前，母亲应洗手，用清水擦拭乳头。可先湿热敷乳房 2~3 min，随后从外侧边缘向乳晕方向轻拍或按摩乳房，促进乳房感觉神经的传导和泌乳。两侧乳房应先后交替进行哺乳，吸空一侧乳房后，再吸另一侧乳房。若一侧乳房奶量已能满足婴儿需要，则将另一侧乳汁用吸奶器吸出。每次哺乳应让乳汁排空，每天排空的次数为 6~8 次或更多。充分排空乳房，会有效刺激泌乳素大量分泌，促使更多乳汁产生。

3）保持哺乳时间适宜：通常在开始哺乳的 2~3 min 内乳汁分泌极快（占全部乳量的 50%），4 min 时吸乳量占全部乳量的 80%~90%，以后乳汁渐少，因此每次哺乳时间保持在每侧 10 min 左右为宜。

4）掌握正确的哺喂方法：等待哺乳的婴儿应清醒、有饥饿感、已更换干净尿布。哺乳前，母亲应洗净双手，抱起婴儿，让婴儿用鼻推压或舔母亲的乳房。哺乳时婴儿的气味、身体的接触都可刺激乳母的射乳反射。正确的哺喂姿势有斜抱式、卧式、抱球式，应使婴儿的头和身体呈一条直线，身体贴近母亲，头颈得到支撑，头部贴近乳房，鼻子对着乳头。正确的含接姿势是婴儿下颌贴在乳房上，张嘴，乳头及大部分乳晕含在嘴中，下唇向外翻，嘴上方的乳晕比下方多。婴儿慢而深地吸吮，能听到吞咽声，表明含接乳房姿势正确、吸吮有效。

5）保持心情愉悦：产后泌乳在下丘脑的调节下受多种激素直接或间接的影响，因此泌乳与情绪关系密切。产后要充分地休养身体，放松精神，保持心情愉悦，享受哺喂和亲子互动。

6）保证合理的营养：乳母的膳食及营养状况是影响泌乳的重要因素。乳母膳食应富含蛋白质、维生素、矿物质，具备充足的能量。

7）社会及家庭的支持：母乳喂养需要社会及家庭的支持。在孕期需要充分认识母乳喂养的优点，保持心情愉悦，得到家人的鼓励和支持。

（3）掌握母乳喂养禁忌：母亲感染人类免疫缺陷病毒（HIV），患有重症疾病及慢性消耗性疾病如活动性肺结核、癌症及重症心、肾疾病等，不宜哺乳。新生儿患有某些疾病，如半乳糖血症遗传代谢病，是母乳喂养的禁忌证。

5. 把握断乳时机　断乳指由完全依赖乳类喂养逐渐过渡到多元化食物摄入的过程。随着婴儿年龄增长，各项生理功能逐步适应摄入非流质食物，母乳已不能满足婴儿营养需要与生长需要。因此，婴儿 6 个月时应开始引入半固体食物，并逐渐减少哺乳次数，增加引入食物的量。一般建议母乳喂养至 24 月龄。

（二）混合喂养

母乳与配方奶或牛乳、羊乳等动物乳同时喂养婴儿为混合喂养（部分母乳喂养），包括补授法和代授法两种情况。

1. 补授法　是补充母乳量不足的方法。适宜 4 个月以内婴儿，原则是母乳缺多少补多少。母乳哺喂次数不变，每次先喂母乳，吸空两侧乳房后，不足部分再以其他乳品补足。补授法可使婴儿多得母乳，且刺激乳汁分泌，使母乳有再增多的机会。补授的乳量可根据母乳量多少及婴儿的食欲大小而定。

2. 代授法　用配方奶或动物乳一次或数次替代母乳的方法。母乳喂养婴儿 4～6 个月断离母乳并引入配方奶或动物乳时宜采用此法，即在某一次母乳哺喂时，有意减少哺喂母乳量，增加配方奶或动物乳量，并逐渐替代母乳，直到完全替代母乳。

（三）人工喂养

以配方奶或动物乳（牛乳、羊乳、马乳等）完全替代母乳喂养的方法，称为人工喂养。

1. 动物乳的特点（以牛乳为例）　人工喂养时常用牛乳，但其成分并不适合婴儿。

（1）乳糖含量低：牛乳的乳糖含量低于母乳，主要是甲型乳糖，有利于大肠埃希菌的生长。

（2）宏量营养素成分及比例不当：牛乳中蛋白质含量高，且以酪氨酸为主，在胃中形成乳凝块，不易消化；牛乳含有 β 乳白蛋白和牛血清白蛋白，可致某些婴儿过敏、腹泻；牛乳中脂肪颗粒大且缺乏脂肪酶，难以消化；不饱和脂肪酸含量（亚麻酸仅 2%）明显低于母乳（亚麻酸为 8%）。

（3）肾负荷重、矿物质利用率低：牛乳矿物质含量高，是母乳的 3～5 倍，会增加婴儿肾负荷；磷含量高（钙、磷比小于 1.2∶1），易与酪氨酸结合影响钙的吸收；铁吸收率低。

（4）缺乏免疫活性物质：牛乳与母乳最大的区别是缺乏各种免疫活性物质，因此牛乳喂养婴儿患疾病的风险较高。

2. 牛乳的改造　由于牛乳成分不适合婴儿，故采用牛乳喂养时需进行配制，以适应婴儿的营养需要与消化能力。

（1）配方奶粉：是以母乳的营养素组成及含量为依据，对牛乳进行改造而成的奶制品。营养成分主要变化是降低蛋白质总量，去除牛乳中部分酪蛋白，添加脱盐乳清蛋白，使两者比例接近母乳；强化适当的必需氨基酸，如牛磺酸及胱氨酸；去除牛乳中部分饱和脂肪酸，加入与母乳同型的活性顺式亚油酸及亚麻酸，提高必需脂肪酸含量；α 乳糖和 β 乳糖按 4∶6 的比例添加，使其平衡，同时加入可溶性多糖，提高牛乳的乳糖含量；脱去一部分牛乳中含量较高的钙、磷和钠盐，使钾／钠和钙／磷比例恰当。另外，配方奶粉中还强化了婴儿生长所需要的微量营养素，如维生素 A、维生素 D、β- 胡萝卜素、铁、锌等。配方奶粉营养接近母乳，但不具备母乳的其他优点，尤其是缺乏母乳中的免疫活性物质和酶，故仍不能代替母乳。

（2）全牛乳的家庭改造：若无条件选用配方奶粉而采用牛乳喂养婴儿时，需进行稀释、加糖、加热的改造。

1）稀释：牛乳中所含的蛋白质和矿物质是母乳的 2～3 倍，为了使它更接近母乳，应加以稀释，以降低牛乳矿物质、蛋白质浓度，减轻婴儿消化道、肾负荷。根据婴儿的月龄确定稀释的程度，生后不满2周的婴儿采用2:1稀释（即2份牛乳加1份水），以后逐渐过渡到3:1或者是4:1，满月后即可用全乳。

2）加糖：牛乳中糖类浓度低于母乳，加糖能改变宏量营养素的比例，利于吸收，同时还能软化大便。一般100 mL牛乳加入5~8 g蔗糖。

3）加热：奶类适合细菌生长，容易传播各种疾病。煮沸既可达到灭菌的要求，又可使奶中的蛋白质变性，使之在胃中不易凝成大块。

3. 奶量摄入的估计　为更好地指导家长或评价婴儿的营养状况，常需要估计婴儿的奶量摄入。婴儿的体重、推荐摄入量及奶制品规格是估计婴儿奶量的必备资料。

（1）配方奶粉摄入量估计：婴儿每日需能量100 kcal/kg（418.4 kJ/kg），一般婴儿配方奶粉100 g供能约500 kcal（2 029 kJ），故婴儿配方奶粉20 g/（kg·d）可满足婴儿能量需求。按规定调配的配方奶可满足婴儿每日营养素、能量及液体总量需要。

（2）全牛乳摄入量估计：以每日所需总能量和总液量计算。100 mL全牛乳供能的67 kcal（280.33 kJ），100 mL 8%糖牛乳供能约100 kcal（418.4 kJ），婴儿每日需能量100 kcal/kg（418.4 kJ/kg），故每日需8%糖牛乳100 mL/kg，并应将全日牛乳量平均分次哺喂。婴儿每日需液量150 mL/kg，全牛乳喂养时，因蛋白质与矿物质浓度较高，应在两次哺喂之间加水，使每日总液量达到150 mL/kg。

4. 人工喂养的注意事项　人工喂养同母乳喂养一样，需要正确的哺喂姿势及方法。

（1）选用适宜的奶嘴：奶嘴的软硬度应适宜，奶嘴孔的大小以奶瓶倒置时乳液呈滴状连续滴出为宜。

（2）测试乳液的温度：乳液的温度应与体温相似，哺喂前先将乳液滴在成人手腕掌侧测试温度，以不感到过热为宜。

（3）避免空气吸入：哺喂时持奶瓶呈斜位，使奶嘴及奶瓶的前半部充满乳液，防止婴儿吸入空气。哺喂完毕轻拍婴儿后背，帮助其排出吞咽的空气。

（4）加强奶具卫生：所用奶具每次使用后应洗净、消毒。

（5）及时调整乳量：在初次配乳后，要观察婴儿食欲、体重、粪便性状，随时调整乳量。

（四）婴儿食物转换

婴儿4~6月龄后，随着生长发育的逐渐成熟及消化、吸收和代谢功能的日趋完善，纯乳类喂养难以满足其生长发育和营养的需要，需向固体食物转换，以保障婴儿的健康。此期为婴儿食物的过渡期，又称换乳期。婴儿的食物转换过程是培养婴儿对其他食物的兴趣，让其逐渐适应各种食物的味道，并培养其自行进食能力及良好的饮食习惯，最终顺利地由以乳类为主要食物过渡到以固体食物为主要食物的过程。

1. 不同喂养方式婴儿的食物转换　纯母乳喂养婴儿逐渐用配方奶替代母乳，同时引入其他食物；混合喂养和人工喂养婴儿逐渐引入其他食物。

2. 食物转换的原则　引入食物时应根据婴儿实际需要及其消化系统成熟程度，遵照循序渐进的原则进行。

（1）由少到多：使婴儿有一个适应过程，如添加蛋黄，宜由1/4个开始，5~7天后如无不良反应，可增加到1/3~1/2个，以后逐渐增加到1个。

（2）由稀到稠：从乳类开始到稀粥，再增稠到软饭、固体食物。

（3）由细到粗：增添绿叶蔬菜应从菜汤到菜泥，乳牙萌出后可试食碎菜。

（4）由一种到多种：让婴儿习惯一种食物后再引入另一种，不能同时引入多种。单种食物引入的方法还可帮助了解婴儿是否对该种食物过敏。如出现消化不良应暂停喂该种辅食，待婴儿恢复正常后，再从开始量喂起。

（5）引入辅食应在婴儿健康、消化功能正常时逐步进行，天气炎热或婴儿患病时，应暂缓引入新品种。

3. 换乳期食物　除母乳或配方奶外，还可为过渡到成人固体食物所添加的富含能量和各种营养素的泥状食物（半固体食物）。

4. 食物转换的步骤和方法　应根据婴儿发育状况、消化系统成熟程度决定引入食物的种类及性状。

（1）4~6月龄：婴儿唾液中已含有唾液淀粉酶，对淀粉类食物可以消化，且体内贮存铁已消耗殆尽，因此，应首先添加含铁的米粉或含铁丰富的谷类食物，其次是根块茎蔬菜和水果，以补充维生素、矿物质。为培养婴儿的进食能力，应注意引入的方法，如用勺、杯进食可帮助口腔动作协调；开始时将食物做成泥状，能使其学习主动吞咽半固体食物，训练咀嚼能力。

（2）7~9月龄：婴儿乳牙已萌出，消化功能进一步成熟，可添加烂粥、烂面、碎菜、肉末、鱼泥、肝泥、全蛋等食品，使食谱丰富多彩，菜肴形式多样，增加儿童食欲。乳类是7~9月龄婴儿营养的主要来源，应保证每日600~800 mL的乳摄入量。婴儿处于咀嚼和喂食学习灵敏时期，应注意婴儿神经心理发育对食物转换的作用，此期食物逐渐过渡到三餐谷类和2~3次哺乳，利于完成食物转换。

（3）10~12月龄：婴儿消化功能进一步完善，食物的性状由泥状过渡到碎末状，可增加食物的能量密度，帮助咀嚼。此期婴儿神经心理发育对食物转换同样有重要作用，如允许手抓食物，既可增加婴儿进食的兴趣，又有利于眼、手动作协调和培养独立能力。

（五）婴儿喂养常出现的问题

1. 溢乳　婴儿胃呈水平位置，韧带松弛易折叠，贲门括约肌松弛，幽门括约肌发育好等消化道解剖生理特点，使6个月内的婴儿易出现胃食管反流（gastroesophageal reflux，GER）。此外，因过度喂养、不成熟的胃肠运动类型、不稳定的进食时间等原因，婴儿常出现溢乳。为减轻婴儿溢乳，可在哺喂后竖起拍背，使其将胃内空气排出，并保持其右侧卧位，头位略高，以利于胃排空，防止反流或吸入造成窒息。

2. 食物引入时间及方法不当　过早或过晚引入半固体食物均不利于婴儿的健康成长。过早引入半固体食物可影响婴儿对母乳铁的吸收，增加食物过敏及肠道感染的机会。过晚引入半固体食物会错过婴儿味觉、咀嚼功能发育关键期，造成进食困难，甚至引发婴儿营养不良。将半固体食物采用奶瓶喂养，可导致婴儿不会主动咀嚼、吞咽饭菜。

3. 能量及营养素摄入不足　8~9个月的婴儿可接受能量密度较高的固体食物。如此时婴儿进食能量密度较低的食物，或摄入液量过多，可出现进食后不满足、体重不增或下降、安睡后于夜间醒来要求进食等表现。

4. 喂养困难　难以适应环境、过度敏感气质的婴儿常有不稳定的进食时间，表现为喂养困难。

二、幼儿膳食安排

1岁以后婴儿进入幼儿期。此时饮食无论在内容还是形式上均发生了很大变化，从以乳类为主的食物过渡到半固体、固体饮食，食物品种也日趋多样化。但其咀嚼和胃肠消化能力尚未健全，喂养不当易发生消化紊乱。

（一）幼儿进食特点

1. 食物摄取量相对减少　1岁后儿童生长速度减慢，对能量的需求较婴儿期有所减少，对食物的需要量也随之下降。

2. 心理行为影响　幼儿神经心理发育迅速，好奇心强，进食时表现出强烈的自我进食欲望，常有探索性行为及自主选择食物的欲望。家长应允许幼儿参与进食，满足其自我进食欲望，逐渐培养其独立进食能力。同时幼儿有判断能量摄入和调节进食的能力，可以通过自己选择食物种类及量而达到膳食平衡。

3. 家庭成员进食习惯的影响　幼儿的模仿能力很强，饮食行为受父母饮食习惯影响极大，家长应注意不偏食、不挑食，细嚼慢咽，进食定时定量。同时幼儿注意力易分散，切忌边进食边玩或看电视，以免导致食欲下降和消化不良。幼儿期形成的习惯可直接影响到今后的若干年甚至终身，因此应培养幼儿逐渐形成有规律的、良好的饮食习惯和行为。

4. 进食技能的培养　幼儿的进食技能发育状况与婴儿期的训练有关，错过训练吞咽、咀嚼的关键期，长期食物过细，幼儿会表现出不愿吃固体食物。

（二）幼儿膳食安排

幼儿膳食中能量和营养素的摄入量及各营养素之间的比例需满足该年龄幼儿的生理需要。蛋白质、脂肪、碳水化合物产能占比应分别为10%～15%、30%～35%、50%～60%（1:3:6）。膳食安排需合理，食物种类应多样，要注意色、香、味、形；同种食物烹饪时要富于变化，以刺激儿童食欲。此期大部分幼儿已过渡到一日三餐的膳食模式，但两餐之间可加辅餐。随着幼儿自我意识的增强，应鼓励其自主进食，同时注意培养其良好生活习惯和进食技能，如每餐进食时间控制在半小时以内，从喂食、抓食过渡到自己独立进食，不边吃边玩等。

三、学龄前儿童膳食安排

学龄前儿童仍处于生长发育阶段，对各种营养素的需求量高于成人。谷类食物是人体能量的主要来源，也是我国传统膳食的主体。学龄前儿童的膳食应以谷类食物为主，并注意粗细粮的合理搭配，以一日三餐两点为宜。多吃蔬菜和水果，经常吃适量的鱼、禽、蛋、瘦肉。每天饮奶300～400 mL，常吃豆制品。膳食应清淡少盐，正确选择零食，少喝含糖饮料。多饮水，以白开水为主，每天水的总摄入量应为1 300～1 600 mL。食量与体力活动要平衡，保证体重持续平稳增长。不挑食、不偏食，培养良好饮食习惯。

四、学龄儿童和青少年膳食安排

学龄期和青春期是儿童体格和智力发育的关键时期，也是行为和生活方式形成的重要时期。儿童在青春期生长速度加快，对各种营养素的需求增加，应给予充足的营养。多饮白开水，每天800～1 400 mL，多吃富含钙、铁、锌和维生素C的食物，避免盲目节食。每天进行充足的户外活动，提高身体各部位柔韧性和协调性，保持健康体重，预防和控制肥胖。

第三节　儿童营养状况评估

儿童营养状况评估是衡量儿童每日平均摄入营养素与其生理所需之间是否相称的过程。定期进行营养状况评估可及时了解和发现儿童群体及个体的营养是否存在问题，以便及时调整饮食，避免营养不良。常用的评估方法包括健康史询问和营养调查，后者又包括膳食调查、体格检查、体格发育评估和实验室检查。

一、健康史询问

通过询问了解儿童进食情况，如每日进食种类及数量，母乳喂养儿每日母乳喂养次数，人工喂养儿代乳品种类、调配浓度、喂养数量及次数。询问其他食物引入情况，有无偏食习惯，有无腹泻及便秘等。此外，还要了解儿童有无营养缺乏症状，如消瘦、面色苍白、出汗、夜惊、夜盲等。

二、营养调查

（一）膳食调查

膳食调查是了解儿童的膳食组成，计算每人每日膳食中各种营养素的摄入量，结合个体的每日需要量，参照同年龄儿童每日膳食营养素推荐摄入量、体格发育指标参考值及生化检验正常值，从而整体评估儿童膳食是否均衡合理的营养状况评估方法。

1. 调查方法　儿童膳食调查有多种形式，常用称重法、记账法及询问法 3 种方法。

（1）称重法：详细称重和记录调查对象每天摄入的食物种类和数量，计算出营养素的实际摄入量。此法准确但复杂，适用于集体单位、家庭和个人的膳食调查，一般集体单位采用较多，调查期限为 5 天。如每天食谱变化不大，调查期限也可缩短为 3 天。

（2）记账法：多用于集体儿童膳食调查，以食物出入库的数量计算。要求记录每日就餐人数及各类食物消耗量，计算每人每日摄入的食物种类及数量，换算为营养素及能量。此方法简单便于操作，但结果不准确，要求记录时间较长。

（3）询问法：通过问答方式了解儿童前 1～3 日内的膳食情况，从而分析其营养摄入状况。此方法简单，适用于个人膳食调查，易于临床使用，但结果受被调查对象报告情况和调查者对市场供应情况及器具熟悉程度的影响，因而不易准确。

2. 膳食评价　将膳食调查结果与推荐摄入量比较，全面分析儿童营养摄入状况。

（1）营养素摄入：能量＞85% 推荐摄入量为能量摄入足够，＜70% 为能量摄入不足；蛋白质、维生素、矿物质摄入＞80% 推荐摄入量为正常。

（2）宏量营养素供能比例：膳食中宏量营养素比例应适当，即蛋白质产能应占总能量的10%～15%，7 岁以上儿童脂类产能应占总能量的 25%～30%，碳水化合物产能应占总能量的50%～60%。

（3）膳食能量分配：每日三餐食物供能比例应适当，各餐供能占日总能量的比例，早餐为

25%～30%，中餐为35%～45%，晚餐为25%～30%，加餐为10%。

（4）进食行为评价：包括儿童进餐次数、零食习惯、饮水量及进食环境等。

（二）体格检查及体格发育评估

1. 体格检查　对儿童进行全面查体，注意是否有营养素缺乏的早期体征，如维生素 A 缺乏，儿童常表现出眼干燥不适，经常眨眼；维生素 D 缺乏，儿童有夜惊、枕秃等。

2. 体格发育评估　体格发育指标可反映儿童的营养状况及健康水平。通过对儿童的体重、身长（高）、头围、胸围、皮下脂肪厚度等进行测量，可以掌握其生长发育的状况，间接评价儿童的营养水平。

（三）实验室检查

了解机体某种营养素的贮存、缺乏水平。通过实验方法测定儿童体液或排泄物中各种营养素及其代谢产物或相关化学成分的水平，了解食物中营养素的吸收利用情况，对营养缺乏做出早期诊断。

第四节　蛋白质－能量营养不良

情境导入

患儿，男，1岁，因"不愿进食伴消瘦2个月余，加重1个月"入院。患儿入院1个月前开始出现腹泻，大便每日3～4次，食欲下降，每日进奶量不足300 mL。生长发育迟缓，精神萎靡，反应差。

体格检查：T 36.2℃，P 98次/min，R 32次/min，体重7.5 kg，身高68 cm，面色苍白，皮肤干燥，无弹性，头发枯黄，消瘦，枕秃及方颅，发育落后，精神萎靡，表情呆滞。咽部无充血，双肺呼吸音清，心率98次/min，心音低钝，未闻及明显病理性杂音，腹软，肝肋下2 cm，质中，脾未扪及。皮下脂肪几乎完全消失，四肢肌张力低下，生理反射存在，病理反射未引出。

辅助检查：血常规提示血红蛋白91 g/L，其余正常。

请思考：

1. 该患儿最可能的诊断是什么？诊断依据是什么？

2. 该患儿目前存在哪些护理诊断/问题？应给予怎样的护理？

蛋白质－能量营养不良（protein-energy malnutrition，PEM）是由于多种原因引起能量和（或）蛋白质长期摄入不足，不能维持正常新陈代谢而导致自身组织消耗的营养缺乏性疾病。主要表现为体重减轻、皮下脂肪减少、皮下水肿、抵抗力低下、智力发育迟缓、学习能力下降，多见于3岁以下婴幼儿。临床上常见3种类型：以能量供应不足为主的消瘦型，以蛋白质供应不足为主的水肿型，以及介于两者之间的消瘦－水肿型。我国目前的营养不良，仍以能量供应不足多见；重度营养不良已属罕见，但轻、中度营养不良仍常见。

【病因】

1. 摄入不足　我国儿童营养不良主要是因喂养不当所致。如母乳不足而未及时添加其他富含蛋白质的食品；人工喂养调配不当；长期以淀粉食品为主食；年长儿偏食、挑食、吃零食过多而影响正餐、早餐过于简单等不良饮食习惯。

2. 消化、吸收障碍　消化道畸形，迁延性腹泻，急、慢性传染病，过敏性肠炎，严重心、肝、肾疾病等，造成营养素消化、吸收不良。

3. 需要量增多　各种消化道畸形，急、慢性传染病后的恢复期，早产、双胎及多胎、低出生体重儿先天营养不足而后天生长发育速度快，均可导致营养需要量增加而引起营养不良。

4. 消耗量大　糖尿病、大量蛋白尿、发热性疾病、甲状腺功能亢进、恶性肿瘤等可使营养素的消耗量增多而导致营养不良。

【病理生理】

1. 新陈代谢异常

（1）蛋白质：摄入不足或丢失过多，使体内蛋白质代谢处于负平衡。当血清总蛋白 < 40 g/L、白蛋白 < 20 g/L 时，便可发生低蛋白水肿。

（2）脂肪：能量摄入不足时，机体动员脂肪以维持生命活动的需要，脂肪消耗超过肝代谢能力时可造成肝细胞脂肪浸润及变性。

（3）碳水化合物：摄入不足和消耗增多，导致糖原不足，易出现血糖偏低，重者可引起低血糖昏迷甚至猝死。

（4）水、电解质代谢：PEM 时机体合成 ATP 减少，进而影响细胞膜上钠泵的运转，钠在细胞内潴留，细胞外液一般为低渗状态，尤其在胃肠功能紊乱时易出现低渗性脱水，导致低钾、低钙、低镁血症及代谢性酸中毒。

（5）体温调节能力下降：热能摄入不足，皮下脂肪薄散热快，血糖降低，氧耗量低，脉率和周围血循环量减少等原因导致体温偏低。

2. 各系统功能低下

（1）消化系统：受累最突出，由于消化液和酶的分泌减少，酶活性降低，肠蠕动减弱，菌群失调，致消化功能低下，易发生腹泻。

（2）循环系统：重度营养不良者，心脏收缩力减弱，心排血量减少，血压偏低，脉细弱。

（3）泌尿系统：肾小管吸收功能减低，尿量增加而尿比重下降。

（4）神经系统：精神抑郁伴有烦躁不安、表情淡漠、记忆力减退、反应迟钝等。

（5）免疫系统：非特异性免疫功能、体液免疫功能、细胞免疫功能均降低，极易并发各种感染。

【临床表现】

体重不增是营养不良的早期表现，继而出现体重下降，皮下脂肪逐渐减少以至消失，皮肤干燥、苍白、逐渐失去弹性，肌张力减低、肌肉萎缩等。皮下脂肪减少的顺序首先是腹部，其次为躯干、臀部、四肢，最后为面颊。病程初期身高无影响，加重时可引起身高低于正常。

根据体重及身高（长）减少情况，5 岁以下儿童营养不良的分型和分度如下。

1. 体重低下（underweight）　体重低于同年龄、同性别参照人群值的均值减 2SD 为体重低下。体重为均值减 2 ~ 3SD 为中度；低于均值减 3SD 为重度。主要反映患儿有慢性或急性营养不良，但不能区别急性还是慢性营养不良。

2. 生长迟缓（growth retardation）　身高（长）低于同年龄、同性别参照人群值的均值减 2SD

为生长迟缓。身高（长）为均值减 2~3SD 为中度；低于均值减 3SD 为重度。主要反映患儿过去或长期慢性营养不良。

3. 消瘦（marasmus） 体重低于同性别、同身高（长）参照人群值的均值减 2SD 为消瘦。体重为均值减 2~3SD 为中度；低于均值减 3SD 为重度。主要反映患儿近期、急性营养不良。

4. 并发症

（1）营养性贫血：以缺铁性贫血最常见，主要与铁、叶酸、维生素 B_{12}、蛋白质等造血原料缺乏有关。

（2）感染：免疫功能低下，易患上呼吸道感染、支气管肺炎、鹅口疮、结核病、中耳炎、尿路感染等，以呼吸道和消化道的感染最常见，特别是婴儿腹泻，可迁延不愈，加重营养不良，形成恶性循环。

（3）多种维生素及微量元素缺乏：以维生素 A 和锌缺乏最常见，如出现干眼症、口腔炎、末梢神经炎。还可伴 B 族维生素、维生素 C、维生素 D 及钙、镁、锌、铜和硒等缺乏。在营养不良时，维生素 D 缺乏的症状不明显，在恢复期生长发育加快时症状比较突出。

（4）自发性低血糖：突然出现面色苍白、神志不清、呼吸暂停、脉搏缓慢、体温不升，若不及时诊治可因呼吸麻痹而死亡。常出现在夜间或清晨，是重度营养不良患儿死亡的重要原因。

【辅助检查】

1. 血清蛋白测定 血清白蛋白浓度降低是特征性改变，但其半衰期较长（19~21 天），不够灵敏。胰岛素样生长因子 I（IGF I）不仅反应灵敏且受其他因素影响较小，是诊断营养不良的可靠指标。

2. 其他 血清淀粉酶、脂肪酶、胆碱酯酶、转氨酶、碱性磷酸酶、胰酶和黄嘌呤氧化酶等活力下降，经治疗可迅速恢复正常。胆固醇、各种电解质及微量元素浓度皆可下降。生长激素水平升高。

【治疗要点】

早期发现，早期治疗，采取综合性治疗措施。包括调整饮食及补充营养物质；消除病因，改进喂养方法；积极治疗原发病；控制继发感染；促进消化和改善代谢功能；处理并发症。

【常见护理诊断/问题】

1. 营养失调：低于机体需要量 与能量、蛋白质摄入不足和（或）需要、消耗过多有关。

2. 有感染的危险 与机体免疫功能低下有关。

3. 生长发育迟缓 与营养物质缺乏，不能满足生长发育的需要有关。

4. 潜在并发症：营养性缺铁性贫血、低血糖、维生素 A 缺乏。

5. 知识缺乏：患儿家长缺乏营养知识及育儿经验。

【护理措施】

1. 调整饮食，补充营养物质 饮食调整应根据营养不良的程度、消化能力和对食物的耐受情况逐步完成，调整的原则是：由少到多、由稀到稠、循序渐进，逐渐增加饮食，直到恢复正常。

（1）能量供给：轻度营养不良患儿，每日供给能量 250~330 kJ/kg（60~80 kcal/kg）。中、重度营养不良患儿参考原来的饮食情况，每日能量供给从 165~230 kJ/kg（45~55 kcal/kg）开始，逐步少量增加；若消化吸收能力较好，可逐渐增加到每日 500~727 kJ/kg（120~170 kcal/kg），并按实际体重计算所需能量。

（2）蛋白质供给：蛋白质摄入量从每日 1.5~2.0 g/kg 开始，逐步增加到 3.0~4.5 g/kg，过早给予高蛋白食物可引起腹胀、肝大。除乳制品外，可给予蛋类、肝泥、肉末、鱼粉等高蛋白食物，必要时添加酪蛋白水解物、氨基酸混合液或要素饮食。轻度营养不良患儿可从牛奶开始，逐渐过渡到带有肉末的食物；中、重度营养不良患儿可先喂以稀释奶或脱脂奶，再给全奶，最后添加带有肉末的食物。

（3）维生素及微量元素补充：菜汤、果汁、新鲜蔬菜及水果等食物中都含有丰富的维生素及微量元素，应从少量逐渐增加，以免引起腹泻。

（4）鼓励母乳喂养：加强营养指导，大力提倡母乳喂养，对母乳不足或不宜母乳喂养者应及时补充乳制品，采用混合喂养或人工喂养并及时添加辅助食品。

（5）选择合适的补充途径：如果胃肠道功能好，要尽量选择口服补充的方法；如果患儿食欲差、吞咽困难、吸吮力弱，可选择鼻胃管喂养；如果肠内营养明显不足或胃肠道功能严重障碍，则应选静脉营养。

2. 预防感染　保持皮肤清洁、干燥，防止皮肤破损；做好口腔护理；保持生活环境舒适卫生，做好保护性隔离，防止交叉感染。

3. 观察病情　密切观察患儿的病情变化。观察有无低血糖、维生素 A 缺乏、酸中毒等临床表现并及时报告，做好急症抢救准备。每日记录进食情况，定期测量体重、身高（长）及皮下脂肪厚度，以观察治疗效果。

4. 促进生长发育　提供整洁舒适的环境，合理安排生活，减少不良刺激，保证患儿精神愉快和睡眠充足，鼓励患儿进行适当的户外活动和体格锻炼，以促进生长发育。

5. 健康教育　向患儿家长介绍科学育儿知识，纠正患儿不良的饮食习惯；预防患儿发生各种感染性疾病；按时为患儿进行预防接种；先天畸形患儿应及时手术治疗。

第五节　儿童单纯性肥胖

儿童单纯性肥胖（simple obesity）是由于长期能量摄入超过人体的消耗，使体内脂肪过度积聚、体重超过一定范围的一种营养障碍性疾病。近年来，儿童肥胖的发病率在我国呈上升趋势，目前发病率为 5%～8%。肥胖不仅影响儿童的健康，10%～30% 的儿童期肥胖还可延续至成年，增加患高血压、糖尿病、冠心病、胆石症、痛风等疾病的风险，是 21 世纪严重健康问题和社会问题，应引起社会及家庭的重视。

【病因】

95%～97% 的肥胖患儿为单纯性肥胖，不伴有明显的内分泌和遗传代谢性疾病，其发病与以下因素有关。

1. 能量摄入过多　为肥胖的主要原因。儿童长期摄入含糖饮料、煎炸食物、膨化食品等，导致能量摄入超过机体代谢需要，引起儿童肥胖。

2. 活动量过少　活动过少和缺乏适当的体育锻炼是发生肥胖的重要原因，即使摄食不多，也可引起肥胖。

3. 遗传因素　肥胖有高度遗传性。目前认为，肥胖的家族性与多基因遗传有关。

4. 其他　进食过快，多食主食、肉类，少食蔬菜水果，以及精神创伤和心理异常等因素，都会造成儿童肥胖的发生。

【临床表现】

肥胖可发生于任何年龄，但常见于婴儿期、5~6岁和青春期。患儿食欲旺盛且喜吃甜食和高脂肪食物。明显肥胖的患儿常有疲劳感，用力时出现气短或腿痛。严重肥胖者可因脂肪过度堆积而限制胸廓扩展及膈肌运动，导致肺通气不良，引起低氧血症、红细胞增多、发绀，严重时心脏扩大、心力衰竭甚至死亡，称肥胖低通气综合征（Pickwickian syndrome）。

体格检查可见患儿皮下脂肪丰满，但分布均匀。严重肥胖者胸腹、臀部及大腿皮肤出现皮纹，两下肢负荷过重可致膝外翻和扁平足。女孩胸部脂肪堆积应与乳房发育相鉴别。男性肥胖儿阴茎可隐匿在阴阜脂肪垫中而被误诊为阴茎发育不良。肥胖儿童性发育较早，故最终身高略低于正常儿童。因怕人讥笑而常有自卑、胆怯、孤独等心理障碍。

【辅助检查】

血生化检查示甘油三酯、胆固醇增高，严重者血清β白蛋白也增高；常有高胰岛素血症，血生长激素水平减低。

【治疗要点】

采取综合措施，包括控制饮食，减少热能型食物的摄入；适量运动，促使脂肪分解；消除心理障碍；必要时配合药物治疗等。饮食治疗和运动疗法是两项主要措施。

【常见护理诊断/问题】

1. 肥胖　与摄入高能量食物过多和（或）运动过少有关。

2. 体像紊乱　与肥胖引起自身形体改变有关。

3. 社会交往障碍　与肥胖造成心理障碍有关。

4. 潜在并发症：高血压、高血脂、糖尿病。

5. 知识缺乏：患儿及家长缺乏合理营养知识。

【护理措施】

1. 饮食管理　在满足儿童基本营养及生长发育需要，避免影响其生长发育的前提下，为了达到减重的目的，患儿每日摄入的能量必须低于机体消耗的总能量。

（1）推荐低脂肪、低糖类和高蛋白质食品，应保证膳食中微量营养素的供给，必要时可服用复合维生素片剂。

（2）鼓励患儿进食体积大、饱腹感强而能量低的蔬菜类食品，其中的膳食纤维可减少糖类的吸收和胰岛素的分泌，并能阻止胆盐的肝肠循环，促进胆固醇排泄，且有一定的通便作用。如萝卜、胡萝卜、青菜、黄瓜、番茄、莴苣、竹笋等。

（3）养成良好的饮食习惯，如少食多餐，避免过饱，不吃夜宵和零食，细嚼慢咽，少吃或不吃油炸食品、快餐等高热量食物。

2. 运动疗法　适量运动能促进脂肪分解，减少胰岛素分泌，使脂肪合成减少，蛋白质合成增加，促进肌肉发育。可选择既有效又易于坚持的运动项目，如晨间跑步、爬楼梯、跳绳、游泳等，每天坚持运动至少30 min，活动量以运动后轻松愉快、不感到疲劳为度。

3. 行为矫正和心理支持　行为疗法在控制体重方面效果显著。对肥胖患儿的行为治疗，家庭参与至关重要。应经常鼓励肥胖患儿坚持控制饮食并加强锻炼，增强其减重信心。鼓励肥胖患儿多参加集体活动，改变其孤僻、自卑的心理。帮助肥胖患儿建立健康的生活方式，使其具备自我管理的能力。

4. 健康教育　向家长讲述科学喂养知识，培养患儿良好的饮食习惯。改变家长"越胖越健康"的错误观念，对肥胖患儿实施生长发育监测，定期门诊观察。

第六节 维生素D缺乏性疾病

情境导入

患儿，男，2岁，因"发热，咳嗽2天"入院。患儿自2天前开始出现发热，体温在39.5℃，伴咳嗽，呈阵发性干咳，同时伴有轻度喘憋，无腹泻及呕吐，大小便正常，今日咳嗽加重来诊。患儿平素食欲欠佳，睡眠不安，多汗，户外活动较少，且经常患"感冒"，经常因肺炎住院治疗。人工喂养，9个月添加辅食，吃少许鸡蛋及菜泥，未添加钙剂及鱼肝油。患儿3.5个月抬头，9个月会坐，1岁会站，1岁6个月会走，走路不稳。

体格检查：T 38.5℃，P 130次/min，R 46次/min，体重9.2 kg，身高79 cm。发育稍落后，身材矮小，营养较差，神志清，精神不振，呼吸急促，轻度喘憋状，无青紫。胸部呈漏斗胸，可见肋串珠、肋膈沟，双肺呼吸音粗，可闻及广泛中小水泡音。心率130次/min，律齐，心音稍低钝，未闻及杂音。腹部膨隆，肝肋下1.5 cm，质软，脾肋下可触及，质软。四肢活动可，四肢肌张力偏低，病理征未引出。

请思考：

1. 该患儿最可能的临床诊断是什么？诊断依据是什么？
2. 该患儿目前存在的护理诊断/问题有哪些？护理重点是什么？

一、营养性维生素D缺乏性佝偻病

营养性维生素D缺乏性佝偻病（vitamin D deficiency rickets）是儿童体内维生素D不足引起钙、磷代谢紊乱，产生的一种以骨骼病变为特征的全身慢性营养性疾病。典型表现是生长中的长骨干骺端和骨组织矿化不全。为我国儿童时期重点防治的四病之一，主要见于2岁以下婴幼儿，北方患病率高于南方。近年来，随着社会经济文化水平的不断提高，我国营养性维生素D缺乏性佝偻病发病率逐年降低，病情也趋于轻度。

【**维生素D的来源、生理功能及代谢**】

1. 维生素D的来源

（1）母体 – 胎儿的转运：胎儿可通过胎盘从母体获得维生素D，胎儿体内 $25\text{-}(OH)D_3$ 的储存可满足生后一段时间的生长需要。早期新生儿体内维生素D水平与母体维生素D的营养状况及胎龄有关。

（2）食物中的维生素D：天然食物及母乳中含维生素D很少。但婴幼儿可从配方奶粉、米粉等维生素D强化食品中获得充足的维生素D。

（3）皮肤的光照合成：人类皮肤中的7- 脱氢胆固醇经日光中紫外线照射后转化为胆骨化醇，即内源性维生素 D_3。皮肤的光照合成是儿童维生素D的主要来源。

2. 维生素D的体内活化 维生素D包括 D_2（麦角骨化醇）和 D_3（胆骨化醇），前者存在于植物中，后者由人和动物皮肤经光照合成。维生素 D_2 和 D_3 在体内均无活性，需经肝细胞发生第一次羟化，生成 $25\text{-}(OH)D_3$，随后在肾发生第二次羟化，生成 $1,25\text{-}(OH)_2D_3$，方具备生物活性。

3. 维生素D的生理功能 主要通过作用于靶器官（肠、肾、骨）而发挥其抗佝偻病的生理功能：①促进小肠黏膜细胞合成钙结合蛋白，增加钙、磷的吸收，促使骨钙沉积；②增加肾近曲小管对钙、磷的重吸收，特别是磷的重吸收，提高血钙、磷浓度，利于骨的矿化作用；③促进成骨细胞增殖和破骨细胞分化，直接影响钙、磷在骨的沉积和重吸收。目前研究认为1,25-$(OH)_2D_3$不仅是一种重要的营养成分，也是激素前体，参与多种细胞的增殖、分化和免疫功能的调控过程，对人体有重要作用。

4. 维生素 D 代谢的调节　机体主要通过控制肾－羟化酶活性来调控维生素 D 的代谢。1,25-$(OH)_2D_3$、甲状旁腺素（PTH）、降钙素、血清钙及磷浓度是主要调节因子。

【病因】

1. 日光照射不足　是营养性维生素 D 缺乏性佝偻病的主要原因。

2. 围生期维生素 D 不足　母亲妊娠期特别是妊娠后期维生素 D 营养不足，如母亲严重营养不良、肝肾疾病、慢性腹泻，以及早产、双胎等，均可导致婴儿体内维生素 D 储存不足。

3. 需要量增加　维生素 D 和钙的需要量与骨骼生长速度成正比。婴儿生长发育迅速，尤其是早产或双胎婴儿，使维生素 D 需要量增加。

4. 摄入不足　天然食物及母乳中含维生素 D 较少，若婴儿未及时补充富含维生素 D 的辅食，且缺乏足够阳光照射，则易引起维生素 D 缺乏。

5. 疾病及药物影响　胃肠道或肝胆疾病可影响维生素 D 的吸收；肝、肾严重损害可致维生素 D 羟化障碍。抗惊厥药、糖皮质激素等可影响维生素 D 的代谢和生理功能。

【发病机制】

营养性维生素 D 缺乏性佝偻病是机体为维持血钙水平而对骨骼造成的损害。维生素 D 缺乏时，血清钙、磷浓度降低，作为主要被利用的钙源，骨钙释出，使骨基质不能正常矿化，成骨细胞代偿增生，碱性磷酸酶分泌增加，骨样组织堆积于干骺端，钙化带消失，骺端增厚，向两侧膨出形成"串珠""手、足镯"等征；长骨和扁骨骨膜下的骨矿化不全，成骨异常，骨皮质被骨样组织替代，骨膜增厚，骨质疏松，易受肌肉牵拉和重力影响而发生弯曲变形，甚至病理性骨折；颅骨骨化障碍而表现为颅骨软化，骨样组织堆积出现"方颅"。

【临床表现】

本病最常见于 3 月龄~2 岁的婴幼儿，围生期维生素 D 缺乏的婴儿佝偻病出现较早。主要表现为生长最快部位的骨骼改变、肌肉松弛及神经兴奋性改变。重症佝偻病患儿还可有消化和心肺功能障碍，亦可影响其免疫功能。临床上分 4 期。

1. 初期（早期）　多见于 6 个月内的婴儿。主要表现为神经兴奋性增高，如夜惊、易激惹、烦躁不安、常与室温季节无关的多汗，尤其头部多汗而刺激头皮，致婴儿摇头擦枕，出现枕秃。骨骼改变并不明显，可有病理性颅骨软化。

2. 激期（活动期）　常见于 3 个月~2 岁的婴幼儿，此期主要为骨骼改变和运动功能发育迟缓。

（1）骨骼改变

1）头部：6 个月以内的婴儿可见颅骨软化，即用手固定婴儿头部，指尖略用力压顶骨后部或枕骨中央部，可有乒乓球样感觉，故称"乒乓头"；7~8 月龄时，变成"方盒样"头型（从上向下），为额骨和顶骨双侧骨样组织增生呈对称性隆起所致，严重时呈马鞍状或十字状头型。患儿前囟闭合延迟，出牙迟，牙釉质缺乏并易患龋齿。

2）胸部：胸廓畸形多见于 1 岁左右婴儿。肋骨与肋软骨交界处因骨样组织堆积而膨大呈钝圆形隆起，上下排列如串珠状，称为肋骨串珠或佝偻病串珠（rachitic rosary）；膈肌附着部位的肋骨长期受膈肌牵拉而内陷，形成一条沿肋骨走向的横沟，称为肋膈沟或哈里森沟（Harrison groove）；第7~9肋骨与胸骨相连处软化内陷，致胸骨柄前突，形成鸡胸（pigeon chest）；如胸骨剑突部向内陷，可形成漏斗胸（funnel chest）。这些胸廓畸形均可影响呼吸功能，导致并发呼吸道感染，甚至肺不张。

3）四肢：6个月以上患儿腕、踝部肥厚的骨骺形成钝圆形环状隆起，称佝偻病手、足镯；能站立或会行走的1岁左右患儿，由于骨质软化与肌肉关节松弛，双下肢因负重可出现下肢弯曲，形成严重的膝内翻（O形腿）、膝外翻（X形腿）畸形。

4）脊柱：婴幼儿会坐或站立后，因韧带松弛可致脊柱后凸或侧凸畸形。

5）骨盆：严重者可致骨盆畸形，形成扁平骨盆，成年后女性可致难产。

（2）运动功能发育迟缓：由于低血磷致肌肉糖代谢障碍，使全身肌肉松弛，肌张力降低和肌力减弱，坐、立、行等运动功能发育落后，腹肌张力低下、腹部膨隆如蛙腹。

（3）神经、精神发育迟缓：重症患儿神经系统发育迟缓，表情淡漠，语言发育落后，条件反射形成缓慢。

（4）免疫力低下，易合并感染及贫血。

3. 恢复期　患儿经治疗及日光照射后，临床症状和体征逐渐减轻或消失。

4. 后遗症期　因婴幼儿期严重佝偻病，残留不同程度的骨骼畸形或运动功能障碍。多见于2岁以上的儿童。

【辅助检查】

1. X线检查　初期常无骨骼表现，X线检查可正常或钙化带稍模糊。激期X线长骨片显示钙化带消失，干骺端呈毛刷样、杯口状改变，骨骺软骨盘增宽（>2 mm），骨密度减低，骨皮质变薄；可有骨干弯曲畸形或青枝骨折，骨折可无临床症状。治疗2~3周后骨骼X线改变有所改善，出现不规则的钙化线，钙化带致密增厚，骨骺软骨盘<2 mm，骨质密度逐渐恢复正常。后遗症期X线检查骨骼干骺端病变消失。

2. 血生化检查　初期血清25-(OH)D$_3$下降，PTH升高，血钙下降，血磷降低，碱性磷酸酶正常或稍高。激期除血清钙稍低外，其余指标改变更加明显。恢复期血钙、磷逐渐恢复正常，碱性磷酸酶需1~2个月降至正常。后遗症期血生化正常。

【治疗要点】

佝偻病治疗目的在于控制激期、防止骨骼畸形。

1. 一般疗法　加强护理，给予合理饮食，坚持晒太阳，增加户外活动时间。

2. 药物疗法　激期可口服维生素D 2 000~4 000 IU/d，连续服用1个月后改为400~800 IU/d；如有条件，应监测血清钙、磷、碱性磷酸酶及25-(OH)D$_3$水平。如患儿口服困难或存在腹泻等影响吸收的情况，可采用大剂量冲击疗法，即维生素D一次15万~30万IU（3.75~7.5 mg）肌内注射，1个月后再以维生素D 400~800 IU/d剂量维持。用药后应密切随访，1个月后如症状、体征、实验室检查等均无改善，应考虑其他疾病，注意鉴别诊断。

3. 其他治疗

（1）钙剂补充：营养性维生素D缺乏性佝偻病在补充维生素D的同时，也可给予适量的钙剂，同时调整膳食结构，增加膳食钙的摄入。

（2）微量营养素补充：营养性维生素D缺乏性佝偻病多伴有锌、铁等微量元素的降低，及时适量地补充微量元素，有利于儿童骨骼健康成长，也是防治佝偻病的重要措施之一。

（3）外科手术：严重的骨骼畸形可采取外科手术矫正。

【常见护理诊断 / 问题】

1. 营养失调：低于机体需要　与日光照射不足和维生素 D 摄入不足有关。

2. 生长发育迟缓　与钙、磷代谢异常致骨骼、神经发育迟缓有关。

3. 有感染的危险　与免疫功能低下有关。

4. 潜在并发症：骨骼畸形、药物副作用。

5. 知识缺乏：患儿家长缺乏佝偻病的预防及护理知识。

【护理措施】

1. 户外活动　指导家长每日带患儿进行一定的户外活动。生后 2～3 周即可带婴儿进行户外活动，冬季也要保证每日 1～2 h 户外活动时间。夏季气温高，可在阴凉处活动，尽量暴露皮肤。冬季室内活动时打开窗户，让紫外线能够射入。

2. 补充维生素 D

（1）按时引入换乳期食物，给予富含维生素 D、钙、磷和蛋白质的食物。

（2）遵医嘱供给维生素 D 制剂，注意维生素 D 过量的中毒表现，如出现厌食、恶心、烦躁不安、体重下降和顽固性便秘等表现，应立即停用维生素 D，并通知医生。

3. 加强生活护理，预防感染　保持室内空气清新，温湿度适宜，阳光充足，避免交叉感染。

4. 预防骨骼畸形和骨折　衣着柔软、宽松，床铺松软，避免早坐、久坐、早站、久站和早行走，以防骨骼畸形。严重佝偻病患儿肋骨、长骨易发生骨折，护理操作时应避免重压和强力牵拉。

5. 加强体格锻炼　对已有骨骼畸形的患儿可采取主动和被动的方法矫正。如胸廓畸形，可做俯卧位抬头展胸运动；下肢畸形可施行肌肉按摩，"O" 形腿可按摩外侧肌，"X" 形腿可按摩内侧肌。对于行外科手术矫治者，指导家长正确使用矫形器具。

6. 健康教育　给孕妇及患儿父母讲述有关疾病的预防、护理知识，鼓励孕妇多进行户外活动，选择富含维生素 D、钙、磷和蛋白质的食物，指导家长掌握儿童进行户外活动和调整饮食的方法。新生儿生后第 2 周始每日给予维生素 D 400～800 IU 至青春期；早产儿、低出生体重儿、双胎儿生后即应每日补充维生素 D 800～1 000 IU，连用 3 个月后改为每日 400～800 IU。不同地区、不同季节可适当调整剂量，做到"因时、因地、因人而异"。对于处于生长发育高峰的婴幼儿，更应加强户外活动，给予预防量维生素 D 和钙剂，并及时引入换乳期食物。在预防用药的同时，告知家长避免过量服用，注意观察有无维生素 D 中毒的表现。

二、维生素 D 缺乏性手足搐搦症

维生素 D 缺乏性手足搐搦症（tetany of vitamin D deficiency）由维生素 D 缺乏引起血钙降低所致，表现为惊厥、手足肌肉抽搐或喉痉挛等神经肌肉兴奋性增高症状，多见于 6 个月以下婴儿。目前由于预防维生素 D 缺乏工作的开展普及，该病发病率已逐年减少。

【病因和发病机制】

血清钙离子降低是本病的直接原因。维生素 D 缺乏时，血钙下降而甲状旁腺不能代偿性分泌增加，使血钙继续降低，当总血钙 < 1.75 mmol/L（7 mg/dL）或离子钙 < 1.0 mmol/L（4 mg/dL）时，可引起神经肌肉兴奋性增高，出现抽搐等表现。

【临床表现】

本病临床表现主要为惊厥、喉痉挛和手足搐搦，并有不同程度的活动性佝偻病表现。

1. 隐匿型　血清钙多在 1.75～1.88 mmol/L，没有典型发作症状，但可通过刺激神经肌肉引出下列体征：①低钙击面征（Chvostek sign）：以指尖或叩诊锤轻叩患儿颧弓与口角间的面颊部，引起眼睑和口角抽动者为阳性，新生儿期可呈假阳性；②腓反射（peroneal reflex）：以叩诊锤叩击膝下外侧腓骨小头处的腓神经，引起足向外展者为阳性；③低钙束臂征（Trousseau sign）：以血压计袖带包裹上臂，充气使血压维持在收缩压与舒张压之间，5 min 之内出现手痉挛症状者为阳性。

2. 典型发作　血清钙 < 1.75 mmol/L 时可出现惊厥、喉痉挛和手足搐搦。三种症状以惊厥最常见。

（1）惊厥：多见于婴儿期，突然发作，表现为四肢抽动，两眼上翻，面肌颤动，神志不清，发作时间可短至数秒钟，或长达数分钟。发作时间长者可伴口周发绀。缓解后多入睡，醒后活泼如常。发作次数可数日 1 次或 1 日数次。一般不发热。发作轻时仅有短暂的眼球上窜和面肌抽动，神志清楚。

（2）喉痉挛：婴儿多见，喉部肌肉及声门突发痉挛，呼吸困难，严重者有时可突然发生窒息，甚至死亡。

（3）手足搐搦：多见于较大婴幼儿，发作时手足痉挛呈弓状，双手腕部屈曲，手指强直，拇指向掌心内收；足部踝关节伸直，足趾同时向下弯曲呈"芭蕾舞足"。

【治疗要点】

1. 急救处理　立即吸氧，保持呼吸道通畅；迅速控制惊厥或喉痉挛。喉痉挛者须立即将舌头拉出口外，并进行口对口呼吸或加压给氧，必要时作气管切开以保证呼吸道通畅。控制惊厥或喉痉挛可用 10% 水合氯醛保留灌肠，每次 40～50 mg/kg；或地西泮每次 0.1～0.3 mg/kg 肌内注射或缓慢静脉注射。

2. 钙剂治疗　尽快给予 10% 葡萄糖酸钙 5～10 mL 加入 10% 葡萄糖注射液 5～20 mL 中，缓慢静脉注射（> 10 min）或滴注。惊厥反复发作时，可每日注射 2～3 次，不可皮下或肌内注射钙剂以免造成局部坏死。惊厥停止后改口服钙剂。

3. 维生素D治疗　急诊情况控制后，按营养性维生素 D 缺乏性佝偻病治疗方法采用维生素 D 治疗。

【常见护理诊断 / 问题】

1. 有窒息的危险　与惊厥发作及喉痉挛有关。

2. 有受伤的危险　与惊厥发作及手足搐搦有关。

3. 营养失调：低于机体需要量　与维生素 D 缺乏有关。

4. 知识缺乏：家长缺乏有关惊厥及喉痉挛的护理知识。

【护理措施】

1. 控制惊厥及喉痉挛　遵医嘱立即给予镇静剂、钙剂。静脉注射钙剂时需缓慢推注（> 10 min）或滴注，并监测心率，以免血钙骤升，引发呕吐甚至心搏骤停；避免药液外渗，不可皮下或肌内注射，以免造成局部坏死。

2. 防止窒息　出现惊厥或喉痉挛者立即吸氧，做好气管插管或气管切开前准备。喉痉挛时立即将患儿舌头拉出口外，同时将头偏向一侧，清除口鼻分泌物，保持呼吸道通畅，避免窒息；对已出牙的患儿，应在上、下门齿间放置牙垫，避免舌被咬伤；必要时行气管插管或气管切开。

3. 定期户外活动，补充维生素 D。

4. 健康教育　指导家长合理喂养，教会家长患儿惊厥、喉痉挛发作时的处理方法，如使患儿平卧，松开衣领、颈部伸直，头后仰，以保持呼吸道通畅，同时呼叫医护人员。

第七节　锌　缺　乏

锌缺乏（zine deficiency）是指因体内长期缺乏微量元素锌所引起的以食欲减低、生长发育迟缓、异食癖及皮炎为主要临床表现的营养性疾病。

【病因】

1. 摄入不足　是儿童锌缺乏的主要原因。动物性食物不仅含锌丰富而且易于吸收，坚果类（核桃、板栗、花生等）含锌也较多，但植物性食物含锌少，故素食者易缺锌。

2. 吸收障碍　各种原因所致腹泻皆可妨碍锌的吸收。谷类食物中的植酸和粗纤维与锌结合妨碍锌吸收。牛乳锌含量与母乳相似，但吸收率低，长期纯牛奶喂养易缺锌。

3. 需要量增加　生长发育迅速的婴儿、组织修复或营养不良恢复期等状态下，机体对锌的需要量增多，如未及时补充，可发生锌缺乏。

4. 丢失过多　如反复出血、溶血、大面积烧伤、慢性肾疾病、长期透析、蛋白尿等，均因锌丢失过多而导致锌缺乏。

【临床表现】

1. 食欲减退　锌缺乏影响味蕾细胞更新，使舌黏膜增生、角化不全，唾液中磷酸酶减少且活性降低，导致味觉敏感度下降，发生食欲不振、厌食、异食癖等症状。

2. 生长发育落后　锌缺乏可妨碍生长激素轴功能及性腺轴的成熟，表现为生长发育迟缓、体格矮小、性发育延迟和性腺功能减退。

3. 蛋白质代谢障碍　锌的生理功能主要与人体内 80 多种含锌酶的功能有关，如 DNA 聚合酶、RNA 聚合酶等，当锌缺乏时可使核酸、蛋白质合成障碍，出现伤口不愈合、毛发干枯易脱落、皮炎等。

4. 免疫功能降低　锌缺乏使儿童胸腺、脾萎缩，免疫功能减低，易发生各种感染，特别是呼吸道感染。

5. 智能发育延迟　锌是一种神经递质，参与脑发育。长期锌缺乏可致脑 DNA 和蛋白质合成障碍，脑内谷氨酸浓度降低，从而引起大脑功能不全，表现为注意力不集中、学习困难、智力发育迟滞等。补锌后行为异常可恢复。

6. 其他　如地图舌、反复口腔溃疡、视敏度降低甚至夜盲等。

【治疗要点】

针对病因，治疗原发病；给予含锌量较多的食物；口服锌制剂，常用葡萄糖酸锌，每日剂量为锌元素 0.5～1 mg/kg（相当于葡萄糖酸锌 3.5～7 mg/kg），连服 2～3 个月。

【常见护理诊断/问题】

1. 营养失调：低于机体需要量　与锌摄入不足、需要量增加、吸收障碍、丢失增多有关。

2. 有感染的危险　与锌缺乏导致免疫功能低下有关。

3. 生长发育迟缓　与锌缺乏影响核酸及蛋白质合成、生长激素分泌减低有关。

4. 知识缺乏：患儿家长缺乏营养知识及儿童喂养知识。

【护理措施】

1. 改善营养、促进生长发育　供给富含锌的食物如肝、鱼、瘦肉等，尽量母乳喂养，合理引入换乳期食物，培养儿童不偏食、不挑食的良好饮食习惯。

2. 避免感染　保持室内空气清新，注意口腔护理，防止交叉感染。

3. 健康教育　让家长了解导致患儿锌缺乏的原因，以配合治疗和护理。重在预防：①提倡母乳喂养；②坚持平衡膳食，纠正挑食、偏食、吃零食的习惯；③对可能发生锌缺乏的情况如早产儿、人工喂养儿、营养不良儿、长期腹泻、大面积烧伤等，适当补锌。

思考题

1. 母乳喂养的优点及注意事项有哪些？

2. 营养性维生素 D 缺乏性佝偻病的护理诊断 / 问题和护理措施有哪些？

3. 患儿，女，10 个月，近日睡眠不安、多汗、夜惊、烦躁不安，查体可见明显方颅、串珠肋、肋膈沟。

问题：

（1）该患儿的临床诊断是什么？

（2）该患儿主要的护理诊断 / 问题有哪些？

（3）应采取哪些护理措施？

（魏洪娟）

数字课程学习

⬇ 教学 PPT　　　✍ 自测题

第八章

呼吸系统疾病患儿的护理

【学习目标】

知识：

1. 识记：儿童呼吸系统解剖生理特点；急性上呼吸道感染、急性感染性喉炎、肺炎和支气管哮喘的概念和病因。

2. 理解：儿童易患呼吸系统疾病的原因；急性上呼吸道感染、急性感染性喉炎、肺炎及支气管哮喘的临床表现和治疗原则。

3. 应用：利用所学知识正确评估患儿，并能为患儿提供相应的治疗和护理服务。

技能：

1. 能为急性上呼吸道感染的患儿提供发热的护理。

2. 能对肺炎患儿的病情快速进行评估，识别重症患儿并处理。

3. 能对支气管哮喘急性发作的患儿进行快速处理，并为患儿提供健康教育。

4. 能利用所学知识为肺炎及支气管哮喘患儿提供整体护理。

5. 能运用评判性思维和循证方法做出护理决策。

素质：

具有同理心、爱伤观念和慎独精神，以及主动为患儿及其家属提供服务的意识。

第一节　儿童呼吸系统解剖生理特点

情境导入

患儿，女，3个月，因"发热、咳嗽2天，气促半天"入院。

情境一：

患儿既往体健，母乳喂养，疫苗接种正常。

请思考：

1. 为什么儿童易患呼吸系统感染性疾病？

2. 儿童呼吸系统有哪些解剖生理特点？

一、解剖特点

呼吸系统以环状软骨为界，划分为上、下呼吸道。上呼吸道包括鼻、鼻窦、咽、咽鼓管、会厌、喉；下呼吸道包括气管、支气管、毛细支气管、呼吸性细支气管、肺泡管及肺泡。

1. 上呼吸道　婴幼儿无鼻毛，鼻黏膜柔嫩，血管丰富，因此易受感染；感染时鼻黏膜充血肿胀，加上鼻根扁而宽，鼻腔相对较短，后鼻道狭窄，因此易堵塞而导致呼吸困难和吸吮困难。由于鼻腔黏膜与鼻窦黏膜相延续，故急性鼻炎常可累及鼻窦，以上颌窦和筛窦最易感染。咽扁桃体在6~12个月时发育，肥大时可堵塞鼻孔，影响呼吸。腭扁桃体1岁末逐渐增大，4~10岁时发育达高峰，14~15岁时逐渐退化，因此扁桃体炎以年长儿多见。儿童咽部上宽下窄，分为鼻咽、口咽和喉咽3个部分，咽部淋巴组织丰富，当感染发生时咽后壁可脓肿破溃，容易引起窒息。婴幼儿咽鼓管宽、直、短，呈水平位，鼻咽炎时易导致中耳炎。儿童喉部富有血管及淋巴组织，呈漏斗形，相对较窄，软骨柔软，黏膜柔嫩，感染后易发生充血水肿，导致喉头狭窄，出现吸气性呼吸困难和声音嘶哑。

2. 下呼吸道　婴幼儿气管和支气管的管腔相对狭窄，缺乏弹力组织；黏液腺分泌不足，纤毛运动差，因此易发生感染，继而可导致呼吸道阻塞。儿童右侧支气管粗、短、直，因此异物易进入右侧支气管。肺弹力组织发育差，血管丰富，易充血，肺泡数量少，致含气量少，容易发生阻塞。2岁以前肺泡完成发育，之后肺的发育主要是肺泡面积的增加。肺泡孔在2岁之后出现，起侧支通气的作用。

3. 胸廓和横膈　呼吸时，肋间肌和膈肌的活动使胸廓体积改变，引起气体吸入和呼出。婴儿胸廓呈圆形，胸壁柔软，难以对抗用力吸气时较大负压导致的内陷，限制了肺的扩张。婴儿膈呈横位，倾斜度小，收缩时易将肋骨向内牵拉，导致胸廓内陷，且膈向下活动度也小，使胸廓的体积改变较小，影响气体的进入。

二、生理特点

1. 呼吸频率　是呼吸系统最基本的体征。儿童年龄越小，呼吸频率越快（表8-1）。

2. 呼吸类型　婴幼儿呈腹膈式呼吸。随着年龄增长，逐渐转变为胸式呼吸。7岁以后以混合式呼吸为主。

3. 呼吸功能　按体表面积计算，1 岁以内儿童的潮气量仅为成人的 40%～50%，但由于呼吸频率较快，每分通气量与成人相近。婴幼儿的呼吸储备量较小，患呼吸系统疾病时易发生呼吸功能不全。儿童气道管腔小，阻力大于成人，随气道管腔的发育，阻力逐渐降低。

4. 血气分析　婴幼儿时期，肺功能等检测呼吸功能的方法较难进行，可通过血气分析了解其呼吸功能是否满足基本生理需要，并可为临床诊断和治疗提供依据。

表 8-1　不同年龄儿童呼吸频率（次 /min）

年龄	呼吸频率
～1 个月	40～45
～12 个月	30～40
～3 岁	25～30
～7 岁	20～25
～14 岁	18～20

三、免疫特点

儿童咳嗽反射及纤毛的运动功能差，有效清除吸入的尘埃和异物的能力较低；婴幼儿肺泡巨噬细胞功能不足，分泌型 IgA、IgA、IgG 和 IgG 亚类含量较低，乳铁蛋白、溶菌酶、干扰素、补体等的数量和活性不足，故易患呼吸道感染。

四、呼吸系统检查时的重要体征

1. 呼吸频率　呼吸急促指：婴儿 <2 个月，呼吸 ≥60 次 /min；2～12 个月，呼吸 ≥50 次 /min；1～5 岁，呼吸 ≥40 次 /min。婴儿出现慢或不规则呼吸需特别注意。

2. 鼻翼煽动和点头样呼吸　婴儿呼吸时通过鼻翼煽动增加鼻腔容积，降低气道阻力。婴儿使用辅助呼吸肌扩张胸腔，头部可随呼吸上下运动，出现点头样呼吸。

3. 呼吸音　一般指肺泡呼吸音，常见异常包括肺泡呼吸音减弱或消失、肺泡呼吸音增强、呼气音延长、粗糙性呼吸音、断续性呼吸音等。气道严重梗阻时，几乎听不到呼吸音，称沉默肺（silent lung），是病情危重的征象。

4. 发绀　毛细血管床还原血红蛋白达 40～60 g/L 或动脉血中还原血红蛋白 ≥30 g/L 时，可出现发绀，为血氧不足的重要表现。发生在血流较慢，动、静脉氧差较大部位的发绀（如肢端）为末梢性发绀；发生在血流较快的部位（如舌、黏膜等）则为中心性发绀。后者发生较前者晚，但临床更有意义。

5. 吸气时胸廓凹陷　婴幼儿胸廓柔软，难以对抗用力吸气时增加的胸腔内负压，引起胸骨上窝、锁骨上窝及肋间隙凹陷，即"三凹征"。

6. 吸气喘鸣　是喉、气管发生梗阻，气流通过狭窄气道时产生的高调音，常伴吸气延长。

7. 呼气呻吟　在声门半关闭的情况下呼气出现，以增加肺内压力，帮助萎陷的肺泡扩张。是小婴儿呼吸道梗阻和肺扩张不良的表现，常见于新生儿呼吸窘迫综合征。

典型案例视频 8-1
吸气性三凹征、鼻翼
煽动

第二节　急性上呼吸道感染

情境二：
　　前述患儿2天前出现发热、咳嗽，体温波动在38.6～39.1℃之间，咳嗽呈阵发性，为刺激性干咳，在当地医院诊断为"上呼吸道感染"，给予退热等处理。
　　请思考：
　　1. 上呼吸道感染有什么特点和体征？
　　2. 发生上呼吸道感染的原因有哪些？
　　3. 应该给予该患儿怎样的治疗与护理？

　　急性上呼吸道感染（acute upper respiratory infection，AURI）是鼻腔、咽或喉部急性炎症的总称。本病是小儿最常见的急性感染性疾病，常用"鼻炎""急性鼻咽炎""急性咽炎""急性扁桃体炎"等名词诊断，统称上呼吸道感染，简称"上感"。该病一年四季均可发生，在北方寒冷多变的冬春季节和南方湿度较大的夏秋雨季更容易发生，主要经空气飞沫传播和直接接触传播，可反复患病。

【病因】
　　病毒感染为主，占90%以上，呼吸道病毒多见，如副流感病毒、呼吸道合胞病毒、冠状病毒等，其次为肠道病毒。细菌感染少见，占10%左右，主要有A族乙型溶血性链球菌、肺炎链球菌、流感嗜血杆菌和金黄色葡萄球菌。病毒感染后，可继发细菌感染。非典型病原体在呼吸道感染中所占的比例近年有所增高，其中以肺炎支原体、肺炎衣原体较常见。
　　上呼吸道感染的发生发展不仅取决于入侵病原体的种类、毒性和数量，还与儿童自身的防御功能及环境因素密切相关。

【临床表现】
　　临床症状轻重相差较大，年长儿一般症状较轻，以局部症状为主；婴幼儿全身症状明显，重症较多。
　　1. 一般类型上感
　　（1）潜伏期：1～3天。
　　（2）轻症：鼻部症状为主，如鼻塞、流涕、打喷嚏等，3～4天后可自然痊愈。感染累及鼻咽部时，可有咽部不适，查体可见咽充血、咽后壁淋巴滤泡增生。婴幼儿可出现呕吐和腹泻，临床称胃肠型感冒。
　　（3）重症：全身症状为主，体温可达39～40℃或更高，常持续1周以内，部分患儿出现高热惊厥。婴幼儿常伴有烦躁不安、食欲减退、睡眠不安等。年长儿可表现为全身不适、乏力、头痛等。部分患儿早期出现阵发性脐周疼痛，有时剧烈，无压痛，多为暂时性，与肠蠕动有关；若疼痛持续存在，则考虑并发肠系膜淋巴结炎。
　　2. 流行性感冒　由人流感病毒引起，其中甲型可导致大流行，乙型对人类致病性低，丙型一般散发流行。有明显的流行病学史。起病急，全身中毒症状明显，如高热、全身乏力、头痛、咽痛、肌肉酸痛等。

3. 两种特殊类型上感

（1）疱疹性咽峡炎（herpetic angina）：好发于夏秋季，主要由柯萨奇 A 组病毒引起，其中 A 组病毒 16 是手足口病的常见病原，可造成暴发传染。临床表现为高热、流涎、拒食等。查体可见咽充血，咽腭弓、悬雍垂、软腭等处可见多个灰白色疱疹，周围有红晕，直径 2~4 mm，疱疹破溃后形成小溃疡。若疱疹、溃疡出现在手、足等部位，则进展为手足口病。病程 1 周左右。

（2）咽眼结合膜热（pharyngoconjunctival fever）：常发生于春夏季，由腺病毒 3、7 型引起，可致流行。以发热、咽炎、结合膜炎为特征。病程 1~2 周。

4. 并发症　肺炎是婴幼儿时期上感最严重的并发症。乙型溶血性链球菌感染导致的上感可引起急性肾小球肾炎、风湿热。

【辅助检查】

病毒感染时白细胞计数偏低或正常，中性粒细胞减少，淋巴细胞计数相对增高。细菌感染时白细胞计数和中性粒细胞增高，C- 反应蛋白和急诊降钙素原（PCT）可升高。可采集鼻咽部分泌物行病原学检测。

【治疗要点】

1. 一般治疗　注意充分休息，加强呼吸道隔离，重点预防并发症的发生。

2. 病因治疗

（1）抗病毒治疗：中药治疗为主。若为流行性感冒，可口服磷酸奥司他韦，每天 2 次，每次 2 mg/kg，疗程 5 天。

（2）抗细菌治疗：细菌感染者可加用抗菌药物，常用青霉素类、头孢菌素类及大环内酯类，疗程 3~5 天。如 2~3 天后无效，需考虑是否为其他病原体感染。

3. 对症治疗　及时退热，高热惊厥者给予镇静、止惊处理。鼻塞明显时，可在哺喂前酌情使用滴鼻剂。咽痛者可含服咽喉片。

【常见护理诊断/问题】

1. 体温过高　与上呼吸道感染有关。

2. 舒适度减弱　与上呼吸道炎症致咽痛、鼻塞及全身乏力有关。

3. 潜在并发症：热性惊厥。

【护理措施】

1. 一般护理　注意开窗通风，保持室内空气清新。做好呼吸道隔离措施，如加强洗手、佩戴口罩等。

2. 病情观察　密切观察患儿病情变化，如有无皮疹等，以及时发现麻疹、猩红热等急性传染病；观察有无结膜炎、中耳炎或咽后壁脓肿等情况；有高热惊厥的患儿尤其注意体温变化，及时给予处理。

3. 促进舒适　保持适宜的温湿度，室温 18~22℃，湿度 50%~60%。发热者卧床休息，保持皮肤清洁，及时更换被汗液浸湿的衣被。乏力明显者注意保证休息，适量活动。如婴儿鼻塞明显，可在哺乳前使用滴鼻剂。咽痛时可给予口含片含服。

4. 饮食护理　少食多餐，避免过饱。注意常喂水，必要时静脉补液。

5. 健康教育

（1）保持室内空气新鲜：经常开窗通风，避免二手烟。注意保持温湿度适宜，避免过度潮湿。

（2）合理喂养，保证营养供给：提倡母乳喂养至2周岁，适时添加辅食，注意饮食结构。

（3）加强体格锻炼：选择合适的有氧运动和游戏方式，加强呼吸功能训练。

（4）合理添加衣物：天气骤变时，注意保暖，也要避免过多出汗，出汗后及时更换衣物。

（5）注意保护性隔离：避免接触呼吸道感染者，流感高发季节前接种流感疫苗。

（6）避免交叉感染：接触患儿前、后洗手，及时消毒患儿的床铺、衣物。

拓展阅读8-1
儿童流感诊断与治疗专家共识（2020年版）

第三节　急性感染性喉炎

情境三：

前述患儿住院第2天仍有发热，体温37.7～39.0℃，出现犬吠样咳嗽、吸气性喉鸣、吸气性呼吸困难，医生新增诊断"急性感染性喉炎"。

请思考：

1. 急性感染性喉炎有什么特点和体征？

2. 该患儿目前存在哪些护理诊断/问题？应该给予怎样的护理？

急性感染性喉炎（acute infectious laryngitis）为喉部黏膜急性弥漫性炎症，以犬吠样咳嗽、声嘶、吸气性喉鸣和吸气性呼吸困难为临床特征。冬春季多发，常见于婴幼儿。

【病因】

本病系病毒或细菌感染引起，亦可并发于麻疹、流感、百日咳等急性传染病。常见的感染病毒为副流感病毒、流感病毒和腺病毒，常见感染细菌为金黄色葡萄球菌、链球菌和肺炎链球菌。

【临床表现】

起病急、症状重，可有发热、声嘶、犬吠样咳嗽、吸气性喉鸣和三凹征。哭闹及烦躁常使喉鸣和气道梗阻加重，严重时可出现发绀、烦躁不安、面色苍白、心率加快等缺氧症状。一般白天症状轻，夜间入睡后因喉部肌肉松弛、分泌物阻塞而使症状加重。由于儿童喉部解剖特点，炎症时易充血、水肿而出现喉梗阻。喉梗阻者若抢救不及时，可窒息死亡。

典型案例视频8-2
吸气性喉鸣音

按吸气性呼吸困难的程度，将喉梗阻分为四度。Ⅰ度：患儿安静时无症状，仅于活动或哭闹后出现吸气性喉鸣和呼吸困难，听诊肺呼吸音及心率无改变；Ⅱ度：患儿安静时亦出现吸气性喉鸣和呼吸困难，肺部听诊可闻及喉传导音或管状呼吸音，心率加快；Ⅲ度：除上述喉梗阻症状外，患儿因缺氧而出现烦躁不安，口唇及指、趾发绀，双眼圆睁，惊恐万状，头面部出汗，肺部听诊呼吸音明显减弱，心率快，心音低钝；Ⅳ度：患儿呈衰竭状态，昏睡或昏迷，面色苍白或发灰，由于无力呼吸，三凹征可不明显，肺部听诊呼吸音几乎消失，仅有气管传导音，心律失常，心音低钝。

【辅助检查】

喉镜检查可见喉部、声带有不同程度的充血、水肿。

【治疗要点】

治疗原则以防止喉梗阻、及时解除呼吸困难为主。

1. 保持呼吸道通畅 可用1%麻黄碱和糖皮质激素雾化吸入，以消除黏膜水肿。痰多者可选用祛痰剂；Ⅲ度喉梗阻患儿，必要时直接喉镜吸痰。

2. 控制感染 包括抗病毒药物和抗菌药物。如考虑细菌感染，及时选择敏感抗生素，常用青霉素类、头孢菌素类或大环内酯类药物。

3. 糖皮质激素 有抗炎和抑制变态反应等作用，能及时减轻喉头水肿，缓解喉梗阻。病情较轻者可口服泼尼松，Ⅱ度及以上喉梗阻者应静脉应用地塞米松、氢化可的松或甲泼尼龙。

4. 对症治疗 烦躁不安者可给予异丙嗪等药物；缺氧者予以吸氧，对于严重缺氧或有Ⅲ度及以上喉梗阻者，气管插管，呼吸机辅助通气治疗，必要时行气管切开术。

【常见护理诊断/问题】

1. 有窒息的危险 与急性感染性喉炎所致的喉梗阻有关。

2. 体温过高 与喉部感染有关。

3. 恐惧 与呼吸困难和窒息有关

4. 知识缺乏：患儿及家长缺乏有关急性感染性喉炎的护理和预防知识。

【护理措施】

1. 保持呼吸道通畅 保持室内空气清新，温湿度适宜，以减少对喉部的刺激，减轻呼吸困难。根据患儿情况，给予吸氧、及时清除口腔分泌物。

2. 减少氧耗 置患儿于舒适体位，保持安静，合理安排护理操作，尽可能减少刺激。

3. 雾化护理 遵医嘱给予雾化吸入治疗，严格执行用药时间、给药频次。

4. 减少喉部刺激 避免直接检查咽部，以防喉部突然痉挛引起喉梗阻。

5. 用药护理 及时建立静脉通路，遵医嘱用药，并观察药物的疗效和不良反应。

6. 密切观察病情变化 密切观察患儿生命体征、神志、面色、皮肤，监测SpO_2变化，根据患儿喉鸣、发绀、烦躁、三凹征及呼吸困难等表现，准确判断喉梗阻的程度，随时做好气管切开的准备。

7. 饮食护理 少量多次喂养，避免呛咳；给予高蛋白、高维生素、易消化的流质或半流质食物，禁止辛辣刺激性食物。

8. 心理护理 喉炎时患儿和家长都极度紧张，应向家长讲解急性感染性喉炎的病因、症状，适时开展健康教育。

9. 健康指导 平时加强户外活动，多晒太阳，增强体质，提高抗病能力。注意劳逸结合，天气变化及时增减衣服，预防上呼吸道感染。在流感流行期间，做好防护，以防感染。生活要有规律，饮食有节，起居有常，夜卧早起，避免着凉。保持口腔卫生，养成晨起、饭后和睡前刷牙漱口的习惯。一旦发现患儿出现犬吠样咳嗽、声音嘶哑、吸气性喉鸣及呼吸困难等表现，应立即送医院治疗，同时解开其衣领，使其头向后仰，保持气道通畅。

第四节 肺 炎

情境四：

前述患儿住院 5 天后咳嗽加重，伴有喘憋和口周青紫。

体格检查：T 39.1℃，P 168 次 /min，R 75 次 /min。烦躁不安，口周发绀，鼻翼煽动，三凹征及点头样呼吸明显。心音低钝，双肺可闻及较多细小湿啰音。

辅助检查：WBC 14.28×10^9/L，N 0.669，L 0.244，CRP 60.10 mg/L。CT 示双肺可见散在斑片状影，密度不均，边界模糊。

请思考：

1. 该患儿可能的临床诊断是什么？
2. 该患儿目前主要的护理诊断 / 问题是什么？应采取哪些护理措施？

肺炎（pneumonia）是指病原体或其他因素侵犯肺泡、终末细支气管、细支气管或肺间质所引起的炎症，临床以发热、咳嗽、气促、呼吸困难和肺部固定湿啰音为主要表现。严重者可出现其他系统如循环、神经、消化系统的相应症状及酸碱平衡失调和水、电解质紊乱。

肺炎是小儿常见病之一，多见于婴幼儿，是中国 5 岁以下儿童感染性疾病死亡的第一位原因。合并营养不良、贫血、营养性维生素 D 缺乏性佝偻病、先天性心脏病的患儿病情常较严重。

【分类】

目前肺炎的临床诊断分类主要依据病理形态、病原体和病程等，常用分类法如下。

1. 病理形态分类　大叶性肺炎、小叶性肺炎（支气管肺炎）、毛细支气管炎、间质性肺炎和其他肺炎等。

2. 病原体分类　细菌性肺炎（肺炎链球菌最多见）、病毒性肺炎（呼吸道合胞病毒最多见）、衣原体肺炎、支原体肺炎、真菌性肺炎和非感染因素引起的肺炎等。

3. 病程分类　急性肺炎（病程在 1 个月以内）、迁延性肺炎（病程在 1～3 个月）和慢性肺炎（病程超过 3 个月）。

4. 病情分类　根据有无呼吸困难及呼吸系统以外系统受累，分为轻症肺炎和重症肺炎。

5. 临床表现分类　典型肺炎（主要为细菌性肺炎）和非典型肺炎（支原体肺炎、衣原体肺炎等）。

6. 肺炎发生的地点分类　社区获得性肺炎和院内获得性肺炎。

本节重点讨论支气管肺炎。支气管肺炎（bronchopneumonia）又称小叶性肺炎，为儿童时期最常见的肺炎。

拓展阅读8-2
儿童社区获得性肺炎
诊疗规范（2019 年版）

【病因】

常见的病原体为病毒和细菌。细菌以肺炎链球菌和流感嗜血杆菌多见，其次是葡萄球菌等；病毒以呼吸道合胞病毒、腺病毒多见。

【病理生理】

主要的病理生理改变是缺氧，包括外呼吸功能障碍和内呼吸功能障碍。

1. 外呼吸功能障碍 肺炎时，毛细支气管壁因充血、水肿而增厚，肺泡腔内充满炎性细胞浸润，肺泡表面活性物质生成减少，肺泡膜增厚，共同导致肺泡通气不足、通气/血流比例失调及弥散功能障碍，引起低氧血症，甚至出现高碳酸血症。

2. 内呼吸功能障碍 细胞缺氧时，酶系统受损致组织对氧的摄取和利用不全，引起循环系统、消化系统、神经系统的一系列改变及酸碱平衡失调和水、电解质紊乱。

【临床表现】

1. 一般症状 发病前数日患儿多有上呼吸道感染。小婴儿常见呛奶、拒食或呼吸困难。早期体温多在 38～39℃，大多为弛张热或不规则热。体弱者体温可不高。

2. 呼吸系统症状和体征 咳嗽早期即明显，恢复期痰量增多，新生儿、早产儿可仅表现为口吐白沫。常见呼吸困难，重者可有三凹征、口周发绀、鼻翼煽动及点头样呼吸。胸部体征早期可不明显，后可听到较固定的中、细湿啰音。

3. 其他系统症状和体征 重症患儿多见。

（1）循环系统：严重时可出现心率加快。若心率达 160～200 次/min 或以上（除外体温升高、呼吸困难所致），肝在短时间内较前明显增大，面色苍白、口唇发绀、四肢水肿、尿少等，需考虑是否并发充血性心力衰竭。若出现心音低钝、心律不齐、ST 段下移、T 波低平或倒置等情况，需考虑是否发生心肌炎。

（2）神经系统：常表现为烦躁不安或嗜睡，如出现惊厥伴意识障碍等，则可能并发中毒性脑病、脑膜脑炎等。

（3）消化系统：常有呕吐、腹泻等。严重腹胀时膈肌上升，致呼吸困难加重。

4. 并发症 支气管肺炎最常见的并发症为肺气肿和肺不张，随着肺炎的治愈可消失。细菌性肺炎如金黄色葡萄球菌性肺炎，需注意有无并发脓胸、脓气胸、肺大疱、肺脓肿等。

【辅助检查】

1. 外周血检查 细菌性肺炎白细胞总数大多增高，中性粒细胞比率增高，但重症肺炎白细胞总数可不高或降低。病毒性肺炎白细胞总数大多正常或低下。细菌性肺炎时 C- 反应蛋白升高，阳性率可达 96%，且数值的高低可用于鉴别病情的轻重。

2. 病原学检查 采用细菌涂片和培养、病毒分离、细菌或病毒抗原的检测、病原的核酸检测等明确病原学。血清学检查如冷凝集试验等，可对肺炎支原体感染有较高的诊断价值。

3. 胸部 X 线检查 典型表现为非特异性小斑片状阴影，双肺下野、中内带及心膈角区多见（图 8-1）。肺气肿及肺不张较成人多见。

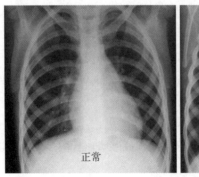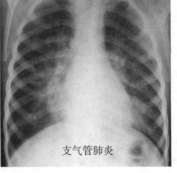

正常　　　　　　　　　　支气管肺炎

图 8-1 典型肺炎的 X 线胸片

【治疗要点】

采取综合措施，积极控制感染，加强护理，保证休息，对症治疗，防治并发症。

1. 控制感染 怀疑细菌性肺炎的患儿，应在送检标本行细菌培养后给予经验性抗菌药物治疗。抗生素一般用至体温正常后 5~7 天，临床症状、体征消失后 3 天。葡萄球菌肺炎易复发及产生并发症，体温正常后应继续用药 2~3 周，总疗程一般 ≥ 6 周。支原体肺炎至少用药 2~3 周。病毒感染者，可选用利巴韦林口服或静脉点滴，或使用干扰素等抗病毒药物。

2. 一般治疗 保持室内温湿度适宜，保证患儿休息，维持足够的热量。

3. 对症治疗 缺氧时及时给氧；烦躁者可适当镇静；发热者给予退热；咳嗽痰多者及时祛痰、止咳等。

4. 防治并发症 观察患儿生命体征、面色、精神状况等，如出现烦躁不安、呼吸困难、面色发绀、四肢循环障碍等情况，及时处理。

【常见护理诊断 / 问题】

1. 气体交换受损 与肺部炎症进程有关。

2. 低效性呼吸型态 与支气管阻塞有关。

3. 清理呼吸道无效 与痰液黏稠、患儿排痰无力有关。

4. 体温过高 与肺部感染有关。

5. 营养失调：低于机体需要量 与摄入不足、消耗增加有关。

6. 潜在并发症：心力衰竭、中毒性脑病、中毒性肠麻痹、脓胸。

7. 家庭运作过程改变 与儿童生病、住院治疗有关。

【护理措施】

1. 改善呼吸功能

（1）休息：保持室内空气清新，温湿度适宜。嘱患儿减少活动，注意休息。保持皮肤清洁，及时擦干汗液，勤换尿布，使患儿感觉舒适。治疗及护理操作集中进行，尽量使患儿安静。

（2）保持呼吸道通畅：帮助患儿调整体位，尽可能使气道通畅。指导患儿有效咳嗽及进行胸部物理疗法，促进呼吸道分泌物排出。雾化吸入使痰液变稀薄利于咳出。用上述方法不能有效咳出痰液者，可采用口鼻腔吸痰清除分泌物，保持气道通畅。

（3）氧疗：缺氧时尽早给予氧气支持，以缓解低氧血症。根据患儿的情况选择不同的给氧方式，低流量（1 ~ 4 L/min）吸氧时一般采用鼻导管给氧，面罩给氧时氧流量需在 4 L/min 以上，如头罩给氧，氧流量至少 6 L/min。出现呼吸衰竭时，可使用高流量温湿化给氧、机械通气等。吸氧过程中应注意观察患儿缺氧症状有无改善，及时复查动脉血气，对症处理。

（4）抗生素治疗：遵医嘱给予抗生素治疗，减少肺泡腔内炎性渗出物，促进气体交换。

2. 密切观察病情 监测患儿生命体征、临床表现及神志、意识等的变化，尤其是体温、心率、心律及呼吸变化，观察有无呕吐、腹泻及便血等。有发热者采取相应护理措施；发现心肌炎、心力衰竭、中毒性脑病、脓胸等并发症，及时配合医生进行处理。

3. 补充营养及水分 根据患儿生长发育需要，计算每天所需能量，保证患儿营养充足。少量多餐，避免过饱致膈肌上抬加重呼吸困难。鼓励患儿多饮水。必要时遵医嘱静脉补液及补充营养。

4. 开展以家庭为中心的护理 向家属解释疾病治疗和操作的具体过程，帮助家属学会识别病情，让家属在患儿的整个治疗过程中有参与感、控制感。

5. 健康教育 指导家属定期门诊随诊，如有发热、气促、呼吸困难等情况，及时就医。其余详见本章第二节急性上呼吸道感染健康教育内容。

第五节 支气管哮喘

> **情境五：**
>
> 前述患儿出院后又反复3次以上发生上呼吸道感染，期间伴发热、咳嗽、喘息。1天前无明显诱因出现打喷嚏、咳嗽、咳白色黏痰，咳嗽后再次出现喘息，遂来医院就诊，门诊以"支气管哮喘"收治入院。听诊两肺呼吸音减弱，可闻及广泛哮鸣音。询问家属，患儿既往有湿疹病史。
>
> **请思考：**
>
> 1. 支气管哮喘的病因和临床表现有哪些？
> 2. 应如何对该患儿进行治疗？
> 3. 该患儿目前主要的护理诊断/问题是什么？应采取哪些护理措施？

支气管哮喘（bronchial asthma）简称哮喘，是由多种炎症细胞（如嗜酸性粒细胞、肥大细胞、T淋巴细胞、中性粒细胞等）、气道结构上皮细胞和细胞组分共同参与的以气道慢性炎症为特征的异质性疾病。其气道慢性炎症导致气道高反应性和可逆性气流受限，临床表现为反复发作的喘息、气促、胸闷、咳嗽等症状，常在夜间和（或）清晨发作或加剧，多数患儿可自行缓解或经治疗缓解。

【病因】

本病发病与遗传和环境因素相互作用有关。

1. 遗传因素　哮喘是一种具有明显多基因遗传倾向的慢性疾病，且证据表明哮喘的进展性、严重性和药物反应的变异性等，均与基因易感性有关。

2. 环境因素　变应原因素如尘螨、蟑螂、花粉、药物、食物、职业粉尘等，非变应原因素如呼吸道感染、运动和过度通气、强烈的情绪变化等，都有可能诱发哮喘发作。

【发病机制】

哮喘的发病机制目前仍未完全阐明，主要概括为气道免疫-炎症机制和神经调节机制。

1. 气道免疫-炎症机制　多种炎症细胞参与气道慢性炎症的发生，产生的炎症介质如白三烯、内皮素、前列腺素、血小板活化因子、转化生长因子等，诱发变态反应，进一步导致气道高反应性。气道重构是不可逆气流受限及气道高反应性持续存在的重要原因。

2. 神经调节机制　肾上腺素能、胆碱能神经系统和非肾上腺素能非胆碱能神经系统两者之间的平衡失调时，引起支气管平滑肌收缩，导致哮喘的发生。

【临床表现】

典型症状为反复发作的喘息和呼气性呼吸困难，咳嗽、气促和胸闷，常在夜间和（或）清晨发作或加重。婴幼儿发病前常有急性呼吸道感染病史。

典型的体征是肺部听诊闻及广泛的呼气相哮鸣音，呼气相延长。严重发作者气道广泛堵塞、气流受阻，哮鸣音反而减弱，甚至消失，称"闭锁肺"。

【辅助检查】

1. 肺功能检查　哮喘发作时，用力肺活量（FVC）正常或下降，第1秒用力呼气量（FEV_1）、一秒率（FEV_1/FVC）及呼气峰流速（PEF）均下降。$FEV_1 \geq$ 正常预计值70%的疑似哮喘患儿，可选择支气管激发试验测定气道反应性；$FEV_1 <$ 正常预计值70%的疑似哮喘患儿，选择支气管舒张试验，以评估气流受限的可逆性。支气管激发试验阳性和支气管舒张试验阳性均提示有可逆性气流受限，有助于确诊哮喘。PEF日间变异率 $\geq 13\%$ 时，有助于确诊哮喘。

2. 过敏状态评估　可采用变应原皮肤点刺试验或血清特异性IgE测定，检测患儿过敏状态，有助于病因诊断。

3. 气道炎症指标检测　呼出气一氧化氮浓度测定水平升高、痰涂片见较多的嗜酸性粒细胞，有助于评估和诊断嗜酸性粒细胞性哮喘。

4. 胸部X线检查　急性发作期可表现为双肺透亮度增高，呈过度通气状态。非急性发作期时，无明显异常表现。

【哮喘的分期与分级】

哮喘可分为急性发作期、慢性持续期和临床缓解期。

1. 急性发作期　指突然发生喘息、咳嗽、气促和胸闷等症状，或原有症状急剧加重。

2. 慢性持续期　指近3个月内不同频次和（或）不同程度地出现症状（喘息、咳嗽和胸闷），可根据病情严重程度分级或控制水平分级，目前临床推荐根据控制水平进行分级（表8-2和表8-3）。根据病情严重程度分级时，重度哮喘指需要大剂量吸入性糖皮质激素（ICS）+长效 β_2 受体激动剂（LABA）进行维持治疗或即使使用大剂量ICS+LABA仍不能得到有效控制的哮喘。

3. 临床缓解期　指经过治疗或未经治疗症状和体征消失，肺功能 $\geq 80\%$ 预计值，并维持3个月以上。

表8-2　$\geq$ 6岁儿童哮喘症状控制水平分级

评估项目 [a]	良好控制 （无）	部分控制 （存在1~2项）	未控制 （存在3~4项）
日间症状 > 2次/周			
夜间因哮喘憋醒			
应急缓解药物使用 > 2次/周			
因哮喘出现活动受限			

注：a用于评估近4周的哮喘症状。

表8-3　< 6岁儿童哮喘症状控制水平分级

评估项目 [a]	良好控制 （无）	部分控制 （存在1~2项）	未控制 （存在3~4项）
持续至少数分钟的日间症状 > 1次/周			
夜间因哮喘憋醒或咳嗽			
应急缓解药物使用 > 1次/周			
因哮喘出现活动受限（较其他儿童跑步/玩耍减少，步行/玩耍时容易疲劳）			

注：a用于评估近4周的哮喘症状。

【治疗要点】

哮喘治疗应尽早开始，并坚持长期、持续、规范、个体化的治疗原则。

1. 哮喘急性发作期治疗

（1）β_2 受体激动剂：吸入型速效 β_2 受体激动剂疗效可维持 4~6 h，是缓解哮喘急性发作的首选药物，常用药物有沙丁胺醇和特布他林等。

（2）抗胆碱药：对 β_2 受体激动剂治疗反应不佳的患儿应尽早联合使用吸入型抗胆碱药，如溴化异丙托品。其不良反应少，长期使用不易产生耐药性。

（3）糖皮质激素：病情较重的急性病例应给予口服泼尼松或泼尼松龙短程治疗，严重哮喘发作时应静脉给予甲泼尼龙。吸入性糖皮质激素（ICS）对儿童哮喘急性发作的治疗有一定帮助，但病情严重时不能以吸入治疗替代全身性糖皮质激素治疗。

（4）茶碱类药物：短效茶碱可作为缓解药物用于哮喘急性发作的治疗，但不建议单独应用治疗哮喘，可作为综合治疗方案的一部分。此外需注意其不良反应，长期使用者应监测茶碱的血药浓度。

2. 哮喘持续状态的处理　哮喘急性发作经合理使用上述缓解药物治疗后仍有严重或进行性呼吸困难者，称哮喘持续状态（status asthmaticus）。该状态如未及时得到缓解，可迅速发展为呼吸衰竭，直接危及生命。糖皮质激素作为儿童哮喘持续状态治疗的一线药物，应尽早使用。存在低氧血症者，采用鼻导管或面罩吸氧，以维持血氧饱和度 > 0.94。此外要注意维持水、电解质平衡，纠正酸碱平衡失调。如果气道梗阻无缓解、呼吸困难持续加重，需要考虑辅助机械通气治疗。如果患儿烦躁，可用水合氯醛灌肠，禁用其他镇静剂以免呼吸抑制；在插管条件下，亦可用地西泮镇静，剂量为每次 0.3~0.5 mg/kg。考虑有细菌或支原体感染时，可使用抗菌药物治疗。

3. 哮喘慢性持续期治疗　ICS 是哮喘长期控制的首选药物，也是目前最有效的抗炎药物，优点是通过吸入，药物直接作用于气道黏膜，局部抗炎作用强，全身不良反应少。

4. 生物药物治疗　用于常规治疗无效、6 岁以上重度持续性过敏性哮喘患儿，包括抗 IgE 抗体（omalizumab）和抗 IL-5 抗体（mepolizumab）。

5. 变应原免疫治疗（allergen immunotherapy，AIT）　是目前可能改变过敏性疾病自然进程的唯一治疗方法，但对肺功能的改善和降低气道高反应性的疗效尚需进一步临床研究和评价。

【常见护理诊断 / 问题】

1. 气体交换受损　与哮喘发作、呼吸困难有关。

2. 低效性呼吸型态　与支气管痉挛、气道阻力增加有关。

3. 清理呼吸道无效　与呼吸道分泌物黏稠、体弱无力排痰有关。

4. 焦虑（家长）与哮喘反复发作有关。

5. 知识缺乏（家长）：缺乏有关哮喘的防护知识。

【护理措施】

慢性持续期患儿及家庭的自我管理主要根据中国儿童哮喘行动计划（China Children's Asthma Action Plan，CCAAP）进行，以达到哮喘的长期控制，减少急性发作和计划外就医及住院等。

急性发作期的护理措施如下。

1. 环境与休息　定时开窗通风，保持室内空气清新，维持适宜的室温和湿度。室内不摆放花草，不使用皮毛、羽绒或蚕织物等用品，避免接触诱发因素；避免有害气体及强光的刺激。

护理操作应尽可能集中进行，给患儿提供一个安静、舒适的环境以利于休息。

2. 维持气道通畅，缓解呼吸困难

（1）安抚患儿情绪，保持患儿情绪稳定，使患儿采取坐位或半卧位，鼓励患儿缓慢地深呼吸；呼吸困难者给予鼻导管或面罩吸氧，行血气分析，根据结果及时调整氧流量，保持 PaO_2 在 70～90 mmHg（9.3～12.0 kPa）。密切观察患儿生命体征、面色等情况。

（2）遵医嘱给予支气管扩张剂和糖皮质激素，观察其效果和不良反应。使用 β_2 受体激动剂时注意有无心悸、低钾血症等不良反应；糖皮质激素药物宜在餐后服用，以减少对胃肠黏膜的刺激；正确吸入激素类药物，并在用药后立即用清水漱口。

（3）给予雾化吸入，以促进分泌物的排出；对痰液多而无力咳出者，及时吸痰。

（4）保证患儿摄入足够的水分，以降低分泌物的黏稠度，防止痰栓形成。

（5）有感染者，遵医嘱给予抗生素治疗。

（6）教会并鼓励患儿做深而慢的呼吸运动。

（7）发作时指导患儿勿讲话及进食，缓解时给予营养丰富的清淡流质或半流质饮食。

3. 病情观察　监测生命体征，尤其是呼吸情况，注意观察喘息、咳嗽、胸闷及呼吸困难有无缓解。监测动脉血气变化，若出现 $PaCO_2$ 持续升高，及时给予机械通气。

4. 心理护理　及时与患儿及家属进行沟通，鼓励患儿表达恐惧、焦虑等不适的情绪。交流时耐心、细心，及时解答患儿及家属提出的各种问题，帮助其树立治疗哮喘的信心。

【健康教育】

1. 避免诱发因素　儿童哮喘常见的诱发因素包括尘螨、室内霉菌、蟑螂、有皮毛的动物、花粉、烟草烟雾、剧烈体育运动等。应做好环境卫生，避免接触诱发因素。

2. 日常监测　对儿童哮喘可应用哮喘日记、峰流速仪、哮喘控制测试量表等定期评估。

3. 健康指导

（1）呼吸运动指导：指导患儿进行呼吸运动，以增强呼吸肌肌力。常见呼吸运动方法包括腹部呼吸运动方法、向前弯曲运动方法、胸部扩张运动方法等。

（2）预防感染指导：指导患儿适当进行户外活动，多晒太阳，增强体质，预防呼吸道感染。

（3）饮食指导：给予易消化、富含营养、高热量饮食，嘱患儿少食多餐，多摄入新鲜蔬菜和水果，多饮水。避免患儿接触可能诱发哮喘的食物，如鱼、虾、奶及蛋类等。少饮浓茶、咖啡，限制晚餐摄入量，尤其是睡前避免进食。

（4）中国儿童哮喘行动计划（CCAAP）：采用绿、黄、红 3 种交通信号灯的模式进行管理，内容包括哮喘健康教育（如哮喘疾病知识、哮喘治疗和预防、吸入装置的使用、定期随访等）和哮喘管理工具（如哮喘日记、哮喘评分表、PEF 监测等）。患儿及家庭需要在医护人员的帮助下学会：①避免诱发因素；②正确使用吸入药物；③掌握控制药物与缓解药物的不同用法；④根据症状和（或）PEF 监测评估病情；⑤认识哮喘加重的征象并及时采取应对措施；⑥在适当的时候寻求医疗帮助。

拓展阅读 8-3
儿童支气管哮喘诊断与防治指南（2016 年版）

拓展阅读 8-4
中国儿童哮喘行动计划临床应用专家共识（2021）

拓展阅读 8-5
儿童哮喘常用吸入装置使用方法及质控专家共识

思考题

1. 为何儿童容易罹患呼吸系统疾病？

2. 2 岁女孩，咳嗽 1 周，气促，精神正常，食欲尚可，无明显异物史。查体：T 37.8℃，双肺呼吸音粗糙，有不固定的干、湿啰音。胸部 X 线片示肺纹理增粗。

（1）该患儿最可能的临床诊断是什么？

（2）该患儿目前存在的主要护理诊断/问题是什么？

（3）针对该患儿应采取哪些护理措施？

（贾晓慧）

数字课程学习

 教学 PPT   自测题

第九章

消化系统疾病患儿的护理

【学习目标】

知识：

1. 识记：儿童消化系统解剖生理特点；鹅口疮及疱疹性口炎的病因；胃食管反流的概念和病因；婴幼儿腹泻的概念、病因、分类、临床表现和护理要点。

2. 理解：婴幼儿腹泻的发病机制、儿童体液平衡的特点、液体疗法的护理、轻型腹泻与重型腹泻的临床表现和治疗原则；鹅口疮及疱疹性口炎临床异同点；胃食管反流、肠套叠、先天性巨结肠、先天性幽门肥厚性狭窄的临床特点。

3. 应用：利用所学知识正确评估患儿，并提供相应的治疗和护理。

技能：

1. 能为胃食管反流的患儿提供整体护理。

2. 能利用所学知识为腹泻患儿提供整体护理。

3. 能对肠套叠患儿的病情进行快速评估，识别急腹症患儿并进行处理。

4. 能对先天性巨结肠和先正性幽门肥厚性狭窄患儿进行快速识别，给患儿提供健康教育。

5. 能运用评判性思维和循证方法做出护理决策。

素质：

具有同理心、爱伤观念和慎独精神，以及主动为患儿及其家属提供服务的意识。

消化系统疾病是儿童常见的疾病类型。消化系统疾病会对营养物质的摄取、消化和吸收产生影响，造成营养障碍甚至影响儿童的生长发育，同时造成机体抵抗力下降而导致感染。由于儿童消化系统发育不成熟，功能不完善，易发生消化系统紊乱、水电解质和酸碱平衡失调。因此，应全面评估消化系统疾病对消化系统功能及儿童身心方面的影响。

第一节　儿童消化系统解剖生理特点

1. 口腔　口腔是消化道的起端，具有吸吮、咀嚼、吞咽、消化、味觉、感觉和语言等功能。足月新生儿出生时已具有较好的吸吮及吞咽功能，两颊脂肪垫发育良好，有助于吸吮活动；早产儿吸吮和吞咽功能则较差。婴幼儿口腔黏膜干燥、薄嫩、血管丰富，唾液腺不够发达，易受损伤和发生局部感染；3个月以下婴儿唾液中淀粉酶含量低，故不宜喂淀粉类食物；3~4个月婴儿唾液分泌开始增加，5~6个月时明显增多，但由于口底浅，不能及时吞咽所分泌的全部唾液，常可发生生理性流涎。

2. 食管　食管全长为从咽喉部到剑突下的距离，新生儿为8~10 cm，1岁时为12 cm，5岁时为16 cm，学龄儿童为20~25 cm，成人为25~30 cm。食管横径，婴儿为0.6~0.8 cm，幼儿为1 cm，学龄儿童为1.2~1.5 cm。婴儿的食管呈漏斗状，黏膜薄嫩、腺体缺乏、弹力组织和肌层不发达，食管下端贲门括约肌发育不成熟，控制能力差，常发生胃食管反流，一般在8~10个月时症状消失。婴儿吸奶时常因吞咽过多空气而发生溢奶。

3. 胃　婴儿胃呈水平位，贲门和胃底部肌张力低，幽门括约肌发育较好，故易发生胃食管反流而出现呕吐。儿童开始行走后胃渐变为垂直位。新生儿胃容量为30~60 mL，1~3个月时为90~150 mL，1岁时为250~300 mL，5岁时为700~850 mL，成人约为2 000 mL。婴儿进乳后幽门即开放，胃内容物陆续流入十二指肠，故实际哺乳量常超过上述胃容量。胃排空时间因食物种类不同而异，水1.5~2 h，母乳2~3 h，牛乳3~4 h。早产儿胃排空慢，易发生胃潴留。

4. 肠　小肠的主要功能包括运动（蠕动、摆动、分节运动）、消化、吸收和免疫。大肠的主要功能是贮存食物残渣、进一步吸收水分及形成粪便。儿童肠管相对比成人长，为身长的5~7倍（成人仅为4倍），小肠绒毛发育较好，黏膜血管丰富，有利于消化吸收。但肠黏膜肌层发育差，肠系膜柔软而长、固定差，因此易发生肠套叠和肠扭转。婴儿由于大脑皮质功能发育不完善，进食时常引起胃-结肠反射，产生便意，所以大便次数较成人多；另外肠壁通透性高，壁薄，屏障功能差，故肠内毒素、消化不全产物及过敏原等易通过肠黏膜吸收进入体内，引起全身性感染和变态反应性疾病。

5. 肝　年龄越小，肝相对越大，新生儿肝约占体重的4%，成人肝约占体重的2%。肝的上、下界随年龄而异，正常肝上界在右锁骨中线第5肋间（婴儿在第4肋间），腋中线第7肋间，背后第9肋间。婴幼儿肝在右肋下可触及，6~7岁后则不易触及。婴儿肝血管丰富，细胞再生能力强，不易发生肝硬化；但肝结缔组织发育较差，功能不成熟，解毒能力差，故在感染、缺氧、中毒等情况下易发生肝大和变性。婴儿胆汁分泌较少，故对脂肪的消化和吸收功能较差。

6. 胰腺　婴儿出生时胰液分泌量少，随着胰腺的发育胰液分泌逐渐增多，但6个月以内胰淀粉酶活性较低，1岁后才接近成人。新生儿胰液中所含脂肪酶活性不高，故对脂肪的消化和吸收不完善，易发生消化不良。婴幼儿时期胰液及其消化酶的分泌易受炎热天气和各种疾病的影响而被抑制，导致消化不良。

7. 肠道细菌 胎儿肠道内无细菌，出生后数小时细菌即从口、鼻、肛门侵入肠道。婴幼儿肠道菌群受食物成分影响，母乳喂养儿以双歧杆菌占绝对优势，而人工喂养和混合喂养儿肠内的大肠埃希菌、嗜酸杆菌、双歧杆菌及肠球菌所占比例则几乎相等。婴幼儿肠道正常菌群脆弱，易受许多内外因素的影响而致菌群失调，导致消化道功能紊乱。

8. 健康儿童粪便 食物从进入消化道到转化为粪便排出所需的时间因年龄及喂养方式而异，母乳喂养儿约需 13 h，人工喂养儿约需 15 h，成人平均需 18 ~ 24 h。

（1）母乳喂养儿每日排便 2 ~ 4 次，一般在添加换乳期食物后次数会减少；粪便呈金黄色、黄色或绿色，糊状或较稀薄，不臭，呈酸性反应（pH 4.7 ~ 5.1），偶有细小乳凝块。

（2）人工喂养儿每日排便 1 ~ 2 次，易发生便秘。粪便呈淡黄色或灰黄色，较干稠，有臭味，呈中性或碱性反应（pH 6 ~ 8）。

（3）混合喂养儿每日排便 1 次，粪便与人工喂养儿粪便相似，色黄，稍软；添加蛋、谷类、肉、蔬菜、水果等食物后，粪便性状逐渐接近成人。

第二节 口 炎

口炎（stomatitis）指口腔黏膜的炎症，大多由病毒、真菌、细菌引起。全年可发病，多见于婴幼儿。若病变局限于某一部位，则称该部位炎症，如舌炎、口角炎、牙龈炎。本病可单独发生，亦可继发于全身性疾病如营养不良、急性感染、腹泻等。口腔卫生不良、消毒不严、抵抗力下降均有利于口炎发生。病毒及真菌感染引起的口炎较常见，应注意预防。

一、鹅口疮

鹅口疮（thrush）为白色念珠菌感染所致，又称为"雪口病"。多见于新生儿及营养不良、腹泻、长期应用广谱抗生素或类固醇激素的患儿。新生儿多经产道感染，或因哺乳时乳头不洁及使用污染的奶具而感染。

【临床表现】

本病特征是在口腔黏膜表面出现白色或灰白色乳凝块样小点或小片状物，可逐渐融合成大片，不易拭去，周围无炎症反应（图 9-1）；强行擦拭剥离后，局部黏膜潮红、粗糙，可有渗血。患处不痛、不流涎，不影响吃奶，一般无全身症状。以颊黏膜最常见，其次是舌、牙龈及上腭，重者整个口腔均被白色斑膜覆盖，甚至可蔓延至咽、喉、食管、气管、肺等处，可伴低热、拒食、呕吐、吞咽困难、声音嘶哑或呼吸困难。使用抗生素可加重病情，促其蔓延。

【治疗要点】

一般不需口服抗真菌药物。保持口腔清洁可用 1% ~ 2% 碳酸氢钠溶液于哺乳前后清洁口

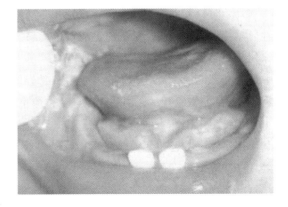

图 9-1 鹅口疮

腔。抑制真菌生长可局部涂抹 10 万～20 万 U/mL 制霉菌素鱼肝油混悬溶液，每日 2～3 次；亦可口服肠道微生态制剂。严重时可以先使用 1%～2% 碳酸氢钠溶液清洗口腔，再使用以开塞露为溶媒的氟康唑粉剂涂抹患处。预防方面应注意哺乳卫生，加强营养，适当增加维生素 B₂ 和维生素 C。

二、单纯疱疹性口炎

单纯疱疹性口炎（herpes simplex stomatitis）由单纯疱疹病毒 I 型感染所致，多见于婴幼儿，传染性强，在公共场所容易传播引起小流行，无明显季节性。

【临床表现】

起病时发热，体温达 38～40℃，牙龈红肿，触之易出血，继而在口腔黏膜上出现单个或成簇的小疱疹，直径约 2 mm，周围有红晕，迅速破溃后形成浅表溃疡，有黄白色纤维素性分泌物覆盖，多个小溃疡可融合成不规则的大溃疡。疱疹常见于牙龈、口唇、舌和颊黏膜，有时累及上腭及咽部。由于疼痛明显，患儿可表现出拒食、流涎、烦躁。常有颌下淋巴结肿大。体温在3～5 天后恢复正常，病程 1～2 周，淋巴结肿大可持续 2～3 周。

本病须与疱疹性咽峡炎鉴别，后者由柯萨奇病毒引起，多发生于夏秋季，疱疹主要在咽部和软腭，初起时咽部充血，并有灰白色疱疹，四周绕有红晕，2～3 日后红晕加剧扩大，疱疹破溃形成黄色溃疡。有时可见于舌，但不累及牙龈和颊黏膜，颌下淋巴结常无肿大。

【治疗要点】

保持口腔清洁，多饮水，轻症可用 3% 过氧化氢溶液清洗口腔，饮食以微温或凉的流质食物为宜，避免刺激性食物。重症可予涂抹疱疹净、利巴韦林、阿昔洛韦软膏等抗病毒药物，也可予干扰素雾化治疗，同时可予西瓜霜、锡类散、思密达保护黏膜，以及使用重组人表皮生长因子、康复新液以促进局部愈合。另外可选用板蓝根冲剂、蒲地蓝口服液等中成药起到预防和治疗作用。疼痛严重者可在餐前用 2% 利多卡因涂抹局部。发热者可用退热剂。抗生素不能缩短病程，仅用于有继发感染者。

三、溃疡性口炎

溃疡性口炎（ulcerative stomatitis）主要由链球菌、金黄色葡萄球菌、肺炎链球菌、铜绿假单胞菌或大肠埃希菌等引起，多见于婴幼儿，常发生于感染、长期腹泻等机体抵抗力下降和口腔清洁不到位时。

【临床表现】

开始时口腔黏膜充血水肿，随后形成大小不等的糜烂或溃疡，边界清楚，上有纤维素性炎性分泌物形成的假膜，呈灰白色或黄色，易拭去，拭去露出溢血的创面，但不久又被假膜覆盖。涂片染色可见大量细菌。口腔各部位均可发生，常见于舌、唇内及颊黏膜处，可蔓延到唇及咽喉部。局部疼痛、流涎，拒食、烦躁，常有发热，体温可达 39～40℃，局部淋巴结肿大。轻者1 周左右体温恢复正常，溃疡逐渐愈合；严重者可出现脱水和酸中毒。

【治疗要点】

控制感染，选用有效抗生素；保持口腔清洁，可使用生理盐水或 3% 过氧化氢溶液清洁患处，涂抹锡类散或思密达（可混合甘油、开塞露、维生素 E、维生素 AD 滴剂）保护创面。同时注意补充水分和营养。

四、口炎的护理

【常见护理诊断 / 问题】

1. 舒适度减弱　与发热、感染、体温增高有关。

2. 口腔黏膜完整性受损　与口腔炎症有关。

3. 营养失调：低于机体需要量　与进食疼痛、拒食有关。

4. 体温过高　与口腔感染有关。

5. 急性疼痛　与口腔黏膜溃疡形成有关。

【护理措施】

1. 口腔护理　保持口腔黏膜湿润和清洁，根据病因选择不同溶液清洁口腔后涂药，年长儿可用含漱剂。如鹅口疮患儿可用 1%～2% 碳酸氢钠溶液清洁口腔；疱疹性口炎和溃疡性口炎患儿可用 3% 过氧化氢溶液清洁口腔。每日清洁口腔 2～4 次，进食后立即漱口。鼓励患儿多饮水。对流涎者，及时清除分泌物，避免引起皮肤湿疹及糜烂。

2. 用药护理　口炎患者正确涂药非常重要。唾液的分泌会冲掉药物影响用药效果，因此涂药前除了将病变部位表面吸干外，还要用纱布或干棉球放在颊黏膜腮腺管口处或舌系带两侧，以隔断唾液；涂药后嘱患儿闭口，10min 后取出纱布或棉球，不要立即饮水漱口或进食。

3. 疼痛护理　用药时动作应轻柔、迅速、准确，尽量减少患儿痛苦。对因口腔黏膜糜烂、溃疡引起疼痛影响进食者，可在进食前局部涂抹 2% 利多卡因。

4. 发热护理　密切监测体温变化，根据患儿的具体情况选择物理降温或药物降温。

5. 饮食护理　避免酸、辣、粗、硬等刺激性食物以减轻疼痛，供给高热量、富含维生素的温凉流质或半流质食物，食物不宜咸；对不能进食者，可管饲喂养或肠外营养。餐具和食品注意清洁，奶瓶、奶嘴、奶巾、碗勺等专人专用，使用后应煮沸消毒或压力灭菌消毒。

6. 预防感染　养成良好的卫生习惯，纠正吮指、不刷牙等不良习惯；年长儿应教导其进食后正确漱口，避免用力或粗暴擦伤口腔黏膜。为婴儿哺乳前应洗净双手及乳头。

7. 健康宣教　宣传均衡饮食对提高机体抵抗力的重要性，避免儿童偏食、挑食，培养良好的饮食习惯。平时加强体育锻炼，增强体质，提高机体抵抗力。

第三节　胃食管反流

情境导入

患儿，女，3 个月，因"呕吐 2 个月"入院。患儿 2 个月前开始呕吐，日吐 1～2 次，多在进食后 0.5～1 h 出现，非喷射性，呕吐物为胃内容物，量中，不含黄绿色液及咖啡色样物，吐后食欲好，无腹胀。查体：T 37.3℃，P 150 次 /min，R 40 次 /min，体重 5.5 kg，神志清楚，精神一般，发育正常，营养一般，腹平软，全腹及腹股沟未及包块，肠鸣音正常，神经系统阴性。辅助检查：WBC $4.9×10^9$/L，N 41.2%，L 52.3%，M 5.8%，RBC $2.59×10^{12}$/L，HGB 83 g/L，HCT 24.6%，MCV 95 fL，MCH 32 pg，MCHC 337 g/L，PLT $147×10^9$/L，24 h 食管 pH 监测异常。医生诊断为胃食管反流病（GERD）。

> **请思考：**
> 1. 胃食管反流有什么特点？
> 2. 发生胃食管反流的原因有哪些？
> 3. 应给予该患儿怎样的治疗与护理？

胃食管反流（gastroesophageal reflux，GER）是指胃内容物反流进入食管或口咽部，当出现不适或并发症时，则被称为胃食管反流病（gastroesophageal reflux disease，GERD）。胃食管反流分生理性和病理性两种：小婴儿神经肌肉协调功能差且食管下端括约肌（lower esophageal sphincter，LES）发育不成熟，餐时或餐后可出现生理性反流，称为"溢乳"；病理性反流即GERD，是由于 LES 的功能障碍或组织结构异常，以致 LES 压力低下而出现的反流，常发生于患儿空腹、睡眠或仰卧位时，随着直立体位时间延长和固体饮食增多，2 岁以后 60% 的患儿症状可自行缓解。各种原因所致的发育迟缓患儿 GER 发生率较高。

【病因和发病机制】

1. 抗反流屏障功能低下

（1）LES 压力降低：是引起 GER 的主要原因。吞咽时 LES 反射性松弛，压力下降，食管蠕动将食物推入胃，压力恢复正常后出现反应性的压力增高，防止食物反流。当胃和腹内压升高时，LES 会反应性主动收缩使其压力超过增高的胃内压，起到抗反流作用。如上述功能发生紊乱，LES 短暂性松弛使压力下降，即可出现反流现象。

（2）LES 周围组织缺陷或薄弱：小婴儿食管和胃贲门形成的夹角即 His 角较大；食管下端黏膜瓣和膈食管韧带解剖结构异常，存在器质性或功能性病变；膈肌食管裂孔钳夹作用减弱；胃压低、腹内压增高等，均可破坏正常的抗反流作用。

2. 食管廓清能力降低　正常情况下食管具备廓清能力，即依靠唾液的冲洗、食丸的重力、食管的推动性蠕动、对酸的中和作用及食管黏膜细胞分泌的碳酸氢盐等因素完成对反流物的清除。当食管蠕动减弱、消失或出现病理性蠕动时，食管清除反流物的能力下降，有害的反流物质在食管内停留时间延长，增加了对黏膜的损伤。

3. 食管黏膜的屏障功能破坏　屏障作用由黏液层、细胞内的缓冲液、细胞代谢及充足的血液供应构成。反流物中的胃酸、胃蛋白酶及从十二指肠反流入胃的胆盐和胰酶等可使食管黏膜的屏障功能受损，引起食管黏膜炎症。

4. 胃肠功能失常　胃排空能力低下时，食物排空缓慢，胃内压增高，当胃内压超过 LES 压力时，LES 开放；胃扩张使贲门食管段缩短，其抗反流屏障功能进一步降低。十二指肠发生病变时，幽门括约肌关闭不全，可导致十二指肠胃反流。

【临床表现】

临床上儿童胃食管反流的表现不尽相同，轻重程度不一，相当一部分胃食管反流属生理现象，因此准确地判定反流及其性质十分重要。

1. 呕吐　多数患儿生后第 1 周即出现呕吐，多发生在进食后、夜间或空腹时，呕吐物为胃内容物，有时含少量胆汁。症状轻重不一，与反流的强度、持续的时间、有无并发症及患者年龄有关。新生儿和婴幼儿以呕吐为主要表现，年长儿以反胃、反酸、嗳气等为主；轻者可表现为溢乳或吐泡沫，严重者呈喷射状呕吐。

2. 反流性食管炎　①烧灼感：常位于胸骨下端，见于会表达的年长儿。服用酸性饮料烧灼感加重，服用抗酸剂症状减轻。②吞咽疼痛：婴幼儿出现喂奶困难甚至拒食、烦躁，年长儿诉吞咽时疼痛。如合并食管狭窄会出现持续性吞咽困难和严重呕吐。③呕血和黑便：食管炎严重时可出现糜烂或溃疡，伴发呕血或黑便，甚者可导致缺铁性贫血。

3. 食管病变　慢性 GER 会导致食管下端的鳞状上皮被增生的柱状上皮替代，其抗酸能力增强，但更易发生食管溃疡、食管狭窄和腺癌。溃疡较深者可发生食管气管瘘。巴雷特食管（Barret esophagus）是反流性食管炎的并发症之一，为癌前病变，可进展为食管腺癌。

4. 食管外症状　①呼吸系统：呼吸道感染、哮喘、窒息和呼吸暂停等，严重者可引发婴儿猝死综合征。②营养不良：主要表现为生长发育迟缓和体重不增。③其他：如声音嘶哑、中耳炎、鼻窦炎、龋齿、反复口腔溃疡等；部分患儿可出现精神、神经症状，包括婴儿哭吵综合征、桑迪弗综合征（Sandifer syndrome）等。

【辅助检查】

1. 食管钡剂造影　可对食管形态及运动状况、钡剂的反流、食管与胃连接部的组织结构做出判断，还可观察到是否存在食管裂孔疝等先天性疾病，以及严重病例的食管黏膜炎症改变。

2. 食管 pH 动态监测　24 h 连续监测食管下端 pH，通过计算机软件进行分析，可区分生理性和病理性反流，是目前诊断胃食管反流最可靠的方法。

3. 其他检查　如食管 pH– 阻抗监测、食管胆汁反流动态监测、食管动力功能检查、食管内镜检查及黏膜活体组织检查等。

拓展阅读 9-1
胃食管反流分级及诊断方法

拓展阅读 9-2
内镜检查小知识

【治疗要点】

胃食管反流一般治疗手段包括体位治疗、饮食治疗、药物治疗和手术治疗。体位治疗和饮食治疗参见护理措施部分。

1. 药物治疗　是 GERD 的一线疗法。

（1）质子泵抑制剂：是治疗 GERD 的首选药物，可迅速缓解大部分患者的症状，逆转部分 GERD 并发症。该药物不可逆地与 H^+–K^+–ATP 酶结合使其失去活性，从而抑制胃酸分泌，抑制持续 36h，达到稳定状态需要 3 天的治疗时间。饭前或睡前口服。

（2）促胃肠动力药：对于其他药物治疗无效的患儿，可在手术治疗前考虑使用巴氯芬，但需注意巴氯芬可导致消化不良、嗜睡、头晕等不良反应，因此不宜在儿童患者常规使用。

（3）中和胃酸药：如氢氧化铝凝胶，疗程 8～12 周，多用于年长儿。

（4）黏膜保护剂：如硫糖铝、硅酸铝盐、磷酸铝等，疗程 4～8 周。

2. 手术治疗　手术指征：①经内科治疗 6～8 周无效，有严重并发症；②严重食管炎伴溃疡、狭窄或发现有食管裂孔疝；③有严重的呼吸道并发症，如呼吸道梗阻、反复发作吸入性肺炎或窒息；④合并严重神经系统疾病。

拓展阅读 9-3
中国胃食管反流病药物观察要点

【常见护理诊断 / 问题】

1. 有窒息的危险　与溢奶和呕吐有关。

2. 营养失调：低于机体需要量　与反复呕吐致能量和营养素摄入不足有关。

3. 舒适度减弱　与反流性食管炎有关。

4. 知识缺乏：患儿家长缺乏本病护理的相关知识。

【护理措施】

1. 保持适宜体位　将床头抬高 30°，新生儿和小婴儿以前倾俯卧位为最佳，但为防止婴儿猝死综合征的发生，睡眠时宜采取仰卧位或左侧卧位，俯卧位仅限于住院有心电监护的早产儿；年长儿在清醒状态下以直立位和坐位为最佳，由于反流易发生在夜间，睡眠时宜采取左侧卧位，床头抬高 15~20 cm，以促进胃排空，减少反流频率及反流物误吸。

2. 合理喂养 母乳喂养仍然是 GER 新生儿的首选喂养方式，但应改进母乳喂养方法（如采用坐位哺乳、少量多次喂养等），同时注意母亲的饮食结构；人工喂养儿可在牛奶中加入糕干粉、米粉或进食谷类食品。严重反流及生长发育迟缓者可管饲喂养，以减少呕吐并起到持续缓冲胃酸的作用。牛奶蛋白过敏引起的 GER，不能自行缓解，常需回避牛奶蛋白饮食。年长儿以高蛋白低脂肪饮食为主，睡前 2 h 不予进食，保持胃处于非充盈状态，避免食用降低 LES 张力和增加胃酸分泌的食物，如碳酸饮料、高脂饮食、巧克力和辛辣食品。同时还应减轻超重患儿的体重、避免过度喂养、避免主动或被动吸烟、避免饮酒。

3. 用药护理 按医嘱给药并观察药物疗效和不良反应。注意药物用法和剂量，不能吞服时应将药片研碎；西咪替丁应在进餐时或睡前服用。

4. 手术护理 术前配合医生做好各项检查和营养支持，术后根据手术方式做好术后护理，如保持胃肠减压，做好引流管护理，注意观察腹部切口有无裂开、穿孔、大出血等。

5. 健康教育 指导家长观察患儿反应、皮肤颜色、喂养耐受情况；每日监测体重，判断患儿生长发育情况；讲解小婴儿体位管理及饮食护理的方法；出院带药时详细说明用药剂量、方法和注意事项。

第四节 婴幼儿腹泻

情境导入

患儿，男，1 岁，平素体重 10 kg，因"腹泻、呕吐 4 天，加重 1 天"入院。患儿于入院前 4 天开始腹泻，呈黄色稀水样便，量中等，每日 4~6 次。时有呕吐，为胃内容物，呈非喷射状，量少。1 天前大便次数增多，每日 10 次以上。发病后患儿精神萎靡，食欲减退，尿量稍少。体格检查：T 38.5℃，P 140 次 /min，R 40 次 /min，体重 9.1 kg。精神萎靡，皮肤干燥，弹性差，前囟及眼窝凹陷，哭时少泪，口腔黏膜干燥，咽红，出牙 7 颗，双肺（−），心音有力，腹稍胀，肠鸣音 4 次 /min，四肢稍凉，膝腱反射正常，肛周皮肤发红。辅助检查：血 pH 7.1，$PaCO_2$ 32 mmHg，PaO_2 111 mmHg，血钠 130 mmol/L，血钾 3.0 mmol/L，血 HCO_3^- 16 mmol/L。

请思考：

1. 该患儿腹泻可能的原因是什么？

2. 该患儿目前主要的护理诊断 / 问题是什么？应采取哪些护理措施？

3. 该患儿是否需要补液？治疗过程中应重点观察哪些内容？

腹泻是一组由多种病原体、多种因素引起的以大便次数增多和大便性状改变为特点的消化道综合征，严重者可引起脱水和电解质紊乱。6 个月~2 岁婴幼儿发病率高，其中 1 岁以内者约占半数；一年四季均可发病，但夏秋季发病率最高。是婴幼儿最常见的疾病之一，也是造成儿童营养不良、生长发育障碍的主要原因之一。

【病因】

1. 易感因素

（1）消化系统发育不成熟：胃酸和消化酶分泌不足，且消化酶活性低，食物质和量变化过大时易出现消化不良；同时机体对缺水的耐受性差，一旦失水容易发生体液紊乱。

（2）生长发育快：对营养物质的需求相对较多，且婴儿食物以液体为主，入量较多，消化道负担较重。

（3）机体及肠黏膜免疫功能不完善：婴儿血液中免疫球蛋白、胃肠道 SIgA 及胃内酸度均较低，肠黏膜屏障的免疫防御反应及口服耐受机制均不完善，同时胃排空也较快，因此既容易罹患肠道感染，又容易发生食物过敏相关的腹泻。

（4）肠道菌群失调：肠道正常菌群对入侵肠道的致病微生物有拮抗作用，但新生儿肠道正常菌群尚未建立；使用抗生素也会导致肠道菌群失调。

（5）人工喂养：人工喂养儿肠道感染发生率明显高于母乳喂养儿，因人工喂养配方奶中的免疫活性物质缺失或易被加热破坏，食物和食具也易受污染。

2. 感染因素

（1）肠道内感染：可由病毒、细菌、真菌、寄生虫等多种病原体引起，其中尤以病毒（如轮状病毒、星状病毒、杯状病毒等）和细菌（以致腹泻大肠埃希菌为主，其次为空肠弯曲菌和耶尔森菌等）多见。

（2）肠道外感染：中耳炎、肺炎或上呼吸道、泌尿道及皮肤感染时可伴有腹泻，因肠道外感染的病原体可同时侵袭肠道，发热及病原体毒素也可致消化功能紊乱。

3. 非感染因素

（1）饮食因素：①喂养不当。食物的质和量不合理（如过早给予淀粉类或脂肪类食物）、喂养不定时等可引起腹泻；高糖饮料会导致高渗性腹泻；调料或富含纤维素的食物也可导致腹泻。②过敏因素。大豆（豆浆）、牛奶、花生等食物会使部分婴幼儿过敏而出现腹泻。③双糖酶缺乏、乳糖酶的活力下降，会导致肠道对糖的消化吸收不良，从而引起腹泻。

（2）气候因素：天气过热致消化液分泌减少或饮奶过多，天气寒冷、腹部受凉致肠蠕动增加等，均可诱发消化功能紊乱而引起腹泻。

【发病机制】

腹泻发生的机制包括：肠腔内电解质分泌过多（分泌性腹泻）、肠腔内存在大量具有渗透活性的物质（渗透性腹泻）、炎症所致的液体大量渗出（渗出性腹泻）及肠道运动功能异常（肠道功能异常性腹泻）等（表9-1）。很多腹泻并非由单一机制引起，而是多种机制共同作用的结果。

表 9-1 腹泻的发病机制

类型	感染性腹泻			非感染性腹泻
	病毒性肠炎	细菌性肠炎		
		肠毒素性肠炎	侵袭性肠炎	
机制	渗透性腹泻	分泌性腹泻	渗出性腹泻	肠道功能异常性腹泻
变化	黏膜受累、绒毛破坏—载体减少，双糖酶活性下降，吸收面积减少，转运吸收障碍—渗透压增加—水样腹泻	肠毒素—肠道中 Cl^-、Na^+ 和水总量增多，超过结肠吸收限度—大量水样腹泻	直接侵入肠壁—广泛炎症反应、产生肠毒素—黏液脓血便	食物质、量不当，消化吸收障碍，肠道下部细菌上移—内源性感染—发酵、腐败—腹泻、脱水、电解质紊乱、酸中毒

【临床表现】

病程在 2 周以内的腹泻为急性腹泻；病程在 2 周～2 个月的腹泻为迁延性腹泻；病程超过 2 个月的腹泻为慢性腹泻。

1. 急性腹泻 不同病因引起的腹泻常具相似的临床表现，但也各有特点。

（1）腹泻的共同临床表现

1）轻型腹泻：起病可急可缓，以胃肠道症状为主，大便次数增多，一般每天 10 次以内，量少，呈黄绿色或黄色，伴酸味，时有奶瓣和泡沫；偶有溢奶或呕吐，一般无脱水及全身中毒症状。多由饮食因素或肠道外感染引起，多在数日内痊愈。

2）重型腹泻：起病较急，除较重的胃肠道症状外，还有电解质紊乱、明显的脱水及全身中毒症状。多由肠道内感染引起，也可由轻型腹泻加重导致。①胃肠道症状：腹泻频繁，每日大便从十余次到数十次，量多，含水分多，为水样或蛋花汤样，可有少量黏液，无腥臭味，少数患儿有少量血便；除腹泻外，常伴有呕吐（严重者可吐咖啡样物）、腹胀、腹痛、食欲缺乏等。②水、电解质紊乱和酸碱平衡失调症状：脱水，代谢性酸中毒，低钾、低钙、低镁血症等。③全身中毒症状：可有发热，体温可达 40℃，烦躁不安或萎靡、嗜睡，进而意识模糊，甚至昏迷、休克等。

（2）几种常见类型肠炎的临床特点

1）轮状病毒肠炎：又称秋季腹泻，好发于秋、冬季，经粪－口传播，也可通过气溶胶形式经呼吸道感染而致病。多见于 6 个月～2 岁的婴幼儿。潜伏期 1～3 天，起病急，病初即出现呕吐，先吐后泻，常伴有发热和上呼吸道感染症状。大便次数多，量多，呈黄色或淡黄色，水样或蛋花汤样，无腥臭味，大便镜检偶有少量白细胞。常并发脱水、酸中毒及电解质紊乱，多无明显中毒症状。本病为自限性疾病，自然病程约 3～8 天。

2）产毒性细菌引起的肠炎：多发生在夏季。潜伏期 1～2 天，起病较急。轻症仅大便次数稍增，性状轻微改变。重症腹泻频繁，量多，呈水样或蛋花汤样，混有黏液，镜检无白细胞。常伴呕吐，严重者可伴发热、脱水、电解质和酸碱平衡紊乱。本病为自限性疾病，自然病程 3～7 天或较长。

3）侵袭性细菌性肠炎：全年均可发病。潜伏期长短不等，起病急，高热可以发生惊厥。腹泻频繁，大便呈黏液状，带脓血，有腥臭味。常伴恶心、呕吐、腹痛和里急后重，可出现严重的全身中毒症状甚至休克。大便镜检有大量白细胞及数量不等的红细胞。粪便细菌培养可找到相应的致病菌。其中空肠弯曲菌肠炎有脓血便，腹痛剧烈；耶尔森菌小肠结肠炎可产生肠系膜淋巴结炎，严重病例可发生肠穿孔和腹膜炎；鼠伤寒沙门菌小肠结肠炎 1 岁以内的婴儿尤易感染，新生儿多为败血症型，可排深绿色黏液脓便或白色胶冻样便，有特殊臭味。

拓展阅读 9-4
儿童抗生素相关性腹泻诊断、治疗和预防专家共识

4）出血性大肠埃希菌肠炎：潜伏期 3～7 天，大便开始呈黄色水样便，后转为血水便，有特殊臭味，常伴腹痛，大便镜检有大量红细胞，一般无白细胞。

5）抗生素相关性腹泻（antibiotic-associated diarrhea，AAD）：是指应用抗生素后发生的、与抗生素有关的腹泻。

2. 迁延性腹泻和慢性腹泻 迁延性腹泻和慢性腹泻多与急性期治疗不彻底及营养不良有关，多见于营养不良和人工喂养儿，表现为病情反复迁延不愈，大便性质和次数不定，严重时可出现水、电解质紊乱。持续腹泻会引起免疫功能低下，导致多脏器功能异常。

3. 生理性腹泻 近年发现此类腹泻可能是乳糖不耐受的一种特殊类型，多见于 6 个月以内的婴儿。患儿外观虚胖，常有湿疹，生后不久出现腹泻，但除大便次数增多外无其他症状，食

欲好，不影响生长发育。添加辅食后，大便即逐渐正常。

【辅助检查】

1. 血常规　过敏性腹泻和寄生虫感染时嗜酸性粒细胞增多；细菌感染时白细胞总数及中性粒细胞增多。

2. 血液生化　可判断体内电解质水平和酸碱平衡情况，了解脱水性质及程度。

3. 大便常规　肉眼检查大便的性状，镜检有无脂肪球、红细胞、白细胞等。

4. 病原学检查　细菌性肠炎大便培养可检出致病菌；真菌性肠炎大便镜检可见真菌孢子和菌丝；病毒性肠炎可做病毒分离。

【治疗要点】

腹泻的治疗原则为合理用药，控制感染；调整饮食，预防和纠正脱水；预防并发症的发生。

1. 合理用药

（1）控制感染：根据病因选择药物。细菌性肠炎可用抗生素，病毒性肠炎以抗病毒治疗和支持疗法为主，寄生虫性肠炎可选用灭滴灵、大蒜素等。

（2）微生态疗法：常用双歧杆菌、嗜酸乳杆菌等，以帮助恢复肠道正常菌群，抵御病原菌侵袭。

（3）肠黏膜保护剂：维护和修复肠黏膜屏障功能，常用蒙脱石散（思密达）。

（4）补锌治疗：对于急性腹泻患儿，补锌可缩短病程。

（5）对症治疗：腹泻一般不宜用止泻剂，因止泻会增加毒素的吸收。腹胀明显者可给予肛管排气，呕吐严重者可注射止吐药等。

2. 纠正脱水，维持酸碱平衡　可采用口服或静脉输注的形式补液以纠正脱水；重度酸中毒可给予5%碳酸氢钠纠正；有低钾血症者遵循“见尿补钾”的原则，可口服或静脉补充，静脉补钾浓度不超过0.3%，且不可推注。

3. 调整饮食　根据患儿病情、消化吸收功能和饮食习惯调整饮食，以满足生理需要，缩短康复时间。

4. 预防并发症　迁延性腹泻和慢性腹泻常伴营养不良或其他疾病，须采取综合措施预防和减少并发症。

【常见护理诊断/问题】

1. 腹泻　与感染、喂养不当、肠道功能紊乱等有关。

2. 体液不足　与体液丢失过多和摄入不足有关。

3. 体温过高　与感染有关。

4. 营养失调：低于机体需要量　与丢失过多和摄入不足有关。

5. 有皮肤完整性受损的危险　与大便刺激臀部皮肤有关。

【护理措施】

1. 调整饮食　母乳喂养者可减少哺乳次数，缩短每次哺乳时间，暂停辅食添加；人工喂养者可喂米汤、酸奶、脱脂奶等，待腹泻次数减少后给予流质或半流质饮食。呕吐严重者可禁食（不禁水）4~6 h，待好转后继续喂食，由少到多，由稀到稠。病毒性肠炎大多有双糖酶缺乏，可暂停乳类喂养，改用酸奶、豆浆等。腹泻停止后逐渐恢复正常饮食，注意营养丰富、均衡。对口服营养物质不能耐受者，应加强支持疗法，必要时全静脉营养。

2. 维持水、电解质及酸碱平衡

（1）口服补液：最为方便，但新生儿及明显腹胀、心功能不全、休克或有其他严重并发症者不宜采用。轻度脱水需 50~80 mL/kg，中度脱水需 80~100 mL/kg，于 8~12 h 内将累积损失量补足。脱水纠正后，可将口服液用等量水稀释，根据需要随时口服。

（2）静脉补液：用于吐泻或腹胀严重的中、重度脱水患儿。根据脱水程度和性质、病人年龄及营养状况决定补液的种类、总量和输液速度。输液速度遵循"先快后慢"的原则。

3. 病情观察

（1）生命体征：监测体温、脉搏、呼吸、血压、血糖等。

（2）大小便情况：观察并记录尿量及大便次数、量、性状、颜色、气味等。

（3）全身中毒症状：观察有无精神萎靡、嗜睡、烦躁，有无皮肤花纹、四肢湿冷等。

（4）水、电解质和酸碱平衡：评估有无脱水及脱水程度和性质，观察有无代谢性酸中毒及低钾血症等表现。

4. 加强皮肤护理　注意会阴部清洁，预防尿路感染和红臀。勤换尿布或尿不湿，选用柔软、透气的材质。每次便后清洗臀部并擦干，局部皮肤发红处可涂抹皮肤保护剂。如出现局部皮肤糜烂或破损，可采用暴露法，使皮损部位暴露于空气中或阳光下。

5. 注意消毒隔离，预防交叉感染　加强手卫生和物品的分类消毒。感染性与非感染性腹泻患儿分室居住。

6. 健康教育

（1）护理指导：告知家长婴幼儿腹泻的病因和饮食调理的重要性；指导正确洗手并做好污染物的处理；指导正确配制口服补液溶液并为患儿服用。

（2）预防教育：提倡母乳喂养，避免在夏季断奶，按时逐步添加换乳期食物，防止饮食结构突然变动。注意饮食卫生，食具要定时消毒，食物要新鲜，饭前便后洗手，勤剪指甲，培养良好的卫生习惯。加强体格锻炼，适当参与户外活动。注意气候变化，防止受凉或过热。避免长期滥用广谱抗生素。

拓展阅读 9-5
重症监护病房新生儿
皮肤管理指南（2021）
——臀部护理

第五节　肠　套　叠

情境导入

　　患儿，男，1岁，因"阵发性哭吵、呕吐伴血便半天"入院。患儿于入院前半天吃冰淇淋后开始腹痛，表现为剧烈的阵发性哭闹，持续数分钟后缓解，可安静入睡，间歇 10~20 min 后复发，有时伴有反射性呕吐，呕吐物为胃内容物。发病后患儿精神欠佳，食欲减退，偶有果酱样黏液便。体格检查：T 38.3℃，P 145 次/min，R 40 次/min。精神萎靡，屈膝缩腹，面色苍白，出汗，右上腹可触及腊肠样肿块，略有弹性，稍可移动。

　　请思考：

　　1. 该患儿腹痛的原因是什么？

　　2. 该患儿主要的护理诊断/问题是什么？

　　3. 该患儿应采取哪些护理措施？

　　肠套叠（intussusception）是指部分肠管及其肠系膜套入邻近肠腔内造成的肠梗阻，是婴幼儿常见的急腹症之一。4~10月龄的婴儿最为高发，约60%的患儿年龄在1岁以内，约80%的患儿年龄在2岁以内，但新生儿罕见；男孩发病率高于女孩；健康肥胖儿多见。发病季节与胃肠道病毒感染流行相一致，以春季多见。常伴发于胃肠炎和上呼吸道感染。

【病因和发病机制】

本病分为原发性和继发性两种。95%为原发性，多见于婴幼儿，与其回盲部系膜固定未完善、活动度大有关；5%为继发性，多为年长儿，发生肠套叠的肠管多有明显的器质性原因，如梅克尔憩室、肠息肉、肠肿瘤、肠重复畸形、腹型紫癜致肠壁肿胀增厚等。此外，饮食改变、腹泻及病毒感染等也可导致肠蠕动的节律发生紊乱，从而诱发肠套叠。

【临床表现】

肠套叠分急性肠套叠和慢性肠套叠，2岁以下婴幼儿多为急性发病。

1. 急性肠套叠

（1）阵发性腹痛：患儿突然发作剧烈、有规律的阵发性肠绞痛，哭闹不安、屈膝缩腹、面色苍白，持续数分钟后腹痛缓解，可安静或入睡，间歇10~20 min后再次发作。系肠系膜受牵拉和套叠鞘部强烈收缩所致。

（2）腹部腊肠样肿块：大多数病例右上腹可触及腊肠样肿块，光滑，有弹性，稍可移动。晚期出现腹膜炎或肠坏死时，不易扪及肿块，但会出现腹胀、腹水、腹部压痛及腹肌紧张等。

（3）呕吐：早期因肠系膜受牵拉而出现反射性呕吐，呕吐物为胃内容物，可由乳汁、食物残渣发展为胆汁样液体；晚期出现梗阻性呕吐，可吐出粪便样液体。

（4）果酱样血便：约85%病例在发病后6~12 h发生。直肠指检亦可发现。

（5）全身状况：早期体温正常，一般状况尚好；随着病程延长，可出现腹膜炎或肠坏死等并发症，常合并严重脱水、高热、嗜睡、昏迷及休克等中毒症状。

2. 慢性肠套叠 年龄越大，发病过程相对越缓慢，病程可达十余日。阵发性腹痛为主要表现，腹痛时可触及肿块，缓解期腹部平坦、柔软。呕吐较少，果酱样血便出现较晚。年长儿肠腔较宽阔，不易出现肠梗阻和肠坏死。

【辅助检查】

1. 空气灌肠 可同时进行诊断和复位治疗，在临床使用较普遍。可见杯口阴影和套叠头的块影。

2. 腹部B超 在套叠部位横断扫描可见同心圆或靶环状肿块图像，纵断扫描可见"套筒征"。

3. B超监视下水压灌肠 可同时完成诊断和治疗。可见靶环状肿块影退至回盲部，"半岛征"由大到小，最后消失。

4. 钡剂灌肠 一般只用于慢性肠套叠的疑难病例。可见套叠部位充盈缺损，以及钡剂进入鞘部与套入部之间呈现的线条状或弹簧状阴影。

图9-1
肠套叠

【治疗要点】

急性肠套叠是一种危及生命的急症，一旦确诊需立即进行复位。

1. 非手术疗法 灌肠疗法适用于病程在48 h以内，全身情况良好，无腹胀、明显脱水及电解质紊乱者。目前最常用的非手术疗法为X线监视下空气灌肠复位和B超监视下水压灌肠复位，钡剂灌肠复位已很少用。

2. 手术疗法 用于灌肠复位失败、肠套叠超过48 h、疑有肠坏死或肠穿孔及小肠型肠套叠的病例。手术方法包括单纯手法复位、肠切除吻合术和肠造瘘术等。

【常见护理诊断 / 问题】

1. 急性疼痛 与肠管强烈收缩和肠系膜受牵拉有关。

2. 潜在并发症：肠坏死、腹膜炎。

3. 有窒息的危险 与呕吐有关。

【护理措施】

1. 病情观察 观察腹痛或哭吵的规律、腹痛部位、持续时间及伴随症状，观察有无呕吐、便血，腹部触诊有无腊肠样肿块。

2. 灌肠复位效果观察 复位成功的表现：①拔出肛管后排出大量带臭味的黏液血便或黄色粪水；②患儿安静入睡，不再哭闹及呕吐；③腹部平软，无包块；④复位后给予药用炭 0.5 ~ 1 g 口服，6 ~ 8 h 后可见炭末随大便排出。若患儿复位后仍烦躁不安、阵发性哭闹，或腹部包块再次出现，应考虑套叠未复位或再次发生肠套叠。

3. 手术护理 术前密切观察患儿生命体征变化，纠正脱水、电解质紊乱和酸碱平衡失调，完善术前检查，做好术前准备；向家长讲解治疗的目的和方法，争取家长的支持与配合。术后密切观察腹部情况和排气排便情况，做好手术切口的护理，预防感染及吻合口瘘；加强患儿的饮食护理和家长的心理支持，做好出院指导，促进切口愈合和康复。

第六节 先天性巨结肠

先天性巨结肠（congenital megacolon）又称肠无神经节细胞症，是由于病变肠管无神经节细胞而发生痉挛性收缩，丧失蠕动和排便功能，使近端结肠蓄便、积气，继而扩张、肥厚，逐渐形成巨结肠改变（图 9-2）。主要表现为便秘、呕吐、腹胀等，可通过手术治疗达到较好的预后。本病是较常见的先天性肠道畸形，发病率为 1/5 000 ~ 1/2 000，男女比为 4∶1，有遗传倾向。

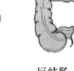

正常结肠　　　巨结肠

图 9-2 正常结肠和巨结肠示意图

【病因和病理生理】

目前认为本病是多基因遗传和环境因素共同作用的结果。其基本病理变化是局部肠壁肌间和黏膜下神经丛缺乏神经节细胞，致该段肠管收缩狭窄，呈持续痉挛状态，痉挛肠管的近端因肠内容物堆积而扩张。病变肠管在形态上可分为痉挛段、移行段和扩张段 3 部分。根据病变肠管痉挛段的长度，可分为常见型（病变自肛门向上达乙状结肠远端，约占 75%）、短段型（病变局限于直肠下端，约占 8%）、长段型（病变肠段延伸至降结肠以上，约占 14%）、全结肠型（约占 3%）、全肠道型（极少数）。

【临床表现】

1. 胎粪排出延迟、腹胀和顽固性便秘 患儿生后 1 ~ 2 天内无胎粪排出或仅排出少量胎粪，逐渐出现腹胀、呕吐等肠梗阻表现，继而有顽固性便秘。腹胀严重时可见肠型和蠕动波。排便一般数日甚至 1 ~ 2 周一次，灌肠可排出奇臭粪便和气体，随后症状好转，但后又复发。严重者必须依赖灌肠才能排便。

2. 营养不良和生长发育迟缓 由于腹胀、呕吐、便秘，患儿食欲下降、营养吸收障碍，致营养不良和生长发育迟缓。

3. 并发症　小肠结肠炎是常见并发症，肠黏膜缺血可引起肠穿孔及继发感染。

【辅助检查】

1. X 线检查　立位腹部平片可见低位结肠梗阻，肠管扩张，可见液平面。钡剂灌肠检查可显示在痉挛段与扩张段之间有一明显移行分隔区，呈现"锥体"状，钡剂潴留。

2. 活体组织检查　取直肠黏膜组织或直肠壁肌层组织检查，提示神经节细胞缺如。

3. 肛管直肠测压　直肠肛门抑制反射（又称内括约肌松弛反射）消失（图 9-3）。

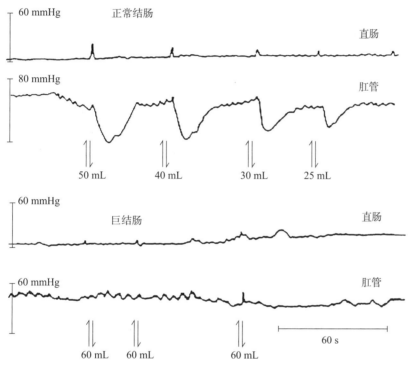

图 9-3　正常结肠和巨结肠肛管直肠测压对比图

【治疗要点】

先天性巨结肠并发症多发生在生后 2 个月内，应特别重视此时间段内的治疗。

1. 保守治疗　可口服缓泻剂帮助排便，也可使用开塞露刺激括约肌诱发排便，或灌肠配合按摩腹部使积存的粪便排出。

2. 手术治疗　包括结肠造瘘术和根治术，目的是切除无神经节细胞肠段和部分扩张结肠。对于新生儿、营养不良患儿或并发小肠结肠炎的患儿，可先行结肠造瘘术；体重 >3 kg 且全身情况良好的患儿主张早期进行根治术。根治术前应纠正脱水、电解质紊乱及酸碱平衡失调，加强支持疗法，改善全身状况。

【常见护理诊断 / 问题】

1. 便秘　与肠段痉挛、低位性肠梗阻有关。

2. 营养失调：低于机体需要量　与腹胀、呕吐、食欲减退有关。

3. 潜在并发症：肠穿孔、继发感染。

4. 舒适度减弱　与腹胀、便秘有关

5. 生长发育迟缓　与营养物质吸收障碍有关。

拓展阅读9-6
先天性巨结肠症围手术期管理专家共识

【护理措施】

1. 术前护理

（1）病情观察：注意患儿体温、腹围，排便次数、性状、气味等，观察患儿进食情况及有无呕吐、脱水、电解质紊乱等。

（2）清洁肠道、解除便秘：口服缓泻剂、润滑剂，帮助排便；使用开塞露、扩肛等刺激括约肌，诱发排便；部分患儿需用生理盐水进行清洁灌肠，每日1次，肛管插入深度要超过狭窄段肠管。

（3）营养支持：对呕吐频繁、腹胀明显、存在营养不良或低蛋白血症者应加强静脉营养，改善身体状况，为耐受手术做好准备。

（4）术前准备：术前2天口服抗生素，做好脏器功能等辅助检查。

（5）健康教育：告知家长治疗的目的，消除其心理负担，争取家长的支持与配合。

2. 术后护理

（1）常规护理：根据医嘱合理应用抗生素；禁食、胃肠减压，保持引流通畅；观察手术部位出血和渗液情况，保持伤口敷料干燥，以防感染。

（2）病情观察：观察体温、大便等情况，发现异常及时报告医生进行处理。如体温升高、大便次数增多、肛门处有脓液流出，提示可能有盆腔感染；如术后无排气、排便，仍有腹胀，可能与吻合口狭窄、水肿等有关。

（3）健康指导：加强宣教，指导家长术后2周左右开始扩肛，每天1次，同时训练定时排便习惯，坚持3~6个月，以改善排便功能。出院后定期随诊，确定是否有吻合口狭窄等并发症。

第七节　先天性肥大性幽门狭窄

先天性肥大性幽门狭窄（congenital hypertrophic pyloric stenosis，CHPS）是新生儿常见的消化道畸形，发病率为1‰~3‰，居消化道畸形的第三位。男多于女，发病率之比约为5∶1。患儿多为足月儿，早产儿较少见。

【病因和发病机制】

至今尚未完全清楚，一般认为与下列因素有关。

1. 遗传因素　本病为多基因遗传病。父亲或母亲有本病史者，子代发病率达7%左右。

2. 胃肠激素及其他生物活性物质紊乱　患儿幽门环肌中的脑啡肽、P物质和血管活性肠肽有不同程度的减少；血清胃泌素、前列腺素水平增高；使用外源性前列腺素E维持动脉导管开放时容易发生幽门狭窄。

3. 先天性幽门环形肌异常肥厚　在胚胎4~6周幽门发育过程中，肌肉发育过度。属于临床发病率较高的不完全梗阻类型。

【临床表现】

典型症状和体征为无胆汁的喷射性呕吐、胃蠕动波和右上腹肿块。

1. 呕吐　为本病的主要症状，一般出现在生后2~4周，少数于生后1周，也有迟至生后2~3个月发病者。多于喂奶后半小时内发生，开始为溢乳，逐日加重，后呈喷射性呕吐，自口鼻涌出。吐出物为带凝块的奶汁，不含胆汁，少数患儿因呕吐频繁，使胃黏膜毛细血管破裂出血，吐出物可含咖啡样物或血。呕吐严重时，大部分食物被吐出，致使大便次数减少和少尿。患儿呕吐后即饥饿欲食。

2. 胃蠕动波　常见胃蠕动波，蠕动波从左肋下向右上腹移动后消失，在喂奶时或呕吐前容易见到，轻拍上腹部常可引出。

3. 右上腹肿块　为本病特有体征。上腹膨隆，下腹平坦柔软，在右上腹肋缘下、腹直肌外缘处轻轻向深部按压，可触到橄榄形、质较硬的肿块，可以移动。

4. 消瘦、脱水、电解质紊乱　因反复呕吐致营养物质及水摄入不足，患儿体重不增或下降，逐渐出现营养不良、脱水、低氯性碱中毒；晚期脱水加重，组织缺氧，产生高乳酸血症、低钾血症；肾功能损害时，可合并代谢性酸中毒。

5. 黄疸　部分患儿伴有黄疸，非结合胆红素增高，手术后数日即消失。

【辅助检查】

1. 腹部 B 超　为首选的无创检查，检查前禁奶 3 ~ 4 h，检查前 5 min 饮糖水 30 ~ 80 mL 使胃充盈。

2. X 线钡餐检查　目前已很少使用。透视下可见胃扩张，钡剂通过幽门排出时间延长。

【治疗要点】

应及早纠正营养状态，并行幽门肌切开术。目前腹腔镜幽门环肌切开术已被广泛接受和采用，手术方法简便，效果良好。

【常见护理诊断 / 问题】

1. 有窒息的危险　与呕吐、肠段痉挛、食物不能下行有关。
2. 营养失调：低于机体需要量　与呕吐、幽门肌增生肥厚有关。
3. 生长发育迟缓　与腹胀、便秘、呕吐影响营养物质吸收有关。
4. 知识缺乏：家长缺乏该病治疗及护理的相关知识。

【护理措施】

1. 体位护理　为防止呕吐引发误吸，患儿取平卧位头偏向一侧或者右侧斜坡卧位。
2. 皮肤护理　勤更换衣被，定时用温湿软毛巾清洁颈面部皮肤，保持清洁。
3. 纠正水、电解质失调，维持酸碱平衡　严密观察患儿脱水程度，监测血生化，建立静脉通路，维持水、电解质及酸碱平衡，加强营养支持，必要时输血浆、白蛋白、氨基酸、脂肪乳剂等。
4. 心理护理　做好入院宣教的同时，讲解手术的必要性和效果，使家长积极面对手术，消除恐惧心理，树立信心。
5. 手术护理

（1）术前准备：术前 1 天按上腹部手术范围清洁皮肤，腹腔镜手术者要注意脐部清洁。遵医嘱禁食禁饮，术日晨给予补液并用温盐水洗胃后留置胃管。

（2）术后护理：密切监测患儿生命体征，保持呼吸道通畅，及时清理呼吸道分泌物。低体温时及时保暖，体温过高及时采取降温措施。加强切口护理，按时换药，保持敷料干燥，防止污染。术后喂养应谨慎，视病情而定，可先给予静脉补液和营养支持，正常进奶后停止输液。胃肠减压时保证管道通畅，注意无菌操作，观察引流液的颜色、量、性质；胃液引流量明显减少时，可停止胃肠减压，无呕吐等不适 2 h 后拔除胃管。

6. 出院宣教　给予家长心理支持，鼓励家长参与护理过程。指导家长正确喂养，密切观察患儿身体及精神状态，如有异常及时就诊。出院后 1~2 周随访。

第八节 腹部肿瘤

情境导入

患儿，男，18 个月，间断出现恶心、呕吐伴腹痛、腹泻 1 个月余，以胃肠炎对症治疗后症状改善不明显。1 周前又出现恶心、呕吐，全身皮肤散在出血点，遂收入院。查体：T 38.5℃、P 120 次 /min、身高 80 cm、体重 10 kg，面色苍白，消瘦，腹膨隆，上腹部触及明显肿块。实验室检查：血红蛋白 80 g/L，白细胞计数 $2.52×10^9$/L，C- 反应蛋白 95 mg/L，肿瘤标志物 AFP 高于正常。

思考：

1. 该患儿可能的诊断是什么？

2. 该患儿主要的护理诊断 / 问题是什么？

3. 该患儿应采取哪些护理措施？

一、肝癌

儿童肝恶性肿瘤以肝母细胞瘤及肝细胞癌多见。肝母细胞瘤发生于肝的胚胎组织，多见于 2 岁以内的婴幼儿，因此又被称为"儿童肝癌"，男孩比女孩多见，前者约为后者的 2.5 倍。小儿原发性肝细胞癌发病率近年有增高趋势，平均发病年龄在 10 岁左右，早期无特殊表现，因而难被发现，具有"发病急、病期晚、误诊率高、病程短"的特点。

【组织病理分型】

儿童肝癌分为肝母细胞瘤、肝细胞癌、肝未分化型胚胎性肉瘤和婴儿肝绒毛膜癌。

【病因】

1. 肝母细胞癌基因学异常。

2. 肝细胞癌基因学异常。

3. 乙型肝炎病毒感染的病史。

【临床表现】

1. 不明原因的发热伴疼痛　持续 2 周以上不明原因的发热，用抗生素治疗无效，伴随关节酸痛、腹痛、头痛等。

2. 血常规检查异常伴脸色苍白　白细胞过高或过低，可有红细胞、血红蛋白及血小板减少等；伴随倦怠、食欲减退、身体日渐消瘦等。

3. 肝、脾大或上腹部肿块，淋巴结肿大　触诊可及肝、脾大，或上腹部明显肿块。颌下、颈下、腋下、腹股沟淋巴结肿大且无压痛。可伴有腹胀、纳差、黄疸等。

4. 眼球有异常反射光　婴幼儿的眼球对光线产生不正常反射光（如猫眼），或视力障碍、斜视、眼球向外突出等。

5. 皮肤黏膜出血倾向　皮肤表面时常出现紫红色出血小点，或有黏膜出血（如鼻出血、牙龈出血）。

6. 神经方面的症状 如无故的呕吐、走路不稳、头痛，颜面神经麻痹等。

【治疗】

以外科手术为主，结合其他治疗手段。

1. 手术治疗 儿童原发性肝癌的手术治疗方法有 3 种：①外科切除（首选，单独或联合术后化疗）；②延迟外科切除（术前化疗）；③原位肝移植。对于肝母细胞瘤患儿，外科切除远端转移灶也非常关键。

2. 化疗 肝母细胞瘤的化疗效果比肝细胞癌更佳。

3. 放疗 对未完全切除性肝母细胞瘤可能有一定治疗作用。

4. 其他治疗 经肝动脉化疗栓塞术可用于不可切除性肝母细胞瘤，在少数儿童肿瘤患者中可缩减肿瘤范围，有利于进一步行外科切除。钇 -90 经肝动脉放射栓塞可用于儿童肝细胞癌的姑息治疗。

二、畸胎瘤

畸胎瘤是来源于原始胚层（内胚层、中胚层、外胚层）的胚细胞异常发育形成的胚胎型肿瘤，是婴幼儿常见的实体肿瘤，好发部位为身体的中线和性腺，如骶尾部、腹膜后、纵隔、卵巢、睾丸。畸胎瘤约 80% 为良性，20% 为恶性，可表现为实性、囊性或囊实性。

1. 骶尾部畸胎瘤 骶尾部是畸胎瘤最常见的发生部位。可发生于任何年龄，以新生儿及婴幼儿最多见，是新生儿最常见的肿瘤之一；女性发病多于男性。骶尾部畸胎瘤伴双胞胎家族史的比例显著高于正常人群。新生儿骶尾部畸胎瘤 90% 以上为良性，随年龄的增长肿瘤恶变的可能性也随之上升。骶尾部畸胎瘤一经确诊，应尽早手术切除。新生儿期早期切除可获治愈，减少病死率。

2. 腹膜后畸胎瘤 儿童腹膜后畸胎瘤比较少见，仅占儿童畸胎瘤的 2% ~ 5%。多数腹膜后畸胎瘤为成熟型或未成熟型，仅 15% 的病例合并恶性生殖细胞瘤成分。儿童腹膜后畸胎瘤多数是良性肿瘤，手术完整切除是最主要的治疗方式。但此类手术难度较大，风险较高。腹膜后畸胎瘤通常体积巨大，与腹膜后的主要器官及腹部大血管关系密切。

3. 卵巢畸胎瘤 起源于具有全能分化功能的生殖细胞，主要由 2 ~ 3 个胚层构成，包括成熟性畸胎瘤、未成熟性畸胎瘤和卵巢甲状腺肿 3 种类型。其中成熟性畸胎瘤瘤体表面光滑，囊内含有毛发、牙齿等有形物，又称皮样囊肿，临床症状无特异性，主要表现为盆腔包块，影像学检查可见"面团征""壁立结节征"等，实验室检查可见糖类抗原 199（CA199）、甲胎蛋白（AFP）等指标水平轻度升高。腹腔镜手术因具有疗效佳、恢复快等优点，已逐渐成为卵巢成熟性畸胎瘤的首选治疗方法。

三、肠系膜囊肿

肠系膜囊肿是一种临床较少见的良性腹部肿块，多由淋巴组织先天性发育障碍产生，少数可由后天损伤、感染及寄生虫等原因引起。常发生于 2 ~ 10 岁儿童，由于其病程发展缓慢且缺乏特异性的临床症状和体征，患儿常因急腹症或其他原因行腹部 B 超或腹部 CT 时发现。

【分类及发病机制】

1. 先天性肠源性囊肿 肠道正常发育过程中形成憩室样改变，随发育未退化消失，而逐渐长大形成肠系膜囊肿。

2. 肠系膜淋巴管瘤 是肠系膜囊肿最常见的原因，为异位的淋巴组织良性扩张增生形成囊肿，不与肠腔相通，或与正常淋巴管道交通障碍。

3. 单纯性囊肿 主要由于外伤时肠系膜损伤导致出血和淋巴管破裂，淋巴液外溢，纤维组织包裹形成。

4. 肿瘤性囊肿 罕见，主要为囊性畸胎瘤。

5. 感染性囊肿 以结核性囊肿多见，其次为真菌性或寄生虫性囊肿。

【临床表现】

病程发展缓慢，依囊肿的生长部位、大小和与邻近组织器官的关系而有不同的表现。

1. 腹部包块 是最早也是最常见的症状，肿块为囊性，有一定张力和移动度，腹胀明显时触诊反而不明显。

2. 腹痛 多为胀痛不适，并可反复发作，伴呕吐，是由于肿块牵拉腹膜或挤压腹内脏器所致，可伴肠扭转、肠梗阻。

3. 腹胀 当囊肿增大到一定程度，同时牵拉肠系膜根部或压迫肠管时，出现相应部位的腹胀等。

【辅助检查】

彩色多普勒超声及 CT 检查可提供准确位置。对反复腹痛，有腹胀或触及包块者，B 超是最简单且重要的检查手段。

【治疗】

肠系膜囊肿目前最有效的治疗方法为手术治疗。部分无症状且较小的囊肿，可以密切观察，但考虑到肠系膜囊肿可能继发肠扭转、肠坏死，或出血、感染导致急腹症，一般建议诊断明确后尽快手术。

四、腹部肿瘤患儿的护理

【常见护理诊断/问题】

1. 体温过高 与手术后机体炎症有关。

2. 营养失调：低于机体需要量 与摄入不足有关。

3. 疼痛 与机体炎症反应有关。

4. 舒适度减弱 与腹部伤口不适及留置管道有关。

5. 焦虑 与担心手术预后及疗效有关。

6. 潜在并发症：出血、腹胀。

【护理措施】

1. 术前护理措施

（1）常规术前准备：术前禁食 8 h、禁水 4 h；术前留置导尿，使术中膀胱空虚，增加手术空间，同时便于术中监护；术前留置胃管，持续胃肠减压，以减少腹腔压力，保证手术有足够操作空间，并能防止吸入性肺炎的发生；建立静脉通道，纠正水、电解质、酸碱平衡。

（2）皮肤准备：腹腔镜手术切口虽小，但小儿皮肤抵抗力低，严格按术前皮肤准备备皮，保持皮肤清洁尤为重要。

（3）心理护理：关注患儿，尊重和理解家属，重视他们的感受与需求，让家属准备患儿平时喜欢的玩具。耐心讲解各种检查及穿刺等操作的重要性和必要性，消除家属疑虑，使其主动配合。

2. 术后护理措施

（1）加强早期监护：密切观察患儿的面色、体温、心率、呼吸、血压和动脉血氧饱和度，减少患儿不必要的皮肤暴露，注意保暖。

（2）呼吸道护理：麻醉苏醒后抬高床头 15°~30°，早期应用人工呼吸机辅助通气。

（3）饮食护理：禁食时遵医嘱予肠外营养支持，可以进食后予饮食指导，定期监测患儿营养状况及电解质指标。

（4）导管的护理：妥善固定引流管，保持管道通畅，加强巡视，和家属做好交代工作，专人陪护，必要时遵医嘱用药及约束带约束四肢。

（5）并发症的观察及护理：①出血。密切观察生命体征及腹部体征，注意腹膜后引流管内引流液的量、颜色及性状；切口敷料有渗血及时通知医生予以更换并加压包扎；妥善固定腹膜后引流管并保持通畅，防止腹膜后血肿形成，每班测量导管外露长度并做好标识，以便及时发现导管移位和滑脱。②腹胀。密切观察腹部体征，注意肠鸣音的恢复及肛门排气、排便情况；予以胃肠减压，保持管道通畅，定期更换负压引流袋，密切监测引流液的量、颜色及性质。

思考题

患儿，男，2 岁，因"发热 5 天、流涎 3 天"入院。T 39.2℃，哭闹、拒食，曾用抗生素及退热剂治疗，效果不佳。牙龈红肿，触之易出血，牙龈、口唇、舌和颊黏膜可见疱疹，有颌下淋巴结肿大。

（1）该患儿口腔病变的原因是什么？

（2）该患儿的护理诊断/问题是什么？

（3）该患儿如何进行口腔护理？选择哪种溶液清洁口腔？

（周洁玉）

数字课程学习

教学 PPT　　　自测题

第十章

循环系统疾病患儿的护理

【学习目标】

知识：

1. 识记：儿童心率、血压的正常值范围；法洛四联症、差异性发绀、缺氧发作、蹲踞、杵状指（趾）和周围血管征的概念；先天性心脏病的分类及临床表现，病毒性心肌炎的临床表现。

2. 理解：正常胎儿血液循环和出生后血液循环的改变；房间隔缺损、室间隔缺损、动脉导管未闭、法洛四联症的血流动力学改变和治疗原则；病毒性心肌炎的病因和治疗要点。

3. 应用：遵循护理程序，准确评估患儿病情，制订相应护理计划，提供妥善护理服务。

技能：

1. 能利用所学知识为先天性心脏病患儿提供整体护理。

2. 能对法洛四联症缺氧发作的患儿快速实施抢救。

3. 能识别重症病毒性心肌炎患儿，并采取紧急处理措施。

素质：

具有慎独精神，具有主动为患儿及其家属提供服务的意识。

第一节　儿童循环系统解剖生理特点

一、心脏的胚胎发育

原始的心脏从胚胎第 2 周开始逐步形成，起初为纵直的管状结构，由外表收缩环把它分割为三部分：心房、心室、心球。胚胎第 4 周时心房和心室共用一个腔室，房、室交界处的背侧和腹侧各形成一个心内膜垫，之后两个心内膜垫逐渐发育融合，将心脏分为两个腔，即心房和心室。心球以后逐渐形成心室的流出道。胚胎第 4 周开始心脏具备循环作用，胚胎第 8 周随着房间隔与室间隔的形成，心脏被划分为四个腔。胚胎第 2～8 周是心脏发育的关键时期，先天性心血管畸形主要在这一时期形成。

二、胎儿血液循环和出生后血液循环的改变

（一）正常胎儿血液循环

胎儿的营养代谢和气体交换是通过脐血管与胎盘和母体之间以弥散的方式完成的。由胎盘来的动脉血经脐静脉进入胎儿体内，至肝下缘，约 50% 的血流入肝与门静脉汇合后经肝静脉进入下腔静脉，另一部分经静脉导管直接进入下腔静脉，两者与来自下半身的静脉血混合，共同流入右心房。来自下腔静脉的混合血（以动脉血为主）流入右心房后，约 1/3 血量经卵圆孔流入左心房，再经左心室流入升主动脉，主要供应心脏、脑和上肢（上半身）；约 2/3 血量流入右心室。从上腔静脉回流的来自上半身的静脉血，进入右心房后绝大部分流入右心室，与来自下腔静脉的血一起进入肺动脉。由于胎儿肺处于压缩状态，肺血管阻力高，故肺动脉的血只有少量流入肺，再经肺静脉回到左心房，而大部分的血经动脉导管与来自升主动脉的血汇合后流入降主动脉（此时以静脉血为主），供应腹腔器官和下肢（下半身），最后经脐动脉回到胎盘，再次进行营养和气体交换。因此，胎儿期供应脑、心、肝和上肢的血液的氧含量远比下肢高（图 10-1）。

（二）出生后血液循环的改变

出生后脐血管阻断，胎盘血液循环停止，新生儿呼吸建立，肺泡扩张，肺小动脉管壁肌层逐渐退化，管壁变薄，管腔扩张，肺循环压力降低。从右心室经肺动脉

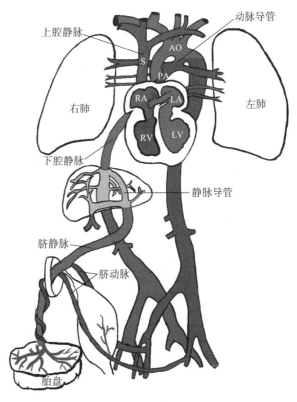

图 10-1　正常胎儿血液循环

流入肺的血液增多，从而使左心房压力随之增高。当左心房压力超过右心房时，卵圆孔先在功能上关闭，到出生后 5~7 个月时，解剖上大多闭合。自主呼吸使血氧含量增高，刺激动脉导管壁平滑肌收缩，加上出生后体内前列腺素浓度下降，使动脉导管逐渐收缩、闭塞，血流停止，成为动脉韧带。足月儿约 80% 在生后 10~15 h 形成动脉导管功能性关闭。约 80% 的婴儿在生后 3 个月、95% 的婴儿在生后 1 年内形成动脉导管解剖性关闭。若动脉导管持续未闭，即为动脉导管未闭。

三、正常各年龄儿童心脏、心率、血压的特点

1. 心脏 儿童心脏相对比成人大，随着年龄的增长，心脏重量与体重的比值逐渐下降。儿童心脏在胸腔的位置随年龄的增长而变化，小于 2 岁婴幼儿心脏位置较高，多呈横位，心尖搏动在第 4 肋间左侧锁骨中线外侧，心尖部主要为右心室；以后心脏位置下移并逐渐转为斜位，3~7 岁时心尖搏动位于第 5 肋间左侧锁骨中线处，左心室形成心尖部；7 岁以后心尖位置逐渐移至左侧锁骨中线以内 0.5~1 cm。儿童左、右心室发育不平衡，心脏传导系统大约至 1 岁后发育成熟。

2. 心率 儿童心率随年龄增长逐渐减慢，新生儿平均 120~140 次 /min，1 岁以内 110~130 次 /min，2~3 岁 100~120 次 /min，4~7 岁 80~100 次 /min，8~14 岁 70~90 次 /min。

应在儿童安静或睡眠时测量心率和脉搏，因进食、活动、哭闹和发热等情况可影响儿童心率。一般体温每升高 1℃，心率增加 10~15 次 /min。

3. 血压 新生儿每搏输出量较少，动脉壁的弹性较好且血管口径相对较大，因此血压偏低，但随着年龄的增长血压逐渐升高。新生儿收缩压平均 60~70 mmHg（8.0~9.3 kPa），1 岁时 70~80 mmHg（9.3~10.7 kPa），2 岁以后收缩压可按公式计算，收缩压（mmHg）= 年龄 ×2+80 mmHg（年龄 ×0.26+10.7 kPa）。收缩压的 2/3 为舒张压。收缩压高于相应标准 20 mmHg（2.6 kPa）为高血压，低于相应标准 20 mmHg（2.6 kPa）为低血压。正常情况下，下肢的血压比上肢约高 20 mmHg（2.6 kPa）。

第二节 先天性心脏病

一、概述

先天性心脏病（congenital heart disease，CHD）简称先心病，是胎儿时期心脏及大血管发育异常而致的心血管畸形，是儿童最常见的心脏病，发病率在活产新生儿中为 6‰~10‰，在早产儿中的发生率为足月儿的 2~3 倍，而在死胎中的发生率为活产儿的 10 倍。近年来，由于先天性心脏病微创介入治疗的广泛应用，低温麻醉与体外循环下心脏直视手术的发展，以及术后监护技术的提高，先心病的预后已大为改观。但先天性心脏病仍为儿童先天发育异常致死的重要原因。

【病因】

目前引起先天性心脏病的病因尚未完全明确，但一般认为，多数先心病由遗传因素和周围环境因素相互作用所致。因此，对孕妇加强保健工作，特别是妊娠早期积极预防风疹、流感等病毒性疾病，避免接触与发病有关的高危因素，保持健康的生活方式等，对预防先天性心脏病很重要。

【分类】

根据左、右心腔及大血管间有无分流可分为 3 类。

1. 左向右分流（left to right shunt）（潜伏青紫型）　在左、右心之间或主动脉与肺动脉之间有异常通路，如室间隔缺损、房间隔缺损和动脉导管未闭等。一般情况下，由于体循环压力高于肺循环，所以血液从左向右分流而不出现青紫。当屏气、剧烈哭闹或任何病理情况致肺动脉或右心压力增高并超过左心压力时，可使血液自右向左分流而出现暂时性青紫。如右心压力进行性增高超过左心，可导致持续性青紫。故此型又称潜伏青紫型。

2. 右向左分流（right to left shunt）（青紫型）　为先天性心脏病中最严重的一组，常见的有法洛四联症、大动脉错位等。由于畸形存在或大血管连接异常，导致右心大量静脉血进入体循环，引起全身持续性青紫。

3. 无分流型（non shunt）（无青紫型）　心脏左、右两侧及动、静脉之间没有异常通路和分流存在，故无青紫现象，如主动脉缩窄、肺动脉狭窄等。

二、临床常见的先天性心脏病

（一）房间隔缺损

房间隔缺损（atrial septal defect，ASD）占先天性心脏病发病总数的 5%~10%，女性多见，男女性别比例约为 1:2。ASD 是胚胎发育过程中房间隔发育异常所致。根据解剖病变的不同可分为原发孔型缺损（约占 15%）、继发孔型缺损（约占 75%）、静脉窦型缺损（约占 5%）和冠状静脉窦型缺损（约占 2%）。卵圆孔不闭合不发生左向右分流，故不能称为缺损。

【病理生理】

出生后随着肺循环血量的增加，左心房压力超过右心房，房间隔缺损表现为左向右分流。分流量大小与缺损大小、两侧心房压力差及两侧心室顺应性有关。新生儿及婴儿早期，由于左、右两侧心室充盈压相似，通过房间隔缺损的分流量不多。随年龄增长，体循环压力增高，肺血管阻力及右心室压力降低，心房水平自左向右的分流增加。右心房除接受腔静脉回流血量外还接受左心房分流血量，导致右心室舒张期容量负荷加重，从而产生右心房、右心室增大，肺循环血量增加和体循环血量减少。肺循环血量增加，可引起肺动脉压力升高，晚期当右心房压力大于左心房压力时，则可产生右向左分流，出现持续性青紫。

*图 10-1
房间隔缺损*

【临床表现】

房间隔缺损的症状因缺损的大小而不同。缺损小者可无症状，仅在体检时发现胸骨左缘第 2~3 肋间有收缩期杂音。缺损大者分流量也大，一方面肺循环血量增多使肺充血，患儿易患呼吸道感染；另一方面，体循环血量减少，表现为生长发育落后、体型瘦小、面色苍白、乏力、多汗和活动后气促等。

体格检查可见心前区隆起，心尖搏动弥散，心浊音界扩大。胸骨左缘第 2~3 肋间可闻及 Ⅱ~Ⅲ 级收缩期喷射性杂音（肺动脉瓣相对狭窄）；肺动脉瓣区第二心音固定分裂且不受呼吸影响（肺动脉瓣延迟关闭）；分流量大时，胸骨左缘下方可闻及舒张期隆隆样杂音（三尖瓣相对狭窄）；肺动脉高压时，肺动脉瓣区第二心音亢进。

常见并发症为肺炎，至青、中年期可合并肺动脉高压、心律失常和心力衰竭。

【辅助检查】

1. 胸部 X 线检查　心脏呈轻至中度扩大，以右心房、右心室增大为主；肺野充血，肺动脉段突出，肺门血管影增粗，透视下可见肺门肺动脉总干及分支随心脏搏动而一明一暗的"肺门舞蹈"征。

2. 心电图检查　典型心电图表现为电轴右偏和不完全性右束支传导阻滞，部分病例尚有右心房和右心室肥大。原发孔型房间隔缺损伴二尖瓣关闭不全者，可见电轴左偏及左心室肥大。

3. 超声心动图检查　示右心房、右心室、右心室流出道扩大。二维超声可显示缺损的位置和大小。彩色多普勒血流成像可观察到分流的位置、方向且能估测分流的大小。

4. 心导管检查　当临床资料与诊断不一致，或者怀疑有肺动脉高压存在时，可做心导管检查。检查时可发现右心房血氧含量高于腔静脉血氧含量。心导管可由右心房通过缺损进入左心房。

【治疗要点】

1. 介入治疗　房间隔缺损介入治疗的成功率高、并发症低，对于解剖条件合适的患儿可替代手术治疗。

2. 手术治疗　房间隔缺损患儿临床症状明显者应早期实施手术治疗；临床症状轻或无症状，但有血流动力学改变者宜在 2~6 岁行手术修补治疗。房间隔缺损患儿的手术禁忌证是不可逆性的肺动脉高压，即静息状态下肺血管阻力升高到 8~12 U/m² 或以上，使用肺血管扩张剂也不能下降至 7 U/m² 以下。

（二）室间隔缺损

情境导入

患儿，男，1 岁，易反复呼吸道感染，曾多次患肺炎住院。喂养困难，活动后气促，平时无发绀，哭闹后有青紫。查体：体型偏瘦，体重不增。心前区隆起，心脏扩大。胸骨左缘第 3~4 肋间可闻及Ⅳ级响亮的全收缩期吹风样杂音，肺动脉瓣区第二心音亢进。结合辅助检查，临床诊断为"室间隔缺损"。

请思考：

1. 室间隔缺损有什么临床特点和体征？
2. 该患儿目前存在的主要护理诊断/问题是什么？
3. 针对该患儿应采取哪些护理措施？

室间隔缺损（ventricular septal defect，VSD）是最常见的先天性心脏病，约占先天性心脏病发病总数的 25%。VSD 是胚胎期室间隔发育不全所致。根据缺损的部位不同可分为：膜周部缺损（最多见），漏斗部缺损，肌部缺损。根据缺损的大小可分为：小型缺损（缺损直径 < 5 mm），中型缺损（缺损直径 5~10 mm），大型缺损（缺损直径 > 10 mm）。室间隔缺损可单独存在，也可与其他心脏畸形同时存在。

【病理生理】

室间隔缺损主要是左、右心室之间有一异常通道。由于左心室压力高于右心室，室间隔缺损时形成左向右分流，分流量的多少取决于缺损口径的大小和左、右心室之间的压力差。左、右心室存在左向右分流时，肺循环血量增加，回流至左心房和左心室的血量也增多，使左心房和左心室的负荷加重，导致左心房和左心室肥大。分流量大时，随着病情的发展，可产生肺动脉高压，此时左向右分流逐渐减少，当右心室压力超过左心室压力时，左向右分流可逆转为双向分

图 10-2
室间隔缺损

流或右向左分流，临床出现持续性青紫，称艾森门格综合征（Eisenmenger syndrome）。

【临床表现】

临床表现取决于缺损的大小和肺循环阻力的大小。小型缺损一般无明显症状，多于体格检查时闻及胸骨左缘第3～4肋间粗糙的全收缩期杂音而被发现。中、大型缺损在新生儿后期及婴儿期即可出现症状，表现为喂养困难，吸吮时常因气急而中断，生长发育迟缓，体重不增，面色苍白，活动后乏力、多汗、气促等。易反复出现呼吸道感染，易导致充血性心力衰竭等。

体格检查可见心前区隆起，心界向左下扩大，胸骨左缘第3～4肋间可闻及Ⅲ～Ⅳ级响亮粗糙的全收缩期吹风样杂音，向心前区及背部传导，并可触及震颤。明显肺动脉高压时，右心室压力显著升高，当出现右向左分流时，患儿呈现青紫，此时肺动脉瓣区第二心音显著亢进而心脏杂音较轻。

室间隔缺损易并发呼吸道感染、充血性心力衰竭及感染性心内膜炎等。

【辅助检查】

1. 胸部X线检查 小型缺损者无明显改变。中、大型缺损者心影增大，肺野充血，肺动脉段凸出，左、右心室增大，左心房也增大；肺动脉高压者以右心室增大为主。

2. 心电图检查 小型缺损者心电图基本正常；中型缺损者以左心室肥大为主；大型缺损者为左、右心室肥大。

3. 超声心动图检查 可见左心室、左心房和右心室内径增大，主动脉内径缩小。二维超声心动图可显示室间隔回声中断，并可提示缺损的位置、数目和大小。彩色多普勒血流成像可明确分流的部位、数目、大小及方向。

4. 心导管检查 在合并重度肺动脉高压、其他心脏畸形，或对解剖有疑点，需对病情进行全面评估时采用。检查时可发现右心室血氧含量高于右心房。

【治疗要点】

1. 介入治疗 室间隔缺损行心导管介入封堵难度较大。

2. 手术治疗 临床没有明显症状、血流动力学改变较轻者可随访观察，一般建议在学龄前期进行治疗。大型缺损症状明显者、婴儿期即出现肺动脉高压者、漏斗部缺损者应及时采取手术治疗。如果患儿出现艾森曼格综合征，则大多失去手术机会。

3. 并发症治疗 术前积极防治肺部感染、心力衰竭和感染性心内膜炎等并发症。

（三）动脉导管未闭

动脉导管未闭（patent ductus arteriosus，PDA）是常见的先天性心脏病，约占先天性心脏病发病总数的15%，男女之比为1：（2～3）。胎儿时期动脉导管是肺动脉与主动脉之间的正常通道，是胎儿血液循环的重要途径。出生后，随呼吸建立，肺循环压力降低，血氧分压提高，动脉导管逐渐闭合。若动脉导管持续开放并出现左向右分流即为动脉导管未闭。根据未闭动脉导管的大小、长短和形态，一般分为3型：管型、漏斗型和窗型。

【病理生理】

开放的动脉导管使主动脉和肺动脉之间存在分流，分流量的大小与导管的粗细及主动脉、肺动脉之间的压力差有关。由于主动脉压力高于肺动脉，故无论收缩期或舒张期血液均从主动脉向肺动脉分流，使肺循环、左心房和左心室的血量增加，致左心房和左心室负荷加重而肥厚扩大。肺循环血量增加，刺激肺小动脉反应性痉挛，逐渐形成肺动脉高压，使右心室收缩期负荷加重，致右心室肥大甚至衰竭。如肺循环持续高压，当肺动脉压力超过主动脉时，即产生肺

图10-3
动脉导管未闭

动脉血逆向流入主动脉，患儿出现下半身青紫、左上肢轻度青紫及右上肢正常，临床上称为差异性青紫（differential cyanosis）。由于主动脉血在舒张期亦流入肺动脉，故周围动脉舒张压下降，致脉压增大。

【临床表现】

动脉导管未闭的临床症状取决于动脉导管的粗细和肺动脉压力的大小。导管细、分流量小者，临床可无明显症状，仅在体检时发现心脏杂音。导管粗、分流量大者在婴幼儿期即可出现喂养困难，生长发育落后，活动后气急、乏力、多汗等，易发生反复呼吸道感染及充血性心力衰竭。

体格检查可见心前区隆起，心尖搏动增强，胸骨左缘第 2~3 肋间可闻及粗糙响亮的连续性机器样杂音，占据整个收缩期和舒张期，杂音向左锁骨下、颈部和背部传导，肺动脉瓣区第二心音增强。由于肺动脉分流使周围动脉舒张压降低，而收缩压多正常，故脉压增宽，临床上可出现水冲脉、毛细血管搏动和股动脉枪击音等周围血管征。伴有显著肺动脉高压者可出现差异性青紫。

常见并发症有充血性心力衰竭、感染性心内膜炎等。

【辅助检查】

1. 胸部 X 线检查　导管细、分流量小者可无异常发现；导管粗、分流量大者有左心室和左心房增大，肺野充血，肺动脉段突出，肺门血管影增粗；有肺动脉高压时，右心室亦增大，主动脉弓有所增大。

2. 心电图检查　导管细、分流量小者心电图正常，导管粗、分流量大者可有左心室和左心房肥大，合并肺动脉高压时右心室肥大。

3. 超声心动图检查　示左心房和左心室内径增宽，主动脉内径增宽。二维超声心动图可探查到未闭合的动脉导管，并显示导管的管径和长度。彩色多普勒血流成像可直接见到分流的大小和方向。

4. 心导管检查　当肺血管阻力增加或怀疑有其他合并畸形时，有必要行心导管检查。可发现肺动脉血氧含量高于右心室，说明肺动脉部位有左向右的分流。部分患者心导管可通过未闭的动脉导管，由肺动脉进入降主动脉。

【治疗要点】

1. 早产儿动脉导管未闭的处理　可口服吲哚美辛或阿司匹林，抑制前列腺素合成，促使动脉导管平滑肌收缩，以关闭动脉导管。对足月儿无效。

2. 介入治疗　近年来介入治疗已成为动脉导管未闭的首选治疗方法，可选择弹簧圈或蘑菇伞等封堵装置堵塞动脉导管。

3. 手术治疗　凡确诊动脉导管未闭的患儿，原则上均应手术治疗。

（四）肺动脉瓣狭窄

肺动脉瓣狭窄（pulmonary stenosis，PS）是一种常见的先心病，可分为两种类型：典型肺动脉瓣狭窄和发育不良型肺动脉瓣狭窄。单纯性肺动脉瓣狭窄约占先心病总数的 10%，约有 20% 的先心病合并肺动脉瓣狭窄。

【病理生理】

由于肺动脉瓣狭窄，右心室向肺动脉射血时遇到狭窄瓣口的阻力，必须不断提高收缩压才能向肺动脉泵血。收缩期右心室负荷加重，导致右心室心肌肥厚。当右心室失代偿时，右心房压力也升高，出现右心衰竭。如伴有房间隔缺损或卵圆孔未闭，可产生右向左分流而出现青紫。

图 10-4
肺动脉瓣狭窄

【临床表现】

轻度肺动脉瓣狭窄一般无症状，只有在体检时才能发现。狭窄程度越重，症状越明显，主要有活动后心悸、乏力、气急等。重症肺动脉瓣狭窄婴儿期可发生青紫及右心衰竭，青紫主要为未闭的卵圆孔发生右向左分流所致；如伴有大型房间隔缺损，可有严重青紫，并有杵状指（趾）。颈静脉有明显搏动者提示狭窄严重。

体格检查可见心前区饱满，搏动弥散，胸骨左缘可触及右心室抬举搏动。胸骨左缘第 2~3 肋间可闻及 Ⅳ/Ⅵ 级以上喷射性收缩期杂音，并向颈部、左上胸、心前区、腋下及背面传导。

常见并发症有心力衰竭、感染性心内膜炎等。

【辅助检查】

1. 胸部 X 线检查　轻、中度狭窄时心脏大小正常；重度狭窄时若心功能尚可，则心脏轻度增大，如发生心力衰竭，则心脏明显增大，主要为右心室和右心房扩大。狭窄的肺动脉扩张是本病特征性改变。

2. 心电图检查　电轴右偏，右心室肥大，右心房扩大。

3. 超声心动图检查　右心室和右心房内径增宽，右心室前壁和室间隔增厚。二维超声心动图可见肺动脉瓣增厚和活动受限。彩色多普勒超声检查可测量跨瓣压差，估测肺动脉瓣狭窄的严重程度。

4. 心导管检查　右心室压力明显增高，而肺动脉压力明显降低。心导管从肺动脉向右心室退出时进行连续测压，可记录到肺动脉和右心室之间缺乏过渡区的压力阶差。

【治疗要点】

1. 介入治疗　目前球囊扩张瓣膜成形术是治疗肺动脉瓣狭窄的首选。
2. 手术治疗　严重肺动脉瓣狭窄患儿如无介入治疗适应证，则应接受外科手术治疗。

拓展阅读 10-1
儿童常见先天性心脏
病介入治疗专家共识

（五）法洛四联症

情境导入

患儿，男，1 岁，生后 3 个月起青紫渐明显，常喜竖抱时双膝屈曲，大腿贴腹部。患儿入院当天吃奶时出现阵发性呼吸困难、青紫加重，进而晕厥。查体：T 36.7℃，P 120 次/min，R 30 次/min，BP 75/50 mmHg，体重 7 kg。生长发育明显落后，口唇、球结膜、指（趾）青紫明显。胸骨左缘第 2~4 肋间可闻及 Ⅱ~Ⅲ 级喷射性收缩期杂音，肺动脉瓣区第二心音减弱。辅助检查：血常规示 Hb 185 g/L；胸部 X 线片示心影呈靴形，双肺纹理减少；心电图示右心室肥大。

请思考：

1. 该患儿最可能的临床诊断是什么？
2. 依据血常规结果，该患儿易合并何种并发症？
3. 该患儿的主要护理诊断/问题是什么？
4. 该患儿应如何处理？

法洛四联症（tetralogy of Fallot，TOF）是 1 岁以后儿童最常见的青紫型先天性心脏病，占所有先天性心脏病的 5%～7%。法洛四联症由以下 4 种畸形组成：①肺动脉狭窄；②室间隔缺损；③主动脉骑跨；④右心室肥大。其中肺动脉狭窄最主要，是决定患儿病理生理改变、病情严重程度和预后的主要因素。

【病理生理】

本病病理变化主要取决于肺动脉狭窄的程度和室间隔缺损的大小。由于肺动脉狭窄程度不同，左、右心室间可出现左向右、双向甚至右向左分流。狭窄严重时，肺动脉血流显著减少，大量未氧合的体静脉血通过室间隔缺损、骑跨的主动脉产生右向左分流，临床出现明显的青紫。另外由于肺动脉狭窄，进入肺循环进行气体交换的血流减少，更加重了青紫的程度。在动脉导管关闭前，肺循环血流量减少的程度轻，青紫可不明显，随着动脉导管关闭和肺动脉狭窄逐渐加重，青紫日益明显。肺动脉狭窄后，右心室压力增高，引起右心室代偿性肥大。由于进入肺动脉的血流减少，增粗的支气管动脉与肺血管之间形成侧支循环。

图 10-5
法洛四联症

【临床表现】

1. 青紫 是其主要表现，青紫严重程度及出现的早晚与肺动脉狭窄程度及动脉导管是否关闭有关，一般在出生 3 个月后逐渐出现。青紫常见于唇、球结膜、口腔黏膜、耳垂、指（趾）甲床等毛细血管丰富的浅表部位。由于血氧含量下降致患儿活动耐力差，稍一活动，如吃奶、哭闹、情绪激动等，患儿即出现呼吸急促和青紫加重。

2. 蹲踞 患儿活动后常有蹲踞现象。蹲踞时下肢屈曲，使静脉回心血量减少，可减轻右心室负荷，同时下肢动脉受压，体循环阻力增加，使右向左分流减少，肺血流量增加，从而使缺氧症状暂时得以缓解。婴儿常喜竖抱时将双膝屈曲，大腿贴腹部；年长儿常将双腿交叉，坐时更喜屈膝，以自我缓解缺氧。

3. 杵状指（趾） 由于患儿长期缺氧，使指、趾端毛细血管扩张增生，局部软组织和骨组织也增生肥大，最终导致指（趾）末端膨大如鼓槌状。

4. 阵发性缺氧发作 多见于 2 岁以下婴幼儿，常在晨起吃奶时或大便、哭闹后出现阵发性呼吸困难、烦躁、青紫加重，严重者可引起突然晕厥、抽搐甚至死亡。主要是由于在肺动脉漏斗部狭窄的基础上，突然发生该处肌肉痉挛，引起一时性肺动脉梗阻，使脑缺氧加重所致。每次发作可持续数分钟至数小时，常能自行缓解。年长儿常诉头晕、头痛。

体格检查：患儿生长发育一般迟缓。心前区稍隆起，胸骨左缘第 2～4 肋间可闻及 Ⅱ～Ⅲ 级粗糙的喷射性收缩期杂音，为肺动脉狭窄所致。杂音响度取决于肺动脉狭窄程度，狭窄越重，流经的血液越少，则杂音越轻；狭窄严重或合并肺动脉闭锁时，可听不到杂音。肺动脉瓣区第二心音减弱或消失。

并发症：长期缺氧刺激骨髓代偿性产生过多的红细胞，使血液黏稠度增高，血流速度变慢，可引起脑血栓。若为细菌性血栓，可形成脑脓肿，多见于 2 岁以上儿童。其他常见并发症还有感染性心内膜炎。

【辅助检查】

1. 血液检查 周围血红细胞计数和血红蛋白浓度明显增高，红细胞压积也增高。

2. 胸部 X 线检查 心脏大小正常或稍增大。典型心影呈"靴形"，系右心室肥大使心尖圆钝上翘和肺动脉段凹陷所致。肺门血管影缩小，两侧肺纹理减少，透亮度增加。

3. 心电图检查 电轴右偏，右心室肥大，也可见右心房扩大。

4. 超声心动图检查 二维超声心动图可显示主动脉内径增宽，骑跨于室间隔之上，室间隔连续中断。右心室、右心房内径增大，右心室流出道狭窄，左心室内径缩小。彩色多普勒血流成像可见右心室血液直接进入骑跨的主动脉内。

5. 心导管检查及选择性右心室造影　可全面评估右心室流出道和肺动脉瓣的结构，以及肺动脉及其主要分支内径情况，但因有创伤，作为单纯诊断应用较少。

【治疗要点】

1. 内科治疗

（1）积极预防感染，防治脱水和并发症。

（2）缺氧发作时的处理：①发作轻者，患儿取膝胸位即可缓解。②发作重者立即吸氧，保持患儿安静；静脉缓慢注射β受体阻滞剂普萘洛尔（心得安），每次 0.1 mg/kg；必要时可皮下注射吗啡，每次 0.1~0.2 mg/kg，以抑制呼吸中枢，消除呼吸急促；静脉注射碳酸氢钠，纠正酸中毒。③既往有缺氧发作者可口服普萘洛尔以预防缺氧再次发作。④去除引起缺氧发作的诱因，如感染、贫血等，尽量保持患儿安静。

2. 外科治疗　法洛四联症患儿一旦确诊，均应考虑手术治疗。近年来随着体外循环技术的发展、婴幼儿麻醉技术的改进、心外科手术及术后监护技术的提高，法洛四联症外科根治术的死亡率不断下降。轻症患儿在幼儿期可考虑行一期根治术，但重症患儿应尽早行根治术。重症患儿也可在婴儿期先行姑息手术，待肺血管发育好转后，再行根治术。

拓展阅读 10-2
先天性心脏病外科治疗中国专家共识（十）：法洛四联症

三、先天性心脏病患儿的护理

【常见护理诊断 / 问题】

1. 活动无耐力　与体循环血量减少及缺氧有关。
2. 营养失调：低于机体需要量　与组织缺氧及喂养困难有关。
3. 生长发育迟缓　与体循环血量减少影响生长发育有关。
4. 潜在并发症：心力衰竭、感染性心内膜炎、脑血栓。
5. 焦虑（家长）　与担心手术及预后有关。

【护理措施】

1. 休息　保持病室安静，建立合理的生活制度，保证患儿充足的睡眠。治疗、护理尽量集中完成，减少刺激患儿，避免引起情绪激动。轻症患儿可根据病情适当活动，重症患儿应卧床休息，减少耗氧量。

2. 饮食　注意营养搭配，供给充足能量，保证营养需求，以增强患儿体质。补充适量蔬菜类粗纤维食品，保证大便通畅，以免排便困难增加心脏负担。对喂养困难的患儿宜少量多餐，耐心喂养，避免呛咳和呼吸困难，必要时可在喂养前吸氧，也可采取鼻饲管喂养。心功能不全有水钠潴留者，遵医嘱给予低盐或无盐饮食。

3. 预防感染　注意保暖，避免受凉，随气温变化及时增减衣服。注意保护性隔离，与感染性疾病患儿分室居住，预防交叉感染。做各种口腔小手术时，应给予抗生素预防感染，防止感染性心内膜炎发生。一旦发生感染应积极治疗。

4. 密切观察病情，预防并处理并发症

（1）预防急性缺氧发作：注意观察，防止法洛四联症患儿在活动、哭闹、进食、排便时引起缺氧发作，一旦发生应将患儿置于膝胸卧位，给予吸氧，准备好普萘洛尔、吗啡等急救药品，配合医生采取抢救措施。

（2）预防脑血栓形成：法洛四联症患儿血液黏稠度高，发热、出汗、吐泻时要注意供给充足的液体，以免血液浓缩形成血栓。同时密切观察患儿有无偏瘫等脑栓塞表现，一旦出现，立即通知医生，及时处理。

（3）预防心力衰竭：保持患儿安静，避免患儿长时间哭闹。严格控制输液速度和输液量，可用输液泵准确控制滴速。密切观察患儿有无心率增快、呼吸困难、端坐呼吸、吐泡沫样痰、水肿、肝大等心力衰竭的表现，如出现上述表现，患儿立即取半卧位，给予吸氧，及时报告医生，并按心力衰竭进行护理。

5. 心理护理　护理人员对患儿要有耐心和爱心，建立良好的护患关系，消除患儿的紧张情绪。向家长详细解释患儿病情、检查和治疗经过，取得理解与配合。

6. 健康指导　指导家长掌握先天性心脏病患儿的日常照护，建立良好的生活制度。注意饮食卫生，合理喂养。预防感染，防止并发症的发生。定期复查，调整心功能，为患儿手术做好充分的准备。

第三节　病毒性心肌炎

情境导入

患儿，女，5 岁，因"食欲减退、疲乏无力伴胸痛 2 天"入院。患儿 2 周前有上呼吸道感染病史。体检发现心脏扩大，心率快，145 次 /min，有期前收缩；心肌酶测定：血清肌酸激酶及其同工酶升高，心肌肌钙蛋白升高；心电图示：窦性心动过速，偶发室性期前收缩，多导联 T 波低平。

请思考：

1. 该患儿可能的临床诊断是什么？

2. 该患儿目前主要的护理诊断 / 问题是什么？应采取哪些护理措施？

病毒性心肌炎（viral myocarditis）是指病毒侵犯心脏后引起的、以心肌间质炎症细胞浸润和心肌细胞变性、坏死为特征的心肌炎症性疾病，部分病例可伴有心包炎和心内膜炎。儿童期的发病率尚不确切。

【病因】

很多病毒感染可引起心肌炎，主要为肠道病毒和呼吸道病毒，其中柯萨奇病毒 $B_{1\sim6}$ 型最常见，约占半数以上，其次为埃可病毒。其他病毒如腺病毒、脊髓灰质炎病毒、流感和副流感病毒、单纯疱疹病毒、流行性腮腺炎病毒等，亦可引起心肌炎。值得注意的是新生儿期柯萨奇病毒 B 组感染可引起群体流行，其死亡率可高达 50% 以上。

【临床表现】

轻重不一，取决于患儿的年龄和感染的急性或慢性过程，预后大多良好。

1. 前驱症状　起病前数日或 1~3 周多有上呼吸道或肠道病毒前驱感染史，常伴有全身不适、发热、咽痛、肌痛、腹痛、腹泻和皮疹等症状。

2. 心肌炎表现　轻症患儿可无自觉症状，仅表现为心电图异常；一般病例患儿表现为精神萎靡、食欲减退、疲乏无力、心悸、气促和心前区不适或胸痛等症状；少数重症患儿可发生心力衰竭，并发严重心律失常、心源性休克，甚至猝死。部分患儿呈慢性进程，可演变为扩张性心肌病。新生儿病情进展快，主要表现为高热、反应低下、呼吸困难和发绀等。

体格检查：心脏大小正常或轻度扩大，伴心动过速、心音低钝、奔马律。有心包炎者可听到心包摩擦音。反复心力衰竭者，心脏明显扩大，肺部出现湿啰音，肝、脾大。重症患儿可突发心源性休克，血压下降，脉搏细弱。

根据症状、体征及病程，可分为3期。①急性期：新发病，症状及检查阳性发现明显且多变，一般病程在半年以内。②迁延期：临床症状反复出现，客观检查指标迁延不愈，病程多在半年至1年。③慢性期：心脏进行性增大，反复心力衰竭或心律失常，病情时轻时重，病程在1年以上。

【辅助检查】

1. 实验室检查

（1）血生化指标：病程早期血清肌酸激酶（CK）多有增高，其中以来自心肌的同工酶（CK-MB）为主。血清乳酸脱氢酶（LDH）同工酶增高对心肌炎早期诊断有提示意义。心肌肌钙蛋白T（cTnT）的变化对心肌炎诊断具有高度的特异性。

（2）病毒分离：疾病早期可从咽拭子、粪便、血液、心包液中分离出病毒，但需结合血清抗体测定才更有意义。

（3）PCR：病程早期通过PCR技术检测出病毒核酸可作为某一型病毒存在的依据。

2. 胸部X线检查　心影增大，但无特异性。合并大量心包积液时心影显著增大，心力衰竭时两肺呈淤血表现。

3. 心电图检查　缺乏特异性，动态观察很重要。可见严重心律失常，包括各种期前收缩、室性和室上性心动过速、Ⅱ度或Ⅲ度房室传导阻滞、心房颤动、心室颤动等。心肌受损明显时可见T波低平、双向或倒置，多导联ST段下移等。

4. 心肌活检　是诊断的"金标准"，但受到取样部位的限制，阳性率不高，且因为具有创伤性，患者的依从性低，临床应用十分有限。

【治疗要点】

本病为自限性疾病，目前尚无特效治疗，主要是促进心肌修复，改善心肌代谢，减轻心脏负荷，改善心脏功能。

1. 休息　急性期需卧床休息，以减轻心脏负荷。

2. 药物治疗

（1）抗病毒治疗：患儿早期处于病毒血症阶段，可选用抗病毒治疗，但疗效不确定。

（2）改善心肌营养

1）大剂量维生素C：每日100～200 mg/kg，以葡萄糖稀释成10%～25%溶液静脉注射，每日1次，疗程3～4周，病情好转可改为维生素C口服。

2）能量合剂：常用三磷酸腺苷20 mg、辅酶A 50 U、胰岛素4～6 U及10%氯化钾8 mL溶于10%葡萄糖注射液250 mL中静脉滴注，每日或隔日1次。

3）辅酶Q_{10}：1 mg/（kg·d），分两次口服，疗程3个月以上。

4）1,6-二磷酸果糖（FDP）：常用剂量为150～250 mg/（kg·d），静脉滴注，疗程1～3周。

5）中药：在常规治疗的基础上加用丹参或黄芪等中药。

（3）糖皮质激素：一般病例不主张使用，多用于急重病例，常用泼尼松口服，每日1～1.5 mg/kg，共2～3周，症状缓解后逐渐减量至停药。对于急症抢救病例可采用静脉滴注，如地塞米松每日0.2～0.4 mg/kg，或氢化可的松每日15～20 mg/kg。

（4）大剂量丙种球蛋白：用于重症病例，2 g/kg，单剂24 h缓慢静脉滴注。

（5）心力衰竭治疗：控制液体入量，根据病情可联合应用强心药、利尿剂、血管活性药物。强心药常用地高辛或毛花苷丙，应特别注意心肌炎患儿对洋地黄制剂比较敏感，易中毒，故用量应较常规剂量减小，一般用有效剂量的2/3即可。重症患儿加用利尿剂时，应注意电解质平衡，以免引起心律失常。

（6）心源性休克救治：静脉大剂量滴注糖皮质激素或静脉推注大剂量维生素C常可取得较好的效果，如效果不满意可应用调节血管紧张度的药物，如多巴胺、异丙肾上腺素和间羟胺等，以加强心肌收缩、维持血压和改善微循环。

【常见护理诊断/问题】

1. 活动无耐力　与心肌收缩力下降，组织供血供氧不足有关。

2. 潜在并发症：心律失常、心力衰竭、心源性休克。

3. 焦虑　与担心疾病预后有关。

4. 知识缺乏：家长和患儿缺乏疾病相关知识。

【护理措施】

1. 休息　急性期卧床休息，至体温稳定3~4周后，逐渐增加活动量。恢复期需继续限制活动量，一般总休息时间不少于6个月。重症患儿心脏扩大或有心力衰竭者，应延长卧床时间，待心衰控制、心脏情况好转后再逐渐开始活动。

2. 饮食护理　合理搭配饮食，少食多餐，给予患儿高蛋白、高维生素、易消化、清淡饮食。

3. 严密观察病情，及时处理并发症

（1）密切观察患儿精神状态、面色、心率、心律、呼吸、体温和血压变化。心律失常患儿应连续心电监护，发现多源性期前收缩、频发室性期前收缩、高度或完全性房室传导阻滞、心动过速或过缓时，应立即报告医生，采取紧急处理措施。

（2）胸闷、气促、心悸时应注意休息，必要时给予吸氧。烦躁不安者可根据医嘱给予镇静剂。心力衰竭者取半卧位，尽量保持安静，控制静脉输液速度，以免加重心脏负荷。使用洋地黄时注意观察有无心率过慢、新出现的心律失常，以及恶心、呕吐等洋地黄中毒症状，如有上述症状应暂停用药并及时通知医生处理。

（3）应用血管活性药物时，最好使用微量泵给药，准确控制速度，避免血压出现波动。

4. 健康教育

（1）加强对患儿和家长疾病知识、治疗过程及预后的介绍，减轻其焦虑和恐惧心理，树立战胜疾病的信心。

（2）养成良好的生活习惯，保证充足的睡眠，强调休息对心肌炎恢复的重要性。

（3）预防呼吸道感染和消化道感染，注意保暖，尽量避免去公共场所。

（4）带抗心律失常药物出院的患儿，让家长了解用药的剂量、方法及不良反应。

（5）嘱用药期间定期到医院复查。

思考题

患儿，男，4岁，体检发现心脏杂音而入院。幼时吃奶常有停顿，较长距离行走感气促，休息片刻后好转。平时易患呼吸道感染，哭闹后出现暂时性青紫。查体：T 37℃，P 98次/min，R 24次/min，BP 100/60 mmHg，体重13 kg，身高95 cm。体型偏瘦，双肺呼吸音粗，无干、湿啰音。心前区稍隆起，心尖搏动弥散，心浊音界扩大，律齐，心音有力，胸骨左缘第2~3肋间可闻及Ⅲ级收缩期杂音，呈喷射状，肺动脉瓣区第二心音亢进且固定分裂，肝、脾肋下未及。

请问：

（1）该患儿最可能的临床诊断是什么？

（2）该患儿主要的护理诊断/问题是什么？应采取哪些护理措施？

（陈桂花　陈基尧）

数字课程学习

 教学 PPT　　　 自测题

第十一章

血液系统疾病患儿的护理

【学习目标】

知识：

1. 识记：儿童造血特点及不同年龄阶段儿童的血液特点；儿童贫血的分类与分度；髓外造血、生理性贫血、营养性缺铁性贫血、营养性巨幼细胞贫血、免疫性血小板缺少症、血友病的概念；营养性缺铁性贫血、营养性巨幼细胞贫血的常见病因；急性白血病的分类、分型、治疗原则。

2. 理解：营养性缺铁性贫血、营养性巨幼细胞贫血、免疫性血小板减少症、血友病的临床表现及治疗要点；急性白血病的临床表现；霍奇金淋巴瘤和非霍奇金淋巴瘤的临床表现、辅助检查、治疗要点。

3. 应用：利用相关知识解读血液病患儿的血象特点；根据护理程序对血液病患儿提出常见护理诊断/问题，制订切实可行的护理计划，实施精准护理措施，提供有针对性的健康指导。

技能：

1. 能利用所学知识为免疫性血小板缺少症、白血病患儿提供整体护理。

2. 能为贫血、血友病、白血病患儿提供有针对性的健康指导。

3. 能正确应用各类化疗药物，观察并处理化疗药物的毒性作用。

4. 能运用评判性思维和循证方法做出护理决策。

素质：

具有同理心、慎独精神，以及主动为患儿及其家属提供服务的意识。

血液系统疾病是指原发于造血系统或影响造血系统伴血液异常改变的疾病，其临床表现常以贫血、出血、肝脾大、淋巴结肿大、发热、骨关节疼痛为主要特征。

第一节 儿童造血和血液特点

一、造血特点

各种血细胞及免疫细胞均起源于骨髓造血干细胞（hematopoietic stem cell），造血过程即为各类血细胞发育和成熟的过程。儿童时期的造血可分为胚胎期造血和生后造血两个阶段。

（一）胚胎期造血

胚胎期造血是一个动态过程，最先发生于卵黄囊，然后在肝、脾、胸腺和淋巴结，最后在骨髓。胚胎期造血分为三个时期。

1. 中胚叶造血期　约胚胎第3周开始出现卵黄囊上的中胚叶间质细胞造血。胚胎第6周后，中胚叶造血开始退化，至第12~15周时消失。

2. 肝脾造血期　胚胎中期以肝为主要的造血场所，主要产生有核红细胞和少量的粒细胞、巨核细胞。肝造血自胚胎第6~8周开始，4~5个月时达高峰，6个月后逐渐减退，出生时停止。

胚胎第8周左右脾开始参与造血，主要产生红细胞、粒细胞、淋巴细胞和单核细胞；胎儿5个月后，脾造红细胞和粒细胞功能减退直至消失，而造淋巴细胞功能可维持终身。

胚胎第6~7周胸腺开始生成淋巴细胞；胚胎第11周淋巴结开始造淋巴细胞，并成为终身造淋巴细胞和浆细胞的器官。

3. 骨髓造血期　胚胎第6周开始出现骨髓，至胎儿4个月开始造血，并迅速成为胎儿后期主要的造血器官，出生2~5周后成为正常情况下唯一的造血器官，持续终身。

（二）生后造血

生后造血主要发生在骨髓（生成各种血细胞），特殊情况下出现髓外造血。

1. 骨髓造血　婴幼儿期骨髓均为红骨髓，全部参与造血。5~7岁开始，长骨中部分红骨髓逐渐被黄骨髓（脂肪组织）替代，至成年时红骨髓仅分布于颅骨、锁骨、胸骨、肋骨、肩胛骨、椎骨、盆骨等短骨或不规则骨及长骨近端。黄骨髓具有潜在造血功能，当造血需求增加时，黄骨髓可转变为红骨髓而恢复造血。婴幼儿由于缺乏黄骨髓，造血代偿能力较差，当造血需求增加时，容易出现髓外造血。

2. 髓外造血　正常情况下髓外造血极少。当婴幼儿发生严重感染或溶血性贫血等时，造血需求增加，肝、脾、淋巴结可恢复到胎儿期造血状态，表现为肝、脾大及淋巴结肿大，外周血中可见有核红细胞和（或）幼稚中性粒细胞。这是儿童造血器官的一种特殊反应，称为"髓外造血"，当病因去除后，即恢复正常骨髓造血。

二、血液特点

（一）红细胞与血红蛋白

胎儿在子宫腔内处于相对缺氧状态，因此红细胞数及血红蛋白量较高，出生时红细胞数为（5.0～7.0）×10^{12}/L，血红蛋白量为150～220 g/L。生后6～12 h，由于不显性失水，血液浓缩，红细胞数和血红蛋白量有所增高。新生儿及婴儿期，由于骨髓造血功能暂时性下降、生理性溶血、循环血量增加等因素，红细胞数和血红蛋白量逐渐降低，至2～3个月时，红细胞数降至3.0×10^{12}/L，血红蛋白量降至100 g/L左右，出现轻度贫血，称为"生理性贫血"。此种贫血早产儿发生更早，程度更重。生理性贫血呈自限性，3个月后，红细胞数和血红蛋白量逐渐上升，约12岁时达成人水平。

网织红细胞出生时较高，为0.04～0.06，出生后5～7天接近消失，3个月内均维持在低水平，约0.003，随着生理性贫血的纠正，婴儿期以后达到成人水平。

血红蛋白（Hb）在胚胎8周至胎儿6个月时以胎儿血红蛋白（HbF）为主，占90%，以后逐渐下降，出生时占70%。出生后HbF迅速为成人血红蛋白（HbA）所替代，4月龄时HbF<20%，1岁时HbF<5%，2岁时HbF<2%，达到成人水平。

（二）白细胞

出生时白细胞总数为（15～20）×10^9/L，生后6～12 h可达（21～28）×10^9/L，以后逐渐下降，7天后平均为12×10^9/L，婴儿期维持在10×10^9/L左右，8岁后接近成人水平。

白细胞分类中中性粒细胞和淋巴细胞比例变化较大。出生时中性粒细胞占60%～65%，淋巴细胞占30%～35%；随着白细胞总数下降，中性粒细胞比例也相应下降，生后4～6天中性粒细胞和淋巴细胞比例约相等，出现第一次交叉；随后淋巴细胞比例继续上升，1～2岁时约占60%，中性粒细胞占35%；之后中性粒细胞开始增加，至4～6岁时两者又相等，出现第二次交叉；随后中性粒细胞继续增加，两者比例逐渐达成人水平。嗜酸性粒细胞、嗜碱性粒细胞及单核细胞各年龄期差异不大。

（三）血小板

新生儿期血小板波动较大，出生6个月后血小板计数与成人相同，为（100～300）×10^9/L。

（四）血容量

儿童血容量占体重的比相对成人较高，新生儿血容量约占体重的10%，约85 mL/kg（早产儿可达90～108 mL/kg）；儿童血容量占体重的8%～10%，为75～80 mL/kg。

第二节　儿童贫血

一、概述

贫血（anemia）是指外周血中单位容积内的红细胞数或血红蛋白量低于正常。儿童的红细胞数和血红蛋白量随年龄不同而有差异。我国儿童贫血的诊断标准是：新生儿 Hb < 145 g/L；1 ~ 4 个月 Hb < 90 g/L；4 ~ 6 个月 Hb < 100 g/L；6 个月 ~ 6 岁 Hb < 110 g/L；6 ~ 14 岁 Hb < 120 g/L。海拔每升高 1 000 m，Hb 上升 4%。

（一）贫血的分度

根据外周血血红蛋白量，可将贫血分为 4 度（表 11–1）。

表 11–1 贫血的分度

分度	新生儿期 Hb（g/L）	儿童期 Hb（g/L）
轻度	120 ~ 144	90 ~ 正常下限
中度	90 ~ 119	60 ~ 89
重度	60 ~ 89	30 ~ 59
极重度	< 60	< 30

（二）贫血的分类

1. 病因学分类　根据造成贫血的原因及发病机制可将贫血分为 3 类。

（1）红细胞和血红蛋白生成不足

1）造血物质缺乏：主要为营养性贫血，如铁缺乏导致的缺铁性贫血，维生素 B_{12} 和（或）叶酸缺乏导致的巨幼细胞贫血，蛋白质缺乏性贫血等。

2）骨髓造血功能障碍：如再生障碍性贫血、单纯红细胞再生障碍性贫血等。

3）其他：如慢性肾病引起促红细胞生成素减少所致的贫血、铅中毒所致的贫血、感染性贫血、恶性肿瘤伴发的贫血等。

（2）溶血性贫血

1）红细胞内在异常：①红细胞膜结构缺陷，如遗传性球形红细胞增多症、遗传性椭圆形红细胞增多症；②红细胞酶缺乏，如葡萄糖 –6– 磷酸脱氢酶（G-6-PD）缺乏、丙酮酸激酶（PK）缺乏等；③血红蛋白异常，如地中海贫血、血红蛋白病等。

2）红细胞外在因素：①免疫因素，体内存在破坏红细胞的抗体，如新生儿溶血病、自身免疫性溶血性贫血；②非免疫因素，如感染、药物、理化因素、中毒等。

（3）失血性贫血：包括急性和慢性失血引起的贫血。

2. 形态学分类　根据平均红细胞体积（MCV）、平均红细胞血红蛋白含量（MCH）、平均红细胞血红蛋白浓度（MCHC），将贫血分为 4 类（表 11–2）。

表 11–2 贫血的形态学分类

	MCV（fl）	MCH（pg）	MCHC（g/L）
正常值	80 ~ 94	28 ~ 32	320 ~ 380
正细胞性贫血	80 ~ 94	28 ~ 32	320 ~ 380
大细胞性贫血	> 94	> 32	320 ~ 380
单纯小细胞性贫血	< 80	< 28	320 ~ 380
小细胞低色素性贫血	< 80	< 28	< 320

形态学分类有利于临床进行病因的推断，表 11-3 为形态学分类对应的常见疾病。

表 11-3 形态学分类与常见疾病

形态学分类	常见疾病
正细胞性贫血	急性失血、感染、肾衰竭、结缔组织病、急性再生障碍性贫血
大细胞性贫血	巨幼细胞贫血
小细胞低色素性贫血	缺铁性贫血、地中海贫血、铁粒幼细胞贫血、铅中毒、维生素 B_6 效应性贫血

（三）贫血的临床表现

贫血的临床表现与引起贫血的病因及贫血的程度和进展速度等因素有关。轻症一般无自觉症状，慢性发病早期由于机体代偿可无明显表现，急重症由于红细胞大量破坏或减少，导致组织器官缺血缺氧，可出现相应的临床症状，严重者甚至发生休克，危及生命。

1. 一般表现　皮肤、黏膜、甲床苍白是最典型的表现，溶血性贫血及重度贫血时则表现为苍黄或蜡黄。长期慢性贫血会影响患儿的生长发育，表现为营养低下、生长发育迟缓、毛发干枯、易疲乏等。

2. 髓外造血表现　肝、脾大及淋巴结肿大，外周血中可见有核红细胞、幼稚粒细胞。

3. 其他系统表现

（1）呼吸、循环系统：呼吸、心率增快，动脉压增高，部分患儿可见毛细血管搏动。重度贫血失代偿时，可出现心脏扩大、心前区收缩期杂音，甚至发生充血性心力衰竭。

（2）消化系统：食欲减退、恶心、呕吐、便秘或腹胀，偶有舌炎、舌乳头萎缩等。

（3）神经系统：精神不振、倦怠，或烦躁不安、易激惹，注意力不集中，爱哭闹等，严重者影响神经系统发育及智力发育，年长儿还可出现头昏、头痛、耳鸣、眼前发黑等症状。

二、营养性缺铁性贫血

情境导入

患儿，女，10 个月，因"脸色渐苍白 3 个月"入院。患儿 3 个月前开始脸色渐苍白，无发热及出血现象，皮肤黏膜无黄染，未予以特殊处理。患儿系 G_1P_1，足月顺产，单纯母乳喂养至今，未添加辅食。计划免疫按期进行，无过敏史，无特殊家族史。

体格检查：T 36.6℃，P 121 次 /min，R 31 次 /min，体重 7.9 kg，身长 68 cm。脸色、口唇苍白，皮肤、巩膜无皮疹及黄染，浅表淋巴结未扪及，心、肺部检查阴性。肝右肋下 2 cm，脾左肋下 2 cm。

辅助检查：血常规示 WBC $4.0×10^9$/L，N 35%，L 62%，RBC $2.7×10^{12}$/L，Hb 61 g/L，MCV 70 fl，MCH 17 pg，MCHC 25 g/L，PLT $200×10^9$/L。

请思考：

1. 该患儿最可能的临床诊断是什么？

2. 该患儿目前主要的护理诊断 / 问题有哪些？

3. 应给予该患儿哪些护理措施？

营养性缺铁性贫血（nutritional iron-deficiency anemia）是由于体内铁缺乏，导致血红蛋白合成减少而发生的一种小细胞低色素性贫血。为儿童常见病，主要发生于6个月~2岁的婴幼儿。临床上具有血清铁及血清铁蛋白减少、铁剂治疗有效等特点。

【病因】

1. 先天储铁不足　4~6个月内婴儿体内的铁主要来源于宫内储备，尤其在妊娠最后3个月储备量最大。因此，孕母严重缺铁、早产、双胎或多胎、胎儿失血等均可导致婴儿先天储铁不足。此外，分娩过程中胎盘血管破裂和脐带结扎等情况，也可影响婴儿体内储铁量。

2. 后天摄铁不足　6个月内婴儿坚持母乳喂养，可以满足其生长发育需要，但6个月后如未及时添加富含铁的食物，或未使用铁强化配方乳，则可引起儿童铁缺乏。年长儿饮食习惯不良，如偏食、挑食、饮食搭配不合理等，也可导致铁缺乏。

3. 长期慢性失血　每失血1 mL，约失铁0.5 mg，当铁的损耗超过正常1倍以上时，即可出现贫血。牛奶蛋白过敏可引起慢性肠道出血，胃肠道畸形、肠息肉、鼻出血、膈疝、钩虫病、少女月经量过多等也可造成长期慢性失血而致贫血。

4. 生长发育旺盛，铁需求量增加　婴儿期和青春期生长发育迅速，铁需求量增加，早产儿婴儿期铁需求量尤为大，若不及时供应足量的铁，可导致贫血发生。

5. 其他　长期食欲减退、胃肠炎、慢性腹泻等可影响铁的吸收，增加铁的排泄，造成铁缺乏。

【发病机制】

1. 缺铁对血液系统的影响　铁是合成血红蛋白的原料，缺铁时血红蛋白合成减少，而红细胞数量减少的程度相对较轻，导致新生的红细胞内血红蛋白含量少，细胞变小，呈小细胞低色素性贫血。但由于体内储存铁的存在，缺铁早期无贫血表现；随着铁缺乏进一步加重，经过铁减少期、红细胞生成缺铁期、缺铁性贫血期三个阶段，最终出现贫血表现，并伴非血液系统的症状。

2. 缺铁对其他系统的影响　缺铁影响肌红蛋白的合成，并可导致多种含铁酶的活性降低，从而引起细胞功能紊乱，出现一系列非血液系统表现。

【临床表现】

症状轻重取决于贫血的程度和贫血发生发展的速度。

1. 一般表现　皮肤黏膜逐渐苍白，以唇、口腔黏膜和甲床较明显，不爱活动，年长儿可诉疲乏无力、头晕、耳鸣、眼前发黑等。体重不增或增长缓慢。

2. 血液系统表现　出现髓外造血，表现为肝、脾大及淋巴结肿大。年龄越小、病程越长、贫血越重者，肝脾增大越明显，但程度很少有超过中度者。淋巴结肿大较轻。

3. 非血液系统表现

（1）神经系统症状：精神萎靡或烦躁不安、易激惹，注意力不集中，记忆力减退，智力多低于同龄儿。

（2）循环系统症状：明显贫血时心率增快，严重者心脏扩大，甚至发生心力衰竭。

（3）消化系统症状：食欲减退、呕吐、腹泻、口腔炎、舌炎或舌乳头萎缩，严重者可出现萎缩性胃炎或吸收不良综合征等。病程长者可见异食癖。

（4）其他表现：皮肤干燥，毛发枯黄，反甲，易感染等。

【辅助检查】

1. 血常规　红细胞与血红蛋白均减少，血红蛋白减少尤为明显，呈小细胞低色素性贫血。

平均红细胞体积（MCV）< 80 fl，平均红细胞血红蛋白含量（MCH）< 26 pg，平均红细胞血红蛋白浓度（MCHC）< 310 g/L。血涂片可见红细胞大小不等，以小细胞为多，中央淡染。网织红细胞正常或轻度减少。白细胞、血小板多数正常。

2. 骨髓检查　增生活跃，以中、晚幼红细胞增生为主，胞质少，胞质成熟落后于胞核。粒细胞系和巨核细胞系一般无明显异常。骨髓可染色铁显著减少甚至消失，细胞外铁明显减少（0~+），铁粒幼细胞比例 < 15%。

3. 铁代谢检查

（1）血清铁蛋白（SF）：是反映体内储存铁的敏感指标，SF < 12 μg/L 提示缺铁。应排除感染、肝病和恶性肿瘤等病理情况对 SF 的影响。

（2）红细胞游离原卟啉（FEP）：红细胞内缺铁时 FEP 升高，当 FEP > 0.9 μmol/L 时提示红细胞内缺铁。

（3）血清铁（SI）、总铁结合力（TIBC）和转铁蛋白饱和度（TS）：这 3 项检查反映血浆中铁的含量。SI < 10.7 μmol/L，TIBC > 62.7 μmol/L，TS < 15%，有诊断意义。

【预防】

1. 健康教育　指导合理喂养和饮食搭配，帮助儿童养成健康饮食习惯，纠正挑食、偏食等不良习惯。

2. 孕母预防　孕母加强营养，摄入富含铁的食物。

3. 合理喂养　0~6 月龄婴儿纯母乳喂养，如无母乳或母乳不足，应使用铁强化配方乳喂养。喂养鲜牛乳时需先加热处理。满 6 月龄起添加辅食，顺应喂养，每次只添加一种新食物，由少到多、由稀到稠、由细到粗，循序渐进。

4. 补铁　根据铁营养及贫血状况，6~12 月龄婴儿每日补充 1.5~9.0 mg 元素铁，13~36 月龄每日补充 1.5~10.8 mg 元素铁。早产儿和低出生体重儿，应从出生 1 个月起开始补铁，每日补充 2.0 mg/kg 元素铁，并根据贫血筛查情况调整补铁量及持续时间。

5. 筛查　正常婴幼儿，推荐 6 月龄、9 月龄和 12 月龄时筛查，以后每年一次；早产儿建议在 3 月龄时就开始筛查，此后转入正常筛查。

【治疗要点】

1. 一般治疗　加强护理，避免感染，给予富含铁的食物，注意休息。

2. 去除病因　合理喂养，纠正挑食和偏食等不良饮食习惯，治疗慢性失血疾病。

3. 铁剂治疗

（1）口服铁剂：首选口服铁剂治疗，二价铁比三价铁容易吸收，常用硫酸亚铁、富马酸亚铁、葡萄糖酸亚铁、琥珀酸亚铁等。剂量为元素铁每日 4~6 mg/kg，分 3 次口服，最好在两餐之间服用，以减少对胃黏膜刺激，有利于吸收。可同时服用维生素 C 促进铁的吸收，避免与牛奶、茶、咖啡同时服用。

（2）注射铁剂：诊断明确，但口服铁剂不耐受，或有严重腹泻等影响铁的吸收，或口服铁剂治疗效果不佳时，可考虑注射铁剂。常用注射铁剂有山梨醇枸橼酸铁复合物，肌内注射；右旋糖酐铁复合物，肌内注射或静脉注射；葡萄糖氧化铁，静脉注射。注射铁剂的治疗效应并不比口服快，而且容易发生不良反应，甚至发生过敏反应致死，应慎用。

4. 输注红细胞　一般不需要输注红细胞，重度贫血或合并严重感染或急需外科手术者可考虑。应注意输注的量和速度，贫血越严重，每次输注量应越少。速度宜慢，以免发生心力衰竭。

【常见护理诊断 / 问题】

1. 活动无耐力　与贫血致组织器官缺氧有关。

2. 营养失调：低于机体需要量　与铁摄入不足、铁吸收不良和排泄增加、长期慢性失血、生长发育旺盛等有关。

3. 有感染的危险　与缺铁导致机体免疫功能低下有关。

4. 潜在并发症：心力衰竭。

5. 有儿童跌倒的危险　与贫血引起脑组织缺氧有关。

6. 知识缺乏：家长及年长患儿缺乏营养知识和本病的防护知识。

【护理措施】

1. 休息与活动　协助患儿的日常生活，根据其活动耐力制订活动计划，以不感到疲乏为度。对轻、中度贫血患儿，不必严格限制日常活动，但应避免剧烈运动，活动间歇充分休息，保证足够睡眠。对重度贫血患儿，特别是活动后出现心悸、气短的患儿，应吸氧、卧床休息。

2. 饮食护理　婴儿提倡母乳喂养，按时添加含铁丰富的辅食或补充铁强化食品，食物添加循序渐进。鲜牛乳加热处理后喂养，以减少过敏所致肠出血。鼓励年长儿主动进食，培养健康饮食习惯。合理搭配饮食，多食含铁丰富的食物，如动物肝、动物血、瘦肉、鱼类、牡蛎、贝类、大豆制品等。

3. 用药护理

（1）口服铁剂：告知家长口服铁剂的正确剂量、方法、时间、疗程及注意事项。口服铁剂宜从小剂量开始，在两餐之间服用，以减少对胃肠道的刺激，并有利于铁的吸收。维生素 C、氨基酸、果糖可促进铁的吸收，可与铁剂同时食用；茶、咖啡、牛奶、麦麸、抗酸药物可抑制铁的吸收，应避免与铁剂同食。液体铁剂可使牙齿染黑，服用时需使用吸管或滴管。向家长及年长儿说明服用铁剂后，大便变黑或呈柏油样为正常现象，停药后可恢复。服药 3~4 周仍无效，应查找原因。口服铁剂一般至血红蛋白达正常水平后 6~8 周再停药，以补足铁的储存量。

（2）注射铁剂：可致局部疼痛、硬结，还可导致面红、头晕、荨麻疹、发热，甚至过敏性休克。注射时剂量应准确，深部肌内注射，每次更换注射部位，减少局部刺激，避免硬结形成；注射后应加强观察，及时发现不良反应。

4. 健康教育　指导合理喂养。向家长及年长患儿讲解疾病相关知识和预防要点。适当增加户外活动，增强体质，预防感染。按时接种各种疫苗。指导正确、足疗程用药。讲解跌倒受伤的潜在风险与预防，避免跌倒受伤发生。

5. 心理护理　因缺铁性贫血致智力减低、成绩下降的年长儿，应了解其心理，在生活上给予关注，精神上给予安慰鼓励。告知患儿及家长积极治疗可消除症状，增强患儿信心，减轻自卑心理。

三、营养性巨幼细胞贫血

情境导入

患儿，男，10 个月。人工喂养（羊奶），辅食只添加米糊，面色苍白 3 个月，近 1 周嗜睡，食欲差。体格检查：虚胖，头发稀疏、微黄，面色苍白，巩膜轻度黄染。辅助检查：血常规示 RBC 2.4×10^{12}/L，Hb 79 g/L，MCV 95 fl，MCH 33 pg，MCHC 正常，白细胞计数正常，PLT $90 \times 10^9/L$；外周血涂片示白细胞有核分叶过多现象。

请思考：

1. 该患儿最可能的临床诊断是什么？

2. 该患儿首选的治疗措施是什么？

3. 应给予该患儿哪些护理措施？

营养性巨幼细胞贫血（nutritional megaloblastic anemia，NMA）是由于维生素 B_{12} 和（或）叶酸缺乏所致的一种大细胞性贫血。多见于 6 个月 ~ 2 岁婴幼儿，起病缓慢。主要临床特点为贫血、红细胞胞体变大、骨髓中出现巨幼红细胞，有较明显神经精神症状，用维生素 B_{12} 和（或）叶酸治疗有效。

【病因】

1. 摄入量不足　单纯母乳喂养而未及时添加适宜辅食可致维生素 B_{12} 和叶酸缺乏；人工喂养不当，单纯以羊奶喂养可致叶酸缺乏；婴幼儿饮食中缺乏肉类、动物肝、蔬菜等，易致维生素 B_{12} 和叶酸缺乏。

2. 需要量增加　婴幼儿生长发育迅速，对维生素 B_{12} 和叶酸的需要量也相应增加。早产儿需要量更多。

3. 吸收和代谢障碍

（1）维生素 B_{12}：食物中的维生素 B_{12} 与胃底黏膜壁细胞分泌的内因子结合后在回肠末端吸收，因此胃部分或全切除、内因子缺乏、回肠切除、回肠炎、肠内寄生虫等，可影响维生素 B_{12} 的吸收。肝病患儿和长期服用新霉素等药物的患儿可发生维生素 B_{12} 代谢障碍。

（2）叶酸：主要在十二指肠和空肠近端吸收，因此慢性腹泻、小肠切除、局限性肠炎等，会影响叶酸的吸收；长期服用抗癫痫药（如苯妥英钠、苯巴比妥等）也可减少叶酸的吸收。白血病患儿服用甲氨蝶呤等抗叶酸代谢药物可致叶酸代谢障碍，先天性叶酸代谢障碍也可致叶酸缺乏。

【发病机制】

叶酸和维生素 B_{12} 缺乏时，四氢叶酸生成减少，影响 DNA 的合成，使红细胞的分裂和增殖时间延长，细胞核的发育落后于胞质，从而形成胞体增大、"核幼浆老"的巨幼红细胞。红细胞生成速度变慢，巨幼红细胞在骨髓内易被破坏，进入血液循环的红细胞寿命也较短，从而导致贫血。DNA 合成不足还导致粒细胞核成熟障碍，胞体增大，出现巨大幼稚粒细胞和中性粒细胞分叶过多现象。维生素 B_{12} 缺乏时，可导致神经髓鞘受损，出现神经精神症状；可使中性粒细胞和巨噬细胞作用减退，易致感染。叶酸缺乏主要引起情感改变，偶见深感觉障碍。

【临床表现】

1. 贫血表现　疲乏无力，虚胖或颜面部轻度水肿，皮肤常呈蜡黄色，睑结膜、口唇、指甲等处苍白，毛发稀黄，厌食、恶心、呕吐、腹泻、舌炎等。严重者皮肤有出血点或瘀斑。常有肝、脾大。

2. 神经精神症状　可出现烦躁不安、易怒。维生素 B_{12} 缺乏者还可出现表情呆滞、目光发直、嗜睡、反应迟钝、不认亲人、少哭不笑，智力及动作发育落后甚至退步。重症病例可出现不规则性震颤、手足无意识运动，甚至抽搐、感觉异常、共济失调、踝阵挛和巴宾斯基征阳性等。叶酸缺乏者不发生神经系统症状，但可导致神经精神异常。

【辅助检查】

1. 血常规　红细胞数减少比血红蛋白量减少更明显，呈大细胞性贫血，$MCV > 94$ fl、$MCH > 32$ pg，MCHC 正常。血涂片可见红细胞大小不等，以大细胞为多，中央淡染区不明显，可见巨幼变的有核红细胞，中性粒细胞有分叶过多现象。网织红细胞、白细胞、血小板计数常减少。

2. 骨髓检查　骨髓增生明显活跃，以红系增生为主。粒系、红系均出现巨幼变，胞体变大，胞核发育落后于胞质。中性粒细胞有胞质空泡形成，核分叶过多。巨核细胞出现核分叶过多现象。有巨大血小板。

3. 血清维生素 B_{12} 和叶酸测定　血清维生素 $B_{12} < 100$ ng/L（正常值 $200 \sim 800$ ng/L），叶酸 < 3 μg/L（正常值 $5 \sim 6$ μg/L）。

【治疗要点】

1. 一般治疗　改善饮食，加强营养。对于营养缺乏所致的轻症患儿，改善饮食即可好转。

2. 病因治疗　去除引起维生素 B_{12} 和叶酸缺乏的病因。

3. 药物治疗

（1）维生素 B_{12} 治疗：适用于有神经精神症状者。可采用大剂量突击疗法（维生素 B_{12} $500 \sim 1\,000$ μg 一次肌内注射）或小剂量持续疗法（维生素 B_{12} 每次肌内注射 100 μg，每周 $2 \sim 3$ 次，连用数周，直至临床症状好转，血象恢复正常为止）。当有神经系统受累表现时，可予每日 1 mg，连续肌内注射 2 周以上；由于维生素 B_{12} 吸收障碍所致的患儿，每月肌内注射 1 mg，长期应用。

（2）叶酸治疗：口服叶酸剂量为 5 mg，每天 3 次，连续服用数周至临床症状好转、血象恢复正常为止。同时口服维生素 C 200 mg/d 可促进叶酸的吸收。叶酸缺乏伴维生素 B_{12} 缺乏者，单用叶酸治疗是禁忌，须同时应用维生素 B_{12}；单纯维生素 B_{12} 缺乏者，不宜加用叶酸。

（3）补钾：严重巨幼细胞贫血患儿在治疗初期，由于细胞外钾转到细胞内，可发生低血钾，应适量补钾，以防低血钾致患儿猝死。

【常见护理诊断／问题】

1. 营养失调：低于机体需要量　与维生素 B_{12} 和（或）叶酸需要量增加、摄入不足、吸收不良、代谢障碍等有关。

2. 活动无耐力　与贫血致组织缺氧有关。

3. 有生长发育迟缓的危险　与贫血及维生素 B_{12} 缺乏影响生长发育有关。

【护理措施】

1. 休息与活动　根据患儿的活动耐受情况，安排休息与活动。一般不需严格卧床休息，严重贫血者适当限制活动，协助满足其日常生活需要。

2. 饮食护理

（1）合理喂养，改变患儿不良饮食习惯：及时添加富含维生素 B_{12} 和叶酸的辅食。患儿饮食种类应多样，不偏食，不挑食，不长期素食，蔬菜、水果及瘦肉均应进食。

（2）改善哺乳母亲营养：多吃新鲜蔬菜、豆及豆制品、动物肝肾、肉类、蛋黄、牛乳等，以增加叶酸和维生素 B_{12} 的摄入量；同时多吃含蛋白质丰富的食物，保证营养平衡。

（3）注重饮食搭配及烹调方法：叶酸极易被高温破坏，故烹调时不宜高温和时间过长；注意饮食搭配，注意食物的色、香、味、形的调配，以引起患儿食欲。

3. 用药护理　维生素 B_{12} 肌内注射刺激性较强，罕见过敏性休克，应缓慢推注以减轻疼痛，注射后注意观察患儿反应。维生素 C 有助于叶酸的吸收，同时服用可提高疗效。出现全身震颤、抽搐、感觉异常、共济失调等，必要时按医嘱给予镇静剂，适当限制活动防止外伤。补充维生素 B_{12} 和（或）叶酸，注意观察疗效，一般 2~4 天网织红细胞开始上升，6~7 天达高峰，2 周后降至正常；2~6 周红细胞和血红蛋白恢复正常，但神经精神症状恢复较慢。

4. 健康教育 向家长介绍本病的表现、预防及治疗等相关知识，指导合理营养，纠正患儿不良饮食习惯。对于有体格、动作、智力发育落后和退步的患儿，指导患儿及家长做被动体操，逐渐训练患儿坐、立、行等运动功能，以促进动作和智力发育。

第三节　出血性疾病

一、原发免疫性血小板减少症

情境导入

患儿，男，3 岁 2 个月，因"皮肤见出血点 3 天，今晨左侧鼻腔出血"入院。2 周前有上呼吸道感染史。查体：T 36.3℃，P 106 次 /min，R 25 次 /min，双下肢可见散在针尖大小出血点，压之不褪色，左侧鼻腔见少量出血，全身浅表淋巴结未触及肿大，肝、脾不大，神经系统查体阴性；血常规：WBC $5.8×10^9$/L，RBC $4.8×10^{12}$/L，Hb 116 g/L，PLT $18×10^9$/L。

请思考：

1. 该患儿可能是哪一种出血性疾病？
2. 该患儿目前主要的护理诊断 / 问题有哪些？

原发免疫性血小板减少症（primary immune thrombocytopenia，PIT）既往称特发性血小板减少性紫癜（idiopathic thrombocytopenic purpura，ITP），为儿童时期最常见的出血性疾病，是一种获得性自身免疫病，临床表现以骨髓巨核细胞发育受抑制、皮肤黏膜自发性出血、血小板减少、出血时间延长、血块收缩不良及束臂试验阳性等为特征。儿童各时期均可发病，高发年龄为 1~5 岁，男女发病数无差异，冬春季发病数较高。

【病因及发病机制】

急性病例通常发病前 1~3 周有呼吸道病毒感染病史，但导致血小板减少的直接原因并不是病毒感染，而是在病毒感染后机体产生了相应的血小板相关抗体（PAIgG），PAIgG 与血小板膜发生交叉反应，使血小板受到损伤而被单核 – 巨噬细胞清除。此外，病毒感染后，体内形成的抗原 – 抗体复合物附着于血小板表面，也使血小板易被单核 – 巨噬细胞吞噬及破坏，使血小板寿命缩短，导致血小板减少。血小板数量减少是导致出血的主要原因。

【疾病分型】

根据病程的长短及病情严重程度将本症分为以下类型。

1. 新诊断的 ITP 指确诊后 3 个月以内的 ITP 患儿。

2. 持续性 ITP 指确诊后 3~12 个月血小板持续减少的 ITP 患儿，包括没有自发缓解的患儿和停止治疗后不能维持完全缓解的患儿。

3. 慢性 ITP 指血小板减少持续 12 个月以上的 ITP 患儿。

4. 重症 ITP 指血小板计数 $< 10 \times 10^9/L$，且就诊时存在需要治疗的出血症状或常规治疗中发生了新的出血症状，需要用其他升高血小板药物治疗或增加现有治疗药物剂量的患儿。

5. 难治性 ITP 指满足以下所有三个条件的患儿：①脾切除后无效或者复发；②仍需要治疗以降低出血的危险；③除外了其他引起血小板减少症的原因确诊为 ITP。

【临床表现】

新诊断的 ITP 患儿于发病前 1～3 周常有急性病毒感染史，主要为上呼吸道感染，其次为风疹、水痘、麻疹、流行性腮腺炎、传染性单核细胞增多症等，偶见于麻疹减毒活疫苗或结核菌素接种后。部分患儿发病前可有发热。以自发性皮肤和黏膜出血为突出表现，多为针尖大小的皮内或皮下出血点，或为瘀斑和紫癜，分布不均匀，以四肢多见，少数有皮下血肿；常有鼻出血或牙龈出血，可见消化道出血和血尿；青春期女患儿可有月经量增多；偶有颅内出血，是引起死亡的最主要原因；出血严重者可导致贫血；一般不伴有肝、脾大及淋巴结肿大。

📧 图 11-1 瘀斑

📧 图 11-2 紫癜

【辅助检查】

1. 血常规 $PLT < 100 \times 10^9/L$（至少 2 次检测），血小板形态可为正常或轻度增大；出血轻重与血小板数多少有关，$PLT < 50 \times 10^9/L$ 时可有自发性出血，$PLT < 20 \times 10^9/L$ 时出血明显，$PLT < 10 \times 10^9/L$ 可出现严重出血。慢性 ITP 可出现血小板大小不等，染色较浅。失血过多时可出现贫血。白细胞数正常。

2. 骨髓检查 新诊断的 ITP 和持续性 ITP 骨髓巨核细胞数正常或增多。慢性 ITP 巨核细胞数显著增多，幼稚巨核浆细胞增多，产生血小板的巨核细胞明显减少。

3. 血小板相关抗体检测 可见 PAIgG 含量明显增高，但非特异性改变。

4. 其他 血小板减少可使毛细血管脆性增加，束臂试验阳性。出血时间延长，凝血时间正常，血块收缩不良。血清凝血酶原消耗不良。慢性 ITP 患者的血小板黏附和聚集功能可以异常。

【治疗要点】

1. 一般治疗 适当限制活动，避免外伤，重者卧床休息；积极预防和控制感染；忌用抑制血小板功能的药物如阿司匹林及抗组胺药等；局部出血者压迫止血。

2. 重症 ITP 的紧急治疗 重症 ITP 患儿如出现其他系统的活动性出血或需要紧急手术时，应迅速提高患儿血小板计数至安全水平（$PLT > 50 \times 10^9/L$），此时可紧急输注血小板制剂，同时静脉输注免疫球蛋白和（或）甲泼尼龙冲击治疗。

3. ITP 的一线治疗

（1）糖皮质激素：①泼尼松。开始 1.5～2.0 mg/（kg·d），最大剂量不超过 60 mg/d，晨起顿服，$PLT > 100 \times 10^9/L$ 后稳定 1～2 周，随后逐渐减量直至停药，一般疗程 4～6 周；应用时注意监测血压、血糖的变化及胃肠道反应，防治感染。②大剂量地塞米松冲击治疗。剂量 0.6 mg/（kg·d），最大剂量 40 mg×4 d，静脉滴注或口服用药；应用时注意监测血压、眼压、血糖的变化，预防感染，预防骨质疏松，保护胃黏膜。长期应用糖皮质激素治疗的患儿，尤其年长儿（>10 岁），可出现骨质疏松、股骨头坏死，应及时进行检查并给予二膦酸盐预防治疗。

（2）静脉注射免疫球蛋白（IVIg）：常用剂量 400 mg/（kg·d）×（3～5）d；或 800～1 000 mg/（kg·d），用 1 d 或连用 2 d，必要时可以重复。IVIg 慎用于 IgA 缺乏患儿、糖尿病患儿和肾功能不全患儿。

4. ITP 的二线治疗

（1）促血小板生成类药物：包括重组人血小板生成素、艾曲波帕和罗米思亭。此类药物起效快（1～2 周），但停药后疗效一般不能维持，需要进行个体化的维持治疗。

（2）抗 CD20 单克隆抗体（利妥昔单抗，Rituximab）：标准剂量方案 375 mg/m²，静脉滴注，每周 1 次，共 4 次；小剂量方案 100 mg/ 次，每周 1 次，共 4 次（或 375 mg/m²，单次应用）。一般在首次注射 4~8 周内起效。

拓展阅读 11-1
儿童原发性免疫性血小板减少症诊疗规范（2019 年版）

5. 脾切除　儿童患者应严格掌握适应证，尽可能地推迟脾切除时间；在脾切除前，必须对 ITP 的诊断重新评价，能确诊为 ITP 者，方可考虑脾切除术。对于脾切除治疗无效或最初有效随后复发的患儿，应进一步检查是否存在副脾。

【常见护理诊断 / 问题】

1. 皮肤完整性受损　与血小板减少致皮肤黏膜出血有关。

2. 有感染的危险　与糖皮质激素和（或）免疫抑制剂应用致免疫功能下降有关。

3. 潜在并发症：内脏出血。

4. 恐惧 / 焦虑　与严重出血有关。

5. 知识缺乏：缺乏疾病相关知识。

【护理措施】

1. 环境及安全护理　环境舒适、安全，与感染患儿分室居住；急性期患儿应减少活动，严重者应卧床休息；护理时动作轻柔，严格无菌操作，尽量减少穿刺次数。

2. 出血的护理

（1）鼻腔出血：取坐位或站位，头稍向前倾，让鼻血流出，张口呼吸，避免鼻血流入口腔或咽下引起呕吐和腹痛，甚至形成血便误判为消化道出血。用拇指和示指按压患儿双侧鼻翼，使鼻翼软组织靠拢鼻中隔，朝中、上用力，一般压迫 10 min 左右；也可直接压迫出血侧的鼻孔。必要时采用鼻孔填塞，可用浸有 1% 麻黄碱或 0.1% 肾上腺素的棉球或明胶海绵填塞，可同时冷敷前额部、鼻背部等部位，帮助鼻部小血管收缩而止血。大量出血或填塞无效时，急请耳鼻喉科会诊，予油纱条或气囊填塞，遵医嘱使用止血药，必要时输注血小板。

（2）消化道出血：患儿出现呕血时，头应偏向一侧，避免呕吐物呛入气管，引起窒息或吸入性肺炎。出血量小且没有严重呕吐的患儿可给予冷流质饮食；出血量大者应暂禁食，并密切观察患儿有无腹胀、恶心、呕吐及便血，同时观察患儿的生命体征（血压、脉搏）、尿量、肢端温度、皮肤色泽等，警惕失血性休克，随时做好抢救准备。

（3）颅内出血：急性期应绝对卧床，床头抬高 15°~30°，避免一切可能使患儿血压和颅内压增高的因素。急性颅内出血患儿 24~48 h 内禁食，之后如生命体征平稳，无颅内压增高及严重上消化道出血，可进流质饮食。病房保持安静，避免声、光刺激，限制探视，各项护理操作轻柔、集中。严密观察病情变化，及时测量体温、血压、脉搏、呼吸，观察神志、瞳孔变化。如患儿出现头痛加剧、呕吐频繁、躁动不安、嗜睡、昏迷，瞳孔不等大、对光反射迟钝或消失等，应警惕脑疝形成。

3. 用药护理

（1）糖皮质激素：指导遵医嘱按时按量服药，不可擅自停药；密切观察用药不良反应，如胃肠道反应或出血、诱发感染、身体外形的变化（如水牛背、满月脸）等。

（2）免疫球蛋白：2~8℃冰箱冷藏保存，溶液出现浑浊、冰冻、絮状物等均不可使用；禁止与其他药物和液体混合使用，输注前后用生理盐水冲管；输注速度应慢；输注过程中如出现发热、寒战、皮疹、恶心、呕吐、头疼、胸闷等情况，应立即停止输注，报告医生。

（3）利妥昔单抗：药液现配现用，2~8℃冰箱冷藏保存，避免剧烈摇晃药物，输入前可酌情使用抗过敏药物；严格控制输注速度，用药过程中持续心电监护，监测患儿心率、呼吸、血压及血氧饱和度至用药结束。

4. 心理护理 出血及止血操作均可使患儿产生恐惧心理，表现为烦躁、哭闹不安，使出血加重，护士应多给予鼓励、安慰。详细向患儿及家长讲解疾病相关知识和治疗方法，帮助患儿及家长树立战胜疾病的信心，取得配合。

5. 健康教育

（1）饮食指导：宜选富于营养的高维生素、高蛋白、易消化食物，增强机体抵抗力；避免坚硬、辛辣、刺激性强的食物；伴消化道出血患儿应暂禁食。

（2）避免伤害，预防感染：避免一切可能使身体受伤害的因素。避免剧烈运动，防止皮肤黏膜损伤；勤剪指甲，以免抓伤皮肤；养成良好生活习惯，不挖鼻孔、不掏耳朵；使用软毛牙刷刷牙；保持皮肤清洁，穿纯棉宽松衣服，避免皮肤黏膜受刺激而引起出血；预防便秘；剧烈咳嗽患儿合理应用镇咳药；提供安全的环境，忌玩锐利玩具；避免一切增加颅内压的活动，以免颅内出血危及生命。注意天气变化，及时增减衣服，尽量少去公共场合，预防感染。

二、血友病

> **情境导入**
>
> 患儿，男，2岁，因"摔伤后牙龈出血不止，右膝关节肿痛伴活动障碍 6 h"急诊入院。查体：T 36.4℃，P 118 次 /min，R 23 次 /min，BP 88/62 mmHg，体重 12 kg；精神欠佳，牙龈见渗血，咽充血；右膝关节处可见 2 cm×2 cm 血肿，局部肿胀，皮温稍高，拒伸，肢端血运可。无手术、外伤史，父母非近亲结婚，未做任何产前基因筛查。实验室检查：凝血因子活性 5%，APTT 83.3 s。
>
> **请思考：**
> 1. 该患儿最可能的临床诊断是什么？
> 2. 该患儿存在哪些护理诊断 / 问题？

血友病（hemophilia）是一组遗传性凝血功能障碍的出血性疾病，临床上分为血友病 A（凝血因子Ⅷ缺陷症）和血友病 B（凝血因子Ⅸ缺陷症）两型，分别由血浆凝血因子Ⅷ和凝血因子Ⅸ基因突变所致。发病率为（5～10）/10 万，以血友病 A 较为常见（占 80%～85%）。其共同特点为终身轻微损伤后发生长时间出血。

【病因和发病机制】

血友病 A 和 B 为 X- 连锁隐性遗传，由女性传递，男性发病。多数有家族史，约 30% 无明确家族史，可能为基因突变或家族中轻微病例未被发现。凝血因子Ⅷ、Ⅸ缺乏，均使凝血过程第一阶段中的凝血活酶生成减少，引起血液凝固障碍，导致出血倾向。

【临床表现】

血友病 A 和 B 大多在 2 岁时发病，亦可在新生儿期即发病，发病早晚及出血症状的轻重与凝血因子活性水平相关。

本病主要表现特征为关节、肌肉和深部组织出血，常见于负重的大关节（如膝、肘、踝、腕、髋和肩关节），是患儿致残的主要原因，膝关节反复出血可形成特征性的血友病步态。创伤或手术后出血也是本病特征之一，不同程度的创伤或手术，如拔牙、扁桃体摘除、脓肿切开、肌内注射、针灸等，均可引起严重的出血。皮下组织、口腔黏膜、牙龈等处易于受伤，为出血的好发部位。另外还可见鼻出血、咯血、呕血、黑便、血便和血尿等。也可发生颅内出血，是最常见的致死原因之一。

根据凝血因子活性水平，可将血友病 A、B 分为三型（表 11-4）。

表 11-4　血友病 A、B 临床分型

临床分型	凝血因子活性水平	出血症状
轻型	5%～40%	大的手术或外伤可致严重出血，罕见自发性出血
中间型	1%～5%	小手术、外伤后有严重出血，偶有自发性出血
重型	<1%	肌肉或关节自发性出血

血友病 A 和 B 表现相似，但有以下不同特点：①血友病 B 重型患者少，轻型患者多；②血友病 B 的女性携带者也可出血。

【辅助检查】

1. 筛查试验　血小板计数正常；出血时间正常；血浆凝血酶原时间正常；活化部分凝血活酶时间（APTT）延长，轻型患儿仅轻度延长或正常。

2. 确诊试验　血浆 FⅧ或 FIX 促凝活性（FⅧ:C 或 FIX:C）减少或极少，有助于判断血友病的类型、病情轻重及指导治疗。正常参考值 FⅧ:C 78%～128%，FIX:C 68%～128%。

3. 基因诊断　可用基因探针、DNA 印迹技术、限制性片段长度多态性开展血友病携带者及产前诊断。

4. 抑制物检测　25%～30% 的血友病 A 患儿在替代治疗过程中会产生抑制物，导致后续治疗效果下降或无效。血友病 B 患儿很少会产生抑制物。

【治疗要点】

1. 预防出血　自幼养成安静的生活习惯，以减少和避免外伤出血；避免服用阿司匹林和非甾体抗炎药；尽量避免肌内注射。

2. RICE 原则　对急性出血采用 RICE 原则，即休息（rest）、冷敷（ice）、压迫（compression）和抬高患肢（elevation）。对表面创伤、鼻和口腔出血可局部压迫止血；早期关节出血者，宜卧床休息，并用夹板固定肢体，放于功能位，亦可局部冷敷，弹力绷带缠扎。

3. 替代治疗　凝血因子替代治疗是最有效的止血和预防出血的措施。血友病 A：输注 FⅧ 1 IU/kg 可使体内 FⅧ:C 提升 2%；血友病 B：输注 FIX 1 IU/kg 可使体内 FIX:C 提升 1%。FⅧ在体内半衰期为 8～12 h，因此需 12 h 输注一次；FIX 在体内半衰期为 18～24 h，需每天输注一次。

4. 辅助药物治疗　1-脱氧-8-精氨酸加压素有提高血浆内 FⅧ活性和抗利尿作用。

5. 外科治疗　反复关节出血致关节强直及畸形的患儿，可手术治疗，但应在术前、术中和术后补充凝血因子。

6. 物理治疗和康复训练　需在有经验的理疗师指导下进行。

7. 基因治疗　随着研究不断深入，基因治疗有望成为治愈血友病的有效手段。

拓展阅读 11-2
血友病治疗中国指南
（2020 年版）

【常见护理诊断/问题】

1. 组织完整性受损　与凝血因子缺乏致出血有关。

2. 疼痛　与关节腔积血及皮下、肌肉血肿有关。

3. 躯体移动障碍　与关节腔积血，关节肿痛、畸形、活动受限及功能丧失有关。

4. 潜在并发症：颅内出血。

5. 有长期低自尊的危险　与疾病致残有关。

6. 生活自理缺陷　与疾病致残有关。

【护理措施】

1. 安全护理　加强看护，将尖锐物品妥善保管，避免坠床、外伤发生。

2. 饮食护理　以清淡易消化饮食为主，忌辛辣刺激性、过热食物，注意营养搭配，多饮水，多吃富含维生素 C 的瓜果，避免便秘。婴幼儿食用肉、鱼、虾制品应尽量去骨、刺、壳，以防刺伤口腔黏膜引起出血。合并急性消化道大出血伴恶心、呕吐者应禁食和禁水，少量出血无呕吐者，可进温凉、清淡、半流质饮食，少量多餐，止血后 1~2 天逐渐增加饮食。注意饮食及餐具卫生，防止因感染而致肠道黏膜出血或使出血加重。

3. 出血的护理

（1）预防出血：养成安静的生活习惯，护理动作轻柔，预防外伤及关节损伤。

（2）关节、肌肉出血：RICE 原则。"R"——休息：根据出血程度，患肢休息 12~24 h 或更长，可用夹板制动或使用辅助器械等帮助肢体休息。"I"——冷敷：时间一般 10~15 min，每 2~4 h 一次，以帮助控制肿胀，减轻疼痛，减少炎症的发生。"C"——压迫：在受伤部位用弹性绷带"十"字形（或"8"字形）包扎压迫，以帮助收缩血管和减缓出血，包扎后注意观察肢端血运。"E"——抬高患肢：将患肢用枕头、靠垫垫起至高于心脏，以减缓出血，同时注意观察、记录患肢的肿胀程度（用笔标出测量点）、肢体的活动度、出血部位皮肤的颜色、温度。

（3）鼻出血：采取相应的护理措施。参见本章第三节原发及免疫性血小板减少症。

（4）血尿：发生血尿时，观察、记录尿标本的性质和颜色。给予治疗后，按每次排尿的先后顺序留标本，根据颜色变化判断止血效果。观察患儿有无肾区疼痛、尿频、尿急、尿痛及发热等伴随症状。遵医嘱建立静脉通道，给予静脉碱化尿液治疗，鼓励患儿多饮水，保持尿道通畅。

（5）消化道出血：观察呕吐物和大便的性质、颜色及量。若出现反复呕血，甚至呕吐物由咖啡色转为鲜红色，黑便次数增多，应警惕有活动性出血或再次出血现象。

4. 用药护理　输注凝血因子应做到现配现用，避免剧烈震荡，输注时严密观察有无不良反应，有反应者酌情减慢输注速度，严重不良反应者，需停止输注，并将制品或输液器保留送检。尽可能避免深静脉穿刺，留置针应妥善固定，以防不慎脱出造成出血。

5. 心理支持　血友病是需要终身治疗的遗传病，患儿及家长承受着极大的心理压力。在护理工作中应给予尊重、理解和鼓励，认真倾听、解释。维护患儿自尊，了解其心理动态，鼓励年长儿表达想法，减轻焦虑和挫折感。鼓励患儿参与自我护理，教会家长和（或）患儿注射技能，增强患儿自信心和社会归属感。组织联谊活动、网络沟通等，为患儿及家长提供交流和互相支持的机会。

6. 健康教育

（1）为患儿提供舒适、安全的居住环境。在地板上铺地毯、胶垫，选择有床栏的小床，选择圆角家具或安装护角套，避免使用玻璃家具，选择玩具应注意边缘是否粗糙、尖锐。将病情告知患儿老师、学校卫生员，让他们协助限制患儿活动并注意日常照护。

（2）根据患儿年龄选择适宜、安全的保护装置。活动时选用护肘、护膝、头盔等。

（3）传授血友病相关知识，教会患儿及家长判断出血的程度、范围，帮助其掌握止血方法，培养自理能力和养成良好习惯。避免挖鼻，气候干燥时可用液状石蜡油抹鼻腔，或用湿润毛巾捂住鼻子，人工湿化空气。保持口腔清洁，使用软毛牙刷刷牙，预防龋齿和牙周疾病的发生。

及时拔出松动的乳牙，防止替牙期出血。

（4）鼓励患儿根据年龄、能力进行体育锻炼，控制体重，减轻关节负重。可选择游泳、散步、打羽毛球等，避免摔跤、拳击等冲撞、对抗性运动，做好保护措施，防止运动意外。

（5）告知患儿及家长，患儿终身禁用抗凝药物及抑制血小板功能的药物，如阿司匹林、双嘧达莫等。确有必要需注射时选用小号针头，注射后按压 10～15 min。

（6）外出应携带血友病卡，包括诊断、凝血因子水平、抑制物情况、药物过敏情况等，以便发生意外时能及时救治。指导患儿及家长进行家庭治疗，出血超过 10～30 min 或反复出血，应立即注射凝血因子。

（7）对家长进行遗传咨询，使其了解本病的遗传规律和筛查基因携带者的重要性。基因携带者孕妇应行产前检查，控制患儿及携带者的出生，做到优生优育。

第四节 白 血 病

情境导入

患儿，男，4 岁，因"发热、面色苍白、全身皮肤见散在针尖样出血点 1 周"入院。出生母乳喂养，疫苗按时接种，无特殊家族史。辅助检查：血常规示 WBC 58×10^9/L，Hb 30 g/L，PLT 25×10^9/L。骨髓形态学示有核细胞增生明显活跃，原始淋巴细胞 40%，幼稚淋巴细胞 30%，成熟淋巴细胞 14%，原始和幼稚淋巴细胞以小细胞为主，免疫分型 60% 幼稚群体 B 淋巴细胞系表达。

请思考：

1. 该患儿可能的临床诊断是什么？

2. 该患儿可能的护理诊断/问题有哪些？应如何护理？

白血病（leukemia）是造血组织中某一血细胞系统过度增生，浸润到各组织和器官，从而引起一系列临床表现的恶性血液病，是我国最常见的小儿恶性肿瘤。发病年龄以 3～10 岁多见，男孩略多见于女孩，10 岁以下儿童白血病发生率为（3～4）/10 万。儿童白血病中急性白血病占 90%～95%，慢性白血病仅占 3%～5%。

【病因与发病机制】

白血病的病因与发病机制目前尚未完全明确，可能与以下因素有关。

1. 病毒感染　人类嗜 T 细胞病毒（HTLV）可引起人类 T 淋巴细胞白血病。

2. 理化因素　人体接受电离辐射、放射或核辐射，接触苯及其衍生物、氯霉素、保泰松、乙双吗啉和细胞毒药物等，均可诱发白血病。

3. 遗传因素　白血病不属于遗传病，但研究表明与遗传有关。

【分类与分型】

急性白血病的分类和分型对于诊断、治疗和提示预后有重要意义。根据增生的白细胞种类的不同，可分为急性淋巴细胞白血病（ALL）和急性非淋巴细胞白血病（ANLL）两大类，ALL 占小儿白血病的 70%～85%。目前，常采用形态学（M）、免疫学（I）、细胞遗传学（C）和分子生物学（M），即 MICM 综合分型（表 11-5），以指导治疗和提示预后。

表 11-5 急性白血病的分型

分型方法	ALL	ANLL
形态学分型 （FAB 分型）	L_1 型：约占 80% 以上 L_2 型：约占 15% L_3 型：占 4% 以下	M_0：原粒细胞微分化型 M_1：原粒细胞白血病未分化型 M_2：原粒细胞白血病部分分化型 M_3：颗粒增多的早幼粒细胞白血病 M_4：粒 – 单核细胞白血病 M_5：单核细胞白血病 M_6：红白血病 M_7：急性巨核细胞白血病
免疫学分型	T 细胞系 ALL（T–ALL） B 细胞系 ALL（B–ALL） 伴有髓系标志的 ALL（My^+–ALL）	髓系标志中的一项或多项阳性
细胞遗传学改变	染色体数目改变 染色体核型改变	染色体数目改变 染色体核型改变
分子生物学分型	特异性基因重排 ALL 表达相关的融合基因	融合基因
临床分型	低危型 中危型 高危型	低危型 高危型

【临床表现】

急性白血病的临床表现基本相同。起病大多较急，早期可有面色苍白、精神不振、乏力、食欲减退、鼻出血或牙龈出血等症状；少数患儿以发热和类似风湿热的骨、关节痛为首发症状。

1. 发热　多数患儿起病时有发热，热型不定，一般不伴寒战。发热原因之一是白血病性发热，多为低热且抗生素治疗无效；另一原因是感染，多为高热。

2. 贫血　出现较早，并随病情发展而加重，表现为面色苍白、虚弱无力、活动后气促等。

3. 出血　以皮肤和黏膜出血多见，表现为紫癜、瘀斑、鼻出血、牙龈出血、消化道出血和血尿。偶有颅内出血，为引起死亡的重要原因之一。

4. 白血病细胞浸润

（1）肝、脾、淋巴结浸润：肝、脾大，可有压痛，以急性淋巴细胞白血病尤为显著。淋巴结轻度肿大，多局限于颈部、腋下和腹股沟等处。

（2）骨和关节浸润：小儿骨髓多为红骨髓，易被白血病细胞侵犯，因此骨、关节疼痛较为常见。部分患儿以四肢长骨及肩、膝、腕、踝等关节疼痛为首发症状。骨和关节痛多见于急性淋巴细胞白血病。

（3）中枢神经系统浸润：白血病细胞侵犯脑实质和（或）脑膜时即引起中枢神经系统白血病（CNSL），以急性淋巴细胞白血病多见。浸润多见于化疗后缓解期，是导致急性白血病复发的主要原因。常见颅内压增高，表现为头痛、呕吐、嗜睡、视乳头水肿等。浸润脑膜时可出现脑膜刺激征。

（4）睾丸浸润：白血病细胞侵犯睾丸时即引起睾丸白血病（TL），表现为睾丸局部肿大、触痛，阴囊皮肤可呈红黑色。由于化疗药物不能进入睾丸，因而成为白血病复发的另一重要原因。

（5）绿色瘤：白血病细胞浸润眶骨、颅骨、胸骨、肋骨或肝、肾、肌肉等，在局部呈块状隆起。

（6）其他组织器官浸润：少数患儿有皮肤浸润、心脏浸润、消化系统浸润、肾浸润、牙龈和口腔黏膜浸润，并引起相应的症状和体征。

【辅助检查】

1. 血常规　红细胞及血红蛋白均减少，大多为正细胞正色素性贫血，网织红细胞数大多较低，少数正常。白细胞分类以原始细胞和幼稚细胞占多数。血小板减少。

2. 骨髓象　骨髓检查是确立诊断和评定疗效的重要依据。典型的骨髓象为该类型白血病细胞的原始及幼稚细胞极度增生；幼红细胞和巨核细胞减少。少数患儿骨髓象表现为增生低下。

3. 其他检查　如免疫学检查、组织化学染色、溶菌酶检查等。

【治疗要点】

急性白血病的治疗主要是以化疗为主的综合疗法，其原则是早期诊断、早期化疗；根据MICM分型，按不同类型和危险度选择方案；采用早期连续适度化疗和分阶段长期规范治疗的方针。同时要早期防治中枢神经系统白血病和睾丸白血病，并给予支持疗法。

1. 支持疗法

（1）防治感染：在化疗阶段，注意保护性隔离，防止院内交叉感染。并发感染时积极治疗。

（2）成分输血：明显贫血者可输红细胞，有条件可酌情静脉输注免疫球蛋白。

（3）集落刺激因子：化疗期间如骨髓抑制明显，可给予 G-CSF 等集落刺激因子。

（4）防治高尿酸血症：补充水分，口服别嘌呤醇。

（5）其他：休息、营养支持、注意口腔卫生等。

2. 化学药物治疗（化疗）

（1）ALL 的化疗

1）诱导缓解治疗：是患儿长期无病生存的关键。常用 VDLP 方案：长春新碱（VCR），柔红霉素（DNR），左旋门冬酰胺酶（L-ASP），泼尼松（Pred）。

2）巩固治疗：患儿 ALL 达到完全缓解后，防止早期复发。常用 CAM 方案：环磷酰胺（CTX），阿糖胞苷（Ara-c），6- 巯嘌呤（6-MP）。

3）预防髓外白血病：是白血病患儿获得长期生存的关键措施之一。常用三联鞘内注射法、大剂量甲氨蝶呤 – 四氢叶酸钙疗法等。

4）维持及加强治疗：巩固疗效，达到长期缓解或治愈。

（2）ANLL 的化疗

1）诱导缓解治疗：除 M$_3$ 外，常用 DA 方案：柔红霉素（DNR），阿糖胞苷（Ara-c）；或 DEA 方案：DNR，Ara-c，依托泊苷（VP16）。M$_3$ 可用全反式维 A 酸（ATRA），DNR，Ara-c；或采用 ATRA，三氧化二砷（As$_2$O$_3$）。

2）缓解后治疗：包括巩固治疗与根治性强化治疗。可采用大剂量 Ara-c 的化疗方案或造血干细胞移植。

3. 分子靶向治疗　该疗法的出现使以往部分"高危"型白血病的危险分度得到了改观，是今后发展的热点。

4. 造血干细胞移植（HSCT）　造血干细胞移植联合化疗是目前根治大多数 ALL 和部分

拓展阅读 11-3
儿童白血病诊疗指南

ANLL 的首选方法。

【常见护理诊断 / 问题】

1. 疼痛 与白血病细胞浸润有关。

2. 体温过高 与大量白血病细胞浸润、感染有关。

3. 营养失调：低于机体需要量 与消耗增加及恶心、呕吐、食欲减退有关。

4. 活动无耐力 与贫血致组织缺氧有关。

5. 有感染的危险 与机体免疫功能低下有关。

6. 有口腔黏膜完整性受损的危险 与化疗药物毒性作用有关。

7. 潜在并发症：药物毒性作用如骨髓抑制、胃肠道反应等。

8. 恐惧 与病情重、侵入性治疗多、预后不良有关。

9. 知识缺乏（家长）：家长缺乏本病的相关知识。

【护理措施】

1. 维持正常体温 及时测量体温并准确记录。必要时遵医嘱使用退热药。

2. 活动与休息 患儿一般不需要限制活动，但应避免剧烈活动，避免磕碰、跌倒。处于骨髓抑制期的患儿建议减少活动，卧床休息。长期卧床者，注意更换体位，预防压力性损伤。

3. 饮食护理 注意饮食卫生，食材新鲜，食物清洁，餐具清洗干净，定期消毒。化疗期间患儿恶心、呕吐明显，饮食宜清淡，少量多餐；骨髓抑制期间宜补充营养丰富的饮食；应用门冬酰胺酶期间宜进食低脂饮食；应用激素期间患儿食欲大增，应适当限制饮食。

4. 预防感染 严密监测患儿白细胞计数，观察感染早期征象。保持病房环境清洁，与其他病种患儿分室居住，粒细胞或免疫功能明显低下者应住单间，有条件者住空气层流室或无菌单人层流床。限制探视人数和次数，感染期间禁止探视。注意个人卫生，做好皮肤、口腔及肛周护理。严格执行无菌操作，遵守各项操作规程。避免用减毒活疫苗和脊髓灰质炎糖丸预防接种。

5. 减轻疼痛 可以进行儿童医疗辅导游戏，减轻疾病和治疗对患儿造成的压力。尽量减少因诊疗、护理操作而给患儿带来的疼痛。

6. 防治出血 严重出血及颅内出血是白血病患儿死亡的危险因素。严密监测血小板计数，评估全身有无出血倾向，观察两便颜色。注意有无突然剧烈头痛、呕吐伴视物模糊等颅内压升高的表现。尽量减少静脉穿刺等侵入性操作，有创操作后延长按压时间。血小板计数 $< 20 \times 10^9/L$ 或有明显出血倾向时，给予血小板输注。

7. 腰椎穿刺术及鞘内注射护理 穿刺前 $30 \sim 60$ min 可给予利多卡因乳膏涂抹穿刺处，以减少患儿操作时疼痛感。腰椎穿刺后一般建议去枕平卧 $4 \sim 6$ h，观察患儿有无头痛、呕吐、发热等不适，观察穿刺部位有无渗血、渗液。保持敷料清洁、干燥，24 h 无异常可去除敷料。

8. 化疗药物应用护理

（1）熟悉各类化疗药物的药理作用和特性，了解化疗方案及给药途径，正确给药。用药前询问用药史及过敏史。输注过程中观察有无外渗及过敏反应。出现外渗时应及时处理，外渗发生 $24 \sim 48$ h 内宜给予干冷敷或冰敷，每次 $15 \sim 20$ min，每天 ≥ 4 次；奥沙利铂、植物碱类化疗药物外渗可给予干热敷，温度不宜超过 42℃；抬高患肢，避免局部受压；局部肿胀明显，可给予 50% 硫酸镁、如意金黄散等湿敷。同时应记录症状和体征，外渗发生时间、部位、范围，局部皮肤情况，输液工具，外渗药物名称、浓度和剂量，处理措施，并及时上报。光照可使某些药物分解（如 VP16），静脉滴注时应避光。

（2）观察及处理药物毒性作用：①大多数化疗药物可致骨髓抑制，使用时应监测血常规，防治感染，观察有无出血倾向及贫血。②恶心、呕吐严重者可在用药前 30 min 给予止吐药。③加强口腔及肛周护理，谨防口腔溃疡及肛周脓肿。④应用环磷酰胺时鼓励患儿多饮水，预防出血性膀胱炎。⑤用药前向年长儿及家属做好药物相关宣教，可提前剃光头发，准备好假发、帽子。⑥出现满月脸及情绪改变时，告知患儿待糖皮质激素停药后会消失，给予信心和鼓励。

（3）护士的自我防护：化疗药物应在静脉配置中心集中配置，无静脉配置中心者应在生物安全柜内配置，减少污染。操作者应做好自我防护，戴双层手套、口罩，若有喷溅可能时应戴上面罩或护目镜，穿上防护服。所有用物应按药物性废物处置。

9. 中心静脉导管护理　参见第五章第七节相关内容。

10. 健康教育　向患儿及家长讲解白血病相关知识，介绍治疗此病的关键手段，鼓励积极接受治疗，按时服药。告知化疗药物的毒性作用，加强心理护理。每天进行室内空气消毒，不去人多拥挤的场所，同时注意个人卫生，预防感染。教会患儿及家长观察感染早期征象，监测体温。讲解预防出血的知识及出血后的处理措施。嘱患儿及家长按时复诊，如出现发热、出血、骨及关节疼痛等不适及时就诊。

拓展阅读 11-4
化疗药物外渗预防及处理

第五节　淋　巴　瘤

情境导入

患儿，女，10 岁，因"低热、发现颈部包块 4 个月"入院。患儿 4 个月前出现不明原因低热，查体见颈部有无痛性包块，在当地按淋巴结结核治疗，病情无好转，颈部包块呈进行性增大。既往无特殊病史。

查体：T 37.8℃，P 96 次 /min，R 20 次 /min，BP 98/66 mmHg，轻度贫血貌，面色稍苍白，皮肤、黏膜未见出血点及紫癜，右颈前及腋下均可触及数个肿大淋巴结，最大约 3 cm×5 cm，数枚约 1 cm×2 cm，活动可，无压痛，触诊有软骨样感觉。

请思考：

1. 该患儿存在哪些护理诊断 / 问题？

2. 应给予哪些护理措施？

淋巴瘤（lymphoma）起源于淋巴结和淋巴组织，其发生大多与免疫应答过程中淋巴细胞增殖分化产生的某种免疫细胞有关，是血液系统常见的恶性肿瘤。

【病因和分类】

病因尚不明确，认为与 EB 病毒感染、免疫因素、理化因素、遗传因素有关。

按组织病理学分类，淋巴瘤可分为霍奇金淋巴瘤（Hodgkin lymphoma，HL）和非霍奇金淋巴瘤（non-Hodgkin lymphoma，NHL）两大类。

【临床表现】

由于病变部位和范围不同，临床表现也不同。原发病变部位在淋巴结，以相应局部肿块及器官压迫症状为主；病变部位在淋巴结外的淋巴组织，如扁桃体、鼻咽部、胃肠道、骨骼等，以相应组织受损症状为主。非霍奇金淋巴瘤以淋巴结外淋巴组织病变多见，一般发展迅速，易向远处扩散，晚期可能出现恶病质。

1. 淋巴结肿大　多以无痛性、进行性颈部或锁骨上淋巴结肿大为首发症状，其次是腋下、腹股沟等处淋巴结肿大，肿大的淋巴结可以相互粘连，也可活动，触诊有软骨样感觉。深部淋巴结如纵隔、腹膜后、腹腔等淋巴结肿大可压迫邻近器官，出现相应症状，如咳嗽、气促、疼痛等。

2. 全身症状　可有持续或周期性发热、盗汗、疲乏及消瘦。部分患儿伴有局部或全身皮肤瘙痒，是霍奇金淋巴瘤较特异的表现。

3. 全身各组织器官受累　肝受累可引起肝大和肝区疼痛，少数可发生黄疸。脾大不常见。胃肠道和肾损害以非霍奇金淋巴瘤多见，表现为腹痛、腹泻、腹部肿块、肾肿大、高血压等。还可见肺实质浸润、胸腔积液、脑膜和脊髓浸润。骨骼损害以胸、腰椎最常见。

【辅助检查】

1. 血常规、骨髓象　霍奇金淋巴瘤常有轻或中度贫血，骨髓象多为非特异性。非霍奇金淋巴瘤白细胞多正常，伴淋巴细胞绝对值相对增多。

2. 淋巴结活检　是淋巴瘤确诊和分型的主要依据。

3. 影像学检查　常用的有 CT、MRI、PET/CT、B 超和内镜等。

4. 其他检查　常规进行心电图及超声心动图检查评估心脏功能。拟用博来霉素者应进行肺功能检查。

【治疗要点】

1. 化疗　根据类型选择方案，从诱导缓解治疗开始，总疗程 2 年左右。常用的化疗药物有：环磷酰胺、多柔比星、长春新碱、长春花碱、博来霉素、依托泊苷、泼尼松等。由于非霍奇金淋巴瘤常累及中枢神经系统，也常采用鞘内注射。

2. 放疗　目前对儿童霍奇金淋巴瘤以全身化疗为主，联合肿瘤浸润野低剂量放疗（18～25个月）为标准治疗。如治疗早期肿瘤对化疗反应好，也可避免放疗。

3. 免疫治疗　常用维布妥昔单抗、利妥昔单抗等。

4. 骨髓或造血干细胞移植。

5. 支持疗法　对症治疗，注意休息，营养支持，预防感染。

拓展阅读 11-5
儿童霍奇金淋巴瘤诊疗规范（2019 年版）

【常见护理诊断 / 问题】

1. 疼痛　与肿瘤压迫及肿瘤生物学因素有关。

2. 焦虑 / 恐惧　与环境改变、病情重、侵入性治疗及护理操作多、预后不良等有关。

3. 体温过高　与感染、细胞因子风暴等因素有关。

4. 有感染的危险　与机体免疫功能下降、中心静脉导管血流性感染有关。

5. 营养失调：低于机体需要量　与消耗增加及抗肿瘤治疗致恶心、呕吐、食欲减退有关。

6. 潜在并发症：感染、出血、肿瘤转移、器官衰竭、化疗药物毒性作用等。

7. 知识缺乏：缺乏疾病相关知识。

【护理措施】

1. 疼痛的护理　建立以家庭为中心的护理模式，尽量让家长陪伴、安抚患儿，降低患儿疼痛感。鼓励患儿及家长表达内心感受，舒缓情绪，并及时给予情感支持和心理疏导。癌性疼痛患儿根据疼痛评估结果按照三阶梯止痛原则给予镇痛药。

2. 焦虑、恐惧的护理　重视与患儿的沟通交流，建立信任关系，得到患儿及家长的理解和配合，减轻其焦虑与恐惧。分散患儿注意力，可采用听音乐、讲故事、AR 技术、看电视、玩游戏等方式。介绍疾病相关知识，讲解治疗过程，提供延续性护理，帮助患儿及家长树立治疗疾病的信心。

3. 体温过高的护理 密切观察体温变化，及时采取降温措施，低热患儿可用物理降温，高热患儿遵医嘱药物降温。发热患儿注意皮肤护理，保持体液平衡。

4. 预防感染 进行各项操作前认真做好手卫生，严格无菌操作。加强中心静脉导管的评估及护理。化疗患儿或化疗后骨髓抑制患儿采取保护性隔离，预防感染。

5. 饮食护理 给予高蛋白、高维生素、多纤维素、易消化饮食，尽量满足患儿口味以促进食欲，鼓励进食，保证营养摄入。

6. 健康教育 讲解疾病相关知识及如何观察放疗、化疗的副作用；鼓励患儿及其父母参与护理，包括用药护理、日常营养、预防感染等；教会患儿及父母口腔、肛周护理方法及家庭饮食护理等；指导家长及患儿定期化疗或放疗、门诊随访等。

思考题

1. 患儿，女，10 个月，牛奶喂养，面色苍白 2 个月，烦躁，肝肋下 2 cm，脾肋下可触及。血象：Hb 70 g/L，RBC 3.6×10^{12}/L，网织红细胞 0.01。外周血涂片：红细胞大小不等，以小细胞为多，中心淡染。

（1）该患儿最可能的临床诊断是什么？

（2）该患儿目前存在的主要护理诊断 / 问题是什么？

（3）针对该患儿应采取哪些护理措施？

2. 患儿，女，5 岁，发热、面色苍白、上肢关节疼痛 1 周，全身见散在瘀斑。T 38.4℃。血常规示 WBC 42×10^9/L，Hb 35 g/L，PLT 29×10^9/L。白细胞分类示原始细胞占 0.25。

（1）该患儿最可能的临床诊断是什么？

（2）该患儿目前存在的主要护理诊断 / 问题是什么？

（3）针对该患儿应采取哪些护理措施？

（何 英）

数字课程学习

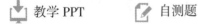 教学 PPT 自测题

▶▶▶ 第十二章
泌尿系统疾病患儿的护理

【学习目标】

知识：

1. 识记：儿童泌尿系统解剖生理特点；急性肾小球肾炎、肾病综合征的概念、病因、临床表现及护理措施。

2. 理解：急性肾小球肾炎患儿出现水肿、少尿、血尿及高血压的临床特点；肾病综合征的治疗要点。

3. 应用：利用所学知识正确评估患儿，并能为患儿提供相应的治疗和护理服务，及时评价护理效果。

技能：

1. 能利用所学知识为肾病患儿提供整体护理。

2. 能正确留取患儿尿液标本，根据儿童排尿及尿液特点判断尿标本检查是否正常。

3. 能对肾病患儿的病情快速进行评估，识别重症患儿并处理。

4. 能运用评判性思维和循证方法做出护理决策。

素质：

具有同理心、爱伤观念和慎独精神，以及主动为患儿及其家属提供服务的意识。

泌尿系统疾病是儿童常见病，其中以肾小球疾病多见，尿路感染为其次，且泌尿系统畸形的发病率呈增加趋势。

第一节 儿童泌尿系统解剖生理特点

一、解剖特点

1. 肾　为实质性器官，位于腹后壁，左、右各一。肾表面凹凸不平呈分叶状，2~4岁后逐渐消失。儿童年龄越小，肾相对越大，且位置较低，下极可低至髂嵴以下第4腰椎水平，故2岁以内儿童腹部触诊时容易触及肾。2岁以后始达髂嵴以上，之后随着身高增长，逐渐达到腰部。

2. 输尿管　小儿输尿管管壁肌肉较成人薄弱，收缩力不强，加之输尿管长且弯曲，易受压出现迂曲、扩张等情况，故容易发生尿潴留而诱发感染。

3. 膀胱　位置有年龄差异，婴儿膀胱位置较高，尿液充盈时，顶入腹腔可达耻骨联合以上并容易触及，随着年龄增长逐渐下降至盆腔内。

4. 尿道　男女尿道有很大差别。新生女婴尿道长仅1cm，与肛门接近，易受细菌污染。男婴尿道长5~6cm，但常有包茎存在，积垢后也易引起上行性细菌感染。

二、生理特点

1. 肾小球滤过率（glomerular filtration rate，GFR）　新生儿出生时肾小球滤过率较低，故不能有效排出过多的水分和溶质，之后逐渐增高，2岁时达成人水平。

2. 肾小管的重吸收及排泄功能　新生儿和婴幼儿肾小管重吸收及排泄功能发育不成熟，因此对水、钠等的调节能力较差，输钠过多易致水钠潴留和水肿，排钠过多易致低钠血症。新生儿葡萄糖肾阈较低，易出现糖尿。出生后最初10天，排钾能力有限，应避免钾离子的过多摄入。

3. 尿的浓缩和稀释功能　新生儿及婴幼儿尿液浓缩功能不完善，入量不足时易发生脱水，严重者可诱发急性肾衰竭；尿液稀释功能接近成人，但由于肾小球滤过率较低，利尿速度慢，大量水负荷或输液过快时易出现水肿。

4. 酸碱平衡　新生儿已具有酸碱平衡的调节能力。生后2周时尿pH已达成人水平。婴儿酸碱平衡调节能力在正常情况下已经达到最高限，因此病理状况下不能应付额外的负担，易出现代谢性酸中毒。

5. 肾内分泌功能　新生儿肾已具有内分泌功能，可释放多种生物活性物质，血浆肾素、血管紧张素和醛固酮均等于或高于成人，前列腺素合成速率低。促红细胞生成素在胎儿期合成较多，出生后随血氧分压增高而合成减少。

6. 儿童排尿及尿液特点

（1）排尿次数：新生儿膀胱容量较小，储尿功能差，每天排尿次数较多，随着年龄增长，次数逐渐减少，每次尿量逐渐增多。新生儿每天排尿20~25次，1岁时每天排尿15~16次，2~3岁时每天排尿10次左右。

（2）排尿控制：婴幼儿大脑皮质发育不完善，对排尿无约束能力。1.5~3岁小儿，通过尿道外括约肌和会阴肌控制排尿，一般至 3 岁时能通过膀胱逼尿肌收缩来控制排尿。3 岁后儿童仍不能控制膀胱逼尿肌收缩，白天有尿频、尿急，偶尔尿失禁，或夜间遗尿等，则为不稳定膀胱。

（3）每日尿量：儿童尿量个体差异较大，且随年龄变化，见表 12-1、表 12-2。

表 12-1 各年龄阶段正常尿量参考值

年龄	尿量 mL/d	年龄	尿量 mL/d
新生儿出生 48 h 内	30 ~ 60	~ 5 岁	600 ~ 700
~ 10 天	100 ~ 300	~ 8 岁	600 ~ 1 000
~ 2 个月	250 ~ 400	~ 14 岁	800 ~ 1 400
~ 1 岁	400 ~ 500	> 14 岁	1 000 ~ 1 600
~ 3 岁	500 ~ 600		

表 12-2 各年龄阶段少尿、无尿参考值

年龄	少尿	无尿
新生儿	每小时 < 1.0 mL/kg	每小时 < 0.5 mL/kg
婴幼儿	< 200 mL/d	
学龄前儿童	< 300 mL/d	< 50 mL/d
学龄儿童	< 400 mL/d	

（4）尿的性质

1）尿色：新生儿出生后最初 2 ~ 3 天尿色偏黄且稍混浊，放置后有红褐色沉淀，为尿酸盐结晶，数日后尿色变淡。正常婴幼儿尿液透明清澈，略呈淡黄色。

2）酸碱度：新生儿尿中含尿酸盐较多，使尿呈酸性。婴幼儿尿为弱酸性或接近中性，pH 为 5 ~ 7。

3）尿比重和尿渗透压：儿童尿比重范围为 1.003 ~ 1.030，通常为 1.011 ~ 1.025；新生儿尿比重较低，为 1.006 ~ 1.008。新生儿尿渗透压平均为 240 mmol/L，婴儿为 50 ~ 600 mmol/L；1 岁后尿渗透压逐渐接近成人水平，为 500 ~ 800 mmol/L。

4）尿蛋白：正常儿童尿中仅含微量蛋白，定量为 ≤100 mg/（$m^2 \cdot$ 24 h），定性为阴性，一次随机尿的尿蛋白（mg/dL）/ 尿肌酐（mg/dL）≤0.2。若尿蛋白含量 >150 mg/d 或 >4 mg/（$m^2 \cdot$ h）或 >100 mg/L，定性检查为阳性，则为异常。

5）尿细胞和管型：正常情况下，新鲜尿液离心后显微镜下检查，红细胞 < 3 个 /HP，白细胞 < 5 个 /HP，偶见透明管型；12 h 尿沉淀细胞计数（艾迪氏计数），红细胞 < 50 万，白细胞 < 100 万，管型 < 5 000 个。

第二节 急性肾小球肾炎

情境导入

患儿，男，10 岁，因"肉眼血尿"门诊收治入院。患儿 2 天前感冒后出现血尿，为肉眼血尿。查体：T 36.8℃，P 92 次 /min，R 24 次 /min，BP 110/70 mmHg，体重 30 kg，神清，精神可，咽部稍充血，扁桃体无肿大，眼睑稍浮肿。辅助检查：尿潜血 ++，红细胞满视野，血沉 110 mm/h，抗链球菌溶血素 O 抗体增高，血清补体 C3 降低，肾功能正常。

请思考：

1. 该患儿可能的临床诊断是什么？

2. 该患儿目前主要的护理诊断 / 问题有哪些？

3. 应给予该患儿哪些护理措施？

急性肾小球肾炎（acute glomerulonephritis，AGN），简称急性肾炎。急性起病，以血尿、蛋白尿、高血压、水肿和少尿为常见临床表现，可伴有一过性肾功能损害。多见于 A 族乙型溶血性链球菌感染后，也可见于其他细菌、病毒和原虫感染。本病多见于 5 ~ 14 岁儿童，男女比为 2：1。

【病因】

本病有多种病因，临床上多数病例属于乙型溶血性链球菌急性感染后引起的免疫复合物性肾小球肾炎，常见于上呼吸道感染或皮肤感染后。本病病理类型为毛细血管内增生性肾炎。

【临床表现】

临床表现轻重悬殊，轻者可无临床症状，仅表现为无症状镜下血尿；重者可呈急进性过程，短期内出现肾功能不全。

1. 前驱症状 90% 的患儿有链球菌前驱感染，以呼吸道和皮肤感染为主。

2. 典型表现 急性期有全身不适、发热、乏力、食欲减退、头痛、头晕、咳嗽、腰部钝痛等。

（1）血尿：50% ~ 70% 的患儿有肉眼血尿，一般 1 ~ 2 周后转为镜下血尿。酸性尿时呈浓茶色，中性或弱碱性尿时呈鲜红色或洗肉水样。

（2）水肿：70% 的患儿有水肿，轻者仅眼睑、颜面部水肿，重者全身水肿，呈非凹陷性。

（3）高血压：30% ~ 80% 的患儿血压升高。

（4）少尿：肉眼血尿严重者可伴尿量减少，重症者可无尿。一般随水肿消退、肉眼血尿消失，尿量逐渐增多。

（5）蛋白尿：程度不等，20% 的患儿可达肾病水平，病理上表现为严重系膜增生。

3. 并发症

（1）严重循环充血：常发生在起病 1 周内，系水钠潴留、血浆容量负荷增加所致。患儿表现为呼吸急促和肺部湿啰音，严重者呼吸困难，端坐呼吸，咳粉红色泡沫痰，两肺底布满湿啰音，颈静脉怒张，静脉压增高，心律呈奔马律。

（2）高血压脑病：由于脑血管痉挛或高度充血扩张而致脑水肿，常发生在疾病早期。血压升高，可达 150～160/100～110 mmHg 以上。年长儿诉剧烈头痛、呕吐、复视或一过性失明，严重者出现嗜睡、烦躁、抽搐、昏迷甚至脑疝形成。

（3）急性肾功能不全：常发生于疾病初期，出现少尿、无尿等症状，引起暂时性氮质血症、电解质紊乱和代谢性酸中毒，一般持续 3～5 天，不超过 10 天。

【辅助检查】

1. 尿常规＋尿沉渣　血尿、蛋白尿、白细胞尿、管型尿。

2. 血常规　轻度贫血（稀释性），白细胞计数正常或轻度增高。

3. 血沉　急性期增快。

4. 肾功能及电解质　血尿素氮、血清肌酐可增高；可有稀释性低钠、轻度高钾、高氯血症；可有稀释性低白蛋白或高脂血症。

5. 抗链球菌溶血素 O 试验（ASO）　感染后 2～3 周出现，3～5 周滴度最高，50% 患儿半年内恢复，75% 患儿 1 年内转阴。部分致肾炎菌株可能不产生 ASO，脓皮病者 ASO 常不增高，高胆固醇血症也影响结果。

6. 补体　90% 患儿急性期血中总补体及补体 C3 都明显降低，C3 常降至正常 50% 以下，之后逐渐恢复，6～8 周多恢复正常；但如持续低下，提示可能为非链球菌感染后肾小球疾病。

【治疗要点】

本病无特殊治疗，一般以休息和对症治疗为主。

1. 一般治疗

（1）休息：急性期需卧床休息 2～3 周，直到肉眼血尿消失、水肿消退、血压正常，可下床轻微活动。血沉正常可上学，但应避免剧烈活动。尿检正常后，可恢复正常生活。

（2）饮食：急性期水肿、高血压者限盐；严重少尿、循环充血者限水；氮质血症者限蛋白。

（3）抗感染：有感染灶一般注射青霉素 10～14 天，青霉素过敏者改用红霉素 7～10 天。

2. 对症治疗

（1）利尿：经控制水、盐入量仍有水肿、少尿者，可予噻嗪类利尿剂，无效时可用强力袢利尿剂，如呋塞米（速尿）。

（2）降血压：凡经休息、利尿、控制水盐摄入仍有血压高者，应给予降压药。

3. 并发症治疗

（1）严重循环充血：严格限制水钠入量，降压，利尿；保守治疗难以控制的循环充血状态可用腹膜透析或血液滤过。

（2）高血压脑病：给予强力速效降压药，首选硝普钠；止惊，利尿。

（3）急性肾功能不全：限水、限盐，纠正酸中毒、电解质紊乱，必要时透析治疗。

【常见护理诊断／问题】

1. 体液过多　与肾小球滤过率下降致水钠潴留有关。

2. 活动无耐力　与水肿、血压升高有关。

3. 知识缺乏：患儿及家长缺乏本病相关知识。

4. 潜在并发症：高血压脑病、严重循环充血、急性肾功能不全。

【护理措施】

1. 一般护理　绝对卧床休息，一般 2～3 周，肉眼血尿消失，可下床活动。

2. 饮食护理　根据患儿肾功能和水肿表现制订饮食计划。在患儿发病初期，可嘱其食用含糖量较高的食物，并坚持低盐饮食。如果肾功能受到严重损害，且存在氮质血症，则需限制或禁止食用蛋白质类食物，通过高热量饮食及水果、蔬菜等进行营养的补充。

3. 用药护理 使用利尿剂时观察患儿有无水、电解质紊乱的症状，监测患儿水肿情况，每日测量体重、腹围；应用降压药后应定期监测血压，检查降压效果，观察患儿有无药物不良反应，同时预防直立性低血压。

4. 病情观察 记录24 h出入液量，注意尿液量及色的变化情况。尿量增加、肉眼血尿消失，提示病情好转。若尿量持续减少，出现头痛、恶心等，要警惕急性肾功能不全的发生，做好透析前护理。观察血压变化，若血压突然升高，出现剧烈头痛、呕吐、眼花等，提示高血压脑病，应配合医生积极救治。密切观察心率、呼吸等变化，警惕严重循环充血的发生。

5. 并发症的护理

（1）高血压脑病护理：①保持周围环境安静，消除患儿紧张情绪，避免躁动；给予平卧位，头偏向一侧，氧气吸入，持续心电监护。②开放静脉通路，遵医嘱使用药物，硝普钠现配现用，使用微泵调节滴速，注意避光；甘露醇予30 min内快速输注。③密切观察患儿血压变化、头痛表现、伴随症状，做好记录。④安抚家长情绪。

（2）心衰护理：①立即吸氧，保持绝对安静。②遵医嘱予以呋塞米静脉推注。③严格限制水、钠摄入，静脉使用药物严格控制输液速度。④密切观察患儿呼吸、心率变化，警惕严重循环充血的发生。

6. 健康教育

（1）向患儿及家长介绍本病是一种自限性疾病，经休息、对症治疗和彻底清除感染灶，大多预后良好。

（2）病后2~3个月若离心尿每高倍视野红细胞在10个以下、血沉正常，可正常上学。

（3）艾迪氏计数正常后恢复正常生活。

（4）定期随访血、尿常规，一般时间为半年。

（5）饮食宜清淡且易于消化，保证热量充足，摄入优质蛋白，补充多种维生素。

第三节 肾病综合征

肾病综合征（nephritic syndrome，NS）简称肾病，是一组由多种原因引起肾小球滤过膜对血浆蛋白通透性增加，导致血浆内大量蛋白质从尿中丢失而出现的临床综合征。临床常有以下四大特点：①大量蛋白尿；②低蛋白血症；③高脂血症；④明显水肿。

【分类】

1. 按病因 可分为先天性、原发性和继发性三大类型。原发性肾病病因不明，儿童时期的肾病综合征约90%为原发性。继发性肾病指在诊断明确的原发病基础上出现肾病表现，多见于过敏性紫癜、系统性红斑狼疮和乙型肝炎病毒相关性肾炎等疾病。先天性肾病我国少见，多于新生儿或生后6个月内起病，预后差。本节主要叙述原发性肾病。

2. 按临床表现 原发性肾病按临床表现可分为单纯型肾病和肾炎型肾病，其中以单纯型肾病多见。

3. 按糖皮质激素反应 分为激素敏感型、激素部分敏感型、激素依赖型、激素耐药型、肾病复发与频复发。

【病因与病理生理】

肾病综合征的病因及发病机制目前尚不明确，可能与肾小球毛细血管壁结构或电化学的改变、免疫球蛋白和（或）补体成分沉积、细胞免疫失调及遗传等因素有关。

肾小球通透性增加是基本病理改变，由此导致蛋白尿，而低蛋白血症、水肿和高脂血症是继发的病理生理改变。

【临床表现】

1. 单纯型肾病　发病年龄多为 2~7 岁，男性发病率明显高于女性，男女比为（2~4）：1。起病隐匿，常无明显诱因。水肿最常见，开始于眼睑、面部，渐及四肢全身，严重者可出现腹水、胸水、心包积液；男孩常有阴囊水肿。水肿呈凹陷性。尿量减少，颜色变深，约 15% 的患儿可见短暂镜下血尿，无并发症者无肉眼血尿。大多数血压正常，约 15% 的患儿可有轻度高血压。

2. 肾炎型肾病　除具备肾病四大特征外，凡具有以下 4 项之一或多项者属于肾炎型肾病：①2 周内分别 3 次以上离心尿检查红细胞≥10 个/HP，并证实为肾小球源性血尿；②反复或持续高血压（学龄儿童≥130/90 mmHg、学龄前儿童≥120/80 mmHg），并除外糖皮质激素等原因所致；③肾功能不全，并排除由于血容量不足等所致；④持续低补体血症。

3. 并发症

（1）感染：是患儿最常见的并发症之一，以呼吸道感染最多见，尤其是呼吸道病毒感染，其余可见尿路感染、皮肤感染、原发性腹膜炎等。

（2）电解质紊乱和低血容量：常见的电解质紊乱有低钠、低钾及低钙血症。可表现为厌食、乏力、嗜睡、血压下降，甚至出现休克、抽搐等。低蛋白血症、血浆胶体渗透压下降、显著水肿可导致血容量不足，低钠时易致低血容量性休克。

（3）血栓形成和栓塞：肾静脉血栓形成常见，表现为突发腰痛、出现血尿或血尿加重、少尿，甚至发生肾衰竭。其余还可见下肢深静脉血栓形成、下肢动脉血栓形成、股动脉血栓形成、皮肤血管血栓形成、肺栓塞、脑栓塞等，并出现相应临床表现。

（4）急性肾衰竭：多数为低血容量所致的肾前性肾衰竭。

（5）生长延迟：多见于长期接受大剂量糖皮质激素治疗和频复发的患儿。

【辅助检查】

1. 尿液检查　包括尿蛋白定性和定量，定性为（+++~++++），可见透明管型和颗粒管型；定量：24 h 尿蛋白≥50 mg/（kg·d），尿蛋白/尿肌酐（mg/mg）≥2.0。

2. 血液检查　血清白蛋白<25 g/L，白、球比例（A/G）倒置；胆固醇>5.7 mmol/L；血沉增快；肾炎型肾病有血清补体（CH50、C3）降低，伴有不同程度的氮质血症；血液高凝状态：D-二聚体增加，血浆纤维蛋白原增加。

3. 经皮肾穿刺组织病理学检查　指征包括：①对糖皮质激素治疗耐药或频复发者；②临床或实验室证据支持肾炎型肾病或继发性肾病者。

【治疗要点】

1. 一般治疗　包括休息、合理饮食、预防感染等。

2. 利尿　在使用糖皮质激素前，对激素耐药或显著水肿伴少尿者可以配合使用利尿剂，但需密切观察体重、出入量的变化和水、电解质平衡。

3. 糖皮质激素　肾病综合征较有效的首选药物，初发者的激素治疗可分为两个阶段。

（1）诱导缓解阶段：泼尼松 2 mg/（kg·d）（按身高的标准体重计算），最大剂量不超过 80 mg/d，先分次口服，尿蛋白转阴后改为每晨顿服，疗程 6 周。

（2）巩固维持阶段：一般巩固维持阶段以泼尼松原足量 2 天量的 2/3，隔日晨顿服 4 周，如尿蛋白持续转阴，以后每 2～4 周减 2.5～5 mg，至 0.5～1 mg/kg 时维持 3 个月，以后每 2 周减 2.5～5 mg 直至停药。

4. 免疫抑制剂　适用于激素部分敏感、耐药、依赖及复发的病例，常用环磷酰胺（CTX）、环孢素等。

5. 抗凝治疗　适用于持续严重水肿、激素耐药、高凝状态或静脉血栓者，包括双嘧达莫、低分子肝素、尿激酶等。

6. 辅助治疗　血管紧张素转化酶抑制剂和血管紧张素受体阻断剂不仅可以控制高血压，也能减少尿蛋白和维持肾功能，尤其适用于伴高血压的肾病综合征。

【常见护理诊断／问题】

1. 体液过多　与低蛋白血症有关。

2. 营养失调：低于机体需要量　与大量蛋白丢失、摄入减少及吸收障碍有关。

3. 有感染的危险　与机体抵抗力下降及应用激素和（或）免疫抑制剂有关。

4. 有皮肤完整性受损的危险　与水肿、营养不良有关。

5. 潜在并发症：电解质紊乱、血栓形成、药物不良反应。

6. 焦虑　与病情反复、病程长或担心预后有关。

【护理措施】

1. 一般护理

（1）休息：保持适当的床上或床旁活动，严重水肿和高血压时需卧床休息，以减轻心脏和肾的负担，卧床时经常变换体位，以防血管栓塞等并发症，病情缓解后可逐渐增加活动量。

（2）饮食：给予优质蛋白饮食，如鸡蛋、牛奶、瘦肉等，热量要充分，少进食富含饱和脂肪酸的食物（如动物油脂、动物内脏），多吃富含可溶性纤维的食物（如燕麦、豆类）。水肿时限制钠的摄入，一般为 1～2 g/d，严重水肿时则应 ＜1 g/d，待水肿明显好转应逐渐增加食盐摄入量。

（3）皮肤护理：保持床单位清洁、干燥、平整。卧床期间，应勤翻身，不可拖拉、揉搓皮肤；穿着宽松，以全棉衣物为首选，浮肿时松解裤腰及袜子的皮筋；外阴浮肿的患儿双腿分开，以减少挤压，男童阴囊下衬棉垫，保持平整、干燥。

2. 预防感染

（1）向患儿及家长解释预防感染的重要性，尽量避免到人多的公共场所，及时增减衣物。

（2）做好保护性隔离，与感染性疾病患儿分室收治，减少探视，做好空气消毒。

（3）加强口腔护理，使用软毛刷，予醋酸氯己定漱口。如有霉菌感染，予碳酸氢钠漱口液漱口。发现口腔炎症或溃疡时，及时诊治。

（4）注意会阴部清洁，注意观察有无尿频、尿急、尿痛。

（5）严重水肿者避免肌内注射，防止药液外渗引起组织潮湿、感染、糜烂。

（6）监测体温变化，及时发现感染情况，有感染时予抗生素治疗。

3. 用药护理

（1）糖皮质激素：长期使用糖皮质激素，可引起库欣综合征、高血压、消化道溃疡、骨质疏松等，但随着药物的减量，症状可逐步减轻并消失。用药时要注意血压及精神的改变、胃肠道反应，防止外伤、骨折及感染。不得擅自增减药量或停药，以免导致病情反复，加重病情，甚至威胁生命。

（2）利尿剂：准确记录尿量，保证出入平衡；观察浮肿消退情况，尿量过多时应及时与医生联系。利尿可加重血容量不足，有出现低血容量性休克或静脉血栓形成的危险，应注意病情监测。注意血电解质变化，防止电解质紊乱。利尿剂也可导致眩晕，需注意患儿安全，防止跌倒、坠床的发生。

（3）免疫抑制剂：注意有无白细胞数下降、脱发、胃肠道反应及出血性膀胱炎等。用药期间多饮水，定期查血常规、药物浓度。

（4）抗凝和溶栓：注意监测凝血时间及凝血酶原时间，预防出血。

4. 心理支持 肾病患儿多具有内向、情绪不稳定或神经质个性倾向，出现明显的焦虑、抑郁、恐惧等心理障碍，应配合相应心理治疗。关心、爱护患儿，多与其交谈，鼓励其说出内心的感受。指导家长多给患儿心理支持，保持良好的情绪。

拓展阅读 12-1
IPNA 儿童激素耐药性肾病综合征诊断和管理临床实践推荐指南（2020 年版）

5. 健康教育 在肾病患儿的治疗过程中，向父母及患儿讲解肾病的有关知识，使其积极配合治疗，提高肾病治疗的依从性。教会家长使用试纸检验尿蛋白的方法。

第四节 尿 路 感 染

情境导入

患儿，女，10 岁，于 3 天前开始出现肉眼血尿，伴尿频、尿急、尿痛，无发热、畏寒，尿外观呈微红色；尿沉渣镜检白细胞（+++），红细胞（++++）；泌尿系彩超：双肾、双侧输尿管未见明显异常，左肾静脉探查未见"胡桃夹"征象。门诊拟"尿路感染"收治入院。患儿起病以来，神志清，精神佳，食欲好，大便无特殊。

请思考：

1. 尿路感染的病因和临床表现有哪些？
2. 应给予该患儿怎样的治疗与护理？

尿路感染（urinary tract infection，UTI）是指细菌、真菌等病原体在泌尿道异常繁殖并侵犯泌尿道黏膜或组织而引起的泌尿道急性或慢性炎症，为儿童泌尿系统常见疾病之一，占儿童泌尿系统疾病的 12.5%。

按病原体侵袭部位的不同，可分为上尿路感染（肾盂肾炎）和下尿路感染（膀胱炎、尿道炎），但儿童感染较少局限在某一部位，且临床上难以准确定位，故常统称为尿路感染。根据患儿有无临床症状，可分为有症状的尿路感染和无症状性细菌尿，儿童感染以后者多见，可见于各年龄、性别的儿童，其中学龄期女童最常见。

【病因与发病机制】

1. 病原体 儿童尿路感染最常见的病原体为大肠埃希菌，其他革兰氏阴性菌如克雷伯菌、变形杆菌、铜绿假单胞菌也占一定比例。

2. 感染途径

（1）上行感染：指病原体从尿道上行进入膀胱，引起膀胱炎，然后再由输尿管蔓延至肾，导致肾盂肾炎。这是尿路感染最常见的途径，占 95% 以上，其最常见的致病菌为大肠埃希菌。

（2）血行感染：指病原体从肾外任何部位的感染灶，经血液播散到肾，从而引起尿路感染。血行感染较少见，仅占 3% 左右，其致病菌主要为金黄色葡萄球菌。

（3）其他：直接感染和经淋巴感染。

【临床表现】

1. 急性尿路感染　临床表现因患儿年龄不同而有较大差异。

（1）新生儿：临床症状非常不典型，以全身症状为主，表现为体温不升或发热、苍白、吃奶差、腹泻等，局部排尿刺激症状不明显。伴有黄疸者体重不增或增长缓慢，生长发育滞后。部分患儿有神经系统症状，如嗜睡、烦躁，甚至惊厥。常伴有败血症。

（2）婴幼儿：临床症状也不典型，以发热为主，可有呕吐、腹泻、拒食等表现。局部排尿刺激症状不明显，可表现为排尿时哭吵、尿布有异味及反复尿布疹等。

（3）年长儿：全身症状突出，表现为发热、寒战、腹痛等，且常伴有肋脊角压痛、肾区叩击痛、腰痛等。尿路刺激症状明显，包括尿频、尿急、尿痛、尿液浑浊，有时可见肉眼血尿。

2. 慢性尿路感染　病程迁延或反复发作，常伴有消瘦、贫血、生长发育迟缓、高血压或肾功能不全等。

3. 无症状性细菌尿　常规尿筛查发现健康儿童存在有意义的菌尿，但无任何尿路感染症状。常伴有症状的尿路感染既往史和尿路畸形。

4. 并发症　如合并泌尿道畸形、输尿管狭窄或伴膀胱输尿管反流，可导致肾功能损害。重症者治疗后，如仍合并反复高热和血白细胞明显增高，可导致肾周围脓肿、肾周围炎和肾乳头坏死等并发症。

【辅助检查】

1. 尿常规　清洁中段尿离心沉渣镜检白细胞 >10 个 /HP 可疑为尿路感染。肾盂肾炎患儿有中等蛋白尿、白细胞管型尿，晨尿比重和渗透压减低。

2. 尿细菌培养及菌落计数检查　诊断尿路感染的主要依据。清洁中段尿细菌培养，菌落计数 >10^5/mL 可确诊，$10^4 \sim 10^5$/mL 为可疑。通过耻骨上膀胱穿刺获取的尿培养，一旦有细菌生长，就有诊断意义。女童有严重尿路刺激症状，尿中检出较多白细胞，中段尿细菌定量培养 ≥10^2/mL，且致病菌为大肠埃希菌或腐物寄生球菌等，可确诊。

3. 影像学检查　B 型超声检查、静脉肾盂造影加断层摄片、排泄性膀胱造影、肾核素造影和 CT 扫描等，以检查有无泌尿系统畸形，了解肾损害及瘢痕进展情况。

拓展阅读 12-2
尿路感染诊治循证指南（2016 年版）

【治疗要点】

1. 一般治疗　急性期卧床休息，多饮水，饮食宜清淡，并改善便秘。男童注意包茎的清洁，女童注意外阴部清洁。

2. 对症治疗　高热者予降温处理。尿路刺激症状明显者可用抗胆碱类药物治疗，或碳酸氢钠碱化尿液。

3. 抗感染治疗　在留取尿送细菌培养后及早开始抗感染治疗。根据感染部位、感染途径、尿细菌培养及药敏试验结果选择抗生素，遵循抗菌能力强、抗菌谱广、不易产生耐药且对肾功能损害小的原则。难以区分感染部位且全身症状明显的婴幼儿，按上尿路感染用药。

4. 积极矫治泌尿道畸形。

【常见护理诊断 / 问题 】

1. 体温过高　与细菌感染有关。

2. 排尿障碍　与炎症引起尿路刺激有关。

3. 知识缺乏：缺乏尿路感染相关知识。

【护理措施】

1. 休息　急性期卧床休息。

2. 饮食　给予高蛋白、高维生素和易消化的清淡饮食；鼓励多饮水，促进细菌和炎性分泌物排出，减轻尿路刺激症状。

3. 病情监测　密切监测体温、脉搏、呼吸、血压、尿量、尿液性状等变化，特别注意体温波动，有高热持续不退给予物理降温或遵医嘱药物降温。

4. 用药护理　遵医嘱选用抗生素，注意观察疗效及药物不良反应。

5. 定期复查尿液　急性感染者，疗程结束后每月随访一次尿常规和中段尿培养，连续3个月，如无复发可认为治愈；反复发作者每3~6个月复查一次，共2年或更长时间。

6. 心理护理　指导患儿和家长放松心态，转移注意力，消除紧张情绪及恐惧心理，积极配合治疗。

7. 健康教育　向患儿和家长告知尿路感染的护理要点及预防措施。告知患儿不憋尿。幼儿不穿开裆裤，使用纸尿裤者污染后及时更换。保持尿道口清洁，男童翻开包皮清洗，女童从前往后擦洗外阴，便后清洗臀部。

第五节　泌尿道发育畸形

情境导入

患儿，男，6岁，因"尿道开口异常5年"入院。患儿出生后阴茎发育异常，阴茎弯曲，不能站立排尿，经常尿湿裤子，排尿通畅，未予以特殊治疗。

请思考：

1. 尿道下裂治疗原则是什么？

2. 如何护理尿道下裂患儿？

一、尿道下裂

拓展阅读 12-3
尿道下裂专家共识
（2018 年版）

尿道下裂（hypospadias）是儿童泌尿生殖系统最常见的发育畸形之一，指尿道开口未达到正常龟头顶端位置，而开口在阴茎头腹侧到会阴的任何部位。

【病因与发病机制】

尿道下裂的发生与遗传因素和内分泌因素有关。

1. 遗传因素　有尿道下裂家族史的男婴患本病的风险至少上升10%。

2. 内分泌因素　尿道下裂的特征性缺陷可能来自下列一个或多个因素：胎儿睾丸雄激素的产生异常；发育中外生殖器的靶组织对雄激素的敏感性受限；胎儿雄激素刺激过早终止；睾酮和（或）双氢睾酮合成不足；雄激素受体的数量和（或）质量缺陷；雄激素抵抗等。

【临床表现】

尿道下裂表现典型，主要包括以下 3 个方面。

1. 尿道口异位　尿道口开口可在阴茎头腹侧到会阴的任何部位，其中开口在包皮系带、冠状沟者占大多数。因异位尿道口前方有阻碍，站立位排尿易湿裤，患儿多蹲位排尿。

2. 阴茎下弯　阴茎向腹侧异常弯曲。

3. 包皮异常分布　背侧如"头巾"，腹侧包皮缺乏。

【辅助检查】

尿道下裂合并双侧隐睾需评估有无两性畸形，可行细胞染色体核型检查及 X 性染色体检查、尿 17- 酮类固醇的排泄量测定。

【治疗要点】

阴茎下弯矫正术及尿道成形术是治疗尿道下裂的唯一手段，一般在学龄前期完成。手术多主张一期完成，也可分两期或三期完成。其主要目的是纠正阴茎下弯和异常尿道口位置，使儿童可以站立排尿，成人期有生殖功能。术后可能的并发症包括尿瘘形成、尿道口狭窄、尿道吻合口狭窄等。

二、包茎

包茎（phimosis）指包皮口狭小，紧包阴茎头，不能上翻使阴茎头外露。嵌顿包茎（paraphimosis）是包皮口上翻至冠状沟时位置固定所致，狭小的包皮环口嵌顿于冠状沟，使循环受阻引起水肿甚至坏死。

【病因】

1. 先天性包茎　正常新生儿出生时由于包皮与阴茎头自然粘连，存在生理性包茎。随着阴茎生长，包皮和阴茎头逐渐分离。

2. 继发性包茎　继发于阴茎头和包皮的损伤或炎症。

3. 嵌顿包茎　由于包皮上翻未及时复位导致。

【临床表现】

1. 排尿改变　包皮口细小者，可出现排尿时尿流缓慢、歪斜，尿线细，包皮隆起，严重者出现排尿困难。小儿可出现排尿时用力或苦恼，长期可致上尿路损伤。

2. 包皮垢　乳白色豆腐渣样包皮垢可从包皮口排出，或堆积于阴茎头的冠状沟部，呈小块状，似小肿物。

3. 嵌顿包茎　阴茎头和包皮血液回流受阻，水肿的包皮翻在阴茎头的冠状沟上，发生充血、肿大、疼痛。严重者，狭窄的远端可发生糜烂、溃疡。嵌顿日久远端可发生坏死和脱落。

【治疗要点】

1. 非手术纠正　适用于大部分先天性包茎。将包皮上翻，扩大包皮口，尽量暴露阴茎头，清理包皮垢，涂石蜡等润滑剂以便复原包皮。重复上述步骤，逐渐纠正包茎。

2. 包皮环切术　适用于无法剥离的先天性包茎及继发性包茎。

3. 包皮背侧切开术　适用于手法复位失败的嵌顿包茎。

三、泌尿道发育畸形护理

【常见护理诊断 / 问题】

1. 排尿障碍　与尿道开口异常或包皮嵌顿有关。

2. 有感染的危险 与外生殖器畸形和手术切口易被污染有关。

3. 焦虑 与家长或患儿担心手术安全性及预后有关。

【护理措施】

1. 围手术期护理

（1）术前准备：嵌顿包茎手法复位失败及尿道下裂患儿需要全麻手术治疗。术前2天会阴备皮，包括腹部和大腿皮肤及阴毛，包皮过长者需清理包皮垢。术前1天流质饮食并清洁灌肠一次，术晨再次清洁灌肠，术前8 h禁食禁水。

（2）术后护理：全麻术后患儿未醒前去枕平卧，头偏向一侧，清醒后可半卧位；避免剧烈活动，保持伤口敷料完整、干燥、清洁，观察伤口有无出血；固定尿管，保证尿管通畅并记录尿液的颜色、性状及量；观察有无尿瘘形成等并发症。

（3）疼痛护理：术后可使用镇静止痛剂减轻患儿疼痛，年长儿可使用己烯雌酚防止生殖器勃起引起疼痛或出血；保持大便通畅，避免用力排便引发伤口疼痛或出血。

2. 心理支持 在各项检查和操作中应注意保护患儿隐私。外生殖器异常的患儿及其家属可能合并不同程度的焦虑和病耻感，应注意评估患儿及家属心理状态，充分解释病情和疾病预后，必要时可寻求社工帮助或由心理科医生介入进行心理干预。

3. 健康教育 先天性包茎患儿指导家属上翻包皮、清理包皮垢及复位包皮的手法。术前指导家属观察包皮、阴茎、排尿情况；术后指导家属观察排尿情况，尿液的颜色、性状及量，出现尿瘘、排尿困难、尿痛等情况及时就医。术后1~2个月内避免剧烈活动，保持伤口干燥，注意会阴部和外生殖器的清洁，预防泌尿系统感染。

第六节 肾母细胞瘤

情境导入

患儿，女，6岁，于6个月前无明显诱因出现血尿，当地医院查腹部CT，提示左肾占位（70 mm×70 mm），考虑肾母细胞瘤，门诊拟"肾母细胞瘤，入院化疗"收入院。患儿起病以来，神志清，精神一般，食欲差。

请思考：

1. 肾母细胞瘤的病因和临床表现有哪些？

2. 应给予该患儿怎样的治疗与护理？

肾母细胞瘤（nephroblastoma）又称威尔姆斯瘤（Wilms tumor）或肾胚胎瘤（renal embryoma），是一种原发于肾的胚胎性恶性混合瘤，为儿童期常见的恶性肿瘤之一。

【病因】

肾母细胞瘤的确切病因尚不明确，具有遗传倾向，遗传方式是常染色体显性遗传伴不完全外显率。也有学者认为可能与某些先天畸形有关，如无虹膜症、偏肢体肥大症、泌尿生殖系的畸形等。

【病理】

肾母细胞瘤可发生于肾实质的任何部位，增长迅速，有纤维假膜。切面均匀，呈灰白色，常有出血及梗死，间有囊腔形成。肿瘤破坏并压迫正常肾组织，可侵入肾盂，但少见。可经淋巴和血行转移。

【分型】

肿瘤起源于后肾胚基，由上皮、间叶、胚芽三种组织成分构成。按不同成分所占比例，分为上皮型、间叶型、胚芽型和混合型，在各型中检出肿瘤组织具有间变者为间变型。根据病理组织分型与预后的关系，将肾母细胞瘤分为以下两种类型。

1. 预后良好型（favorable histology，FH） 无间变表现的上皮型、间叶型、胚芽型、混合型。

2. 预后不良型（unfavorable histology，UH） 间变型。

【临床表现】

本病主要表现为上腹部或腰部肿块、腹胀。少数患儿可有贫血、排尿异常。偶见有血尿者，常有高血压。晚期患儿可出现面色苍白、消瘦、精神萎靡，甚至出现转移症状，如咯血、头痛等。

1. 全身症状　偶见低热，晚期可出现食欲缺乏、体重下降、恶心、呕吐等。

2. 原发灶表现　腹部肿块是最常见的症状，肿块位于上腹部一侧，表面光滑，中等硬度，触之不易推动，通常是父母给患儿沐浴或更衣时偶然发现。部分患儿可有腹部不适、腹胀。少数患儿可有镜下血尿，肉眼血尿少见。25%～63%的患儿有轻度高血压。

3. 局部压迫症状　巨大肿瘤压迫腹腔脏器或占据腹腔空间，可出现气促、烦躁不安、食欲下降、消瘦等。

4. 转移症状　肿瘤主要经血行转移。其中，最常见的转移部位是肺，其次是肝，脑部和骨骼转移较少，其他部位转移罕见。转移后患儿咳嗽、咯血、气促、腹痛等表现不明显。

【辅助检查】

1. 实验室检查　肾母细胞瘤暂未发现特异性的肿瘤标志物可以辅助诊断。血常规及血生化可用于判断患儿一般身体状况。

2. 影像学检查　腹部B超能鉴别肿块是实性还是囊性，并可鉴别肿块的来源，同时可评估肿块最大直径、下腔静脉血流状况及有无癌栓。CT或MRI可判断肿块的性质，原发瘤的侵犯范围及与周围组织、器官的关系，主动脉旁淋巴结是否受累，有无肺、肝等脏器转移。核素扫描在转移病灶的寻找中也起到了积极的作用。

【治疗】

以联合治疗为主，包括手术、化疗、放疗。根据病情、肿瘤分期及病理组织分型选择具体治疗方案。

【常见护理诊断／问题】

1. 恐惧　与恶性疾病有关。

2. 营养失调：低于机体需要量　与疾病过程中消耗增加及抗肿瘤治疗致恶心、呕吐、食欲减退引起摄入不足有关。

3. 体像紊乱　与化疗引起的不良反应有关。

4. 潜在并发症：化疗、放疗的不良反应，如骨髓抑制、胃肠道反应等。

【护理措施】

1. 心理护理　了解患儿及家属的心理状态，加强与患儿及家属的沟通交流，给予心理支持，鼓励他们建立战胜疾病的信心，正确面对疾病，保持心情愉悦，主动配合治疗。

2. 围手术期护理　手术前，尽量减少触摸肿块，以免过度触摸导致肿瘤细胞扩散至邻近或远处器官；术后应监测血压和感染的症状，观察并处理化疗毒副作用及并发症。

3. 增强耐力，加强化疗护理

（1）改善营养状况：鼓励患儿增加经口饮食，少食多餐，摄入能量、蛋白质和维生素丰富的食物。经口摄入不足者根据医嘱提供肠内或肠外营养支持，并实施相应的护理措施。

（2）化疗患儿的护理：化疗药物的主要不良反应包括胃肠道反应、骨髓抑制、肝功能受损、心肌受损、感染、溃疡、脱发等。因此，在患儿接受大剂量化疗过程中，应加强护理。

4. 健康教育　讲解疾病相关知识及治疗、护理进展；指导患儿休息和营养；指导用药，定期随访，保证疗效；养成良好的卫生习惯，预防感染。

思考题

患儿，男，5 岁，因"全身水肿 6 天"入院。患儿于 6 天前无明显诱因出现双眼睑水肿，渐至双下肢，近两天出现阴囊水肿，伴尿量减少。查体：T 36.5℃，P 102 次 /min，R 24 次 /min，BP 91/59 mmHg。患儿神志清楚，精神欠佳，双眼睑水肿，双下肢呈凹陷性水肿，阴囊轻度水肿。辅助检查：尿蛋白（++++），红细胞 1 ~ 2 个 /HP。

（1）该患儿最可能的临床诊断是什么？

（2）该患儿目前存在的主要护理诊断 / 问题是什么？

（3）针对该患儿应采取哪些护理措施？

（周　清）

数字课程学习

教学 PPT　　　自测题

第十三章

神经系统疾病患儿的护理

【学习目标】

知识：

1. 识记：儿童神经系统解剖生理特点，正常儿童脑脊液特点；化脓性脑膜炎、急性散发性病毒性脑炎、癫痫发作及癫痫、脑性瘫痪、脑部肿瘤的概念。

2. 理解：儿童神经系统疾病病因；化脓性脑膜炎、急性散发性病毒性脑炎、癫痫发作及癫痫、脑性瘫痪、脑部肿瘤的临床表现和治疗原则。

3. 应用：利用所学知识正确评估患儿，为患儿提供合理的护理服务。

技能：

1. 能快速识别癫痫患儿的病情，为患儿癫痫发作提供急救护理。

2. 能为脑性瘫痪患儿提供功能锻炼指导，正确实施健康教育。

3. 能运用评判性思维和循证方法做出护理决策。

素质：

具有专业精神，用自身的专业知识为患儿和家属提供优质的护理服务。

神经系统是人体内一个重要系统，协调人体内部各系统的功能以适应外界环境的变化。儿童神经系统疾病中以感染引起的各种脑膜炎、脑炎多见。在护理中应密切观察病情，早期发现疾病特征，加强神经系统功能的恢复。

第一节　儿童神经系统解剖生理特点及检查

情境导入

患儿，女，8个月，因"呕吐1天，抽搐2次"入院。

患儿于1天前出现呕吐，呕吐物为胃内容物，非喷射性。半天前有低热，体温37.3℃，伴有抽搐1次，表现为双眼上翻、面色青紫、手握拳，无大小便失禁，持续约1 min后缓解，发作后无发热。立即至医院就诊，就诊过程中再次出现抽搐，症状同前。患儿自起病以来，精神反应尚可，大小便正常。既往体健，系G_1P_1，足月自然分娩，无产伤、窒息史，混合喂养，生长发育与同龄人相符，疫苗接种正常。

请思考：

1. 该患儿存在哪些护理诊断/问题？
2. 该患儿应采取哪些有效的护理措施？

一、儿童神经系统解剖生理特点

神经系统包括中枢神经系统、周围神经系统和自主神经系统，相互协调，完成对躯体、智力和情绪活动的控制。中枢神经系统起着控制枢纽的作用，由脑和脊髓组成。周围神经系统包括12对脑神经、31对脊神经和躯体神经等。自主神经系统包括交感神经和副交感神经。在儿童生长发育过程中，神经系统发育最早，速度亦快。各年龄阶段具有相应的解剖生理特点和正常的表现特征。

（一）脑

儿童脑的发育是一个连续动态的过程。在胎儿期神经系统最先开始发育。新生儿出生时大脑重量为300 ~ 400 g（相当于体重的1/8 ~ 1/9），6个月时可达700 g左右，1岁时为900 g左右（相当于成人大脑重量的60%），15个月时小脑的重量接近成人。新生儿大脑在大体形态上与成人无显著差别，大脑表面已有较浅而宽的沟回，但发育不完善，脑皮质较薄，细胞分化较差，髓鞘形成不全，灰质和白质的分界不明显。神经纤维髓鞘于生后3个月逐渐形成，但神经活动不稳定，皮层下中枢兴奋性较高，对外界刺激的反应较慢且易于泛化，表现为肌张力较高，常出现无意识的手足徐动。婴幼儿时期遇到强刺激时易发生昏睡或惊厥。随着年龄的增长，脑发育逐渐成熟与复杂化。儿童1岁时完成脑发育的50%，3岁时完成脑发育的75%，6岁时完成脑发育的90%。在基础代谢状态下，儿童脑耗氧量占机体总耗氧量的50%，而成人为20%，所以儿童对缺氧的耐受性较成人差。

（二）脊髓

出生时脊髓功能基本成熟，结构较完善，2 岁时结构接近成人。小儿脊髓相对较长，新生儿脊髓下端在第 2 腰椎下缘，4 岁时达到第 1~2 腰椎水平，故婴幼儿腰椎穿刺部位以第 4~5 腰椎间隙为宜，4 岁后以第 3~4 腰椎间隙为宜。

（三）脑脊液

新生儿脑脊液（cerebrospinal fluid，CSF）的量少、压力低，之后随着年龄的增长和脑室的发育逐渐增加（表 13-1）。

表 13-1　小儿脑脊液测定正常值

项目	新生儿	婴儿	儿童
总量（mL）	5~50		100~150
压力（kPa）	0.29~0.78		0.69~1.96
细胞数（10^6/L）	0~34	0~20	0~10
蛋白总量（g/L）	0.2~1.2		0.2~0.4
糖（mmol/L）		3.9~5.0	2.8~4.5
氯化钠（mmol/L）		110~122	117~127

（四）神经反射

1. 生理反射

（1）出生时存在，终身不消失的反射：包括角膜反射、瞳孔对光反射、结膜反射及吞咽反射等。若这些反射减弱或消失，提示神经系统发生病理改变。

（2）出生时不存在，以后逐渐出现并终身存在的反射：包括腹壁反射、提睾反射及腱反射等，1 岁后可引出并较稳定。当神经系统发生病理改变时，这些反射可减弱或消失。

（3）出生时存在，以后逐渐消失的反射：称原始反射，包括觅食反射、拥抱反射、握持反射、吸吮反射及颈肢反射等（表 13-2）。这些反射如出生后缺乏或延迟消退，均提示病理情况。

表 13-2　正常儿童原始反射出现和消失年龄

反射	出现年龄	消失年龄
拥抱反射	初生	3~6 个月
吸吮反射和觅食反射	初生	4~7 个月
握持反射	初生	3~4 个月
颈肢反射	2 个月	6 个月
迈步反射	初生	2 个月
颈拨正反射	初生	6 个月

2. 病理反射　包括巴宾斯基征（Babinski sign）、克尼格征（Kernig sign）、布鲁津斯基征

（Brudzinski sign）等。正常2岁以下婴幼儿呈现巴宾斯基征双侧阳性为生理现象，2岁以上或单侧阳性提示锥体束损伤。3~4个月内婴儿因屈肌张力较高，克尼格征、布鲁津斯基征可呈阳性。

二、神经系统检查

（一）神经系统体格检查

儿童神经系统体格检查的主要内容与成人大致相同，但由于儿童神经系统正处于生长发育阶段，加之儿童有时难以合作，检查方法有其特点，检查顺序也应灵活掌握。

1. 一般检查

（1）意识和精神状态：根据患儿对外界的反应状况来判断其是否有意识障碍。意识障碍分为嗜睡、意识模糊、昏睡、昏迷。精神状态要注意患儿有无烦躁不安、激惹、谵妄、迟钝、抑郁、幻觉及定向障碍等。

（2）皮肤：某些神经系统疾病可伴有皮肤特征性异常，如神经纤维瘤可见皮肤多处浅棕色的咖啡牛奶斑。

（3）头颅：观察头颅的外形及大小。注意头皮静脉是否怒张，头部有无肿块及瘢痕。囟门过小或早闭见于小头畸形，囟门过大或迟闭见于佝偻病、脑积水等，前囟饱满或隆起提示颅内压增高，前囟凹陷见于脱水等。

（4）面容：许多神经系统疾病可合并五官的发育畸形，如眼距宽见于21-三体综合征、克汀病等。

2. 运动功能检查

（1）肌张力：用手触摸肌肉以判断在静止状态时肌肉的紧张度，或在肢体放松的情况下做被动的伸屈、旋前旋后、内收外展等运动以感其阻力。

（2）肌力：指肌肉做主动收缩时的力量。肌力大致可分为6级。0级：完全瘫痪，即令患儿用力时，肌肉无收缩；1级：可见到或触到肌肉收缩，但未见肢体移动；2级：有主动运动，但不能抵抗地心引力；3级：有主动运动，且能对抗地心引力，但不能对抗人为阻力；4级：能对抗地心引力及人为阻力，但力量稍弱；5级：正常。

（3）共济运动：观察儿童持物、玩耍、行走时动作是否协调。可做如下检查：鼻-指-鼻试验、指鼻试验、跟膝胫试验。

（4）姿势和步态：姿势和步态受到肌力、肌张力、深感觉、小脑及前庭功能的影响。观察儿童卧、坐、立、走时的姿势是否正常。检查步态时要注意有无摇晃不稳或蹒跚步态、痉挛步态、剪刀步态、"鸭步"等。

3. 感觉功能检查　检查浅感觉、深感觉、皮质感觉，注意两侧对比。较大儿童尽可能取得其合作，婴幼儿常难以准确判断，可根据患儿对刺激的反应进行评估。具体检查方法与成人基本相同。

4. 反射检查　检查儿童生理反射及病理反射。病理反射检查和判断方法同成人，但其临床意义需视儿童年龄而定。

5. 脑膜刺激征　包括颈强直、克尼格征、布鲁津斯基征。

（二）神经系统辅助检查

1. 脑脊液检查　对神经系统疾病特别是神经系统感染的诊断有重要意义。对严重颅内压增高的患儿，在未经有效降低颅内压之前，腰椎穿刺有诱发脑疝的危险，应特别谨慎。

2. 脑电图（electroencephalography，EEG） 通过头皮或颅内电极对脑电活动进行描记，从而了解脑功能情况。儿童常用头皮电极脑电图方法，包括常规脑电图、动态脑电图和录像脑电监测等。脑电图检查对癫痫的诊断有重要意义。

3. 肌电图及诱发电位

（1）肌电图（electromyogram，EMG）：研究神经和肌肉细胞电活动的重要检查手段。肌电图有助于判断被测肌肉有无损害和损害性质（神经源性或肌源性）。神经传导速度（NCV）可了解被测周围神经有无损害及损害性质（髓鞘或轴索损害）、严重程度。

（2）诱发电位：包括脑干听觉诱发电位、视觉诱发电位、躯体感觉诱发电位等。

4. 影像学检查 包括 CT、MRI、磁共振血管成像（MRA）、数字减影血管造影（DSA）等。

第二节 化脓性脑膜炎

情境导入

患儿，男，2岁，因"发热3天，意识障碍1天"入院。

患儿于3天前无明显诱因出现发热，体温最高40.2℃，反复高热，不易降至正常；伴有惊厥，无明显抽搐；哭吵不安，吃奶减少。1天前出现意识障碍，表现为胡言乱语。既往体质一般。

查体：T 37.5℃，P 109次/min，R 24次/min，BP 113/75 mmHg。急性面容，神志模糊，精神欠佳，查体不合作，问答不能配合。颈抵抗，四肢肌张力正常，克尼格征、布鲁津斯基征阳性。双侧瞳孔等大等圆，直径3 mm，对光反射灵敏。脑脊液：压力2.45 kPa；外观微浑；白细胞数1 240×10⁶/L，多核细胞75%，单核细胞25%；总蛋白17.2 g/L，葡萄糖2.32 mmol/L。血常规：白细胞数22×10⁹/L，中性粒细胞71%。

请思考：

1. 该患儿主要的护理诊断/问题是什么？

2. 该患儿应采取哪些护理措施？

化脓性脑膜炎（purulent meningitis，PM）是由各种化脓性细菌感染引起的急性脑膜炎症，部分患儿病变累及脑实质，是儿童尤其是婴幼儿常见的中枢神经系统感染性疾病。临床上以急性发热、惊厥、意识障碍、颅内压增高、脑膜刺激征及脑脊液脓性改变为特征。随着疫苗的接种及诊治水平的提高，本病发生率和病死率明显下降。

【病因及发病机制】

多种化脓性细菌均可引起本病，致病菌类型与年龄有密切关系。0~2个月患儿以肠道革兰氏阴性杆菌（如大肠埃希菌和铜绿假单胞菌等）和金黄色葡萄球菌感染多见，3个月~3岁患儿以流感嗜血杆菌感染多见，5岁以上患儿以脑膜炎双球菌、肺炎链球菌感染多见。

致病菌可通过多种途径侵入脑膜。

1. 血流 最常见的途径是通过血流，即菌血症抵达脑膜微血管。当儿童免疫防御功能降低时，致病菌大多由上呼吸道、胃肠道黏膜、新生儿皮肤或脐部入侵血流，透过血脑屏障到达脑膜。

2. 邻近组织器官感染　如中耳炎、乳突炎等扩散波及脑膜。

3. 与颅腔存在直接通道　如颅骨骨折、皮肤窦道或脑脊髓膜膨出等，细菌直接进入蛛网膜下腔。

【临床表现】

5 岁以下儿童为多发群体，2 岁以内发病者约占 75%。大多急性起病，患病前部分患儿有上呼吸道或消化道感染病史。

1. 典型表现

（1）感染中毒症状：包括发热、烦躁不安、面色灰白，脑膜炎双球菌感染常有瘀斑、瘀点和休克。

（2）急性脑功能障碍症状：进行性加重的意识障碍。随着病情进展，患儿逐渐出现精神萎靡、嗜睡、昏睡、昏迷甚至深度昏迷。

（3）颅内压增高：年长儿表现为持续性剧烈头疼、呕吐、视乳头水肿等，婴儿表现为易激惹（摇晃和抱着时更甚）、尖声哭叫、双目凝视、惊厥等，前囟饱满或隆起、张力增高、颅骨缝增宽、头围增大等。病情严重时可合并脑疝，出现突然意识障碍加重、呼吸不规则、两侧瞳孔大小不等、瞳孔对光反射减弱或消失。

（4）脑膜刺激征：以颈强直最常见，伴有克尼格征及布鲁津斯基征阳性。

2. 非典型表现　年龄小于 3 个月的患儿起病隐匿，表现多不典型。

（1）体温升高、降低或正常，甚至体温不升。

（2）面色青灰或苍白，拒乳、呕吐、颅缝分离、黄疸加重等。

（3）惊厥症状可不典型，仅见面部、肢体局灶性抽动，或呈发作性眨眼、呼吸不规则、屏气等各种不显性发作。

（4）对颅内压增高有一定的缓冲作用，表现为颅内压增高及脑膜刺激征不明显。

3. 并发症

（1）硬脑膜下积液：最常见（30%～60%），多发生于 1 岁以下婴儿，以肺炎链球菌和流感嗜血杆菌脑膜炎的婴儿多见。经 48～72 h 治疗后体温不退或退后复升，或一般症状好转后又出现意识障碍、惊厥、前囟隆起或颅内压增高等症状，首先应考虑并发硬脑膜下积液的可能。行 CT 扫描可协助诊断，行硬膜下穿刺可确诊。

（2）脑室管膜炎：主要发生在治疗不及时的婴儿。发热持续不退，前囟饱满，惊厥频繁，甚至出现呼吸衰竭，行 CT 检查示脑室扩大，需考虑本症。侧脑室穿刺可诊断。治疗大多困难，病死率和致残率较高。

（3）脑积水：由于脑膜炎症渗出物导致脑脊液循环障碍引起。患儿出现烦躁不安、嗜睡、呕吐、惊厥发作，头颅进行性增大，颅缝分离、头皮变薄、静脉扩张，患儿额大面小。严重脑积水时由于颅内压增高压迫眼球，形成双目下视、巩膜外露的特殊表情，称"落日眼"，头颅叩诊呈"破壶音"。疾病晚期，持续的颅内高压使大脑皮层退行性萎缩，患儿出现进行性智力减退和其他神经功能倒退。

（4）抗利尿激素异常分泌综合征：炎症刺激神经垂体致抗利尿激素过量分泌，引起低钠血症和血浆低渗透压，加剧脑水肿，致惊厥和意识障碍加重，或直接因低钠血症引起惊厥发作。

【辅助检查】

1. 脑脊液　是确诊本病的重要依据。脑脊液典型的改变为压力增高，外观浑浊似米汤样；

白细胞总数显著增多（1 000×10⁶/L 以上），分类以中性粒细胞为主；糖和氯化物含量显著下降，糖＜1.1 mmol/L，甚至难以测出；蛋白质含量显著增高，定量＞1.0 g/L。涂片革兰氏染色检查可早期确定致病菌，脑脊液培养可找到致病菌，对明确诊断和指导治疗均有重要意义。

2. 血液

（1）血常规：白细胞总数明显增高，分类以中性粒细胞为主，占 80% 以上。感染严重或不规则治疗者，有可能出现白细胞总数减少。

（2）血培养：对所有疑似病例均应做血培养。病程早期未使用抗生素前，血培养阳性率较高，可帮助寻找致病菌。

（3）血清降钙素原：＞0.5 ng/mL 提示细菌感染。

3. 神经影像学　头颅 MRI 较 CT 更能清晰反映脑实质病变。

【治疗要点】

1. 抗生素治疗　选用对致病菌敏感且能高浓度透过血脑屏障的抗生素，早期、联合、足量、足疗程静脉给药，力求用药 24 h 内杀灭脑脊液中的致病菌。对肺炎链球菌和流感嗜血杆菌脑膜炎，静脉滴注抗生素 10～14 天，脑膜炎双球菌者用药 7 天，金黄色葡萄球菌者用药 21 天以上。对伴有并发症的患儿应适当延长给药时间。

2. 肾上腺皮质激素治疗　肾上腺皮质激素可抑制多种炎症因子的产生，降低血管通透性，减轻脑水肿、颅内高压及感染中毒症状。常用地塞米松 0.6 mg/（kg·d），分 4 次静脉给药，连续 2～3 天。

3. 对症及支持疗法　监测生命体征变化，控制体温及惊厥发作，降低颅内压，保证能量摄入，维持体内水、电解质、酸碱平衡。

4. 并发症治疗

（1）硬脑膜下积液：少量积液无须处理。如积液量多合并颅内压增高，应行硬膜下穿刺放出积液（每次、每侧不超过 15 mL）。个别迁延不愈者，需外科手术引流。

（2）脑室管膜炎：行侧脑室穿刺引流，针对致病菌应用抗生素行脑室内注入。

（3）脑积水：以手术治疗为主，可行正中孔粘连松懈、导水管扩张及脑脊液分流术。

【常见护理诊断／问题】

1. 体温过高　与细菌感染有关。

2. 潜在并发症：颅内压增高、脑疝。

3. 有受伤的危险　与惊厥发作有关。

4. 有误吸的危险　与意识不清及呕吐有关。

5. 焦虑（家长）　与疾病预后不良有关。

【护理措施】

1. 高热护理

（1）保持病室温度 18～22℃，湿度 50%～60%。密切观察患儿体温变化及热型，每 1～2 h 测量体温 1 次。采取适当的降温措施，及时记录降温效果。鼓励患儿多饮水，保证机体液量的摄入，必要时静脉补液。退热出汗时及时更换汗湿的衣裤，保持皮肤、床单位干燥清洁，注意保暖。

（2）遵医嘱及时给予抗生素等药物治疗，密切观察药物的疗效。

2. 营养支持　给予高热量、高蛋白、高维生素饮食，少量多餐。密切观察患儿的呕吐情况，呕吐严重者或无法进食者可给予鼻饲或静脉营养以维持水、电解质平衡。每次进餐前、后，进行口腔护理，防止口腔感染。定期测量体重，了解患儿的营养状况。

3. 密切观察病情变化

（1）生命体征的观察：密切监测生命体征，观察面色、瞳孔、囟门等变化，详细记录，如有异常立即报告医生并做好抢救准备。

（2）并发症的观察：出现并发症提示患儿疾病预后不良。若患儿经 48～72 h 治疗后发热不退或退后复升，病情反复，应考虑存在硬脑膜下积液的可能；若出现高热不退，反复惊厥发作，频繁呕吐，前囟饱满，颅缝裂开，"落日眼"，提示出现脑积水，应立即报告医生配合急救处理。

（3）颅内高压的护理：保持绝对安静、侧卧，避免声、光等外界刺激，烦躁者可适当给予镇静剂。遵医嘱给予甘露醇、呋塞米等以降低颅内压。密切观察瞳孔的变化，警惕脑疝的发生。

（4）惊厥的护理：立即予以平卧位，头偏向一侧，解开衣领，清理呼吸道分泌物，保持呼吸道通畅，吸氧。及时使用镇静剂或止惊剂，观察有无呼吸抑制。专人守护，必要时身体约束，拉好床栏，避免抽搐碰撞造成损伤。观察抽搐发作的表现、持续时间、伴随症状等。

4. 腰椎穿刺术护理　术前尽量排空大小便，小婴儿更换尿布。告知家属腰椎穿刺术的重要性，术后常见的不良反应和处理方法等。术后去枕平卧 4～6 h，平卧期间防止呛咳及误吸。保持伤口敷料清洁干燥，避免尿液或粪便污染。观察患儿有无头痛、腰背部疼痛等腰椎穿刺术后的不良反应。

腰椎穿刺术在第 3、4 腰椎棘突之间进针（图 13-1）。小婴儿因脊髓相对较长，穿刺部位应选择第 4、5 腰椎间隙。沿着棘突进针至蛛网膜下腔，保持针头在矢状平面中，以减少对硬膜的伤害，降低腰椎穿刺术后脑脊液漏的风险。

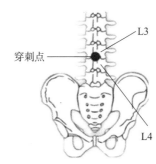

图 13-1　腰椎穿刺术操作与进针位置示意图

5. 心理护理　积极与患儿及家属进行沟通交流，疏导其焦虑、不安的情绪，同时介绍成功的案例，帮助患儿及家属建立战胜疾病的信心。

6. 健康教育　指导家属配制高热量、高蛋白、高维生素饮食。遵医嘱按时服药，定期复查。积极防治上呼吸道、消化道感染，预防皮肤外伤和脐部感染。恢复期和有神经系统后遗症的患儿，尽早进行肌肉按摩和被动功能训练，促进机体康复。

第三节　病毒性脑炎

情境导入

患儿，男，5 岁，因"发热、头痛 3 天，意识模糊 1 天"入院。

患儿于 4 天前出现发热、头痛，最高体温达 40℃。1 天前出现抽搐，表现为强直样发作，双眼凝视，口唇发绀，呼之不应，持续约 5 min 后缓解，缓解后进入昏迷状态。

查体：T 39.0℃，P 110 次 /min，R 25 次 /min，BP 107/63 mmHg，昏迷状态，格拉斯

哥昏迷评分3分，双侧瞳孔等大等圆，直径2 mm，对光反射迟钝，双侧巴宾斯基征阳性，四肢肌张力阵发性增高。

既往体健，系 G_1P_1，足月自然分娩，无产伤、窒息史，混合喂养，生长发育与同龄人相符，疫苗接种正常。

请思考：

1. 该患儿目前主要的护理诊断/问题是什么？
2. 应采取哪些护理措施？

病毒性脑炎（viral encephalitis，VE）是指由多种病毒引起的颅内脑实质炎症。若病变主要累及脑膜，临床表现为病毒性脑膜炎；若病变主要影响大脑实质，则以病毒性脑炎为临床特征。大多数患儿病程呈自限性。

【病因及发病机制】

本病大多数为肠道病毒感染（脊髓灰质炎病毒、柯萨奇病毒 A 和 B、埃可病毒等），其次为单纯疱疹病毒、虫媒病毒、腮腺炎病毒及腺病毒等。

病毒经肠道（如肠道病毒）或呼吸道（如腺病毒）进入淋巴系统繁殖，通过血流感染颅外脏器，此时患儿可表现出发热等全身症状。后期病毒进入中枢神经系统，并经脉络丛进入脑脊液，引起中枢神经症状。若宿主对病毒抗原发生强烈免疫反应，将进一步导致脱髓鞘、血管与血管周围脑组织损害。

【临床表现】

急性起病，病情轻重差异很大，取决于病变累及脑膜或脑实质的相对程度。一般说来，病毒性脑炎的临床症状较脑膜炎严重，重症脑炎易发生急性期死亡或后遗症。

1. 病毒性脑膜炎　急性起病，首发症状多为呼吸道或消化道症状，表现为发热、恶心、呕吐。年长儿会诉头痛，婴儿则表现为烦躁不安、易激惹。较少发生严重意识障碍和惊厥，无局限性神经系统体征，病程多在 1~2 周内。

2. 病毒性脑炎　起病急，主要表现为发热、惊厥、意识障碍及颅内压增高症状，病程大多 2~3 周。

（1）前驱症状：急性全身感染症状，如发热、头痛、呕吐等。

（2）中枢神经系统症状

1）惊厥：大多呈全身性发作，也可出现局灶性发作，严重者呈惊厥持续状态。

2）意识障碍：可有嗜睡、昏睡、昏迷、深度昏迷，甚至去皮质状态等不同程度的意识改变。

3）颅内压增高：表现为头痛、呕吐，婴儿前囟饱满，严重者可并发脑疝。

4）运动功能障碍：根据受损部位可出现不自主运动、偏瘫、面瘫及吞咽障碍等。

5）精神情绪异常：如躁狂、幻觉、失语，以及定向力、计算力与记忆力障碍等。

【辅助检查】

1. 脑电图　以弥漫性或局限性异常慢波背景活动为特征，少数伴有棘波、棘-慢复合波。慢波背景活动提示脑功能障碍。

2. 脑脊液检查　外观清亮，压力正常或增高。白细胞总数正常或轻度增多，分类计数早期以中性粒细胞为主，后期以淋巴细胞为主。蛋白质含量大多正常或轻度增高，糖和氯化物含量一般正常。涂片和培养无细菌发现。

3. 病毒学检查　部分患儿脑脊液病毒培养及特异性抗体检测阳性。恢复期血清特异性抗体滴度高于急性期 4 倍以上有诊断价值。

4. 神经影像学检查　MRI 对于显示病变部位比 CT 更有优势。

【治疗要点】

本病为自限性疾病，缺乏特异性治疗手段，主要为对症支持治疗和防治并发症。

1. 一般治疗　保持呼吸道通畅，加强营养支持，维持水、电解质平衡。

2. 积极控制脑水肿和颅内高压　严格限制液体入量，静脉注射甘露醇等。

3. 控制惊厥发作　可给予止惊剂，如地西泮、苯巴比妥、左乙拉西坦等。如止惊剂治疗无效，可在控制性机械通气下给予肌肉松弛剂。

4. 抗病毒治疗　病原体尚未明确的病毒性脑炎首选阿昔洛韦治疗，其他抗病毒药物还包括更昔洛韦、利巴韦林等。

5. 其他治疗　高压氧治疗可以迅速纠正脑组织缺氧，减轻脑细胞水肿，降低颅内压，减少或预防后遗症的发生。营养脑神经、康复训练等治疗可以改善疾病的预后。

【常见护理诊断／问题】

1. 体温过高　与感染有关。

2. 有窒息的危险　与呕吐及意识不清有关。

3. 有受伤的危险　与惊厥抽搐有关。

4. 躯体移动障碍　与昏迷、瘫痪有关。

5. 潜在并发症　颅内压增高。

【护理措施】

1. 密切观察病情　密切监测生命体征，观察病情变化。若出现呼吸节律不规则、瞳孔不等大、瞳孔对光反射减弱或消失、头痛、呕吐、血压升高，应警惕脑疝及呼吸衰竭的发生。如出现烦躁不安、意识障碍，应警惕是否存在脑水肿。动态监测硬脑膜下积液、脑积水、脑室管膜炎等并发症的发生，做好急救准备工作，配合急救处理。

2. 发热护理　监测患儿的体温、热型及伴随症状，如出现高热应积极处理，以防高热惊厥的发生。及时更换汗液浸湿的衣被，保持皮肤清洁干燥。评估患儿有无脱水症状，保证摄入足够的液体量，给予清淡、易消化饮食。

3. 防止意外伤害的发生　保证病室环境安全舒适，专人守护，保持患儿安静。患儿呕吐时防止误吸及窒息。惊厥发作时取去枕平卧位，头偏向一侧，保持呼吸道通畅，防止舌咬伤，适当约束，防止躁动受伤或坠床。

4. 昏迷的护理　昏迷患儿取平卧位，头偏向一侧，或侧卧位，床头抬高 20°～30°，以利于静脉回流。每 2 h 翻身 1 次，轻拍背部促使痰液排出；保持呼吸道通畅，必要时吸痰，减少坠积性肺炎的发生。密切观察患儿瞳孔和呼吸情况，防止因移动体位致脑疝形成或呼吸骤停。

5. 使用甘露醇的护理　甘露醇为脱水剂，要求计量准确、快速输注，时间控制在 30 min 内。严密观察局部有无肿胀、渗液等情况。

6. 加强基础护理　对于禁食或留置胃管的患儿，每天进行口腔护理 2 次。为留置导尿管的患儿进行尿道口护理以防尿路感染。对于昏迷或瘫痪的患儿，定时翻身，避免局部长期受压。

7. 健康教育　主动向患儿和家长讲解疾病知识、用药及护理方法，做好心理护理。合理安排患儿生活，适当休息，积极防治上呼吸道、消化道感染等。恢复期及有神经系统后遗症的患

拓展阅读 13-1
《2011 年英国儿童疑似病毒性脑炎诊疗指南》解读

儿，指导并鼓励家长坚持对患儿进行智力训练和瘫痪肢体的功能锻炼，改善患儿预后，提高生活质量。

第四节 癫痫发作和癫痫

情境导入

患儿，女，7岁，因"间断抽搐1天，发热半天"入院。

患儿于1天前出现频繁抽搐，伴有发热、呕吐、头痛，精神反应差。抽搐时表现为四肢强直痉挛，双眼凝视、口唇发绀、呼之不应。

查体：T 38.7℃，P 102次/min，R 30次/min，BP 108/62 mmHg。急性面容，神志清楚，查体合作，问答切题。既往在当地医院诊断为"癫痫"，口服2年抗癫痫药物（卡马西平＋左乙拉西坦）后病情控制可，今年3月自行停药。

请思考：

1. 该患儿存在的主要护理诊断／问题是什么？
2. 对该患儿应采取哪些护理措施？

癫痫发作（epileptic seizure）是指脑神经元高度同步化异常放电引起的一过性临床症状和（或）体征，表现为意识、运动、感觉、自主神经功能及精神障碍。癫痫（epilepsy）是一种以具有持久性地产生癫痫发作倾向为特征的慢性脑疾病，为儿童最常见的神经系统疾病，可由多种病因导致。

【病因】

1. 遗传因素 包括单基因遗传、多基因遗传、染色体异常、线粒体脑病等。

2. 脑内结构异常 先天及后天性脑损伤可产生异常放电的致病灶或降低癫痫发作阈值，如脑发育畸形、宫内感染、肿瘤、产伤及脑外伤后遗症等。

3. 诱发因素 常见的诱发因素包括剥夺睡眠、饮酒、劳累等。

【临床特点】

1. 局灶性发作 指每一次神经元异常放电都起源于固定单侧大脑半球的致痫网络内，临床发作和脑电图异常均于局部开始。

（1）单纯局灶性发作：发作中无意识和知觉损害。①运动性发作：最常见，表现为一侧某部位的抽搐，如手、足、口角、眼睑等处。②感觉性发作：表现为发作性躯体感觉异常及特殊感觉异常，如针刺感、幻视等。③自主神经症状性发作：表现为心悸、呕吐、面色苍白或潮红、大汗、大小便失禁等。④精神症状性发作：表现为幻觉、记忆障碍、语言障碍、认知障碍、情感障碍等。

（2）复杂局灶性发作：发作中有不同程度的意识障碍及精神症状，常伴有反复刻板的行为，如吞咽、咀嚼、舐唇、拍手、自言自语等。

2. 全面性发作 指神经元异常放电起源于两侧大脑半球，临床发作和脑电图异常均呈双侧性，多伴有意识障碍。

（1）强直 - 阵挛发作：临床最常见，发作包括强直期、阵挛期及发作后状态。强直期：发作时意识突然丧失，全身肌肉强直收缩，呼吸暂停、发绀、双眼上翻、瞳孔散大。阵挛期：继之全身反复、短促地猛烈屈曲性抽动。发作后状态：发作后昏睡，醒后出现疼痛、嗜睡、乏力等。

（2）强直发作：发作时表现为持续而强烈的肌肉收缩伴意识丧失，患儿固定于某种特殊体位，如头眼偏斜、双上肢屈曲或伸直、呼吸暂停、角弓反张等。

（3）阵挛发作：仅为躯干、肢体或面部肌肉节律性抽动，无强直表现，伴意识丧失。

（4）肌阵挛发作：为全身或局部骨骼肌触电样短暂收缩，表现为突然点头、身体前倾或后仰等，严重者可致跌倒。

（5）失张力发作：发作时肌张力突然短暂性丧失引起姿势改变，伴有意识障碍，表现为头下垂、肩或肢体突然下垂、屈髋屈膝或跌倒。

（6）失神发作：①典型失神发作，发作时突然停止正在进行的活动，两眼凝视，意识丧失但不摔倒，持续数秒钟后意识恢复，对发作不能回忆。②不典型失神发作，表现类似于典型失神发作，但开始及恢复速度均较典型失神发作慢，多见于伴有广泛性脑损害的患儿。

3. 癫痫综合征　指由一组特定的临床表现和电生理改变组成的癫痫，每一种癫痫综合征都具有特定的起病年龄、发作特点、伴随症状、脑电图及影像学特征。伴中央颞区棘波的儿童良性癫痫是儿童最常见的一种癫痫综合征，占儿童时期癫痫的 15%～20%。

4. 癫痫持续状态　以癫痫持续发作为特征的病理状态，表现为癫痫一次发作持续 30 min 以上，或癫痫连续反复发作、发作间隙意识不能完全恢复达 30 min 以上。癫痫持续状态若不及时治疗，可因高热、循环衰竭、神经元兴奋毒性损伤等导致不可逆的脑损伤，致残率和病死率很高。临床以强直 - 阵挛持续状态最常见。

【辅助检查】

1. 脑电图　是确诊癫痫发作与癫痫最重要的检查方法。典型脑电图可显示棘波、尖波、棘 - 慢复合波等。视频脑电图可以直接捕捉到发作时的实时脑电活动。

2. 影像学检查　主要目的是寻找病因，尤其是有局灶性症状和体征者，更应进行颅脑影像学检查，包括 CT、MRI 等。

3. 其他　遗传代谢病筛查、基因分析、脑脊液检查等。

【治疗要点】

癫痫的治疗既要遵循治疗原则，又要充分考虑到个体差异，实施个性化治疗。

1. 病因治疗　若病因明确，应积极治疗。如癫痫外科手术切除局灶性皮层发育不良等。

2. 药物治疗　合理使用抗癫痫药物是癫痫最主要的治疗手段。先选择单种药物，从小剂量开始直至完全控制发作。如单种药物控制不理想，可多种药物联合治疗。一般需要治疗到至少连续 2 年不发作，且脑电图癫痫样放电完全或基本消失，才能开始逐渐减药，减停过程一般要求大于 3～6 个月。根据患儿发作类型选择药物，常用抗癫痫药物有丙戊酸钠、卡马西平、左乙拉西坦、氯硝西泮等。

3. 手术治疗　有明确的癫痫灶（如局灶性皮层发育不良）、抗癫痫药物治疗无效或效果不佳的难治性癫痫，可进行外科手术。主要方法有癫痫灶切除手术（包括病变半球切除术）、姑息性治疗（迷走神经刺激术等）。

4. 其他　生酮饮食治疗，免疫治疗。

【常见护理诊断 / 问题】

1. 有窒息的危险 与癫痫发作时意识丧失、喉痉挛、呼吸道分泌物多有关。

2. 有受伤的危险 与癫痫发作时意识丧失、抽搐有关。

3. 潜在并发症：脑水肿、酸中毒、呼吸衰竭、循环衰竭。

4. 知识缺乏：患儿家属缺乏癫痫发作的急救知识及正确服用抗癫痫药物知识。

5. 焦虑 与疾病病程长且具有反复性，担心疾病预后有关。

【护理措施】

1. 一般护理

（1）休息与活动：保持病室整洁，定时开窗通风，限制探视人数，为患儿创造安静、舒适的环境，避免声、光等外部刺激。各项治疗和护理工作集中进行，保证患儿充足的睡眠和休息。

（2）饮食：宜清淡，多食蔬菜水果。忌辛辣刺激性食物，如咖啡、浓茶等。难治性癫痫患儿可给予生酮饮食治疗。

（3）患儿床旁备好吸氧和吸痰装置，必要时建立静脉通道。

2. 病情观察

（1）监测生命体征：对于有高热惊厥史和热敏感的患儿应注意观察体温的变化，以防发热诱发癫痫发作。观察患儿有无缺氧，有无呼吸急促、面色青紫、口唇及甲床发绀等症状，必要时给予低流量吸氧。观察瞳孔大小、对光反射及神志改变。

（2）观察癫痫发作状态：发作时伴随症状及持续时间。

（3）观察转归：患儿经抗癫痫治疗后，癫痫发作、智力和运动发育等转归情况。

3. 用药护理

（1）抗癫痫药物：发放口服抗癫痫药物应剂量准确，口服溶液用注射器抽取，按时发放，并协助家长给患儿服药。用药期间定期监测血药浓度，避免药物剂量不足导致癫痫发作控制不理想或过量引起中毒。督促患儿按时服药，不可擅自减量、停药，以免癫痫发作加重。观察患儿用药期间的不良反应，如有异常立即通知医师。

（2）镇静剂：静脉推注镇静剂时应剂量准确，缓慢推注，观察患儿的呼吸情况，避免因推药过快，导致患儿呼吸抑制。

4. 癫痫发作时的急救

（1）安全防护：患儿癫痫发作时，应迅速扶住患儿，顺势使其缓慢倒下，置于床上，拉起床栏防止坠床，避免磕碰伤，专人守护。不可强行按压肢体以免引起骨折、脱臼。

（2）保持呼吸道通畅：取平卧位，头偏向一侧，解开衣领，清理口腔分泌物，必要时吸痰，防止误吸及窒息。准备好开口器及气管插管用物。患儿牙关紧闭时，不应强行撬开。观察患儿有无发绀，必要时给予低流量吸氧。

（3）病情记录：观察患儿神志、瞳孔、呼吸、脉搏及面色变化，记录癫痫发作情况及伴随症状。

（4）遵医嘱给药：立即建立静脉通路。镇静剂应剂量准确，缓慢推注，观察是否出现呼吸抑制的情况；脱水剂应快速静脉滴入，防止脑水肿引起脑疝。

（5）发作后休息：癫痫发作后患儿可有头痛、身体酸痛和疲乏等不适感，应让其充分休息。

5. 心理护理 在护理过程中，给予患儿及家长充分的关心、理解与尊重。鼓励癫痫患儿积极参加社会活动，增强自我意识及独立能力，扩大兴趣范围，建立乐观心态，改善人际关系，促进身心健康。

6. 健康教育

（1）加强对患儿家长疾病知识、用药护理、日常照护等方面的宣教。

（2）指导家长合理安排患儿生活，培养良好的生活习惯，保证充足的睡眠和休息，避免过度兴奋和疲劳。适度参加体育活动，避免刺激、强度大的运动，如军训等。外出旅游时应随身携带足量的抗癫痫药物，并坚持服药。在癫痫未控制前，尽量避免去危险的场所，不要独自游泳、骑车、登高等。

（3）不到人口密集的地方去，锻炼身体，增强免疫力，预防感染。

（4）饮食均衡，避免暴饮暴食，忌辛辣刺激性食物，尽量不饮含兴奋剂的饮料，如浓茶、咖啡等。

（5）用药期间需定期到医院复查，注意药物的毒副作用。

（6）避免诱发因素，如高热、过度疲劳、情绪激动、睡眠不足、强光、高声、感冒等。

第五节　脑性瘫痪

情境导入

患儿，男，5岁，因"咳嗽3天、呕吐1天"入院。

患儿于3天前受凉后出现咳嗽，1天前出现呕吐，呈非喷射性，近两天进食少，精神食欲差。患儿足月剖宫产娩出，出生前有宫内窘迫，胎心慢，最低30次/min，出生时脐带绕颈两周，出生后出现颅内出血及消化道出血。3个月开始出现抽搐，表现为意识存在，双眼上翻，点头或后仰一样抽搐，每次持续1~2 s，连续10~20次，当地医院诊断为"癫痫，肌阵挛型"。1岁半仍不会走路，2岁时走路呈剪刀步态，脚尖着地。双上肢精细运动稍差，左下肢外旋，"跟形足"畸形，右足轻度内翻畸形，可扶站、扶走，但姿势异常。双侧跟腱反射亢进，踝反射阴性，踝阵挛阴性，双侧巴宾斯基征阳性，双侧克尼格征阳性。

请思考：

1. 该患儿主要的护理诊断/问题是什么？

2. 应如何为该患儿进行功能训练？

脑性瘫痪（cerebral palsy，CP）简称脑瘫，是由于各种原因造成发育期胎儿或婴幼儿脑部非进行性损伤，导致持续存在的中枢性运动和姿势发育障碍、活动受限的综合征。常伴有智力缺陷、癫痫、感知觉障碍、行为异常等。

【病因】

1. 产前因素　母亲妊娠期各种异常情况均可能导致儿童脑性瘫痪的发生。如母体感染，尤其是风疹病毒感染；毒物接触；多胎妊娠；胎儿脑发育畸形等。

2. 产时因素　围生期异常、难产可增加儿童脑性瘫痪发生的危险。主要包括：围生期脑损伤，如缺血缺氧性脑病；与早产有关的脑损伤，如脑室内出血；出生体重异常，如低体重。新生儿颅内出血是造成脑性瘫痪的重要原因之一。

3. 产后因素 胆红素脑病、各种原因引起的中枢神经系统感染、头部创伤和长期缺氧等均可引起脑部循环障碍，导致脑性瘫痪。

【临床表现】

1. 运动障碍 是脑瘫患儿最基本的表现，以运动发育落后及瘫痪肢体主动运动减少、肌张力异常、姿势异常、反射异常为特点。按照运动障碍的性质，临床分为 7 种类型。

（1）痉挛型：最常见。表现为上肢肘、腕关节屈曲，拇指内收，手紧握拳状，下肢内收交叉呈剪刀腿和尖足（图 13-2）。

（2）手足徐动型：约占脑瘫的 20%。表现为不自主、不协调、无效的运动状态，难以用意志控制。

（3）肌张力低下型：多见于婴幼儿。表现为肌张力低下，四肢呈瘫软状，自主运动少。本型多为脑性瘫痪的过渡形式，以后大多转为痉挛型或手足徐动型。

（4）强直型：全身肌张力显著增高、僵硬。

（5）共济失调型：表现为步态蹒跚、摇晃，走路时两足间距加宽，四肢动作不协调。

（6）震颤型：表现为四肢静止性震颤。

（7）混合型：两种或两种以上类型同时存在。临床以手足徐动型和痉挛型并存多见。

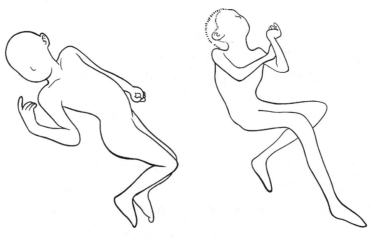

图 13-2 痉挛型脑瘫

2. 伴随症状 作为脑损伤引起的共同表现，脑瘫患儿常合并智力障碍、癫痫、语言功能障碍、听力障碍等。

【辅助检查】

1. 发育迟缓筛查。

2. 影像学及脑电图检查 1/2～2/3 的患儿可有头颅 MRI、CT 异常，但正常者不能否定本病的诊断。脑电图可正常，也可表现为异常背景活动。

3. 伴随症状及共患病的相关检查。

【治疗要点】

早发现，早治疗。根据患儿情况循序渐进地实施综合治疗和康复，包括技能、体能、语言等功能训练，矫形器、针灸、理疗、按摩、推拿等物理治疗，部分患儿也可运用手术治疗以矫正畸形，减轻肌肉痉挛，促进运动发育。

【常见护理诊断/问题】

1. 生长发育迟缓 与脑损伤有关。

2. 生活自理缺陷 与肢体畸形、僵硬有关。

3. 有废用综合征的危险 与肢体功能障碍有关。

4. 有受伤的危险 与肢体功能障碍，可能发生跌倒有关。

【护理措施】

1. 一般护理

（1）饮食护理：进食困难是脑性瘫痪患儿常见的问题之一，主要与进食姿势异常、吞咽困难有关。选择正确的喂养姿势及合适的食物是顺利进食的前提条件，并可预防误咽和误吸的发生。合理搭配营养，提供高热量、高蛋白、富含维生素、易消化的食物，补充水分。

（2）生活护理：脑性瘫痪患儿由于运动能力低下、平衡协调能力差，日常生活大多不能自理。应专人守护，注意安全，避免发生意外伤害。协助患儿进食，做好口腔护理。定期洗浴，及时更换衣服、床单、被褥等，勤翻身，预防褥疮。大小便后清洁会阴部。在日常生活中注意异常姿势的矫正。

2. 病情观察 观察患儿生命体征及智力发育、运动障碍、姿势异常情况。观察患儿进食情况及有无皮肤受损。

3. 功能训练 遵循从简单到复杂、从被动到主动的原则进行。

（1）体能运动训练：针对各种运动障碍和异常姿势进行物理手段治疗。

（2）语言训练：借助口、唇、舌的运动训练，结合听觉、视觉和触觉刺激，循序渐进给予治疗，从而提高语言发育水平。

（3）技能训练：重点训练上肢和手的精细运动，提高患儿独立生活能力。

（4）饮食训练：通过口腔按摩刺激训练增强患儿咀嚼、吞咽能力，改善饮食行为。

4. 心理护理 脑性瘫痪除持续存在的中枢性运动和姿势发育障碍外，同时伴有各种心理行为异常，如社交退缩、抑郁、焦虑等。应为患儿提供轻松、愉快的环境，关注患儿心理状况，及时发现其情绪变化，多安慰、鼓励患儿，帮助其克服依赖心理，培养其独立意识。耐心倾听家长顾虑，帮助家长克服悲观情绪，介绍成功病例，帮助家长建立信心。

5. 健康教育

（1）介绍疾病知识和治疗新进展，以增强家长信心。

（2）指导家长合理安排患儿生活，保证患儿安全。

（3）加强对家长康复技能和知识的宣教，教会家长基本的康复训练方法和原则。根据患儿情况，帮助家长制订合理的康复计划，促进其运动功能、自理技能、交流能力的发展。

（4）指导家长正确教育和引导患儿，积极鼓励，培养其生活自理能力，减轻家庭及社会负担。

拓展阅读 13-2
儿童脑性瘫痪运动障碍的康复建议

第六节　脑部肿瘤

情境导入

患儿，男，1岁6个月，因"步态不稳3个月，呕吐半个月"入院。

患儿于3个月前出现步态不稳，半个月前出现进食后呕吐，呈喷射性，呕吐物为胃内容物。查体：T 37.1℃，P 107次/min，R 28次/min，BP 82/55 mmHg。意识清醒，双侧瞳孔等大等圆，直径2.5 mm，对光反射灵敏，双眼眼球水平震颤。颈软，四肢肌力、肌张力正常，走路不稳，步态蹒跚。双侧跟、膝腱反射阳性，巴宾斯基征阳性。初步诊断为"小脑占位性病变"。

请思考：

1. 该患儿存在的护理诊断/问题有哪些？

2. 该患儿术后应采取哪些护理措施？

脑部肿瘤是儿童最常见的实体肿瘤之一，占儿童所有恶性肿瘤的15%～20%。近年来随着影像学的发展，儿童脑部肿瘤的诊断率逐渐上升。儿童脑部肿瘤可发生于任何年龄，不同类型的肿瘤有不同的好发年龄，发病高峰年龄为5～8岁。

儿童脑部肿瘤的病因尚不明确，目前认为与胚胎残余组织、遗传因素、化学物质影响、病毒、放射线等有关。其基本病因是颅内细胞突变导致异常增生。儿童脑部肿瘤多发生在中线及后颅窝，如第三脑室、第四脑室、蝶鞍区等部位，其中后颅窝区的肿瘤较成人多见。较常见的儿童脑部肿瘤有髓母细胞瘤、星形细胞瘤、室管膜瘤、颅咽管瘤等。

一、髓母细胞瘤

髓母细胞瘤（medulloblastoma）主要起源于小脑蚓部，较大的儿童也可见病变位于小脑半球。肿瘤细胞易于脱落，经脑脊液播散转移的发生率非常高，颅内主要发生于外侧裂池和后颅窝沟、脑池；40%的患儿发生椎管内种植转移，常见于胸腹段；全身转移少见，骨骼是全身转移的常见部位。

【临床表现】

1. 颅内压增高表现　表现为头痛、呕吐、视乳头水肿，甚至意识改变等。呕吐的发生率最高，可为早期的唯一症状。

2. 小脑损害表现　主要表现为躯干性共济失调，出现行走蹒跚、走路不稳，甚至不能站立或坐稳。眼球震颤是眼肌共济失调的表现。

3. 其他表现　面瘫、复视、进食呛咳和锥体束征阳性等。

【辅助检查】

1. CT检查　肿瘤位于颅后窝中线，为均一密度，边界清楚，呈类圆形，偶可出现囊变、钙化和出血。CT增强扫描呈轻到中度均匀强化，内部囊性区域无强化。肿瘤脑膜播散则表现为脑膜增厚及明显强化，边缘光滑或结节样。

2. MRI 检查　肿瘤 T_1 加权成像（T_1WI）呈低或等信号，T_2 加权成像（T_2WI）呈高信号，增强扫描显示肿瘤呈均一或不均一强化。矢状面可显示肿瘤突破第四脑室及幕上脑室的扩张情况，横断面可显示第四脑室受压变形情况。

【治疗要点】

1. 手术治疗　明确诊断，在安全的前提下最大程度切除肿瘤和打通脑脊液循环通路。若肿瘤已侵及脑干，则不宜强行全切除。手术切除程度和患儿预后相关，术后肿瘤残余 > 1.5 cm^2 者在临床上被归为高危组，预后相对较差。

2. 非手术治疗

（1）放射治疗：建议在术后 4 周内开始放射治疗。根据手术切除情况、脑脊液检查、影像学检查及肿瘤病理类型等，评估患儿危险度。根据不同危险度，采用不同的放疗剂量。

（2）化学治疗：术后有较大肿瘤残余或发病时已有转移的患儿可行化疗，尤其是 ≤ 3 岁的儿童。在放疗结束后 4 周开始辅助化疗。

拓展阅读 13-3
儿童髓母细胞瘤多学科诊疗专家共识（2018 版）

二、星形细胞瘤

星形细胞瘤（astrocytoma）是由星形细胞发育而来的儿童中枢神经系统肿瘤，是儿童最常见的脑部肿瘤之一。可发生在颅后窝或大脑半球，前者占 60% ~ 70%。

【临床表现】

小脑星形细胞瘤主要表现为颅内压增高和小脑损害，通常颅内压增高的表现（如头痛、呕吐）早于小脑损害。头痛初始为间歇性，多在枕部，也可发生在前额部。随着病情进展，头痛转为持续性，常伴有喷射性呕吐。年龄较小的患儿表现为用手击打头部。呕吐常发生在清晨，一般与饮食无关，伴或不伴有头痛症状，呕吐后头痛多可缓解。

小脑损害症状表现为患侧肢体动作笨拙，上肢比下肢严重，出现持物不稳、不能系纽扣及用勺进食困难等精细运动障碍。肿瘤位于蚓部或近中线处，可出现平衡障碍或共济失调，表现为行走蹒跚，易摔倒或倾倒，严重者甚至不能站立和行走。神经系统检查可见眼球震颤、颈强直和强迫体位。

儿童大脑半球的星形细胞瘤表现为颅内压增高和局灶性神经系统症状。颅内压增高表现为头痛、呕吐和视乳头水肿等，局灶性神经系统症状表现为癫痫发作。

【辅助检查】

1. CT 检查　典型的囊性星形细胞瘤表现为小脑半球或蚓部圆形或椭圆形囊性肿瘤，边界清楚。

2. MRI 检查　T_1 加权成像（T_1WI）呈低信号，T_2 加权成像（T_2WI）呈高信号（图 13-3）。MRI 可清楚显示肿瘤浸润脑组织的程度。

【治疗要点】

1. 手术治疗　目前最主要的治疗手段。

2. 非手术治疗

（1）降低颅内压：若术前出现明显的颅内高压症状，应及时给予脱水剂缓解颅内高压，或行脑室穿刺外引流术等。

（2）放射治疗：放疗前需全面评估患儿的病情，放疗时注意限制总剂量，增加分割次数，尽量不合并化疗或限制化疗药物的剂量，以减少放疗的损伤。

（3）化学治疗：应在最大安全范围切除肿瘤的基础上进行，根据组织病理和分子病理结果，选择合适的化疗方案。

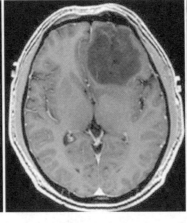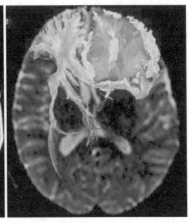

图 13-3 星形细胞瘤 MRI T₂WI、T₁WI 增强图像

三、室管膜瘤

室管膜瘤（ependymoma）是起源于脑室与脊髓中央管的室管膜细胞或脑内白质室管膜细胞巢的中枢神经系统肿瘤。约 75% 位于幕下，幕上仅占 25%。

【临床表现】

颅内压增高症状常出现较早，50% 左右的患儿以头痛伴呕吐为首发症状，有的患儿单纯以呕吐为首发症状。小脑损害症状表现为步态不稳，肢体或躯干性共济失调，肌张力减退，眼球震颤。如果肿瘤侵犯脑干，可表现为眼球内斜、口角歪斜及脑神经麻痹。其他症状可见强迫体位及颈强直。

幕上室管膜瘤常由邻近侧脑室向脑内生长，可导致头痛、癫痫或与发病部位相关的局灶性神经功能缺损症状及体征。

【辅助检查】

1. CT 检查　CT 平扫常表现为颅后窝中线处等密度、低密度，有时可呈不均匀高密度及混杂密度。肿瘤内见多发小片状低密度囊变区、多斑点状或砂粒状高密度钙化灶，一般为小结节状，这是室管膜瘤重要的征象，有时可见肿瘤内出血。CT 增强扫描肿瘤实质部分一般呈中等度强化，周围脑组织无水肿。

2. MRI 检查　T₁WI 呈低信号或等信号，T₂WI 呈高信号。有时可清晰显示其内蜿蜒走向的血管流空信号，肿瘤强化明显，可见合并脑积水。

【治疗要点】

1. 手术治疗　首选的治疗手段，在不引起神经功能缺损的条件下争取最大程度切除肿瘤。

2. 非手术治疗

（1）放射治疗：>3 岁的患儿，术后常规行局部放疗。有软脑脊膜播散转移的患儿应行全脑脊髓轴放疗。3 岁以下婴幼儿不推荐放疗。

（2）化学治疗：可作为手术和放疗的辅助手段，对于术后有明确残留灶而未再次手术，或存在肿瘤播散的患儿，应进行化疗。

拓展阅读 13-4
儿童室管膜瘤诊疗规范（2021 年版）

四、颅咽管瘤

颅咽管瘤（craniopharyngioma）是胚胎发育异常肿瘤中最常见的一种，起源于胚胎期拉特克囊或颅咽管残存的原始上皮细胞，是儿童期最常见的非胶质瘤细胞来源的肿瘤，占儿童颅内肿瘤的 5.6%~15%。

【临床表现】

1. 颅内压增高症状　表现为头痛、呕吐和视乳头水肿。

2. 视力视野障碍　肿瘤压迫视觉通路导致视野缺损、视力下降甚至完全失明。

3. 垂体功能损害　肿瘤压迫垂体导致垂体功能障碍，表现为骨骼生长迟缓、身材矮小、易乏力、精神萎靡、面色晦暗、营养状态差。

4. 下丘脑功能损害　表现为多饮多尿，严重者可引起尿崩症。

【辅助检查】

1. 实验室检查　包括促肾上腺皮质激素、甲状腺功能、皮质醇、生长激素水平、电解质检查等。术前检测，如有肾上腺皮质功能减退和甲状腺功能低下，除非急诊手术，一般应术前予以纠正。

2. 影像学检查

（1）CT 检查：肿瘤大多位于鞍上，呈圆形或椭圆形。肿瘤为囊性、实性、混合性。90% 的肿瘤有钙化，典型的颅咽管瘤在 CT 上表现为"蛋壳样"钙化。

（2）MRI 检查：囊性病变 T_2WI 大多数为高信号，部分为低信号；T_1WI 表现为低信号或高信号。增强后实性部分可呈现不同程度强化。

【治疗要点】

1. 手术治疗　最主要的治疗手段，在不引起严重并发症和神经功能障碍的前提下力争肿瘤全切除。

2. 辅助治疗　放射治疗，囊内近距离放、化疗，干扰素治疗等，可作为延缓复发的治疗手段，但其远期疗效有待验证。

拓展阅读 13-5
儿童颅咽管瘤诊疗规范（2021 年版）

五、脑部肿瘤护理

【常见护理诊断/问题】

1. 营养失调：低于机体需要量　与能量摄入不足和需要、消耗增多有关。

2. 疼痛　与手术创伤有关。

3. 潜在并发症：颅内感染、癫痫、中枢性高热等。

4. 焦虑（家长）　与疾病预后不良有关。

5. 知识缺乏：患儿家长缺乏脑部肿瘤相关知识及术后护理知识。

【护理措施】

1. 心理护理　积极与患儿及家长交流，增进彼此间的关系。耐心倾听患儿及家长诉说，及时解答疑问，缓解其恐惧和焦虑情绪。介绍成功案例，增强患儿及家长战胜疾病的信心，使其积极配合治疗。

2. 颅内压增高的护理　抬高床头 15°~30°。注意保暖，预防感冒，保持大便通畅。高热患儿积极控制体温，防止机体代谢增强加重脑缺氧。遵医嘱正确使用脱水剂以减轻脑水肿，必要时可行脑室穿刺外引流术。密切观察患儿神志、瞳孔及生命体征变化，注意患儿头痛、呕吐及精神状态改变，警惕脑疝发生。

3. 安全护理　对于步态不稳、共济失调、视力障碍的患儿，限制其活动，嘱家属加强看护，防止跌倒或坠床的发生。

4. 术后护理

（1）病情观察：术后严密观察患儿的病情变化，监测生命体征、意识及瞳孔的情况，记录24 h 出入水量和肢体功能变化。

（2）体位护理：患儿意识清醒、血压平稳后，抬高床头 15°～30°。幕上开颅术后患儿应采取健侧卧位，幕下开颅术后早期宜取去枕侧卧或侧俯卧位，避免切口受压。较大的肿瘤切除后，颅腔内留有较大空隙，24～48 h 内手术区应保持高位，以免突然翻动时脑和脑干移位，造成损伤。搬动时应注意保持患儿脊柱在同一水平轴线上，防止头颈部过度扭曲或震动。

（3）营养和补液：术后 6 h 麻醉清醒后可饮少量水，术后第 1 天根据患儿意识状态及吞咽功能酌情给予流质饮食，后期逐渐过渡到半流食及普食。宜选择高蛋白、高维生素及易消化的食物，少量多餐。如术后患儿出现恶心、呕吐或消化道功能紊乱，暂予禁食，酌情予以静脉补液，待病情平稳后逐步恢复进食。

（4）引流管的护理：保持引流管通畅，观察和记录引流液的颜色、性质和量。头部制动，妥善固定引流管，翻身及护理操作时避免牵拉引流管，防止引流管意外脱出。引流管不可受压、扭曲、折叠或阻塞，发现问题及时处理。意识障碍者可约束肢体，防止引流管意外拔除。术后早期，引流袋置于枕旁，高度与头部创腔保持同一水平，使创腔内保持一定的液体压力，避免脑组织移位。手术 48 h 后，引流袋略放低，使创腔内液体较快引出，促使脑组织膨出。待血性脑脊液转清时，即可拔除引流管，以免形成脑脊液漏。持续引流时间通常不超过 1 周。

（5）并发症的预防及护理

1）脑脊液漏：因后枕部入路伤口肌层较厚，加之颈部活动度较大，故伤口愈合较慢，易出现脑脊液漏。嘱家属保护患儿双手，使其安静，避免剧烈哭闹。保持伤口敷料清洁干燥。

2）颅内感染：保持敷料清洁干燥，如有渗湿或被呕吐物污染及时更换。保持室内空气清新，定时开窗通风，减少探视和人员流动。监测体温变化，定期做脑脊液常规及生化检查，必要时做细菌培养，以便及时发现并治疗颅内感染。

3）颅内出血：多发生在术后 24～48 h 内，表现为全麻清醒后又逐渐嗜睡，甚至昏迷，严重时可伴有瞳孔散大，对光反射迟钝或消失，血压升高，脉压增大，脉搏慢而有力，呼吸深而慢（两慢一高）。一旦发现患儿有颅内出血征象，应及时报告医生并积极配合抢救。

4）尿崩症：准确记录患儿每小时尿量及 24 h 尿量，合理经口或静脉补液，以维持水、电解质平衡。如尿量＞250 mL/h 或 24 h 尿量＞4 000 mL，颜色淡，应遵医嘱给予神经垂体激素治疗，尿量增多时注意补钾。

5）癫痫发作：发作时及时抗癫痫药物控制，防止舌咬伤。注意休息，避免情绪激动，吸氧，保持呼吸道通畅，防止脑组织缺氧。保护患儿避免意外受伤。做好详细记录。

5. 健康教育

（1）肢体活动障碍者，指导家长对患儿进行肢体功能锻炼和言语训练，但应避免过度劳累。

（2）行动不便者，加强看护和陪伴，防止跌倒。

（3）保持个人卫生，每日开窗通风，保持室内空气清新。

（4）遵医嘱按时、按量服药，不可突然停药、改药、增减药量，尤其是抗癫痫、利尿脱水及激素治疗，以免加重病情。

（5）指导家长经常鼓励患儿，帮助其树立信心，保持情绪稳定，适当参加社会活动。

思考题

1. 患儿癫痫发作时如何进行急救护理?

2. 如何为腰椎穿刺术后患儿实施术后护理?

3. 患儿,男,2个月,因"发热2天,前囟饱满伴哭吵不安1天"抱送入院。患儿2天前无明显诱因出现发热,体温最高39.5℃,无抽搐,伴哭吵不安,奶量减少。查体:T 39.5℃,P 170次/min,R 48次/min,易激惹,前囟饱满,直径3 cm×3 cm,双侧瞳孔等大等圆,对光反射灵敏,四肢肌张力正常,颈抵抗。

请问:

(1)该患儿最可能存在的护理诊断/问题有哪些?

(2)针对该患儿应采取哪些护理措施?

(杨 娟)

数字课程学习

 教学PPT　　 自测题

第十四章

内分泌系统疾病患儿的护理

【学习目标】

知识：

1. 识记：儿童内分泌系统特点；先天性甲状腺功能减退症、生长激素缺乏症、儿童糖尿病、性早熟的概念、病因和临床表现。

2. 理解：先天性甲状腺功能减退症、生长激素缺乏症、儿童糖尿病、性早熟的发病机制和治疗要点。

3. 应用：利用所学知识正确评估患儿，为患儿提供合理的护理服务。

技能：

1. 能为先天性甲状腺功能减退症、生长激素缺乏症、糖尿病患儿制订护理计划，并实施护理。

2. 能应用所学知识对性早熟患儿实施护理。

3. 能对糖尿病合并酮症酸中毒患儿进行快速处理，并对家属及年长患儿开展健康教育。

4. 能运用评判性思维和循证方法做出护理决策。

素质：

具有同理心、爱伤观念和慎独精神，主动为患儿及其家属提供服务。

儿童处于不断生长、发育和成熟的阶段，内分泌系统也在发育和成熟过程中。内分泌激素产生、分泌异常，内分泌器官的结构和功能异常等，均可导致儿童内分泌疾病。儿童内分泌疾病的种类与成人不同，部分内分泌疾病的发病机制、临床特征、治疗和护理也与成人有较大区别。

第一节　儿童内分泌系统概述

内分泌系统是人体重要的调节系统之一，与神经系统、免疫系统相互调节并共同作用于机体，维持人体生理功能的完整和稳定。

一、内分泌器官

1. 垂体　是人体最重要的内分泌腺，可分为腺垂体和神经垂体两部分。腺垂体包括远侧部、结节部和中间部；神经垂体由神经部和漏斗部组成。远侧部和结节部又合称为垂体前叶，分泌生长激素（growth hormone，GH）、促甲状腺激素（thyroid stimulating hormone，TSH）、促肾上腺皮质激素（adrenocorticotropic hormone，ACTH）、黄体生成素（luteinizing hormone，LH）、卵泡刺激激素（follicle-stimulating hormone，FSH）等；中间部和神经垂体合称为垂体后叶，主要储存和释放下丘脑分泌的抗利尿激素（antidiuretic hormone，ADH）及催产素（oxytocin，OXT）。

2. 甲状腺　位于颈部气管前下方，分左右两叶、峡部，腺体后有甲状旁腺及喉返神经。甲状腺的主要功能是合成与分泌甲状腺激素，调节机体基础代谢及生长发育，在婴儿期神经系统的发育中起着重要作用。

3. 甲状旁腺　共有4个，位于甲状腺两叶的上下极。甲状旁腺分泌的甲状旁腺素（parathyroid hormone，PTH）和甲状腺滤泡旁细胞分泌的降钙素（calcitonin，CT）在钙磷平衡、骨骼代谢等方面起重要作用。

4. 肾上腺　位于腹膜后脊柱两侧肾上端。肾上腺实质分为皮质和髓质两部分。肾上腺皮质激素主要分为三类：糖皮质激素、盐皮质激素、性激素。肾上腺髓质中的嗜铬细胞主要合成和储存儿茶酚胺类激素。

5. 胰腺　内分泌部为胰岛，主要由α、β、δ与PP四种类型的细胞构成。其中α细胞约占胰岛细胞总数的20%，合成分泌胰高血糖素；β细胞为胰岛的主要细胞，约占75%，合成分泌胰岛素；δ细胞约占5%，合成分泌生长抑素；PP细胞数量极少，可分泌胰多肽。在上述多种激素中，胰岛分泌入血的激素仅有胰岛素和胰高血糖素，二者在血糖的调节中起着重要作用。

6. 卵巢、睾丸　卵巢主要产生卵子，分泌雌激素和孕激素。睾丸主要作用是产生精子、分泌雄激素。

二、神经内分泌轴

下丘脑作为神经内分泌系统的高级中枢，其分泌的激素作用于腺垂体调节腺垂体的激素分泌，后者分泌的激素再作用于周围靶器官调节靶器官的激素分泌；另一方面，靶器官分泌的激素反过来又可影响腺垂体和下丘脑的分泌活动。因此，下丘脑、垂体、靶器官三者连成具有重要调节功能的神经内分泌轴。人体重要的神经内分泌轴主要有：下丘脑－垂体－生长轴、下丘脑－垂体－甲状腺轴、下丘脑－垂体－肾上腺轴、下丘脑－垂体－性腺轴。

1. 下丘脑－垂体－生长轴 主要包括下丘脑、垂体、肝和长骨。下丘脑分泌 GH 释放激素（GHRH）与生长抑素（SS），调节垂体 GH 的分泌，GH 作用于肝等组织刺激 IGF-1 的分泌，后者作用于长骨促进生长，该轴即为下丘脑－垂体－生长轴。GH 的分泌呈脉冲式，分泌频率夜间比白天高、青春期比成年期高，其分泌峰值一般在入睡后 45～90 min 出现。该轴中任何环节出现异常均可引起生长障碍。

2. 下丘脑－垂体－甲状腺轴 在维持机体正常甲状腺激素水平中有着重要作用。下丘脑分泌促甲状腺激素释放激素（TRH），作用于垂体前叶使其分泌 TSH，TSH 与甲状腺滤泡上皮细胞表面的受体相结合，刺激甲状腺激素的合成与释放。血液循环中甲状腺素（T_4）又可负反馈调节 TRH 和 TSH 的分泌，使体内甲状腺激素维持在稳定的水平。若下丘脑－垂体－甲状腺轴功能异常导致甲状腺激素分泌不足，可引起智能落后、身材矮小等症状。

3. 下丘脑－垂体－肾上腺轴 下丘脑促皮质释放激素（CRF）调控垂体 ACTH 的分泌，后者则刺激肾上腺皮质激素的合成与分泌；而血中游离皮质醇又可负反馈调节 CRF 和 ACTH 的分泌。此外，应激状态也可通过刺激下丘脑 CRF 的释放，刺激肾上腺皮质激素的分泌。

4. 下丘脑－垂体－性腺轴 在胎儿及婴儿期，下丘脑－垂体－性腺轴（HPG）处于较为活跃的状态，即所谓的"微小青春期"，外周血性激素处于青春期发育早期的水平。随后，下丘脑－垂体－性腺轴进入相对静止或休眠状态，直至青春期出现再激活。当青春期发育启动后，下丘脑以脉冲形式分泌促性腺激素释放激素（GnRH），刺激腺垂体分泌促性腺激素（Gn），即黄体生成素（LH）和卵泡刺激素（FSH），促进卵巢和睾丸发育，并分泌雌二醇和睾酮，使性器官发育并出现相应性征。下丘脑－垂体－性腺轴功能异常的儿童可出现性发育异常，如性腺功能减退、性腺发育障碍、性早熟等。

儿童内分泌疾病一旦确诊，常常需要长期甚至终身治疗，治疗剂量需个体化，并根据病情及生长发育情况及时调整。在治疗过程中需要密切随访，以保证患儿正常的生长发育。

第二节 先天性甲状腺功能减退症

情境导入

患儿，男，15 天，因"接到新生儿筛查阳性电话通知 1 天"来院就诊。系 G_1P_1，孕 38^{+4} 周顺产，出生体重 2 700 g，身长 50 cm，出生否认窒息、产伤、抢救病史。生后母乳喂养，进食奶量偏少，哭声低弱。

新生儿疾病筛查检测：新生儿 TSH（NTSH）187.23 μU/mL。

静脉血甲状腺功能检测：TSH＞100 mU/L，FT_4 7.33 pmol/L，FT_3 3.72 pmol/L，TT_4 5.61 μg/dL，TT_3 125.16 ng/dL。初步诊断为"先天性甲状腺功能减退症"。

请思考：

1. 先天性甲状腺功能减退症有哪些临床症状和体征？

2. 引起先天性甲状腺功能减退症的原因有哪些？

3. 应给该患儿提供哪些治疗与护理？

先天性甲状腺功能减退症（congenital hypothyroidism，CH）简称先天性甲减，是由于甲状腺激素合成不足或其受体缺陷所造成的一种疾病。若生后未及时治疗，将导致患儿生长发育迟缓、智力低下，是引起儿童智力发育及体格发育落后的常见内分泌疾病之一，也是可预防、可治疗的疾病。

【病因与分类】

1. 原发性甲减　是指甲状腺自身产生 T_4、T_3 减少所致的功能失调。

（1）甲状腺不发育、发育不全或异位：是造成先天性甲减最主要的原因，约占 90%。多见于女孩，女：男为 2：1。有 1/3 病例是甲状腺完全缺如，其余为发育不全或甲状腺在下移过程中停留在其他部位形成异位甲状腺，部分或完全丧失其功能。造成甲状腺发育异常的原因尚未阐明，可能与遗传因素及免疫介导机制有关。

（2）甲状腺激素合成障碍：是导致先天性甲减的第 2 位常见原因。多见于甲状腺激素合成和分泌过程中酶（过氧化物酶、偶联酶、脱碘酶及甲状球蛋白合成酶等）的缺陷，造成甲状腺激素不足。多为常染色体隐性遗传病。

2. 继发性甲减　亦称下丘脑 – 垂体性甲减或中枢性甲减，由于 TSH 或 TRH 生成减少或生物活性降低所致。常见于特发性垂体功能低下或下丘脑、垂体发育缺陷，其中因 TRH 不足所致者较多见。

3. 外周性甲减　因甲状腺激素受体功能缺陷所致。

4. 暂时性甲减　妊娠期母亲服用抗甲状腺药物，或母亲患自身免疫病，存在抗 TSH 受体抗体，抗体通过胎盘影响胎儿。

5. 地方性甲减　孕妇饮食缺碘，致使胎儿在胚胎期即因碘缺乏而导致甲状腺功能低下。

【临床表现】

患儿症状出现的早晚及轻重程度与残留甲状腺组织的多少及甲状腺功能低下的程度有关。先天性无甲状腺或酶缺陷患儿在婴儿早期即可出现症状，甲状腺发育不良者常在生后 3 ~ 6 个月时出现症状，亦偶有在数年之后始出现症状者。患儿的主要临床特征包括智能落后、生长发育迟缓和生理功能低下。

1. 新生儿期　多数先天性甲减患儿出生时无特异性临床症状或症状轻微。患儿常为过期产，出生体重常大于第 90 百分位，身长和头围可正常，前、后囟大；胎粪排出延迟，生后常有腹胀、便秘、脐疝，易被误诊为先天性巨结肠；黄疸较重或黄疸消退延迟；患儿常处于睡眠状态，对外界反应低下，哭声低且少，肌张力低，吮奶差，呼吸慢，体温低（常 < 35℃），四肢冷，末梢循环差，皮肤出现斑纹或有硬肿现象等。若中枢性甲减合并其他垂体促激素缺乏，可表现为低血糖、小阴茎、隐睾及面中线发育异常，如唇裂、腭裂、视神经发育不良等。

2. 典型症状　常在出生半年后出现。

（1）特殊面容和体态：头大，颈短，皮肤粗糙，面色苍黄，毛发稀疏、无光泽，面部黏液水肿，眼睑水肿，眼距宽，鼻梁低平，唇厚，舌大而宽厚、常伸出口外。患儿身材矮小，躯干长而四肢短小，上部量 / 下部量 > 1.5，腹部膨隆，常有脐疝。

（2）神经系统症状：智能发育低下，表情呆板、淡漠，神经反射迟钝；运动发育障碍，如翻身、坐、立、走的时间均延迟。

（3）生理功能低下的表现：精神差，安静少动，对周围事物反应少，嗜睡，食欲缺乏，声音低哑，体温低而怕冷，脉搏、呼吸缓慢，心音低钝，肌张力低，肠蠕动慢，腹胀，便秘。可伴心包积液，心电图呈低电压、P–R 间期延长、T 波平坦等改变。

3. 地方性甲减 因在胎儿期缺乏碘而不能合成足量甲状腺激素,影响中枢神经系统发育。临床表现为两种不同的类型,但可相互交叉重叠。

(1)"神经性"综合征:以共济失调、痉挛性瘫痪、聋哑和智能低下为特征,但身材正常,甲状腺功能正常或轻度减低。

(2)"黏液水肿性"综合征:临床上有显著的生长发育和性发育落后、智能低下、黏液性水肿等。血清 T_4 降低、TSH 增高。约 25% 的患儿有甲状腺肿大。

【辅助检查】

1. 新生儿疾病筛查 采血时间在出生 72 h 后,充分喂奶 6 次以上。采集新生儿足跟血,滴于专用滤纸上,制成滤纸干血片标本,检测其 TSH 浓度作为初筛,结果阳性时,再检测血清 T_4、TSH 以确诊。该方法只能检出原发性甲减和高 TSH 血症,无法检出中枢性甲减及 TSH 延迟升高的患儿等。因此,对筛查阴性病例,如有可疑症状,仍应采血检测甲状腺功能。为防止新生儿筛查假阴性,低或极低出生体重儿可在生后 2 ~ 4 周或体重超过 2 500 g 时重新采血测定甲状腺功能。

2. 血清 T_4、T_3、TSH 测定 任何新生儿筛查结果可疑或临床可疑的儿童均应检测血清 T_4、TSH 浓度,如 T_4 降低、TSH 明显升高即可确诊。血清 T_3 浓度可降低或正常。

3. TRH 刺激试验 若血清 T_4、TSH 均低,则疑 TRH、TSH 分泌不足,可进一步做 TRH 刺激试验:静脉注射 TRH 7 μg/kg,正常者在注射 20 ~ 30 min 内出现 TSH 峰值,90 min 后回至基础值。若未出现高峰,应考虑垂体病变;若 TSH 峰值升高或出现时间延长,则提示下丘脑病变。

4. X 线检查 患儿骨龄常明显落后于实际年龄。

5. 放射性核素甲状腺显像 静脉注射 ^{99m}Tc 后以单光子发射计算机体层摄影术(SPECT)检测患儿甲状腺发育情况及甲状腺的大小、形状和位置。

【治疗要点及预后】

本病应早期确诊,尽早治疗,以避免对脑发育的损害。一旦诊断确立,应终身服用甲状腺制剂,不能中断。

治疗首选左甲状腺素钠(L-T_4),每日一次口服,一般起始剂量为每日 8 ~ 9 μg/kg,大剂量为每日 10 ~ 15 μg/kg。

用药量应根据甲状腺功能及临床表现进行适当调整,应使:①TSH 浓度正常,血 T_4 正常或偏高值。②大便次数及性状正常,食欲好转,腹胀消失,心率维持在正常范围。③智能及体格发育改善。药物过量可出现烦躁、多汗、消瘦、腹痛、腹泻、发热等。因此,在治疗过程中应注意随访,治疗开始时每 2 周随访 1 次;血清 TSH 和 T_4 正常后,每 3 个月随访 1 次;服药 1 ~ 2 年后,每 6 个月随访 1 次。在随访过程中根据血清 T_4、TSH 水平,及时调整剂量,并注意监测智能和体格发育情况。

拓展阅读 14-1
欧洲儿科内分泌学会与欧洲内分泌学会《关于 CH 的筛查、诊断和管理共识 2020—2021 年更新版》要点解读

新生儿筛查阳性者确诊后立即开始正规治疗,预后良好。如果出生后 3 个月内开始治疗,预后尚可,智能绝大多数可达到正常。如未能及早诊断而在 6 个月后才开始治疗,虽然给予甲状腺素可改善生长状况,但智能仍会受到严重损害。

【常见护理诊断/问题】

1. 营养失调:低于机体需要量 与喂养困难、食欲差有关。

2. 生长发育迟缓 与甲状腺激素合成不足有关。

3. 体温过低 与基础代谢率低有关。

4. 便秘 与活动量少、肠蠕动减慢及肌张力低下有关。

5. 知识缺乏:患儿家长缺乏疾病相关知识。

【护理措施】

1. 保证营养供给　指导家长采取正确的喂养方法，对吸吮困难、吞咽缓慢者要耐心喂养，提供充足的进餐时间，必要时予管饲喂养。经治疗后，患儿代谢增强，生长发育加速，需给予高蛋白、高维生素、富含钙及铁剂的易消化食物，以满足生长发育所需。

2. 保暖　保持适宜的室内温度，适时增减衣服，避免患儿受凉。

3. 防治便秘　引导患儿适当增加活动量，促进肠蠕动；多吃水果、蔬菜，摄入足够水分；每日为患儿按摩腹部（顺肠蠕动方向）；养成定时排便的习惯；必要时遵医嘱服用缓泻剂、软化剂或灌肠。

4. 用药护理

（1）甲状腺激素应避免与可能减少其吸收的食物（如豆奶）或药物（如铁剂、钙剂、纤维素和硫糖铝等）同时服用。对小婴儿，L-T_4片剂应压碎后于勺内加少许水或奶喂服，不宜置入奶瓶内喂药。

（2）服药后密切观察患儿食欲、活动量及排便情况，定期测量体温、脉搏、体重、身高（长）、智商及骨龄，监测血T_3、T_4和TSH浓度的变化。

（3）治疗过程中告知家长及患儿注意按时随访，遵医嘱调整药量。

5. 加强行为训练　向家长解释早期行为训练的重要性，指导家长采用音乐、玩具、语言、游戏、体操等训练方法，加强患儿智能与行为训练，促进生长发育，并使患儿掌握基本生活技能。

6. 健康教育

（1）由于本病早期诊断、早期治疗至关重要，护理人员应尽力宣传新生儿疾病筛查的重要性。一经诊断立即治疗。

（2）解释本病的病因、表现、治疗及护理方法，强调终身用药和遵医嘱服药的重要性，指导家长掌握药物的服用方法、重要体征的监测方法、疗效和不良反应的观察方法等。

（3）与家长共同制订患儿行为训练的方案，帮助家长和患儿树立战胜疾病的信心。

第三节　生长激素缺乏症

情境导入

患儿，女，7岁10个月，因"发现身高增长缓慢2年"入院。测量身高113.6 cm（<P_3），体重18.7 kg，BMI 14.4 kg/m^2。

辅助检查：行生长激素刺激试验，两种药物刺激试验结果显示生长激素峰值低下，5.45 ng/mL（＜10 ng/mL）。左腕骨正位片示：骨龄5岁10个月。垂体MRI示：垂体形态正常，平扫垂体实质未见异常信号。诊断：生长激素部分性缺乏症。

请思考：

1. 该病会给患儿带来哪些影响？

2. 引起生长激素缺乏症的原因有哪些？

3. 应给予该患儿怎样的治疗与护理？

生长激素缺乏症（growth hormone deficiency，GHD）是造成儿童身材矮小的常见疾病，是由于腺垂体合成和分泌的生长激素（GH）部分或完全缺乏，或由于 GH 分子结构异常、受体缺陷等所致的生长发育障碍性疾病。临床特点为患儿面容幼稚，匀称性身材矮小，骨龄落后于实际年龄 2 年或 2 年以上，智力正常。

【病因与分类】

1. 原发性

（1）下丘脑 - 垂体功能障碍：垂体发育异常，如不发育、发育不良或空蝶鞍均可引起生长激素合成和分泌障碍。由下丘脑功能缺陷所造成的生长激素缺乏症远较垂体功能不足导致者多。其中因神经递质 - 神经激素功能途径的缺陷导致 GHRH 分泌的不足进而引起身材矮小者，称为生长激素神经分泌功能障碍（GHND），这类患儿在 GH 药物刺激试验中 GH 峰值 > 10 μg/L。

（2）遗传因素：GH_1 基因缺陷引起单纯性生长激素缺乏症，而垂体 Pit-1 转录因子缺陷则导致包括生长激素在内的多种垂体激素缺乏。此外，还有少数患儿可由 GH 分子结构异常、受体缺陷等所致。

2. 继发性　多为器质性，常继发于下丘脑、垂体或颅内肿瘤，如颅咽管瘤、神经纤维瘤、错构瘤等。感染、放射性损伤和头颅创伤等也可引起继发性生长激素缺乏。

3. 暂时性　长期疾患、社会心理抑制、原发性甲状腺功能减退等均可造成生长激素分泌功能暂时性低下。

【临床表现】

原发性生长激素缺乏症多见于男孩，男：女为 3∶1。患儿出生时身长和体重均正常，1 岁后出现生长速度减慢，身高落后比体重低下更为显著，身高低于同年龄、同性别正常健康儿童生长曲线第 3 百分位数（或低于平均数减两个标准差），年增长 < 5 cm，智能发育正常。患儿头颅呈圆形，面容幼稚，脸圆胖，皮肤细腻，头发纤细，下颌和颏部发育不良，牙齿萌出延迟且排列不整齐。患儿虽生长落后，但身体各部比例匀称。骨骼发育落后，骨龄落后于实际年龄 2 岁以上，但与其身高年龄相仿，骨骺融合较晚。多数患儿青春期发育延迟。

有些生长激素缺乏症患儿同时伴有一种或多种其他垂体激素缺乏，这类患儿除生长迟缓外，尚有其他伴随症状。继发性生长激素缺乏症可发生于任何年龄，其中由围生期异常情况导致者，常伴有尿崩症，颅内肿瘤导致者则多有头痛、呕吐、视野缺损等颅内压增高及视神经受压迫的症状和体征。

【辅助检查】

1. 生长激素刺激试验　生长激素缺乏症的诊断依靠 GH 水平的测定。因生理状态下 GH 呈脉冲式分泌，有明显个体差异，并受睡眠、运动、摄食和应激的影响，故单次测定血 GH 水平不能真正反映机体的 GH 分泌情况。因此，对疑诊患儿必须进行 GH 刺激试验，以判断其垂体分泌 GH 的功能。

经典的 GH 刺激试验包括两大类（表 14-1）。①生理性刺激试验：含睡眠试验、运动试验等。由于生理性刺激试验要求一定的条件和设备，因此，在儿童中难以获得可靠的资料。②药物刺激试验：借助于药物刺激 GH 分泌，常用胰岛素、精氨酸、可乐定、高血糖素、左旋多巴等。若使用单种药物，其假阳性率约为 15%，而采用两种作用于不同途径的药物进行联合或序贯激发，更接近 GH 生理分泌状态，可有效评估 GH 的最大分泌量，一般多选择胰岛素加可乐定或左旋多巴试验。为排除外源因素的影响，刺激试验前应禁食、卧床休息，于试验前 30 min 开

表 14-1　生长激素刺激试验

试验	方法	采血时间
生理性		
1. 运动	禁食 4~8 h 后，剧烈活动 15~20 min	开始活动后 20~40 min
2. 睡眠	晚间入睡后用脑电图监护	Ⅲ~Ⅳ期睡眠时
药物刺激		
1. 胰岛素	0.05~0.1 U/kg，静脉注射	0、15、30、60、90 min 测血糖、GH
2. 精氨酸	0.5 g/kg，用注射用水配成 5%~10% 溶液，30 min 静脉滴注完	0、30、60、90、120 min 测血 GH
3. 可乐定	0.004 mg/kg，1 次口服	0、30、60、90、120 min 测血 GH
4. 左旋多巴	10 mg/kg，1 次口服	0、30、60、90、120 min 测血 GH

放静脉通路并留置针头，在上午 8~10 时进行试验。

一般认为 GH 峰值 < 10 μg/L 即为分泌功能不正常。GH 峰值 < 5 μg/L，为 GH 完全缺乏；GH 峰值 5~10 μg/L，为 GH 部分缺乏。

2. 血 24 h GH 分泌谱测定　正常人 GH 峰值与基值差别很大，24 h GH 分泌量可以比较准确地反映体内 GH 分泌情况。尤其是对 GHND 患儿，其 GH 分泌功能在药物刺激试验可为正常，但其 24 h 分泌量则不足，夜晚睡眠时的 GH 峰值亦低。但该方法繁琐，采血次数多，不易被患儿接受。

3. 胰岛素样生长因子（IGF-1）和 IGFBP-3 测定　IGF-1 和 IGFBP-3 都是检测 GH-IGF 轴功能的指标。两者呈非脉冲式分泌，日夜波动较小，血液循环中的水平比较稳定。目前认为 IGF-1、IGFBP-3 可作为 5 岁至青春发育期前儿童生长激素缺乏症的筛查指标，但必须建立不同性别和年龄组儿童的正常参考值范围。

4. X 线检查　常用左手腕、掌、指骨正位片评定骨龄。生长激素缺乏症患儿骨龄常落后于实际年龄 2 岁或 2 岁以上。

5. MRI 检查　已确诊为生长激素缺乏症的患儿，需行头颅 MRI 检查，以了解有无下丘脑 - 垂体发育异常及器质性病变，尤其对检测肿瘤有重要意义。

6. 其他内分泌检查　生长激素缺乏症诊断一旦确立，应检查下丘脑 - 垂体轴的其他内分泌功能。根据临床表现可选择测定 TSH、T_4 或 TRH 刺激试验和 GnRH 刺激试验以判断下丘脑 - 垂体 - 甲状腺轴和性腺轴的功能。

7. 染色体检查　对身材矮小患儿具有体态发育异常者应进行核型分析，尤其是女性身材矮小伴青春期发育延迟者，应常规行染色体分析，以排除常见的染色体疾病如特纳综合征（Turner syndrome）等。

8. 基因检测　可进行与腺垂体发育缺陷相关的基因、与 GH-IGF-1 轴缺陷相关的基因分析。

【治疗要点】

1. 生长激素替代治疗　基因重组人生长激素（rhGH）替代治疗已被广泛应用，目前大多采用 0.1 U/（kg·d），每晚临睡前皮下注射一次（或每周总剂量分 6~7 次注射）的方案。促生长治疗应持续至骨骺闭合为止。治疗时年龄越小，效果越好，以第 1 年效果最好，身高增长可达到 10~12 cm 或以上，以后生长速率可有下降。

2. **性激素治疗** 同时伴有性腺轴功能障碍者，骨龄达 12 岁时可开始用性激素治疗。

【常见护理诊断 / 问题】

1. 生长发育迟缓 与生长激素缺乏有关。

2. 体像紊乱 与生长发育迟缓有关。

【护理措施】

1. 用药护理

（1）告知家长及年长患儿生长激素替代治疗的重要性，其在骨骺愈合以前均有效，应坚持足疗程，疗程过短对患儿最终身高获益不大。

（2）基因重组人生长激素（rhGH）于晚上睡前皮下注射，常用注射部位为脐部 2 cm 以外的部位，注射吸收效果较好，但也需适当更换注射部位（大腿中段或上臂三角肌下缘）。

（3）rhGH 治疗过程中可能出现甲状腺功能减退，故需进行监测，必要时遵医嘱加用左甲状腺素钠维持甲状腺功能正常。

（4）观察 rhGH 治疗不良反应：①注射局部红肿，与 rhGH 制剂纯度不够及个体反应有关，停药后可消失；②少数患儿注射后数月会产生抗体，但对促生长疗效无显著影响；③暂时性视乳头水肿、颅内高压等，较少见。

（5）用药过程中监测患儿身高及体重，依据不同年龄进行相应的智力测定。

2. **饮食护理** 激素治疗使患儿生长发育速度加快，应及时补充足够的营养物质。选择高蛋白食物，如瘦肉、鱼类、牛奶、大豆、鸡蛋等；多食用含钙丰富的食物，同时注意补充维生素 D 和铁。

3. **症状护理** 密切观察患儿表现，继发性生长激素缺乏症患儿出现头痛、呕吐、视野缺损及视神经受压迫等颅内肿瘤相关症状时，及时报告医生，并按颅内高压进行护理。

4. **心理护理** 多与患儿沟通，鼓励患儿表达自己的情绪和想法，提供其与他人交往及参与社会活动的机会，帮助其正确看待自我形象的改变。

5. **健康教育** 指导家长及患儿正确用药，强调替代疗法需遵医嘱用药，每 3 个月随访 1 次。测量身高，评估生长速率以观察疗效。在开始治疗的 1~2 年身高增长很快，以后减速。每年检查骨龄 1 次，同时密切观察性发育情况。

第四节　儿童糖尿病

情境导入

患儿，女，10 岁，因"多饮、多尿、体重减轻半个月，恶心、气促 1 天"入院。患儿半个月前无明显诱因出现多饮、多尿，每天饮水量较前明显增加，约 3 000 mL，夜尿 2~3 次。入院前 1 天，患儿出现乏力、恶心、气促。

体格检查：T 36.5℃，P 130 次 /min，R 30 次 /min，W 30 kg。

辅助检查：尿糖（4+）、尿酮体（4+），血糖 22.6 mmol/L。

请思考：

1. 该患儿目前可能的临床诊断是什么？
2. 该患儿目前有哪些主要的护理诊断／问题？
3. 应为该患儿采取哪些治疗和护理措施？

糖尿病（diabetes mellitus，DM）是由于胰岛素分泌绝对缺乏或相对不足所造成的糖、脂肪、蛋白质代谢紊乱症，分为原发性和继发性两类。原发性糖尿病又可分为：①1型糖尿病，由于胰岛β细胞破坏，胰岛素分泌绝对不足所造成，必须使用胰岛素治疗，故又称胰岛素依赖性糖尿病（IDDM）；②2型糖尿病，由于胰岛β细胞分泌胰岛素不足或靶细胞对胰岛素不敏感（胰岛素抵抗）所致，亦称非胰岛素依赖性糖尿病（NIDDM）；③青年成熟期发病型糖尿病（MODY），是一种罕见的遗传性β细胞功能缺陷症，属常染色体显性遗传；④新生儿糖尿病（NDM），是指出生后6个月内发生的糖尿病，通常需要胰岛素治疗，可分为永久性新生儿糖尿病（PNDM）和暂时性新生儿糖尿病（TNDM）。继发性糖尿病大多由一些遗传综合征（如21-三体综合征、特纳综合征和克兰费尔特综合征等）和内分泌疾病（如库欣综合征、甲状腺功能亢进症等）所引起。98%的儿童糖尿病为1型糖尿病，2型糖尿病甚少，但近年来随儿童肥胖症的增多而有增加趋势。本节主要叙述1型糖尿病。

【病因和发病机制】

1型糖尿病的确切发病机制尚未完全阐明。目前认为是在遗传易感基因的基础上由外界环境因素的作用引起自身免疫反应，导致胰岛β细胞的损伤和破坏。当90%以上的β细胞被破坏后，其残存的胰岛素分泌功能即不足以维持机体的生理需要。遗传、环境、免疫等因素在1型糖尿病发病过程中都起着重要的作用。

1. 遗传易感性　1型糖尿病患者的亲属患病风险增加，提示存在明显的遗传因素。

2. 环境因素　1型糖尿病的发病与病毒感染（如风疹病毒、腮腺炎病毒、柯萨奇病毒等）、化学毒物（如链尿菌素、四氧嘧啶等）、食物中的某些成分（如牛乳中的α、β-酪蛋白，乳球蛋白等）有关，以上因素可能会激发易感性基因者体内免疫功能的变化，产生β细胞毒性作用，最后导致1型糖尿病。

3. 自身免疫因素　约90%的1型糖尿病患者在初次诊断时血中出现胰岛细胞自身抗体（ICA）、胰岛β细胞膜抗体（ICSA）、胰岛素自身抗体（IAA）及谷氨酸脱羧酶（GAD）自身抗体、胰岛素受体自身抗体（IRA）等多种抗体，并已证实这些抗体在补体和T淋巴细胞的协同作用下具有对胰岛细胞的毒性作用。新近证实，细胞免疫异常对1型糖尿病的发病起着重要作用，树突状细胞源性细胞因子白介素-12会引起大量炎症介质的释放，进而损伤胰岛β细胞。

【临床表现】

1. 一般表现　1型糖尿病患儿起病较急骤，多有感染或饮食不当等诱因。其典型症状为多饮、多尿、多食和体重下降（即"三多一少"）。但婴儿多饮、多尿不易被发觉，很快即可发生脱水和酮症酸中毒。儿童因为夜尿增多可发生遗尿。年长儿还可出现消瘦、精神不振、倦怠乏力等体质显著下降症状。

约40%的1型糖尿病患儿以酮症酸中毒状态入院就诊，这类患儿常因急性感染、过食、诊断延误、突然中断胰岛素治疗等因素诱发。多表现为起病急，进食减少，恶心，呕吐，腹痛，关节或肌肉疼痛，皮肤黏膜干燥，呼吸深长，呼气中带有酮味，脉搏细速，血压下降，体温不升，甚至嗜睡、淡漠、昏迷。

2. 自然病程 病程可分为 4 个期。

（1）急性代谢紊乱期：从出现症状到临床确诊，时间多在 1 个月以内。多数患儿表现为糖尿病酮症酸中毒；也有患儿出现糖尿病酮症，无酸中毒；其余仅为高血糖、糖尿和酮尿。

（2）暂时缓解期：约 75% 的患儿经胰岛素治疗后，临床症状消失、血糖下降、尿糖减少或转阴，即进入缓解期，也称"蜜月期"。此时胰岛 β 细胞恢复分泌少量胰岛素，对外源性胰岛素需要量减至 0.5 U/（kg·d）以下，少数患儿甚至可以完全不用胰岛素。这种暂时缓解期一般持续数周，最长可达半年以上。此期应定期监测血糖、尿糖水平。

（3）强化期：经过缓解期后，患儿出现血糖增高和尿糖不易控制的现象，胰岛素用量逐渐或突然增多，称为强化期。在青春发育期，由于性激素增多等变化，增强了对胰岛素的拮抗，因此该期病情不甚稳定，胰岛素用量较大。

（4）永久糖尿病期：青春期后，病情逐渐稳定，胰岛素用量比较恒定，称为永久糖尿病。

【辅助检查】

1. 尿液检查

（1）尿糖：定性一般阳性。尿糖可间接反映糖尿病患儿血糖控制状况。在用胰岛素治疗过程中，可监测尿糖变化，以判断饮食及胰岛素用量是否恰当。在空腹状态下先排空膀胱，半小时后排尿为"次尿"，相当于空腹时血糖的参考；从餐后至下次餐前一小时的尿为"段尿"，作为餐后血糖水平的参考。所得结果可粗略估计当时的血糖水平，利于胰岛素剂量的调整。

（2）尿酮体：糖尿病伴有酮症酸中毒时呈阳性。

（3）尿蛋白：监测尿微量白蛋白，可及时了解肾病变情况。

2. 血液检查

（1）血糖：符合下列任一标准即可诊断为糖尿病。

1）有典型糖尿病症状并且餐后任意时刻血糖水平≥11.1 mmol/L。

2）空腹血糖（FPG）≥7.0 mmol/L。

3）2 h 口服葡萄糖耐量试验（OGTT）血糖水平≥11.1 mmol/L。

空腹血糖受损（IFG）：FPG 为 5.6～6.9 mmol/L。糖耐量受损（IGT）：口服 1.75 g/kg（最大 75 g）葡萄糖后 2 h 血糖在 7.8～11.0 mmol/L。IFG 和 IGT 被称为"糖尿病前期"。

（2）血脂：血清胆固醇、甘油三酯和游离脂肪酸明显增加，适当的治疗可使之降低，故定期检测血脂水平，有助于判断病情控制情况。

（3）血气分析：酮症酸中毒在 1 型糖尿病患儿中发生率极高，当血气分析显示患儿血 pH <7.30，HCO_3^- <15 mmol/L 时，即有代谢性酸中毒存在。

（4）糖化血红蛋白：血红蛋白在红细胞内与血中葡萄糖或磷酸化葡萄糖呈非酶化结合，形成糖化血红蛋白（HbA1c），其量与血糖浓度呈正相关。HbA1c 可作为患儿在以往 2～3 个月期间血糖是否得到满意控制的指标。正常人 HbA1c <7%，治疗良好的糖尿病患儿应 <7.5%，HbA1c 7.5%～9% 提示病情控制一般，>9% 则表示血糖控制不理想。

3. 葡萄糖耐量试验 用于空腹血糖正常或正常高限，餐后血糖高于正常而尿糖偶尔阳性的患儿。试验方法：试验当日自 0 时起禁食；清晨口服葡萄糖 1.75 g/kg，最大量不超过 75 g，每克加水 2.5 mL，于 3～5 min 内服完；口服前（0 min）及口服后 60 min、120 min 和 180 min，分别测血糖。

结果：正常人 0 min 血糖 <6.7 mmol/L，口服葡萄糖 60 min 和 120 min 后血糖分别低于

10.0 mmol/L 和 7.8 mmol/L；糖尿病患儿 120 min 血糖＞11.1 mmol/L。试验前应避免剧烈运动、精神紧张，停服双氢克尿噻、水杨酸等影响糖代谢的药物。

【治疗要点】

糖尿病治疗强调综合治疗，主要包括 5 个方面：合理应用胰岛素；饮食管理；运动锻炼；自我血糖监测；糖尿病知识教育和心理支持。糖尿病治疗必须在自我监测的基础上选择合适的胰岛素治疗方案和饮食管理、运动治疗等才能达到满意的效果。

1. 糖尿病酮症酸中毒的治疗　酮症酸中毒是儿童糖尿病急症死亡的主要原因。治疗时针对高血糖、脱水、酸中毒、电解质紊乱和可能并存的感染等情况制订综合治疗方案。密切观察病情变化，监测血气分析、血和尿液中糖及酮体的变化，随时采取相应措施，避免医源性损害。

（1）液体治疗：纠正脱水、酸中毒和电解质紊乱。酮症酸中毒时脱水量约为 100 mL/kg，一般均属等渗性脱水，应遵循下列原则输液。①快速补液：输液开始的第 1 h，按 20 mL/kg（最大量 1 000 mL）快速静脉滴注生理盐水，以纠正血容量不足、改善血液循环和肾功能。第 2～3 h，按 10 mL/kg 静脉滴注 0.45% 氯化钠溶液。当血糖＜17 mmol/L 后，改用含有 0.2% 氯化钠的 5% 葡萄糖液静脉滴注。②外周循环稳定的患儿可在 48 h 均衡补入累积损失量及维持液，总液体张力 1/2 张～2/3 张。③患儿排尿后即应在输入液体中加入氯化钾溶液，输入浓度不得＞40 mmol/L（0.3 g/dL），并应监测心电图或血钾浓度。④为了避免发生脑细胞酸中毒和高钠血症，对酮症酸中毒不宜常规使用碳酸氢钠溶液，仅在血 pH＜7.1，HCO$_3^-$＜12 mmol/L 时，才可按 2 mmol/kg 给予 1.4% 碳酸氢钠溶液静脉滴注，先用半量，当血 pH≥7.2 时即停用。

（2）胰岛素治疗：多采用小剂量胰岛素静脉滴注治疗。对有休克的患儿，在补液治疗开始、休克逐渐恢复后才可应用胰岛素，以避免钾迅速从血浆进入细胞内，导致心律失常。将胰岛素 25 U 加入等渗盐水 250 mL 中，按每小时 0.1 U/kg，自另一静脉通道缓慢匀速输入。每小时复查血糖，并根据血糖情况调整胰岛素输入量。

（3）控制感染：酮症酸中毒常并发感染，应在急救同时采用有效抗生素治疗。

2. 长期治疗措施

（1）饮食管理：糖尿病患儿的饮食管理是进行计划饮食而不是限制饮食，其目的是维持正常血糖和保持理想体重。食物的热量要适合患儿年龄、生长发育和日常活动的需要。

（2）胰岛素治疗：胰岛素是糖尿病治疗能否成功的关键，应制订个体化的胰岛素治疗方案。胰岛素的种类、剂量、注射方法都与疗效有关。各种胰岛素的作用时间见表 14-2。

（3）运动治疗：1 型糖尿病的学龄期儿童每天都应参加 1 h 以上的适当运动。固定每天的运

表 14-2　胰岛素的种类和作用时间

胰岛素种类	开始作用时间	作用最强时间	作用最长时间
速效胰岛素类似物	10～15 min	1～2 h	4～6 h
短效胰岛素	0.5 h	3～4 h	6～8 h
中效胰岛素	1.5～2 h	4～12 h	18～24 h
长效胰岛素	3～4 h	14～20 h	24～36 h
甘精胰岛素	2～4 h	无峰	24 h
地特胰岛素	1～2 h	6～12 h	20～24 h
预混胰岛素	0.5 h	双峰 1～12 h	16～24 h

动时间，运动时做好胰岛素用量和饮食调节，运动前减少胰岛素用量或加餐，避免发生运动后低血糖。

（4）教育和管理：向患儿及家长详细介绍有关知识，强调本病需要终身饮食控制和注射胰岛素。医护、家长和患儿应密切配合，帮助患儿坚持有规律的生活和治疗，同时加强管理制度，定期随访复查。出院后家长和患儿应遵守医生的安排，接受治疗，同时做好家庭记录，包括饮食、胰岛素注射次数和剂量、血糖监测情况等。

（5）血糖监测：包括日常血糖监测和定期总体血糖监测。日常血糖监测包括自我血糖监测和连续血糖监测。

（6）预防慢性并发症：青春期前发病的患儿，发病 5 年后或满 11 岁或至青春期，每年筛查一次糖尿病肾病、糖尿病视网膜病变等慢性并发症；青春期发病的患儿发病 2 年后每年筛查一次各项并发症。年龄达到 12 岁的患儿应进行血脂的监测。

【常见护理诊断 / 问题】

1. 营养失调：低于机体需要量　与胰岛素缺乏导致代谢紊乱有关。

2. 排尿异常：多尿　与渗透性利尿有关。

3. 潜在并发症：酮症酸中毒、低血糖。

4. 有感染的危险　与蛋白质代谢紊乱致抵抗力低下有关。

5. 知识缺乏：患儿及家长缺乏糖尿病控制的有关知识和技能。

【护理措施】

1. 饮食管理　合理的饮食是糖尿病综合治疗的一部分。

（1）每日总热能需要量：患儿每日所需热能（kcal）为 1 000+［年龄 ×（80 ~ 100）］，对年幼儿宜稍偏高，而年长儿宜偏低。此外，还要考虑体重、食欲及运动量的影响。全日热能分配为早餐 1/5，中餐和晚餐分别为 2/5，每餐中留出少量（5%）作为餐间点心。

（2）食物的成分和比例：饮食中热能分配为蛋白质 15% ~ 20%，糖类 50% ~ 55%，脂肪 30%。蛋白质成分在 3 岁以下儿童应稍多，其中一半以上应为动物蛋白，禽类、鱼类、各种瘦肉类为较理想的动物蛋白来源。糖类则以含纤维素高的粗粮为主，如糙米或玉米等，因为它们形成的血糖波动远较精制的白米、面粉或土豆等制品小；蔗糖等精制糖应该避免。脂肪应以多价不饱和脂肪酸的植物油为主。蔬菜选用含糖较少者。每日定时进食，饮食量在一段时间内应固定不变。

2. 运动锻炼　指导患儿每天做适当运动，在进餐后 1 ~ 3 h 进行，不宜空腹运动，注意保护患儿运动时的安全。

3. 胰岛素用药护理

（1）熟练掌握胰岛素泵、胰岛素笔、皮下注射胰岛素针的使用方法。皮下注射时可选上臂外侧、大腿前外侧、腹部及臀部，并经常更换部位，以免局部皮下脂肪萎缩硬化。

（2）观察用药后的血糖变化：①胰岛素过量可致索莫吉反应（Somogyi effect），即在午夜至凌晨时发生低血糖，在反调节激素作用下血糖升高，清晨出现高血糖，表现为低血糖 - 高血糖反应；如未及时诊断，因日间血糖增高而盲目增加胰岛素用量，可造成恶性循环。②胰岛素不足可致黎明现象，即因晚间胰岛素不足，在清晨 5 ~ 9 时呈现血糖和尿糖增高；此时加大晚间注射剂量或将 NPH 注射时间稍往后移即可。持久的胰岛素用量不足可使患儿长期处于高血糖状态，症状不能完全消除，导致生长停滞、肝脾大、高血糖、高血脂，容易发生酮症酸中毒。③患儿在无酮症酸中毒情况下，每日胰岛素用量 > 2 U/kg 仍不能使高血糖得到控制时，在排除索莫吉反应后称为胰岛素耐药，可换用更纯的基因重组胰岛素。

4. 排尿异常的护理　对多尿患儿应及时提供便盆并协助排尿，对遗尿患儿夜间定时唤醒排尿。尿糖刺激会阴部可引起瘙痒，需每天2次清洗会阴部，婴儿需及时更换尿布。

5. 糖尿病酮症酸中毒的护理　建立2条静脉通路，1条为纠正脱水、酸中毒快速输液用，另1条为小剂量输入胰岛素用，最好采用微量输液泵调整滴速，保证胰岛素匀速滴入。密切观察并详细记录患儿体温、脉搏、呼吸、血压、神志、瞳孔、脱水体征、尿量等。及时遵医嘱抽血化验血糖、尿素氮、血钠、血钾，行血气分析。每次排尿均应查尿糖及尿酮。

6. 低血糖的护理　注射胰岛素过量或注射后进食过少可引起低血糖，表现为突发饥饿感、心慌、软弱、脉速、多汗，严重者出现惊厥、昏迷、休克，甚至死亡。低血糖多发生于胰岛素作用最强时，有时可出现索莫吉反应。应教会患儿及家长识别低血糖反应，一旦发生立即平卧，进食糖水或糖块，必要时静脉注射10%葡萄糖注射液。

7. 心理护理　评估疾病对患儿及其家庭生活质量的影响，关注患儿情绪反应、精神状态及社会活动情况。及早发现抑郁、焦虑、恐惧、进食障碍和学习障碍等情况，有助于调整综合治疗方案并将糖尿病管理和疾病结局带来的负面影响降至最低。针对患儿不同年龄发展阶段的特征，提供长期的心理支持，帮助患儿保持良好的营养状态、适度的运动，并建立良好的人际关系。

8. 健康教育　说明饮食管理的意义及方法；解释每天活动锻炼对降低血糖水平、增加胰岛素分泌、降低血脂的重要性；向家长演示正确抽吸和注射胰岛素的方法；教会患儿及家长用纸片法检测末梢血糖值，用班氏试剂或试纸法做尿糖监测；教育患儿随身携带糖块及卡片，写上姓名、住址、病名、膳食治疗量、胰岛素注射量、医院名称及负责医师，以便发生并发症时立即救治；告知家长及患儿定期随访复查，以便调整胰岛素用量。

第五节　性　早　熟

情境导入

患儿，女，7岁5个月，因"发现双侧乳房硬结1个月"入院。

体格检查：身高123.8 cm，身体各部比例匀称。乳房发育Tanner B2期，可触及硬结，有触痛。肛门、外生殖器无畸形，阴毛Tanner PH I期，外阴无分泌物。

辅助检查：骨龄片8岁10个月。乳腺彩超提示双侧乳腺增大。

初步诊断：性早熟。

请思考：

1. 引起性早熟的病因有哪些？

2. 应为该患儿采取哪些治疗和护理措施？

性早熟（sexual precocity，或 precocious puberty）是指女童在8岁前出现第二性征或10岁前月经来潮，男童在9岁前出现第二性征。女童性早熟的发生率高于男童。

【正常青春期发育】

青春期开始的年龄取决于下丘脑－垂体－性腺轴功能启动的时间，通常女孩在 10～12 岁时开始，男孩则在 12～14 岁时开始，较女孩迟 2 年。青春期性发育遵循一定的规律，女孩青春期发育顺序为：乳房发育，阴毛、外生殖器的改变，月经来潮，腋毛生长。整个过程需 1.5～6 年，平均 4 年。在乳房开始发育 1 年后，出现生长加速。男孩性发育则首先表现为睾丸容积增大（睾丸容积超过 3 mL 时即标志着青春期开始，达到 6 mL 以上时即可有遗精现象），继之阴茎增长增粗，出现阴毛、腋毛生长及声音低沉、长出胡须等成年男性体态特征，整个过程需 5 年以上。在第二性征出现时，身高和体重增长加速。

【病因和分类】

性早熟的病因多种多样，根据有无性腺轴的启动，分为中枢性性早熟（central precocious puberty，CPP）和外周性性早熟（peripheral precocious puberty，PPP）。

1. 中枢性性早熟　亦称完全性或真性性早熟，由于下丘脑－垂体－性腺轴功能提前激活，GnRH 脉冲分泌增加，导致性腺发育及功能成熟，与正常青春期发育成熟机制完全一致。患儿除有第二性征发育外，还有卵巢或睾丸的发育。

（1）特发性性早熟：又称体质性性早熟，是指经检查未发现患儿有提前启动青春期发育器质性病因的性早熟，由下丘脑对性激素负反馈的敏感性下降、促性腺激素释放激素过早增加分泌所致。女孩多见，占女孩 CPP 的 80% 以上。

（2）继发性性早熟：多见于中枢神经系统异常。包括：①肿瘤或占位性病变，如下丘脑错构瘤、囊肿、肉芽肿；②中枢神经系统感染；③获得性损伤，如外伤、术后、放疗或化疗；④先天发育异常，如脑积水、视中隔发育不全等。

（3）其他疾病：少数未经治疗的原发性甲状腺功能减退症患儿可出现中枢性性早熟。

2. 外周性性早熟　亦称假性性早熟，是非受控于下丘脑－垂体－性腺轴功能的性早熟，有第二性征发育和性激素水平升高，但无性腺的发育，下丘脑－垂体－性腺轴不成熟。

（1）性腺肿瘤：卵巢颗粒－泡膜细胞瘤、黄体瘤、睾丸间质细胞瘤、畸胎瘤等。

（2）肾上腺疾病：肾上腺肿瘤、先天性肾上腺皮质增生症等。

（3）外源性：如含雌激素的药物、食物、化妆品等。

（4）其他疾病：如纤维性骨营养不良综合征（McCune-Albright 综合征）。

3. 部分性性早熟　为性早熟的变异，包括单纯乳房早发育、单纯阴毛早现和单纯早初潮等。

【临床表现】

中枢性性早熟提前出现的性征发育与正常青春期发育程序相似，但临床表现差异较大。

1. 女孩　乳房发育是首个体征。可以先一侧乳房增大，开始时会有硬结和轻微触痛，数月后另一侧才开始发育。乳房发育约 6 个月后身高增长加速，其后才有阴毛发育。一般在乳房开始发育至少 2 年后初潮呈现，如在 2 年内呈现初潮应视为快速进展型。

2. 男孩　睾丸增大（≥4 mL）是首发表现，继而阴茎增大，身高增长速度加快（迟于女孩，在睾丸达 8～10 mL 时），阴毛发育。一般在睾丸开始增大至少 2 年后才出现变声和遗精，如在 2 年内发生应视为快速进展型。

在性发育的过程中，男孩和女孩皆有身高和体重过快增长和骨骼成熟加速。早期患儿身高较同龄儿童高，但由于骨骼过快增长可使骨骺融合过早，成年后的身材反而较矮小。部分患儿可出现心理社会问题。

【辅助检查】

1. GnRH 刺激试验 亦称黄体生成素释放激素刺激试验，是诊断 CPP 的"金标准"。一般采用静脉注射 GnRH（2.5 μg/kg，最大剂量 100 μg），于注射前（基础值）和注射后 30 min、60 min、90 min 及 120 min 分别采血测定血清 LH 和 FSH。放射免疫法测定时，LH 峰值 > 12 U/L（女）或 > 25 U/L（男），或 LH/FSH 峰值 > 0.6 ~ 1.0，可诊断 CPP；免疫化学发光法测定时，LH 峰值 > 5 U/L（两性），或 LH/FSH 峰值 > 0.6 ~ 1.0，可诊断 CPP。

2. 骨龄测定 根据手和腕部 X 线片评定骨龄。性早熟患儿一般骨龄超过实际年龄。

3. B 超检查 女童在 B 超下见卵巢容积 > 1 mL，并可见多个直径 ≥ 4 mm 的卵泡；男童睾丸容积 > 4 mL，并随病程延长而进行性增大。

4. CT 或 MRI 检查 对怀疑颅内肿瘤或肾上腺疾病所致者，应行头颅 MRI 或腹部 CT 检查。

5. 其他检查 根据患儿的临床表现可进一步选择其他检查，如怀疑甲状腺功能低下可测定 T_3、T_4、TSH。

【治疗要点】

中枢性性早熟的治疗目的：①抑制或减慢性发育进程，避免女孩过早月经初潮；②抑制骨骼成熟，改善成人期最终身高；③预防与性早熟有关的社会心理问题。

1. 病因治疗 肿瘤引起者应手术切除或进行化疗、放疗；甲状腺功能低下所致者予甲状腺制剂纠正甲状腺功能；先天性肾上腺皮质增生症者可采用肾上腺皮质激素治疗。

2. 药物治疗 应用促性腺激素释放激素类似物（GnRHa），其作用是通过受体向下调节抑制垂体 – 性腺轴，使 LH、FSH 和性腺激素分泌减少，从而控制性发育，延迟骨骼成熟，最终改善成人期身高。治疗过程中需定期随访监测性发育、身高增长及性激素水平等。

【常见护理诊断 / 问题】

1. 生长发育改变 与下丘脑 – 垂体 – 性腺轴功能失调有关。

2. 自我概念紊乱 与内、外生殖器发育和第二性征出现有关。

【护理措施】

1. 用药护理 注意掌握 GnRHa 用药剂量、方法及不良反应。药物需现配现用，注射前轻轻摇动药瓶，抽吸时避免丢失药液以保证剂量，注射时宜选用较大针头并经常更换注射部位。严密观察注射部位局部有无红斑、硬化、水疱、无菌性水肿等反应；首次应用可能出现阴道分泌物增多或阴道出血等，应注意解释，加强护理。在 GnRHa 治疗过程中，每 2 ~ 3 个月检测第二性征及身高 1 次；首剂 3 个月末复查 GnRH 刺激试验；每 6 ~ 12 个月复查骨龄 1 次，女童同时检查子宫、卵巢 B 超。GnRHa 的疗程一般至少需要 2 年，嘱患儿及家长坚持治疗。

2. 心理护理 过早出现第二性征会使患儿的心理压力增大，造成患儿孤独、抑郁、自责、焦虑，甚至产生攻击性或破坏性行为。应注意倾听患儿及家长的感受，并在治疗过程中多给予鼓励，增强其信心，解除思想顾虑。

3. 健康教育 结合患儿年龄，进行适当的性教育，包括生理特点和性卫生保健知识，使他们能正确对待自身变化。告诫家长及患儿避免服用含有激素的各种药物、食物及保健品，如花粉、蜂王浆、人参、鸡粉等；尽量减少反季节蔬菜和水果、人工养殖虾等的摄入；平时注意营养均衡，避免高脂饮食，加强体育锻炼，预防儿童超重和肥胖。

思考题

1. 患儿，男，6 个月，因"便秘、食欲差 15 天，加重伴嗜睡、反应迟钝 5 天"入院。查体：T 35.5℃，P 105 次 /min，R 30 次 /min，W 6 kg。呈嗜睡状，面部臃肿，表情淡漠，反应迟钝，口唇干裂，皮肤粗糙、干燥，头大，颈短，眼距宽，鼻背宽平，双肺呼吸音粗，心音低钝，律齐，腹部膨隆、腹胀，肝脾未触及，脐疝，脊柱四肢无畸形，各关节活动自如。辅助检查：WBC 7.0×10^9/L，N 0.7；TSH 13 mU/L，T_3 0.77 nmol/L，T_4 43 nmol/L。请问：

（1）该患儿最可能的临床诊断是什么？

（2）该患儿目前存在的主要护理诊断 / 问题有哪些？

（3）针对该患儿应采取哪些护理措施？

2. 患儿，女，7 岁。多饮、多尿、消瘦 1 个月，近 3 天发热、咳嗽，空腹血糖 18.5 mmol/L，尿酮体（－），pH 7.28，BE –8.0 mmol/L。以"儿童糖尿病"收住入院。请问：

（1）该患儿处于糖尿病自然病程的哪一期？

（2）该患儿入院后采用胰岛素治疗，注射胰岛素的方法与注意事项有哪些？

（3）如何指导该患儿及家长观察低血糖的表现？

3. 患儿，女，7 岁，因"乳房增大及身高增长加速 6 个月"就诊。无阴道出血，否认有误服避孕药、补品病史。查体：身高 128 cm，体重 25 kg，乳晕颜色正常，乳房 B3 期，未见阴毛、腋毛。手腕骨 X 线片示骨龄 9 岁。初步诊断为"特发性性早熟"。请问：

（1）为明确诊断，最具诊断价值的检查项目是什么？

（2）该患儿确诊为"特发性性早熟"，如何做好 GnRHa 药物的用药护理？

（王　茜）

数字课程学习

 教学 PPT　　　　 自测题

▶▶▶ 第十五章
免疫缺陷病及结缔组织病患儿的护理

【学习目标】

知识：

1. 识记：儿童免疫系统的特点；原发性免疫缺陷病、继发性免疫缺陷病、风湿热、幼年型特发性关节炎、川崎病、过敏性紫癜的概念；儿童获得性免疫缺陷综合征（AIDS）的传播方式。

2. 理解：儿童免疫系统疾病的病因；原发性免疫缺陷病、继发性免疫缺陷病、风湿热、幼年型特发性关节炎、川崎病、过敏性紫癜的临床表现和治疗原则。

3. 应用：利用所学知识正确评估患儿，并能为患儿提供相应的治疗和护理服务。

技能：

1. 能利用所学知识为免疫系统疾病患儿提供整体护理。

2. 能为获得性免疫缺陷综合征（AIDS）患儿提供生活护理。

3. 能对过敏性紫癜患儿的病情快速进行评估，识别临床分型并给予相应的护理诊断及措施。

4. 能为川崎病、幼年型特发性关节炎高热的患儿提供发热护理，并为发热期患儿提供健康指导。

5. 能运用评判性思维和循证方法做出护理决策。

素质：

具有同理心、爱伤观念和慎独精神，主动为患儿及其家属提供护理服务及健康教育。

儿童处在生长发育时期，免疫器官的结构和功能在儿童时期，特别在婴幼儿及新生儿时期发展变化极大，多种免疫细胞和免疫分子从无到有，从少到多，从幼稚到成熟。因此儿童的免疫状况明显不同于成人，并且在儿童各个年龄组亦有区别，这就决定了有些免疫系统疾病仅见于儿童的某个阶段。

第一节 儿童免疫系统的特点

免疫（immunity）是机体的一种生理性保护机制，它具有免疫防御、免疫自稳和免疫监视功能，包括防御感染，清除自身衰老、损伤或死亡的细胞，识别和清除自身突变细胞和外源性非自身异质性细胞。当免疫功能失调或紊乱时，可导致异常免疫反应。如免疫反应过低，可发生反复感染和免疫缺陷病；免疫反应过高，则可引起变态反应或自身免疫病。免疫反应可以分为两类：非特异性免疫反应和特异性免疫反应，后者又可以分为特异性细胞免疫和特异性体液免疫。

一、非特异性免疫

非特异性免疫（non-specific immunity）又称天然免疫或固有免疫，是人类在漫长的进化过程中获得的、与生俱来的天然免疫力。它对各种病原微生物侵入人体都能快速反应并具有一定防御作用，构成机体的第一、第二道防线，同时也是特异性免疫发展的基础。婴幼儿的非特异性免疫功能较差，随年龄增长逐步发育完善。主要包括组织屏障系统、细胞吞噬系统、补体系统和细胞因子。

（一）组织屏障系统

1. 外围屏障　皮肤 – 黏膜屏障。包括皮肤黏膜的机械阻挡作用、附属物（如纤毛）的清除作用，以及皮肤黏膜分泌物（如汗腺分泌的乳酸、胃黏膜分泌的胃酸等）的杀菌作用。儿童皮肤黏膜屏障功能差，很容易受到机械或物理损伤而继发感染，尤其在新生儿期，易因皮肤黏膜感染而致败血症。黏膜免疫系统产生免疫耐受的功能较差，容易出现蛋白不耐受情况。

2. 内部屏障　血脑屏障、胎盘屏障、淋巴结过滤作用等。婴幼儿血脑屏障发育不成熟，易患颅内感染；淋巴结功能尚未发育成熟，过滤作用较差。

（二）细胞吞噬系统

血液中具有吞噬功能的细胞主要是单核 / 巨噬细胞和中性粒细胞。受分娩的刺激，出生后 12 h 外周血中性粒细胞计数高达 $13 \times 10^9/L$，72 h 后逐渐下降到 $4 \times 10^9/L$，并维持一段低水平，2 ~ 3 周后再度上升，逐渐达到成人水平。新生儿中性粒细胞趋化反应无力，使得中性粒细胞不能穿过血管内皮细胞，导致其粘附功能也低于成人。

新生儿，特别是早产儿的单核吞噬细胞的趋化、粘附、吞噬和氧化杀菌功能均较成人差，但并非单核细胞自身发育不完善，而是缺乏必需的辅助因子所致。单核细胞经刺激后产生 G-CSF、IL-8 和 IL-6 的能力差，从而影响中性粒细胞从骨髓释放及其趋化功能。

（三）补体系统和细胞因子

由于母体的补体不能转输给胎儿，故新生儿补体经典途径成分（CH50、C3、C4、C5）活性是其母亲的 50%~60%，生后 3~6 个月方达成人水平；旁路途径的各种成分发育更为落后。早产儿补体经典和旁路途径均低于足月儿。

细胞因子包括白细胞介素、集落刺激因子、干扰素、肿瘤坏死因子、趋化因子、生长因子等。细胞因子调节机体的生理功能，参与多种细胞的增殖、分化和活化，并维持其功能。

二、特异性免疫

特异性免疫（specific immunity）又称获得性免疫或适应性免疫，是人体在后天生活过程中与抗原物质接触后，在非特异性免疫的基础上产生的后天获得性抗感染能力。它只针对特定的病原体，力量集中，反应强烈，构成机体的第三道防线。主要包括细胞免疫和体液免疫，T 淋巴细胞主要参与细胞免疫，B 淋巴细胞主要参与体液免疫。

（一）细胞免疫

来自胚肝和骨髓的淋巴样干细胞进入胸腺，在胸腺微环境和胸腺素的作用下分化成熟，最终形成成熟的 T 细胞。T 细胞受到抗原刺激后，分化、增殖、转化为致敏 T 细胞，当相同抗原再次进入机体，致敏 T 细胞对抗原产生直接杀伤作用，其释放的淋巴因子产生协同杀伤作用，该过程称为细胞免疫。足月新生儿外周血中 T 细胞绝对计数已达成人水平，但其分类、比例和功能与成人有差异；由于其从未接触抗原，故需在较强抗原刺激下才能产生反应。

（二）体液免疫

体液免疫是指 B 细胞在抗原刺激下转化成浆细胞并产生抗体（即免疫球蛋白），特异性地与相应抗原在体内结合而引起的免疫反应。

1. B 细胞　骨髓是 B 细胞成熟的场所，淋巴结是成熟 B 细胞定居的场所。与 T 细胞免疫相比，B 细胞免疫的发育较迟缓。胎儿的 B 细胞在抗原的刺激下，可产生相应的 IgM 类抗体，而有效的 IgG 类抗体应答在出生 3 个月后才能出现，到 2 岁时分泌 IgG 的 B 细胞才发育达到成人水平，而分泌 IgA 的 B 细胞需 5 岁时才达到成人水平。B 细胞数量不足时特异性抗体生成减少，容易发生暂时性的低丙种球蛋白血症。

2. 免疫球蛋白（immunoglobulin，Ig）　具有抗体活性的球蛋白称为免疫球蛋白，存在于血液、淋巴液、组织液和分泌液中，是 B 细胞最终分化为浆细胞的产物。根据理化和免疫性状的不同，可分为 IgG、IgA、IgM、IgD 及 IgE 5 类。

（1）IgG：是血清中主要的、唯一可以通过胎盘的免疫球蛋白。大量 IgG 通过胎盘发生在妊娠后期，新生儿体内 IgG 浓度与胎龄呈对数直线关系。足月新生儿血液中的 IgG 高于其母体，对婴儿生后数月内防御白喉、脊髓灰质炎、麻疹、肺炎双球菌和 β- 溶血性链球菌等的感染起着重要作用。来自母体的 IgG 于生后 6 个月时几乎全部消失，故此时婴儿容易发生感染。出生后 10~12 个月时体内的 IgG 均为婴儿自身产生，到 6~7 岁时在血清中的含量接近成人水平。

（2）IgA：是发育最迟缓的一类免疫球蛋白。胎儿不产生 IgA，且不能通过胎盘获得 IgA，故新生儿血清中 IgA 量极少。分泌型 IgA（SIgA）存在于鼻、支气管分泌物及唾液、胃肠液、初乳中。婴儿出生后可从母亲初乳中获得部分 SIgA，2 个月时唾液中可测到 SIgA，2~4 岁时 SIgA 达成人水平。SIgA 在呼吸道和胃肠道发挥作用，而婴幼儿 SIgA 含量较低，因此婴幼儿易患呼吸道和胃肠道感染，人工喂养儿尤甚。

（3）IgM：在胎儿期已产生，是人体发育过程中最早合成和分泌的抗体，男孩在 3 岁左右、女孩在 6 岁左右达到成人血清水平。IgM 是抗革兰氏阴性杆菌的主要抗体，因其在新生儿血中的含量低，故新生儿易患革兰氏阴性杆菌感染，尤其是易患大肠埃希菌败血症。

（4）IgD 和 IgE：两者均难以通过胎盘。IgD 在新生儿血中含量极少，5 岁时达到成人水平的 20%，其功能目前尚不清楚。IgE 是血清含量最低的一种免疫球蛋白，出生时约为成人水平的 10%，约 7 岁时达到成人水平。IgE 主要参与 I 型超敏反应，当婴幼儿出现过敏性疾病时，血清 IgE 水平明显升高。

第二节　原发性免疫缺陷病

免疫缺陷病（immunodeficiency disease，ID）是指因免疫细胞和免疫分子发生缺陷引起免疫功能缺如、降低或免疫调节功能失衡，而导致机体抗感染免疫功能低下的一组临床综合征。原发性免疫缺陷病（primary immunodeficiency disease，PID）是一组先天或遗传性免疫功能障碍性疾病，主要由不同基因缺陷，使得免疫器官或分子缺陷，从而引起机体免疫功能不全所致。

【病因】

PID 的病因目前尚不清楚，可能与遗传或自身基因突变，以及宫内感染巨细胞病毒、风疹病毒、疱疹病毒等有关。

【分类】

2019 年 3 月，国际免疫学会联合会（International Union of Immunological Societies，IUIS）专家委员会在美国纽约举行会议，对 PID 分类进行了更新。此次更新将 PID 分为 10 类，分别为：同时影响细胞和体液免疫的缺陷、具有相关或综合征特征的联合免疫缺陷、抗体为主的缺陷、免疫失调性疾病、先天性吞噬细胞数量或功能缺陷、固有免疫和先天免疫缺陷、自身炎症性疾病、补体缺陷、骨髓衰竭、出生免疫错误（IEI）的拟表型。

【临床表现】

由于病因不同，免疫缺陷的临床表现差异很大，但共同表现却非常相似，即反复感染、易患肿瘤和自身免疫病。原发性免疫缺陷病多数有明显的家族史。

1. 反复感染　免疫缺陷最常见的症状为感染，表现为反复、严重、持续性或条件致病菌感染。

（1）部位：以呼吸道最常见，如复发性或慢性中耳炎、鼻窦炎、结合膜炎、支气管炎或肺炎；其次为胃肠道，如慢性肠炎。皮肤感染可为脓疖、脓肿、肉芽肿，全身性感染可为败血症、脓毒血症、脑膜炎等。

（2）病原体：T 细胞缺陷时易发生病毒、结核分枝杆菌和沙门菌属等细胞内病原体感染，以及霉菌和原虫感染；补体成分缺陷好发生奈瑟菌属感染；中性粒细胞功能缺陷时的病原体常为金黄色葡萄球菌。病原体的毒力可能并不强，常呈机会性感染。

（3）年龄：40% 在 1 岁以内起病，40% 在 1~5 岁起病，15% 在 6~16 岁起病，仅有 5% 发病于成人。

（4）过程：多反复发作或迁延不愈，治疗效果欠佳，尤其抑菌剂疗效欠佳，大剂量长疗程才有一定疗效。

2. 自身免疫病和肿瘤 原发性免疫缺陷病患儿未因严重感染死亡者，随年龄增长易发生自身免疫病（如血小板减少性紫癜、系统性血管炎、系统性红斑狼疮、关节炎等）和肿瘤（以淋巴系统肿瘤较为多见）。

3. 其他临床表现 由于病因不同可有其他临床表现。

（1）X 连锁无丙种球蛋白血症：仅男孩发病。患儿多于生后 4~12 个月开始出现感染症状，突出特征是反复、严重的细菌感染。口服脊髓灰质炎活疫苗可引起患儿肢体瘫痪，5 岁以上患儿可出现进行性皮肤炎伴慢性肠道病毒性脑炎。

（2）X 连锁淋巴组织增殖性疾病：患儿可有严重进行性传染性单核细胞增多症。

（3）高免疫球蛋白 E 综合征：患儿可有反复性皮肤及全身葡萄球菌感染。

（4）胸腺发育不全：患儿可有低钙血症、先天性心脏病、特殊面容、反复感染等。

（5）严重联合免疫缺陷病：患儿可在婴儿早期出现致死性严重感染。其他表现包括中耳炎、肺炎、败血症、腹泻及皮肤感染，继而出现消瘦、生长停滞。接种活疫苗时也可导致严重感染。

（6）共济失调毛细血管扩张症：多于幼儿期发病，病情呈进行性发展。主要表现为进行性小脑共济失调、眼结膜和皮肤毛细血管扩张，反复发生鼻窦炎和肺炎，内分泌异常，高恶性肿瘤发生率，以及不定型的体液和细胞免疫缺陷。

【辅助检查】

1. 实验室检查

（1）血清免疫球蛋白含量测定：测定 IgG、IgM、IgA 和 IgE 浓度，测试抗体功能。

（2）血常规：T/B 淋巴细胞、NK 细胞计数及血小板计数。

（3）基因检测：提高诊断准确率，提供遗传咨询和产前诊断。

2. 影像学检查 胸部 X 线片缺乏胸腺影者，提示 T 细胞功能缺陷，但胸腺可因深藏于纵隔中而无法被看到，应注意排除此种情况。

【治疗要点】

1. 一般处理 包括积极治疗和预防感染，合理饮食，加强健康宣教等。

2. 替代治疗 静脉注射或皮下注射免疫球蛋白。

3. 免疫重建 是根治 PID 的主要方法，包括胸腺组织移植、干细胞移植。

4. 基因治疗 是潜能巨大的免疫重建方法，但临床应用仍然具有重大挑战。

【常见护理诊断/问题】

1. 有感染的危险 与免疫功能缺陷有关。

2. 营养失调：低于机体需要量 与疾病消耗和感染有关。

3. 焦虑（家长） 与反复感染、预后较差有关。

【护理措施】

1. 预防感染 住院患儿应住单间病房或层流病床并给予保护性隔离，床单位及被服保持清洁、干燥，外出检查时戴口罩，不与感染性疾病患儿接触；医护人员查房或操作前应严格洗手、戴口罩；患儿的食具、用具做好消毒处理；病房定期消毒，定时通风，保持空气新鲜，但应避免患儿着凉、感冒，层流床拉好床帘；指导有效咳嗽、咳痰，同时做好口腔、皮肤护理。

2. 观察病情 密切观察患儿病情变化，定时测量体温，及时发现感染征象。抗体缺陷患儿，免疫球蛋白维持治疗几乎持续终身，用药过程中密切观察患儿有无过敏反应。严重免疫缺陷的患儿避免接种活疫苗，以免发生疫苗诱导的感染。

3. 生活护理　合理安排作息时间，适度运动，避免熬夜。指导进食高热量、高蛋白、高维生素、易消化饮食，禁食辛辣刺激、浓茶、咖啡等食物，保证营养的摄入，增强机体抵抗力。

4. 心理护理　关注患儿及家长的情绪反应，倾听患儿及家长的心声，及时给予关爱和心理支持。评估患儿及家长对该疾病的认识程度，向他们介绍疾病治疗相关的最新进展，分享病情稳定及治愈的病例，减轻其负面情绪，增强其信心，以利于疾病的康复。

5. 健康教育

（1）加强与患儿及家长的沟通：介绍本病的病因、预防感染的卫生知识、疫苗接种的注意事项、主要的治疗方法及护理方法，做好心理护理，帮助其树立战胜疾病的信心。

（2）做好遗传咨询：对曾生育过免疫缺陷病患儿的妇女应在再次受孕前夫妻一同行基因检测，再次受孕时行羊水检查，以确定是否终止妊娠。

第三节　继发性免疫缺陷病

一、概述

继发性免疫缺陷病（secondary immunodeficiency disease，SID）又称获得性免疫缺陷病，是机体后天因不利的环境因素或肿瘤、感染、自身免疫相关疾病等多种因素影响而导致的免疫系统功能障碍。继发性免疫缺陷可以是暂时的，当原发疾病得到治疗后，免疫功能可恢复正常。

【病因】

1. 感染　既是 ID 的主要临床表现，也是致 SID 的常见原因之一，包括细菌、真菌、病毒、寄生虫感染。人类免疫缺陷病毒（HIV）感染致获得性免疫缺陷综合征（AIDS）是感染引起 SID 的典型例子。

2. 营养紊乱　是儿童时期 SID 的最常见原因。包括蛋白质－热能营养不良、维生素及微量元素缺乏、肥胖症等。

3. 免疫抑制剂　放射线、细胞毒性药物、糖皮质激素、环孢素、他克莫司等。

4. 遗传性疾病　染色体异常、酶缺乏、血红蛋白病、先天性无脾症等。

5. 临床疾病　肾病综合征、糖尿病、白血病、外科手术等。

6. 生理性因素　新生儿免疫未成熟（无经验），使其存在生理性免疫功能低下。

【临床表现】

继发性免疫缺陷病典型的临床表现为反复感染。

1. 呼吸道感染　包括上呼吸道感染、支气管炎、肺炎。一般症状较轻，但反复发作。

2. 胃肠道感染　可有反复腹部隐痛、消化不良、腹泻等表现。反复胃肠道感染可引起更严重的营养吸收障碍而加重营养不良，使患儿生长发育迟滞；营养不良和感染本身均可导致免疫功能进一步低下，造成恶性循环。

3. 口腔白念珠菌感染　患儿口腔常有鹅口疮。

【治疗要点】

1. 病因治疗　积极治疗原发疾病和去除引起免疫缺陷的理化因子是治疗继发性免疫缺陷病的关键。

2. 免疫增强和免疫替代　加强营养，蛋白质–热能营养不良、补体缺损者可输注血浆。体液免疫缺陷时，每月输注一次免疫球蛋白，提高血清抗体水平。T 细胞、吞噬细胞功能缺陷时，服用左旋咪唑，注射转移因子、胸腺肽有可能改善这些细胞的免疫功能。

3. 控制感染　是切断感染与免疫功能低下恶性循环的重要环节，与上述提高免疫力的措施相辅相成，才能取得更好的疗效。

二、获得性免疫缺陷综合征（艾滋病）

儿童时期的获得性免疫缺陷综合征（acquired immune deficiency syndrome，AIDS）即儿童艾滋病，是由人类免疫缺陷病毒（human immunodeficiency virus，HIV）侵入儿童机体淋巴系统引起的传染病。HIV 感染可引起人体免疫功能不同程度的缺陷，未经治疗的感染者在疾病晚期易于并发各种严重感染和恶性肿瘤，最终导致死亡。

【病因】

艾滋病患病的唯一病因是 HIV 侵袭机体，造成感染。HIV 主要侵犯人体的免疫系统，最终导致人体细胞免疫功能缺陷，引起各种机会性感染和肿瘤的发生。到 2020 年，全球有 3 770 万人感染了 HIV，其中 170 万是 0~14 岁的儿童。

1. 传染源　AIDS 患者及无症状病毒感染者，特别是后者。HIV 主要存在于传染源的血液、精液、阴道分泌物、胸腹水、脑脊液、羊水和乳汁等体液中。

2. 儿童 HIV 感染的方式　目前我国以母婴垂直传播为儿童感染 HIV 的主要途径。一般有以下 3 种方式：①宫内感染；②分娩过程中吸入母体受病毒污染的血液、羊水或其他体液而感染；③生后经母乳感染。

【临床表现】

儿童 AIDS 临床表现差异大，常见的固有临床表现为生长发育迟缓或停滞、体质量下降，此外主要有以下几方面表现。

1. 感染性疾病　肺部细菌感染最常见，尤其对多糖荚膜细菌易感，表现为发热、反复慢性咳嗽，易反复发生卡氏肺孢子虫肺炎、淋巴细胞间质性肺炎、肺结核。其他感染可见皮肤黏膜真菌感染、病毒（水痘带状疱疹病毒、单纯疱疹病毒、巨细胞病毒）感染、原虫感染等。

2. 神经系统疾病　以 HIV 直接引起的脑病为主，特征为神经系统退化，表现为精神和运动发育迟缓，性情淡漠，认知、语言和社会适应能力的获得延迟或已获得能力呈进行性下降，痉挛性偏瘫或四肢瘫。也可见脊髓病、周围神经炎等。

3. 血液系统疾病　如贫血、粒细胞减少、血小板减少等，可出现乏力、皮疹、肝脾大等。

4. 消化系统疾病　以口腔损害、反复口腔假丝酵母菌病最多见，其次为腮腺肿大、慢性肝脾大及营养不良。

【辅助检查】

1. HIV–1/2 抗体检测　包括筛查试验和补充试验。

2. $CD4^+$ T 淋巴细胞检测　有助于了解机体免疫状态和病程进展，确定疾病分期，判断治疗效果和 HIV 感染者的临床并发症。

3. HIV 核酸检测　病毒载量测定可预测疾病进程、评估治疗效果、指导治疗。

4. HIV 基因型耐药检测　可为艾滋病治疗方案的制订和调整提供重要参考。

【治疗要点】

1. 高效抗逆转录病毒治疗（HAART）　目前国际上共有 6 大类 30 多种药物。HIV 感染儿童应尽早开始 HAART，如果没有及时 HAART，艾滋病相关病死率在出生后第 1 年达到 20%～30%，第 2 年可超过 50%。

拓展阅读 15-1
中国艾滋病诊疗指南
（2021 年版）

2. 免疫学治疗 基因重组 IL-2 与抗病毒药物同时应用可改善免疫功能。

3. 抗感染和抗肿瘤治疗 发生感染和肿瘤时，应积极给予相应治疗。

4. 支持及对症治疗 包括输血及营养支持疗法，补充维生素等。

【常见护理诊断/问题】

1. 有感染的危险 与免疫功能下降有关。

2. 活动无耐力 与 HIV 感染、并发肺炎和真菌感染有关。

3. 体温过高 与合并感染有关。

4. 口腔黏膜完整性受损 与感染有关。

5. 营养失调：低于机体需要量 与疾病消耗和艾滋病并发各种机会性感染有关。

6. 恐惧（家长） 与艾滋病预后不良、病情重、治疗效果差及担心受歧视有关。

7. 潜在并发症：腹泻。

【护理措施】

1. 预防感染 对患儿采取保护性隔离，尽量安排入住层流病床。输注免疫球蛋白，提高免疫力，降低感染机会。

2. 临床症状的观察及护理

（1）发热的护理：发热患儿每 2～4 h 测量体温 1 次，并做好记录。高热时及时给予降温，热退时出汗较多，应及时更换潮湿的衣服、床单、枕套等。鼓励患儿多饮水，对出汗多者可适当给予口服温盐水。

（2）观察药物不良反应：许多抗真菌药对肝、肾都有损害，因此需注意观察患儿皮肤、巩膜有无黄染，观察每日尿量、精神、食欲等情况。注意观察抗病毒药物的毒副作用。

（3）观察口腔黏膜及皮肤的情况：如患儿出现口腔黏膜白斑、溃疡等，及时给予口腔护理。对于体质较差、长时间卧床的患儿，要定时翻身，受压部位定时按摩，以促进局部的血液循环；骨隆突处放置气圈、海绵垫，必要时使用气垫床，预防褥疮。

（4）咳嗽、咳痰的护理：对于年龄较大、能够依从的患儿，鼓励其做深呼吸，并进行有效咳嗽。帮助患儿拍背、胸部按摩，以助痰液排出并锻炼肺功能。鼓励患儿多饮水，遵医嘱给予雾化吸入、抗炎等，以稀释痰液，促使痰液排出，预防肺部感染。对于年龄小、不能自行排痰的患儿，可利用排痰仪协助排痰，及时清除呼吸道分泌物，必要时给予电动吸痰，避免窒息。

（5）观察有无腹痛、腹泻：每日观察大便次数、性状、颜色，记录排便量及腹痛情况。严重腹泻者予禁食、全静脉营养，记录出入量，做好肛周皮肤护理。

3. 饮食护理 加强营养支持治疗，给予清淡、易消化、高蛋白、高热量饮食，并经常更换食物品种，以增强食欲。

4. 提高患儿抗病毒治疗的依从性 对患儿的监护人进行专业咨询和辅导，为监护人提供必要的信息，包括患儿目前的身体状况、药物疗效和可能发生的不良反应，特别强调必须每天按时、按量、按要求给患儿服药，不能漏服。治疗过程中随时解答患儿及监护人遇到的问题，减轻他们的疑虑，保证治疗过程顺利进行。

5. 心理护理 正确对待患儿，给予患儿更多的帮助和关爱，在血液/体液隔离的前提下，多巡视患儿，加强与患儿的交流，了解并尽量满足其心理需求，鼓励其勇敢、乐观地面对现实。若患儿是由母婴传播引起，则母亲多有愧疚及罪恶感，应正确对待患儿母亲，注意保护其隐私，多与之交流，耐心倾听，缓解其心理压力及罪恶感。

6. 跟踪随访 艾滋病治疗是一个长期的过程，要定期对患儿进行跟踪随访，了解其健康状况、治疗依从性及药物的不良反应等。

7. 健康教育 做好艾滋病健康知识的宣传，使人们了解艾滋病的病因及感染途径，采取自我保护措施。HIV 抗体阳性的母亲及其新生儿应服药治疗，以预防母婴传播。患儿常发生机会性感染，应向患儿及家长介绍预防和减少感染的措施、感染时的症状及体征、常见的危急症状，以及必要时采取的紧急措施和护理。

第四节 风 湿 热

风湿热（rheumatic fever，RF）是继发于 A 族乙型溶血性链球菌性咽峡炎后的一种迟发性、非化脓性免疫性炎症，是常见的危害学龄期儿童生命及健康的风湿性疾病之一。主要累及关节、心脏、皮肤和皮下组织，偶可累及中枢神经系统、血管、浆膜及肺、肾等脏器。发病可见于任何年龄，最常见于 5～15 岁的儿童和青少年，3 岁以下较少见。风湿性心脏病是导致风湿热患儿死亡的主要原因。

【病因及发病机制】

尚未十分明确，目前认为与以下 3 个因素的相互作用有关：① A 族乙型溶血性链球菌及其产物的抗原性；②易感组织器官的免疫反应；③宿主的免疫遗传易感性。

【临床表现】

风湿热有 5 个主要表现，即游走性多发性关节炎、心脏炎、皮下结节、环形红斑、舞蹈病，这些表现可以单独出现，也可合并出现，并可产生许多临床亚型。本病发作呈自限性，急性发作时通常以关节炎较为明显，急性发作后常遗留轻重不等的心脏损害，尤其以瓣膜病变最为显著，形成慢性风湿性心脏病或风湿性瓣膜病。皮肤和皮下组织的表现不常见，通常只发生在已有关节炎、舞蹈病或心脏炎的患儿中。

1. 一般表现 发热，热型多不规则，持续 3～4 周。头痛、精神不振、疲倦不适、食欲减退、体重减轻、面色苍白、多汗、鼻出血。有时可有腹痛，严重者可误诊为急性阑尾炎。

2. 关节炎 是最常见的临床表现，呈游走性、多发性关节炎，以膝、踝、肘、腕、肩等大关节受累为主，局部可有红、肿、灼热、疼痛和压痛，有时有渗出，但无化脓。关节疼痛很少持续 1 个月以上，通常在 2 周内消退。愈后不留畸形，但常反复发作，可在气温变冷或阴雨时出现或加重。

3. 心脏炎 是最严重的临床表现，患儿常有运动后心悸、气短、心前区不适主诉。二尖瓣炎时可有心尖区高调收缩期吹风样杂音或短促低调舒张中期杂音。主动脉瓣炎时在心底部可听到舒张中期柔和吹风样杂音。窦性心动过速常是心脏炎的早期表现，心包炎多为轻度，超声心动图可测出心包积液。心脏炎轻症患儿可仅有进行性心悸、气促加重（心功能减退的表现），或仅有头晕、疲乏、软弱无力的亚临床型心脏炎表现，严重时可出现充血性心力衰竭。心脏炎可以单独出现，也可与风湿热其他症状同时出现。在初次发病的有关节炎的风湿热患儿中，大约50%有心脏炎。

4. 环形红斑 皮疹为淡红色环状红斑，中央苍白，时隐时现，骤起，数小时或 1～2 天内消退，分布在四肢近端和躯干。环形红斑常在链球菌感染之后较晚才出现。

5. 皮下结节　为稍硬、无痛性小结节，位于关节伸侧的皮下组织，尤其肘、膝、腕、枕或胸腰椎棘突处，与皮肤无粘连，表面皮肤无红肿炎症改变，常与心脏炎同时出现，是风湿活动的显著标志。

6. 舞蹈病　常发生于 4～7 岁儿童，多见于女孩，为一种无目的、不自主的躯干或肢体动作，面部可表现为挤眉眨眼、摇头转颈、努嘴伸舌，肢体表现为伸直和屈曲、内收和外展、旋前和旋后等无节律的交替动作，激动兴奋时加重，睡眠时消失，情绪常不稳定。舞蹈病病程 1～3 个月，个别病例在 1～2 年内反复发作。

【辅助检查】

1. 链球菌感染指标　咽拭子培养的链球菌阳性率在 20%～25%；抗链球菌溶血素"O"抗体（ASO）阳性，在感染后 2 周左右出现，阳性率 50%。

2. 急性炎症反应指标与免疫学检查　急性期红细胞沉降率（ESR）增快，C-反应蛋白（CRP）阳性率较高，可达 80%，血清蛋白电泳 α_1 及 α_2 增高，可达 70%。抗链球菌壁多糖抗体（ASP）阳性率在 70%～80%，外周血淋巴细胞促凝血活性试验（PCA）阳性率在 80% 以上。

3. 心电图及影像学检查　对风湿性心脏炎有较大意义。心电图检查有助于发现窦性心动过速、P–R 间期延长和各种心律失常。超声心动图可发现早期、轻症心脏炎及亚临床型心脏炎，对轻度心包积液较敏感。

4. 肌钙蛋白、肌酸激酶同工酶、α-羟丁酸脱氢酶水平　异常升高对诊断有一定价值，尤其是肌钙蛋白对心肌受损具有较高的灵敏度，对提高风湿性心脏炎诊断的准确率有一定意义。

【治疗要点】

治疗原则：清除链球菌感染，去除诱发风湿热的病因，控制临床症状，使症状迅速缓解，解除风湿热带来的痛苦，处理各种并发症，预防复发，提高患儿身体素质和生活质量。

1. 一般治疗　休息及控制活动量，少量多餐，选择易消化和富有蛋白质、糖类及维生素 C 的食物。

2. 清除链球菌感染灶　青霉素是首选药物，青霉素过敏者选用广谱头孢菌素或克林霉素，青霉素严重 I 型过敏者首选克林霉素。

3. 抗风湿治疗　对单纯关节受累者首选非甾体抗炎药，常用阿司匹林；对已发生心脏炎者，一般采用糖皮质激素治疗。

4. 舞蹈病的治疗　主要采取支持疗法及对症处理，加强护理，预防外伤，避免外界刺激。

5. 心力衰竭的治疗　镇静、吸氧、卧床、限盐、限液体入量及输液速度；使用地高辛强心治疗；利尿以降低心脏前负荷，缓解心衰症状；口服肾素－血管紧张素转换酶抑制剂降低心脏后负荷。

【常见护理诊断 / 问题】

1. 心输血量减少　与心脏受损有关。

2. 疼痛　与关节受累有关。

3. 潜在并发症：心力衰竭。

4. 焦虑（家长）　与发生心脏损害有关。

【护理措施】

1. 密切观察病情及给予药物指导　观察患儿面色、心率、心律、心音及呼吸的变化，注意有无烦躁不安、面色苍白、多汗、气急等心力衰竭的表现，并详细记录，及时处理；给予正确的用药指导，抗风湿治疗疗程较长，服药期间应注意观察药物的不良反应，指导正确的服用方法，按时按量服用，不能擅自减量或停药。注意观察患儿病情变化，若出现恶心、呕吐、心律不齐、心动过缓等表现，应停服药物，并及时通知医生处理。

2. 休息与活动　发热、关节肿痛患儿，卧床休息至急性症状消失，无心脏炎患儿大约 1 个月，合并心脏炎患儿至少需 2～3 个月。心脏炎伴心力衰竭患儿应卧床 6 个月后逐渐恢复正常活动。

3. 饮食护理　进食过多可致胃膨胀，进而压迫心脏加重心脏的负担，故宜少量多餐。进易消化、高蛋白、高维生素饮食，有心力衰竭者适当限制盐和水的摄入，详细记录出入水量，并保持大便通畅。

4. 疼痛护理　关节疼痛时，可予以舒适的体位，避免痛肢受压。移动肢体时动作要轻柔，可用热水袋热敷局部关节止痛，注意防烫伤，做好皮肤护理。

5. 心理护理　给予患儿关爱，及时巡视病房，多与家长及患儿沟通，了解其有无焦虑、烦躁等不良情绪。耐心讲解疾病的有关知识，护理要点，各项检查、治疗、护理措施的意义，药物不良反应等。指导家长学会观察病情变化的方法，积极配合治疗。及时解除患儿的各种不适感，如发热、出汗、疼痛等，以利于缓解急躁情绪，增强其战胜疾病的信心，早日康复出院。

6. 健康教育

（1）预防上呼吸道感染，避免受凉，尽量避免出入公共场所。一旦发生链球菌感染，应及时彻底治疗。

（2）合理安排患儿的日常生活，适度体育锻炼，避免熬夜，加强营养，增强抵抗力。

（3）讲解疾病相关知识和居家护理方法，帮助家长学会观察病情、预防感染和防止疾病复发的各种方法及措施。

（4）做好出院指导，强调预防复发的重要性，定期到医院门诊复查。

第五节　幼年型特发性关节炎

幼年型特发性关节炎（juvenile idiopathic arthritis，JIA）是一组 18 岁以内起病、原因不明、以慢性（持续 6 周或以上）关节滑膜炎为主要特征，可伴有其他组织、器官损害的自身免疫病。

【病因】

病因至今尚未明确，一般认为可能与免疫、遗传的易感性和外源性因素有关，外源性因素可能为感染、外伤或环境因素。

【临床表现】

JIA 是一组高度异质性疾病，根据临床症状可分为不同类型，各型在遗传背景、临床特征、疾病进程及预后转归等各方面极为不同。常见临床症状如下。

1. 关节症状　是本病最常见的症状之一，发生率在 80% 以上，包括关节疼痛、肿胀、活动受限、畸形。病变关节多在膝、腕、踝等大关节部位，出现对称性肿胀、压痛和晨僵。关节活动时疼痛加剧，因此患儿多不愿意活动关节，如不愿意行走。疾病后期或疾病未得到正确治疗，可能会出现关节畸形（图 15-1、图 15-2）。

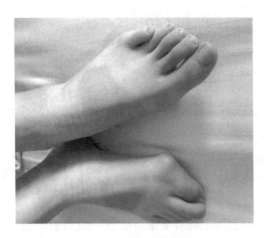

图 15-1 趾跖关节畸形

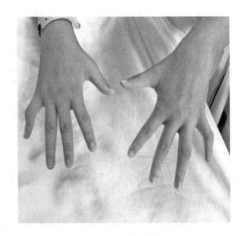

图 15-2 手指关节畸形

2. 发热　患儿反复发热，一般为弛张热，体温高峰≥39℃，可下降到<37℃，并伴有寒战、畏寒、四肢无力、皮疹、关节疼痛等症状。

3. 皮疹　高热时可伴随皮疹，体温下降时皮疹消退。皮疹通常晚上出现，白天消失。主要出现在胸部和四肢近躯体处，为红色、直径小于1cm的皮疹，压之褪色，不伴瘙痒。

4. 眼部病变　虹膜睫状体炎、巩膜炎、葡萄膜炎、角膜炎等，严重者角膜软化穿孔。

5. 消瘦　部分患儿在关节疼痛、肿胀、活动受限的同时，还可出现消瘦，体重日渐下降，增大食量也无法使体重增加。

6. 生长发育迟缓　多数患儿身高、体重均落后于同龄人。

7. 胸痛　本病患儿可能并发胸膜炎，出现胸痛、胸闷、咳嗽、憋气等表现。

8. 肝、脾大及淋巴结肿大　约半数患儿可有肝、脾大及淋巴结肿大，可单独或合并出现，通常为轻、中度增大，多于病初出现。

【辅助检查】

1. 实验室检查

（1）血常规：活动期患儿白细胞可增多，其中全身型JIA常≥$15×10^9$/L并伴中性粒细胞比例和绝对数升高。血小板计数常升高，血红蛋白可有不同程度下降。

（2）红细胞沉降率（ESR）和C-反应蛋白（CRP）：可升高或正常。

（3）血清铁蛋白：全身型JIA或全身症状明显的关节型JIA增高。

（4）血IgG、IgA、IgM：均可增高。

2. 心脏超声　可检查有无心脏扩大、心包积液等浆膜炎表现。

3. 关节影像学检查　病变早期主要表现为滑膜病变和关节积液，后期可出现骨质破坏，X线检查对早期关节病变的识别帮助不大，关节超声和增强MRI是识别JIA早期关节病变的首选影像学检查。

【治疗要点】

治疗JIA患儿的目标是控制体征和症状，防止关节破坏；避免合并症和药物毒性；优化功能，促进生长发育，提高生活质量和社会参与。消除炎症是实现治疗目标的关键。

1. 药物治疗　非甾体抗炎药（布洛芬、双氯芬酸等）、缓解病情抗风湿药（甲氨蝶呤、柳胺磺胺嘧啶等）、糖皮质激素、生物制剂（托珠单抗、肿瘤坏死因子α抑制剂等）。

2. 物理治疗　在病情允许的情况下应鼓励患儿进行力所能及的体育和社会活动。建议活动量循序渐进，以患儿自身能承受为度，逐渐增加。中、重度损伤或有活动性关节炎的患儿应将活动限制在疼痛限度内。

3. 眼科治疗 局部使用糖皮质激素和阿托品能够有效控制眼部炎症。

【常见护理诊断/问题】

1. 体温过高 与非化脓性炎症有关。

2. 疼痛 与关节炎症和肿胀有关。

3. 躯体移动障碍 与关节疼痛、畸形有关。

4. 营养失调：低于机体需要量 与长期服用激素、消炎药引起胃肠道反应有关。

5. 恐惧（家长） 与病程长或发生畸形有关。

【护理措施】

1. 病情监测 密切监测体温变化，注意热型。观察有无皮疹、眼部受损及心功能不全的表现，有无脱水体征。高热时遵医嘱予退热药，鼓励多饮水，热退后及时擦干汗液，更换衣服，保持皮肤清洁，防止受凉。

2. 缓解关节疼痛 急性期卧床休息，注意观察关节炎症状，协助患儿置患肢于舒适的位置，转移患儿注意力。遵医嘱给予抗炎药物。

3. 康复护理 炎症控制后患儿即可进行康复训练，注意遵循循序渐进和劳逸结合的原则。

（1）指关节：握拳与手指平伸交替运动。

（2）腕关节：两手合拳，反复交替用力向一侧屈曲。

（3）肘关节：手掌向上，两臂向前平伸，迅速屈、伸肘关节。

（4）肩关节：做前、后旋转运动及上臂外展。

4. 营养护理 指导进高蛋白、高维生素、高钙、低脂肪、低胆固醇饮食，少吃甜食。

5. 心理护理 以热情、尊重的态度对待患儿和家属，耐心倾听，建立良好的护患关系。向患儿和家属介绍疾病的发展和治疗，解除他们的顾虑。多与患儿交流沟通，给予帮助和针对性疏导，让他们树立战胜疾病的信心，增强治疗效果。

6. 健康教育

（1）指导家属不要过度保护患儿，做好受损关节的功能锻炼，鼓励患儿参加正常的活动和学习，促进其身心健康的发展。

（2）讲解本病相关知识，避免诱因，介绍本病的治疗进展和康复方法。

（3）做好跟踪随访，提醒按时复诊。

第六节 川 崎 病

川崎病（Kawasaki disease，KD）又称皮肤黏膜淋巴结综合征（mucocutaneous lymph node syndrome，MCLS），是一种以全身血管炎为主要病理改变的急性热性出疹性小儿疾病。其主要临床表现为超过 5 天的持续性发热、皮肤黏膜受损、颈部非化脓性淋巴结肿大等。本病可引起严重的心血管并发症，已成为小儿后天性心脏病的主要原因之一。主要发生在 5 岁以下的儿童，也可见于学龄儿童，具有较为明显的性别差异，男孩多于女孩。

【病因】

病因尚不明确，可能与感染因素（细菌、病毒、肺炎支原体、衣原体、真菌等）、遗传易感因素、免疫炎症因素、生物环境因素有关。

【临床表现】

1. 主要表现

（1）发热：一般最早出现发热，体温可达 39～40℃，超过 5 天，可持续 7～14 天或更长，呈稽留热或弛张热，经抗生素治疗无效。

图 15-1
球结膜充血
图 15-2
杨莓舌

（2）黏膜表现：起病 3～4 天出现双眼球结膜充血，无脓性分泌物或者流泪，热退后消散。口唇充血伴皲裂出血，口腔、咽喉黏膜充血，舌乳头明显突起、充血呈杨莓舌。

（3）手足症状：急性期手足皮肤硬性水肿，掌跖红斑，恢复期指（趾）端甲下和皮肤交界处出现膜状脱皮（图 15-3），指（趾）甲有横沟，重者指（趾）甲亦可脱落。

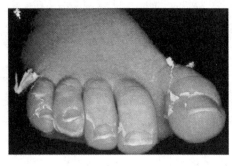

图 15-3　趾端膜状脱皮

（4）皮肤表现：多形性红斑或猩红热样皮疹，多发生于患儿躯干部，无疱疹及结痂，常在发热或发热后出现。肛周皮肤发红、脱皮。

（5）颈部淋巴结肿大：单侧或双侧，表面不红，无化脓，质硬，有触痛。病初出现，热退时消散。

2. 循环系统表现　心脏及冠状动脉受累主要在病程第 1～6 周出现，最常见冠状动脉瘤或狭窄，少数可有心肌梗死发生。心肌梗死和冠状动脉瘤破裂可致心源性休克甚至猝死。

3. 其他　可有间质性肺炎，无菌性脑膜炎，腹痛、呕吐、腹泻等消化道症状，关节炎和关节痛。

【辅助检查】

1. 实验室检查

（1）血常规提示轻度贫血，白细胞计数增高，以中性粒细胞为主，血小板计数增高。少数患儿可见血小板计数降低，多提示病情较重。

（2）C- 反应蛋白、血沉、免疫球蛋白等各项炎症指标升高。

（3）血生化提示血清转氨酶升高，总胆红素升高，肌酸激酶及其同工酶升高，白蛋白和血钠降低等。

（4）血清炎性因子如白细胞介素升高等。

（5）尿常规提示白细胞增多但尿培养阴性。

2. 循环系统检查

（1）心电图：心肌损伤时心电图表现为心律失常，P-R 间期延长，非特异性 ST-T 变化，QRS 低电压等。

（2）影像学检查

1）X 线检查：可见肺部纹理增多、模糊或有片状阴影，心影可扩大。

2）超声心动图：是诊断川崎病的主要方式，急性期可见心包积液，左心室内径增大，二尖瓣、主动脉瓣或三尖瓣反流，亦可见冠状动脉异常。

3）冠状动脉造影：若心电图或超声心动图提示冠状动脉异常，可进行冠状动脉造影，以观察冠状动脉病变的形态和程度，从而指导治疗。

4）多层螺旋 CT：在检测冠状动脉狭窄、血栓、钙化方面的能力明显优于超声心动图，可部分取代传统的冠状动脉造影。

【治疗要点】

1. 阿司匹林　首选药物，急性期剂量 30～80 mg/（kg·d），发热恢复正常 48～72 h 或病程 14 天后减为小剂量 3～5 mg/（kg·d）。连续应用 6～8 周或至冠状动脉扩张恢复正常后停用。

2. 静脉注射免疫球蛋白（IVIg）　单次剂量为 2 g/kg，于 8～12 h 静脉缓慢输入。部分患儿效果不佳，可重复使用 1～2 次。

3. 糖皮质激素　单剂 IVIg 效果欠佳时，可重复应用第二剂 IVIg，也可应用甲泼尼龙 30 mg/（kg·d）冲击治疗 3 天，或泼尼松口服 2～3 周，逐渐减量停用。

4. 生物制剂　有研究报道应用英夫利昔单抗（infliximab, IFX），可使 77% 的患儿在 48 h 内退热，但不能抑制血管炎。

5. 其他治疗　抗血小板凝集，对症支持治疗，严重的冠状动脉病变可进行手术治疗。

拓展阅读 15-2
静脉注射免疫球蛋白在儿童川崎病中应用的专家共识
拓展阅读 15-3
川崎病发病机制及治疗研究进展

【常见护理诊断 / 问题】

1. 体温过高　与感染、免疫反应等因素有关。

2. 皮肤完整性受损　与全身血管炎有关。

3. 口腔黏膜完整性受损　与小血管炎有关。

4. 潜在并发症：心脏受损（心包炎、心肌炎、心内膜炎、心肌梗死、冠状动脉瘤等）。

5. 焦虑（家长）　与患儿家长缺乏疾病相关知识有关。

【护理措施】

1. 高热护理　严密监测患儿体温变化，嘱其卧床休息，减少活动。体温超过 38.5℃时，给予降温处理。鼓励患儿多饮水，给予高热量、易消化、清淡的流质或半流质饮食，必要时遵医嘱静脉补液。创造良好的休养环境，每日开窗通风换气 2～3 次，保持病室空气清新。

2. 皮肤护理　密切观察皮疹改变及消退情况，剪短患儿的指甲，避免搔抓。皮肤脱屑时，用无菌剪刀修剪或待其自然脱落，切忌强行撕脱指（趾）端膜状脱皮，防止出血和继发感染。便后及时清洗臀部，做好臀部皮肤护理。穿宽松、柔软、舒适的内衣，热退出汗时及时更换。

3. 黏膜护理　观察口腔黏膜病损情况，口腔黏膜糜烂、舌面小溃疡者，可使用 3% 硼酸溶液每日清洗口腔 2 次，口唇皲裂者可予护唇油。保持口腔清洁，每日晨起、餐后、睡前漱口。禁食生、硬、冷、辣的食物。做好眼部护理，可用生理盐水清洁眼部，每日 1～2 次，嘱患儿勿用手揉眼睛，重者遵医嘱涂抹眼膏。

4. 监测病情　密切观察患儿面色、精神状态、心率、心电图，询问患儿有无乏力、多汗、胸闷、胸痛等情况，一旦发现异常及时告知医生，采取相应治疗与护理措施。输液过程中加强巡视，严格控制输液速度，以免加重心脏负担。

5. 用药护理　用药过程中加强药物不良反应的观察，及时干预。

（1）免疫球蛋白：单独输注，缓慢输入，观察局部有无外渗，有无过敏反应。患儿一旦出现皮疹、心悸、胸闷等症状，立即停止输注，并报告医生，积极配合抗过敏治疗。

（2）阿司匹林：宜饭后服药，若服药后发生呕吐，应估算药量，重新补服，保证药物足量。密切观察患儿有无皮肤黏膜出血情况，有无消化道出血征象，如有异常，及时通知医生并处理。

6. 心理支持　加强心理支持与关怀，为家长讲解本病相关知识，分享治疗疾病成功的病例，让家长进入病友群了解更多的疾病相关信息。

7. 健康教育

（1）向患儿家长交代病情，给予心理支持。

（2）指导患儿合理运动与休息：住院期间避免剧烈活动和情绪激动，出院后亦要限制活动量，1年内不参加剧烈体育运动。

（3）用药指导：嘱按时、按量正确口服药物，讲解药物常见不良反应。接受免疫球蛋白治疗的患儿，在9个月内不做麻疹、风疹、腮腺炎等减毒活疫苗的预防接种。

（4）指导合理饮食：多进高维生素、易消化饮食，多饮水，保持大便通畅。

（5）定期随访：对于无冠状动脉损害的患儿，于出院后1个月、3个月、6个月及1年进行全面检查，有冠状动脉损害者密切随访。

第七节　过敏性紫癜

情境导入

患儿，女，7岁，因"腹痛3天，皮疹2天"入院。

体格检查：T 36.6℃，P 69次/min，R 20次/min。神志清楚，精神尚可，双眼睑无水肿，咽部有充血，扁桃体Ⅰ度肿大，心肺（−），脐周有压痛，未触及腹部包块。双下肢及左臀部可见散在红色皮疹，压之不褪色。

辅助检查：白细胞 $12.62×10^9/L$，C−反应蛋白 3.81 mg/L，尿蛋白（++），尿隐血（+++），尿沉渣红细胞总数12个/HP。

请思考：

1. 该患儿可能的临床诊断是什么？

2. 该患儿目前主要的护理诊断/问题是什么？

过敏性紫癜（anaphylactoid purpura）又称亨−舒综合征（Henoch-Schönlein purpura，HSP），是一种以全身小血管炎症为主要病变的系统性血管炎。主要临床特点为非血小板减少性皮肤紫癜，部分患儿伴有腹痛、便血、关节肿痛、血尿和蛋白尿。多见于学龄前期及学龄期儿童，男孩多于女孩，四季均可发病，以春、秋二季多见。

【病因】

病因尚不明确，可能与微生物（细菌、病毒、寄生虫等）、药物（阿司匹林、抗生素等）、食物（蛋类、乳类、豆类等）、疫苗接种、麻醉、恶性病变等有关。

【临床表现】

本病多为急性起病，在发病前1~3周常有上呼吸道感染史，多以皮肤紫癜为首发症状。少数也可以腹痛、黑便、关节痛或肾损害症状首先出现。

1. 皮肤症状　皮肤紫癜是本病的主要表现，常为首发症状，可反复出现。主要分布于下肢、臀部，以下肢远端为主，对称性分布，分批出现。严重者上肢、面部也可出现，躯干部罕见。初为紫红色斑丘疹，高出皮面，压之不褪色，数日后转为暗紫色，最后变为棕褐色而消退。少数重症患儿皮损部位还可形成出血性水疱，甚至坏死，紫癜可融合成片。紫癜一般1~2周内消

图 15-3
皮肤紫癜结痂期

退，不留痕迹，也可迁延数周或数月，亦可反复复发。

2. 消化道症状　约 2/3 的患儿可出现消化道症状，最常见症状为腹痛，一般表现为脐周或下腹部阵发性剧烈绞痛，可有压痛，同时伴有恶心、呕吐。部分患儿出现黑便和血便，甚至呕血，偶可并发肠套叠、肠梗阻、肠穿孔及出血性坏死性肠炎，需行外科手术治疗。

3. 肾损害症状　30%～60% 的患儿可出现肾损害，表现多种多样，肾受累的程度与肾外受累的程度无一致性。可以表现为血尿、蛋白尿和管型尿，伴血压增高及水肿，称为紫癜性肾炎。少数也可表现为肾病综合征及急进性肾炎综合征等。多数患儿肾损害较轻，一般可完全恢复，少数进展为慢性肾炎，甚至需要透析或肾移植。

4. 关节症状　约 1/3 的患儿出现关节肿痛，以膝、踝、肘、腕等大关节为主。呈游走性，活动受限。多数关节症状在几日内就消失，不留畸形，但可以在疾病活动时复发。

5. 其他　偶有中枢神经系统表现，如惊厥、昏迷及肢体麻痹。累及循环系统可发生心肌炎和心包炎。累及呼吸系统可发生喉头水肿、哮喘、肺出血等。个别患儿有鼻出血、牙龈出血、咯血等。

【辅助检查】

1. 血液检查　白细胞计数正常或轻度增高，可伴有中性和嗜酸性粒细胞增高。除严重出血外，一般无贫血，血小板计数正常或增高，出血和凝血时间正常，血块退缩试验正常，部分患儿毛细血管脆性试验阳性。

2. 尿常规　肾受损者，尿常规可见红细胞、蛋白和管型，少数重症者可有肉眼血尿。

3. 大便常规　有消化道症状者大便隐血试验阳性。

4. 其他　腹部超声检查有利于早期诊断肠套叠，头颅 MRI 对有中枢神经系统症状的患儿可有提示，肾损害症状严重的患儿可行肾穿刺活检以助于判断病情、实施治疗和估计预后。

典型案例视频 15-1
紫癜性肾炎肾组织活检穿刺术

【治疗要点】

1. 一般治疗　卧床休息，积极寻找和去除致病因素，如控制感染，补充维生素。

2. 糖皮质激素　泼尼松，每日 1～2 mg/kg，分次口服，或甲泼尼龙，每日 5～10 mg/kg，静脉滴注。症状缓解后即可停用。

3. 免疫抑制剂　对于严重或反复复发的紫癜性肾炎可加用免疫抑制剂，如环磷酰胺、硫唑嘌呤等。

4. 抗凝治疗　阿司匹林每日 3～5 mg/kg，每日 1 次；双嘧达莫每日 3～5 mg/kg，分次服用。以紫癜性肾炎为主要病变时，可选用肝素或尿激酶治疗。

5. 对症治疗　荨麻疹或血管神经性水肿时，应用抗组胺药和钙剂。腹痛时应用解痉剂，消化道出血时应禁食，必要时输血。

【常见护理诊断/问题】

1. 疼痛　与腹痛、关节痛有关。

2. 皮肤完整性受损　与血管炎性病变有关。

3. 有感染的危险　与使用免疫抑制剂致免疫力下降有关。

4. 知识缺乏：家长缺乏本病相关防治知识。

【护理措施】

1. 腹痛的护理　腹痛时应卧床休息，观察腹痛部位、性质、程度、持续时间等，禁止腹部热敷，以防加重肠道出血。如出现呕吐和便血，及时报告医生采取处理措施，必要时留取标本并送检。禁食的患儿需静脉供给营养，注意保持输液通畅。经医生评估患儿静脉营养可能使用

1周以上者可考虑行 PICC 置管。平时注意少渣饮食，注意询问发病前有无规律性腹痛，必要时行胃镜检查，以明确有无胃十二指肠炎症或溃疡。

2. 关节痛的护理　注意观察疼痛部位及肿胀程度，保持患肢于功能位置，协助患儿取舒适体位以减轻疼痛。根据病情使用热敷，教会患儿减轻疼痛的方法如听音乐等，并做好日常生活护理。

3. 皮肤护理　注意观察皮疹的形态、颜色、数量、分布及是否反复出现，每日详细记录皮疹变化情况。保持皮肤清洁，穿着宽松、柔软、棉质的衣物，皮疹有痒感时，用温水清洗，忌用肥皂水清洗。修剪患儿指甲，避免搔抓，如有破溃及时处理，防止出血和感染。避免接触各种可能的致敏原，同时遵医嘱使用抗凝药、脱敏药等。

4. 预防感染　保持病房环境卫生及温湿度适宜，为患儿适时增减衣物，避免受凉。外出时戴口罩。医务人员做好手卫生，防止交叉感染。

5. 健康教育　针对患儿具体情况予以耐心解释，帮助其树立战胜疾病的信心。做好出院指导，教会患儿和家长观察病情，及早发现肾损害。合理调配饮食，预防感染，预防过敏，避免剧烈运动，遵医嘱合理用药，定期复查。

思考题

1. 患儿，男，2岁，反复发热7天，发热时体温 38.6～39.7℃，经抗感染、抗病毒治疗后，发热仍有反复。1天以来出现猩红热样皮疹。

体格检查：T 38.9℃，P 128 次/min，R 28 次/min，发育正常，营养良好，神志清楚，精神欠佳。全身皮肤可见散在片状红色斑丘疹，较密集，左侧颈部可扪及 1～2 个淋巴结。双眼球结膜充血，口唇干燥潮红，舌乳头突起呈杨梅舌。

辅助检查：白细胞 13.1×10^9/L，C- 反应蛋白 50.9 mg/L，血沉 63 mm/h，心脏彩超示左心轻度扩大，左冠状动脉稍宽 3.3 mm。

请问：（1）该患儿哪些表现提示川崎病？

（2）该患儿目前主要的护理诊断/问题是什么？

（3）该患儿高热时，可采取哪些护理措施？

2. 患儿，女，9岁，因"发热伴游走性多关节疼痛2周余"入院。患儿三周前受凉后曾患咽峡炎。

体格检查：T 39℃，P 113 次/min，R 22 次/min，发育正常，营养良好，神志清楚，精神差，颌下淋巴结稍肿大，躯干及四肢可见大小不等、中心苍白、边界清楚的环形或半环形红色斑疹。心界扩大，心音低钝，心脏各听诊区可闻及不同杂音。

辅助检查：白细胞 12.1×10^9/L，C- 反应蛋白（+），血沉 31 mm/h，ASO 600 U，心电图示 P-R 间期延长。

请问：（1）该患儿最可能的临床诊断是什么？

（2）该患儿目前主要的护理诊断/问题是什么？

（3）针对该患儿可采取哪些护理措施？

（杨　芳）

数字课程学习

 教学 PPT　　　　自测题

第十六章

遗传代谢性疾病患儿的护理

【学习目标】

知识：

1. 识记：遗传病的概念及分类。

2. 理解：21-三体综合征、苯丙酮尿症和糖原贮积症的定义、病因、临床表现和治疗原则。

3. 应用：利用所学知识正确评估患儿，并能为患儿提供相应的治疗和护理服务。

技能：

1. 能利用所学知识，正确评估患儿及其家庭，为遗传代谢性疾病患儿提供整体护理。

2. 能指导遗传代谢性疾病患儿的家长进行居家护理及正确的饮食管理。

素质：

具有同理心，尊重、爱护患儿，主动为患儿及其家属提供服务。

遗传病是指由遗传物质发生改变而引起的或由致病基因所控制的疾病，具有先天性、终身性和家族性的特征。遗传病种类繁多，多数会造成严重伤残，甚至早年夭折。遗传病是我国出生缺陷的重要组成部分，与儿科疾病的关系尤为密切，可引起畸形、代谢异常、功能障碍，多伴有智力低下，其病死率和致残率均较高。尽管近 10 余年来，遗传病的诊断技术显著提高，但多数遗传病仍缺乏有效的治疗方法，因此，早期预防、筛查和诊断具有重要的意义，及时干预，可改善患儿预后，提高其生存质量。

第一节 概 述

一、遗传病的诊断

遗传病的早期诊断是开展遗传咨询和及早防治的基础，对改善患儿的生存质量极为重要，故应详细询问病史，广泛收集临床特征和实验室证据。

1. 病史 对有先天畸形、特殊面容、生长发育障碍、智力发育落后、性发育异常或有遗传病家族史者，应对患儿语言、运动、智力发育进行详细的评估，并做详细的家系调查和家谱分析；新生儿期如出现黄疸不退、腹泻、持续呕吐、肝大、惊厥、低血糖、酸中毒、高氨血症、高乳酸血症及特殊体味等，应做进一步检查，以明确是否有遗传代谢性疾病；还应仔细评估患儿母亲孕育史，包括妊娠史、孕期疾病及用药史、自然流产史等，了解父母种族及是否近亲结婚等。

2. 体格检查 注意观察患儿头、面、颈部外观有无异常，如有无大头、小头、方颅、舟状头，有无眼距宽、眼球内陷或突出、鼻梁低平、耳郭畸形，有无颈蹼、颈短等。注意观察有无外生殖器、脊柱、四肢、关节、掌纹异常等。

3. 实验室检查 可通过染色体核型分析、荧光原位杂交技术、基因芯片技术、分子遗传学、生化检查、免疫学检查、酶活性检测、神经电生理检查、影像学检查等方法，为相关遗传病的诊断提供依据。

二、遗传病的治疗

近年来，遗传病的治疗有了较大进展，一方面用人工方法改造和修补有缺陷的基因，以达到治疗目的；另一方面通过改善内、外环境因素，如饮食、药物、手术、脏器移植等，以纠正代谢紊乱，改善症状。主要的治疗方法包括以下几种。

1. 基因治疗 指运用 DNA 重组技术设法恢复或构建患儿细胞中有缺陷的基因，使细胞恢复正常功能而达到治疗疾病或赋予机体新的抗病功能的目的。这是从根本上治疗遗传病的方法。基因治疗的目标，一是治疗体细胞中的基因缺陷，使患者的症状消失或得到缓解；二是治疗生殖细胞中的基因缺陷，使其有害基因不再在人群中散布。

2. 饮食及药物疗法 包括补充缺乏物质（如维生素、电解质、氨基酸等），避免摄入有害物质（如乳糖类、苯丙氨酸、蚕豆等），排除过多有害物质（如铜、尿酸）等。

3. 酶疗法 通过酶诱导、酶补充等供给必需的酶，以纠正代谢缺陷。

4. 外科治疗 通过脏器移植、干细胞移植和矫形手术等，修复或替换丧失功能的组织和器官，矫正畸形，帮助恢复功能。

三、遗传病的预防

遗传病是一类严重危害人类身心健康的难治疾患，不仅给家庭及社会带来沉重负担，而且危及子孙后代，直接影响人口素质的提高。由于多数遗传病的治疗仍颇为艰难、昂贵，难以普遍实施，因此，为减少遗传病的发生，广泛开展预防工作就显得格外重要。

1. 建立遗传病三级预防体系　综合开展孕前、孕产期和婴幼儿期的危险因素识别、风险评估、检测预警及早期干预等，是减少遗传病危害的核心，具有重要的卫生经济意义。

（1）一级预防：检出携带者。遗传携带者是指外表正常但具有隐性致病基因（杂合子）或平衡易位染色体且能传递给后代的个体。及时检出携带者，并在检出后积极进行婚育指导和产前诊断，对预防和减少遗传病患儿的出生具有重要的现实意义。

（2）二级预防：医学遗传咨询和产前诊断。遗传咨询主要咨询对象为已确诊或疑有遗传病的患者及其亲属、连续发生不明原因疾病者、疑与遗传有关的先天畸形或原发性低智者、易位染色体或致病基因携带者、性发育异常者、有遗传病家族史并拟结婚生育者，或孕早期接触放射线、化学毒物、致畸药物或病原微生物感染者，以及不明原因的反复流产、死胎、死产及不孕（育）夫妇。产前诊断是在遗传咨询的基础上，通过直接或间接的方法对孕期胚胎或胎儿进行生长和生长标志物的检测，以明确诊断，减少遗传病患儿的出生。

（3）三级预防：新生儿筛查。通过快速、敏感的检验方法，对一些先天性和遗传性疾病在新生儿期进行群体筛检，从而使患儿在临床上尚未出现疾病表现，而其体内生化、代谢或功能已有变化时就做出早期诊断，进而结合有效治疗，避免患儿重要脏器出现不可逆性的损害，保障儿童正常的体格发育和智能发育。目前新生儿筛查正在全国逐步推广，各地主要筛查先天性甲状腺功能减退症和苯丙酮尿症两种导致智能发育障碍的疾病。

2. 发病前的预防　某些遗传病在一定外在条件作用下才会发生，因此在日常生活中应尽量避免接触诱发因素。如葡萄糖-6-磷酸脱氢酶缺乏症患儿，应避免服用解热镇痛药、进食蚕豆等。

3. 环境保护　环境污染可诱发基因突变、染色体畸变等，导致先天畸形。胚胎发育早期是对致畸因素高度敏感的时期，此期应特别注意避免接触诱变剂（如亚硝酸盐、着色剂等）、超剂量电离辐射、致畸剂等物质。

第二节　21-三体综合征

情境导入

患儿，男，1岁3个月，因"张口、伸舌、流涎"就诊。足月顺产，出生体重2 750 g，母亲35岁，父亲38岁，非近亲结婚，无遗传代谢性疾病家族史。

查体：神志清楚，表情呆滞。体重9.3 kg，身长70 cm，头围42 cm，前囟1 cm×1 cm，眼裂小，双眼外眦上斜，眼距宽，鼻梁低，耳郭小，唇厚、舌大，常伸舌、流涎，牙10枚，心前区可闻及Ⅲ/Ⅳ级收缩期杂音。四肢肌张力低下，手指粗短，通贯手，小指向内弯曲。普通饮食，食量少，食欲差，还不能独立行走，除"爸爸""妈妈"外，不会说其他话语。

请思考：

1. 该患儿最可能的临床诊断是什么？需要做哪些进一步检查以明确诊断？

2. 该患儿主要的护理诊断／问题有哪些？

3. 应给予该患儿哪些护理措施？

21-三体综合征（21-trisomy syndrome）又称唐氏综合征（Down syndrome，DS），是人类最早发现的常染色体畸变疾病，在活产婴儿中的发生率为 1：1 000～1：600，发病率随孕母年龄增大而增加。

【病因与发病机制】

本病的直接发病原因是常染色体畸变，即第 21 号染色体呈三体型。孕母年龄越大，新生儿患病风险就越高。此外，孕母接触放射线、化学物质（如抗癫痫药物、抗代谢药物、农药、苯等），以及病毒感染（如风疹病毒、EB 病毒、肝炎病毒、流行性腮腺炎病毒等），均可使胎儿染色体发生畸变。

【临床表现】

患儿出生时即有明显的特殊面容，且常有喂养困难和嗜睡。随着年龄的增长，智能落后表现逐渐明显。免疫功能低下，易患感染，白血病的发病率明显高于正常人群。存活至成人期，则常在 30 岁以后即出现阿尔茨海默病症状。

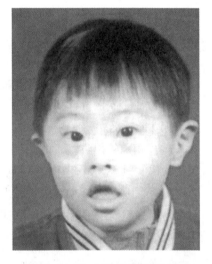

图 16-1　21-三体综合征特殊面容

1. 特殊面容　头小而圆，颈短而宽，表情呆滞。眼距宽、眼裂小、双眼外眦上斜，可有内眦赘皮。鼻梁低平，外耳小，唇厚、舌大，硬腭窄小，张口伸舌，流涎多（图 16-1）。前囟大，闭合延迟。

2. 智能落后　是本病最突出、最严重的临床表现。绝大部分患儿存在不同程度的智能发育障碍，随年龄增长逐渐明显，抽象思维能力受损最明显。智商一般在 25～50 之间。

3. 生长发育迟缓　患儿易早产，大多数身材矮小，四肢短，头围小于正常。骨龄落后，出牙延迟，且常错位。肌张力普遍低下，韧带松弛，关节可过度弯曲。手指短粗，小指向内弯曲。腹膨隆，可伴脐疝。运动发育和性发育延迟。

4. 伴发畸形　约 50% 的患儿伴有先天性心脏病，心内膜不全比例较高。其次为消化道畸形，如十二指肠狭窄、肛门闭锁等。女孩多无月经，仅少数可有生育能力。部分男孩有隐睾，成年后多无生育能力。

5. 皮纹特点　大多数患儿有通贯手，手掌出现猿线（图 16-2）。

【辅助检查】

1. 染色体核型分析　外周血淋巴细胞或羊水细胞染色体核型分析见第 21 号染色

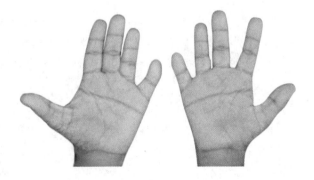

图 16-2　猿线

体三体，细胞染色体总数为 47 条。

2. 荧光原位杂交 将 21 号染色体的相应片段序列用荧光素标记作探针，与外周血淋巴细胞或羊水细胞进行荧光原位杂交，细胞中呈现三个 21 号染色体的荧光信号。

【治疗要点】

目前尚无有效治疗方法，预防效果大于治疗效果。注意预防和治疗感染，如伴有先天性心脏病、胃肠道或其他畸形，可考虑手术矫治。采用综合措施，包括医疗和社会服务，对患儿进行长期耐心的教育和培训，帮助其提高生活自理能力，掌握一定的工作技能。

【常见护理诊断 / 问题】

1. 生活自理缺陷 与智能落后有关。

2. 焦虑（家长） 与儿童患病有关。

3. 知识缺乏（家长）：患儿家长缺乏本病相关知识。

【护理措施】

1. 培养自理能力 加强生活护理及教养，帮助家长制订教育、训练方案。精心照顾患儿，防止意外事故发生。协助患儿日常生活，如吃饭、穿衣、洗澡等。

2. 预防感染 保持空气清新，避免接触感染者。注意个人卫生，保持口腔、鼻腔清洁，勤洗手。呼吸道感染者接触患儿需戴口罩。

3. 家庭支持 利用社会资源及时向家长提供情感支持和信息支持，协助家庭建立个性化的患儿养育和培养计划，使他们尽快适应疾病带来的影响。

4. 健康教育 鼓励进行遗传咨询及产前诊断，建议适龄生育；35 岁以上妇女妊娠后应做羊水细胞检查；子代有先天愚型者，或姨表姐妹中有此病症者，应及早检查子、亲代染色体核型。孕期避免接受 X 线照射，勿滥用药物，预防病毒感染。

第三节 苯丙酮尿症

情境导入

患儿，男，14 个月，因"兴奋不安、头发变黄"就诊。足月顺产，出生体重 3 000 g，无产伤、窒息史。出生后人工喂养，奶量尚可，3 个月后逐渐出现喂养困难，并有间歇性呕吐，易激惹。患儿 6 个月时发现智力与运动发育水平较同龄儿落后，近 2 个月来反复抽搐发作，头发由黑逐渐变黄。母孕期健康，患儿无特殊服药史。

查体：体重 7.8 kg，身长 67 cm，头围 44 cm，营养发育较差，面部有湿疹，皮肤白皙，毛发黄，前囟闭合，心率 102 次 /min，律齐，未闻及杂音。全身及尿不湿有特殊气味。饮食为幼儿软食（肉沫饺子）加奶粉。

请思考：

1. 该患儿可能患有什么疾病？目前主要的护理诊断 / 问题有哪些？

2. 应如何指导该患儿母亲正确喂养？

苯丙酮尿症（phenylketonuria，PKU）是因苯丙氨酸羟化酶基因突变导致酶活性降低，使苯丙氨酸及其代谢产物在体内蓄积，从而引起的一种可造成儿童智力损害的常染色体隐性遗传病。PKU 的发病率有种族和地区的差异，我国发病率为 1/10 000～1/11 000。PKU 是先天性氨基酸代谢障碍中最为常见的一种，临床表现有智力发育落后，皮肤、毛发色素浅淡，鼠尿样体味等。

【病因与发病机制】

苯丙氨酸（phenylalanine，Phe）是人体必需氨基酸之一，摄入体内的 Phe 可在苯丙氨酸羟化酶（PAH）和辅酶四氢生物蝶呤（BH4）的作用下转变为酪氨酸，参与黑色素等重要物质的合成。典型 PKU 为患儿肝细胞缺乏 PAH 所致，非典型 PKU 为缺乏 BH_4 所致，两种酶缺乏均会导致血液、脑脊液及组织液中的 Phe 浓度极度增高，苯丙酮酸、苯乳酸、苯乙酸等旁路代谢产物大量产生，共同造成脑细胞的损伤。

【临床表现】

以神经系统症状为主，伴外貌改变。患儿出生时表现正常，通常在 3～6 个月时开始出现症状，随年龄增长逐渐加重，1 岁时症状表现明显。

1. 神经系统表现 主要表现为智能发育落后。早期可有神经行为异常，如多动、肌痉挛或癫痫发作，少数表现为肌张力增高、腱反射亢进和惊厥。80% 的患儿有脑电图异常。BH_4 缺乏型 PKU 患儿的神经系统症状出现较早且较重，常出现肌张力明显减低、嗜睡或惊厥、智能发育明显落后，如不及时治疗，患儿常在幼儿期死亡。

2. 外貌 皮肤干燥，常有湿疹和皮肤划痕症。由于黑色素合成减少，患儿皮肤和虹膜色泽变浅，毛发变黄。

3. 体味 汗液及尿液有明显的鼠尿样臭味。

4. 其他 早期可表现出喂养困难、呕吐等现象。

【辅助检查】

1. 新生儿疾病筛查 新生儿哺乳 3～7 天，针刺足跟采集外周血滴于专用采血滤纸上，晾干后送至筛查实验室行 Phe 浓度测定。正常 Phe 浓度＜120 μmol/L，典型 PKU＞1 200 μmol/L。如 Phe 浓度＞240 μmol/L，应复查或采集静脉血定量检测 Phe 和酪氨酸。

2. DNA 分析 可检测基因突变，用于产前诊断和基因诊断。

3. 尿蝶呤图谱分析和二氢蝶啶还原酶活性测定 主要用于各型 PKU 的鉴别诊断。

【治疗要点】

本病一旦确诊，应立即治疗，开始治疗的年龄越小，效果越好。

1. 低苯丙氨酸饮食 为主要治疗手段，其原则是使摄入苯丙氨酸的量既能保证生长发育和体内代谢的最低需要，又能使血苯丙氨酸浓度维持在理想控制范围内。血苯丙氨酸浓度过高或过低都将影响生长发育。血苯丙氨酸理想控制范围见表 16-1。如血苯丙氨酸浓度异常，每周监测 1 次，并根据监测结果调整饮食；如血苯丙氨酸浓度在理想控制范围之内，饮食无明显变化时，可每月监测 1～2 次。经饮食控制后，大部分症状可好转或消失。

表 16-1 不同年龄血苯丙氨酸浓度理想控制范围

年龄	血苯丙氨酸浓度（μmol/L）
0～1 岁	120～240
1～12 岁	120～360
＞12 岁	120～600

2. BH₄、5- 羟色胺和左旋多巴治疗　对非典型 PKU 除饮食控制外，需给予此类药物。

【常见护理诊断 / 问题】

1. 生长发育迟缓　与苯丙氨酸代谢障碍导致脑细胞功能受损有关。

2. 有皮肤完整性受损的危险　与尿液和汗液的刺激有关。

3. 焦虑（家长）　与担心患儿疾病预后有关。

【护理措施】

1. 饮食护理　新生儿期主要采用无（低）苯丙氨酸配方奶粉喂养，待血苯丙氨酸浓度降至理想控制范围时可逐渐少量添加天然饮食，其中首选母乳，母乳的苯丙氨酸含量仅为牛奶的 1/3。较大婴儿及儿童可加入牛奶、粥、面、蛋等，添加的食物应以低蛋白、低苯丙氨酸为原则，其量和次数随血苯丙氨酸浓度而定。治疗时应定期监测血苯丙氨酸浓度，同时注意患儿生长发育情况。饮食控制应至少持续到青春期以后，终身治疗对患者更有益。成年女性患者在怀孕前应重新开始饮食控制，血苯丙氨酸浓度应控制在 120 ~ 360 μmol/L，直至分娩，以免母亲高苯丙氨酸血症影响胎儿生长发育。

2. 皮肤护理　保持皮肤清洁、干燥，尤其注意皮肤褶皱处。勤换尿布，常洗澡，及时处理湿疹。

3. 家庭支持及预防　向家长说明本病病因及预后，协助制订饮食计划。避免近亲结婚，提供遗传咨询，开展新生儿疾病筛查。

拓展阅读 16-1
关于苯丙酮尿症特殊
医学用途配方食品研
发与应用进展

第四节　糖原贮积症

糖原贮积症（glycogen storage disease，GSD）是一组由于先天性酶缺陷所造成的糖原代谢障碍性疾病。这类疾病的共同生化特征是糖原代谢异常，多数疾病可见到糖原在肝、肌肉、肾等组织器官中储积量增加。根据临床表现和受累器官分为肝糖原贮积症和肌糖原贮积症。发病率为 1 : 20 000 ~ 1 : 25 000。

【病因与发病机制】

糖是人体主要的供能物质，供能占机体所需能量的 50% ~ 70%。人体内糖以糖原的形式储存，其中肝糖原为血糖主要来源。正常情况下，糖原被葡萄糖 -6- 磷酸酶（G6PC）分解为葡萄糖，维持血糖稳定。由于葡萄糖 -6- 磷酸酶基因缺陷所导致的糖原贮积症即为 I 型糖原贮积症，为常染色体隐性遗传病，是糖原贮积症中最常见的类型（根据所缺陷的酶，糖原贮积症共分为 12 型），约占总数的 25%。

【临床表现】

患儿大多起病隐匿，表现轻重不一。轻者仅表现为生长发育落后、腹部膨隆等，重者在新生儿期即出现严重低血糖（血糖可低至 0.5 mmol/L）、酸中毒、呼吸困难和肝大等。患儿骨龄落后，身材矮小，骨质疏松，肌肉松弛，四肢伸侧皮下常可见黄色瘤。因肝大而致腹部膨隆。常有鼻出血等出血倾向。常有腹泻和低血糖发生，严重者可因低血糖伴发惊厥；低血糖发作次数随年龄增长而减少。患儿身体各部比例和智能正常。

【辅助检查】

1. 血生化检查　清晨空腹血糖降低，甚至出现低血糖。血乳酸、血脂及尿素升高。

2. 葡萄糖耐量试验 空腹测定血糖和血乳酸，口服葡萄糖 2 g/kg 后 30、60、90、120、180 min 分别再次测定血糖和血乳酸。正常时血乳酸升高不超过 20%，明显下降提示 GSD Ⅰ 型。

3. 胰高血糖素刺激试验 肌内注射胰高血糖素后 0、15、30、45、60 min 分别测定血糖。患儿血糖无明显升高，或升高低于正常。

4. 外周血白细胞 DNA 分析 主要用于基因诊断。

【治疗要点】

治疗的目标是维持正常血糖，抑制低血糖所继发的代谢紊乱，延缓并发症的出现。

1. 饮食治疗 可采用日间少量多餐和夜间使用鼻饲管持续点滴高碳水化合物的治疗方案，以维持血糖水平在 4~5 mmol/L。为避免长期鼻饲的困难，在 1 岁以后也可用每 4~6 h 口服生玉米淀粉混悬液的替代方法（每次幼儿 1.0~1.5 g/kg，儿童 1.5~2.0 g/kg）。饮食治疗需注意补充各种矿物质。

2. 严重低血糖治疗 可静脉补充葡萄糖 0.5 g/（kg·h）。

3. 其他 肝移植或骨髓移植等。

【常见护理诊断/问题】

1. 活动无耐力 与低血糖有关。

2. 生长发育迟缓 与糖代谢障碍有关。

3. 有感染的危险 与免疫力低下有关。

4. 有受伤的危险 与骨质疏松和血小板功能缺陷有关。

【护理措施】

1. 合理饮食，防止低血糖 给予低脂肪、富含维生素和矿物质、总热量适宜的饮食。各种谷类、瘦肉、蛋、鱼、蔬菜等为常选食物；乳类应根据年龄和病情灵活掌握；糖果、甜点等含糖量高的食品应忌选。平时少量多餐，在两餐之间和夜间应加 1~2 次淀粉类食物。根据不同年龄和血糖浓度及时调整食物种类，保证必需营养物质的供给。避免剧烈运动，以防止低血糖。

2. 预防酸中毒 给予低脂饮食，减少血脂与酮体的产生，防止酸中毒。因患儿有高乳酸血症，因此禁用乳酸钠，常用碳酸氢钠纠正酸中毒，用药时应注意防止外溢，避免引起组织坏死。

3. 预防感染 适当锻炼，增强体质，提高免疫力。避免与感染者接触。早期发现感染迹象，及时给予治疗。

拓展阅读 16-2
儿童糖原贮积症Ⅱ型诊断及治疗中国专家共识

4. 心理护理 做好患儿的心理护理，增强其心理承受力，帮助其正确对待生长发育的改变。

5. 注意安全 保证环境安全，避免发生跌倒、坠床，避免因创伤引起出血。

6. 健康教育 家庭中有未发病的同胞兄妹，应定期检查，尽早做出诊断。生育二胎时，进行遗传咨询、产前诊断。

思考题

1. 患儿，男，1 岁 8 个月，因"智力低下、尚不能说话"就诊。患儿身材矮小，不能独立行走。查体：眼距宽，眼裂小，双眼外眦上斜，鼻梁低平，耳郭小，张口伸舌，流涎多，通贯手。

请问：

（1）为明确临床诊断，首先应做什么辅助检查？

（2）该患儿目前存在的主要护理诊断/问题是什么？

（3）如何指导患儿家长培养患儿自理能力？

2. 患儿，女，1岁1个月，因"反复抽搐、有特殊体味2个月"就诊。患儿出生后逐渐出现喂养困难，并有间隙性呕吐，易激惹。查体：表情呆滞，头发呈浅褐色，尿液有鼠尿样臭味。

请问：

（1）该患儿最可能的临床诊断是什么？

（2）该患儿目前应接受的主要治疗是什么？

（3）如何对该患儿家长进行饮食指导？

（于新颖）

数字课程学习

 教学 PPT　　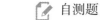 自测题

▶▶▶ 第十七章

运动系统疾病患儿的护理

【学习目标】

知识：

1. 识记：先天性肌性斜颈、发育性髋关节发育不良、先天性马蹄内翻足的定义、临床表现。

2. 理解：先天性肌性斜颈、发育性髋关节发育不良、先天性马蹄内翻足的病因、辅助检查、治疗原则等。

3. 应用：利用所学知识正确评估患儿，并能为患儿制订相应的护理计划。

技能：

1. 能为先天性肌性斜颈患儿家长制订主动矫正计划。

2. 能为发育性髋关节发育不良患儿家长制订照护计划。

3. 能指导先天性马蹄内翻足患儿家长正确的矫正手法及石膏护理要点。

4. 能运用评判性思维和循证方法做出护理决策。

素质：

具有同理心、爱伤观念和慎独精神，以及主动为患儿及其家属提供服务的意识。

由于发育缺陷造成患儿运动系统功能异常，不仅影响患儿的身心健康，也给家庭、社会造成很大负担。因此，运动系统疾病患儿应及早就诊、及早治疗，以尽量维持正常的运动功能。医务人员应给予患儿及其家庭以最大的支持，及时解决治疗中的各种问题，协助其建立战胜疾病的信心和勇气。

第一节　概　述

一、儿童运动系统解剖生理特点

（一）骨骼系统解剖生理特点

1. 组织化学及组织学特点　小儿骨组织水分较多，含水总量达60%，而固体物质和无机盐成分较少。因此，与成人相比，小儿骨骼富有弹性，不易折断，但受压迫时较易变形。由于小儿骨组织再生能力较成人强，其骨折愈合时间远比成人短。

2. 脊柱特点　胎儿和新生儿的脊柱从侧面看没有成人特有的弯曲，或仅稍向后突出。小儿开始抬头时，形成颈椎前突；6~7个月开始会坐时，形成胸椎后突；练习行走时，形成腰椎前突。最初这些弯曲是不固定的，当小儿仰卧时仍可伸平，至6~7岁时，生理弯曲被韧带固定。

3. 四肢、骨盆特点　婴儿四肢和躯干相比，相对较短。随着年龄增长，四肢长骨增长速度远较躯干增长迅速。几个月内小婴儿小腿略向外弯曲，是一种生理现象，在6~12个月时逐渐趋于正常。生后数月内小儿扁平足是足底脂肪过多而产生的假象，到会站、走后逐渐改变，接近于正常儿童的足弓。小儿关节附近的韧带较松弛，应避免过度牵引或负重，以免引起脱臼或损伤。小儿四肢骨骼虽脆弱，但如发现有多发性骨折，应考虑先天性成骨不全。6~7岁以前，男女骨盆形态无明显差异，以后逐渐发育，女性骨盆较男性为宽。

（二）肌肉系统解剖生理特点

小儿肌纤维较细，间质组织较多。生后肌肉重量的增长几乎完全由肌纤维增粗所致，而肌纤维数目很少增加。新生儿肌肉发育较差，其总重量只占体重的23.5%。以后，肌肉重量的增长较其他器官快得多，健康成人的肌肉重量达体重的41.8%，几乎是小儿肌肉重量与体重之比的两倍。小儿肌力随年龄增长而显著增加，应利用一切机会来发展小儿的主动与被动运动，帮助肌肉正常发育。缺乏适合于年龄的体育锻炼，长期患关节、肌肉或神经系统疾病及各种消耗性疾病，均可使全身肌肉发育不良，甚至萎缩。

二、儿童运动系统检查要点

运动系统的查体应按顺序进行，对极小的细节也应仔细检查，其基本的检查方法包括：眼看、手摸、活动、测量。主要从以下几个方面进行。

1. 站立的姿态　应从背面、前面和侧面观察儿童站立姿势和身体外貌，注意脊柱和四肢有无明显畸形。

2. 步态　即人行走时的姿态，是人体结构、功能、行为及心理活动在行走时的外在表现。步态异常的原因包括肌肉无力、骨与关节畸形、神经病变、心肺疾病等。常见典型异常步态有以下几种。

（1）肢短步态：肢体短缩在 2 cm 以上时，患儿常以患肢足尖着地或健肢屈膝行步。

（2）疼痛步态：当患肢负重疼痛时，步态急促不稳，患肢触地相缩短，而双足触地相延长。

（3）强直步态：由于创伤、炎症等原因导致下肢髋关节、膝关节、踝关节强直时，可产生各种不同的强直步态，如髋关节强直呈鞠躬步态或足尖步态，膝关节强直多呈足尖步态或划弧步态，踝关节强直多呈鞠躬型跛行。

（4）摇摆步态：多见于发育性髋关节发育不良与臀中肌瘫痪者。若发生在双侧，行走时躯干交替向左右倾斜，又称"鸭步"。

（5）剪刀步态：多见于脑瘫患儿，步行时一侧肢体总是插至对侧肢体前方，前后交叉移动。

（6）压腿步态：多见于脊髓灰质炎后股四头肌麻痹患儿，患儿以手掌按压患膝上方才能行走。

（7）跟行步态：多见于胫神经麻痹患儿，足不能跖屈。

（8）跨阈步态：多见于腓总神经麻痹患儿，由于足下垂，行走时必须高抬患肢才能跨步，以免跌倒。

（9）外八字步态：多见于臀肌挛缩患儿，行走时双下肢呈外旋外展位。

（10）痉挛步态：各种脑部、锥体束、脊柱及脊髓病变导致的偏瘫、截瘫、脑瘫等都可产生痉挛步态。偏瘫多呈划圈步态（割草步态），严重者呈跳跃步态。截瘫呈特有的摇摆步态（公鸡步态）。

3. 畸形　首先确定畸形的类型及具体位置，然后进行肢体长度与成角畸形的测量。

4. 关节活动范围　包括主动活动与被动活动的范围。

5. 肌力与肌张力。

第二节　先天性肌性斜颈

情境导入

患儿，女，15 天。生后 2 周发现右颈部肿块，无痛，无哭吵，胃纳可，大小便正常，无外伤史，即来门诊就诊。产检时发现胎头不正，脐带绕颈，足月行剖宫产，过程顺利。查体：T 36.7℃，P 130 次 /min，颈软，无颈蹼；右胸锁乳突肌中段可及鹌鹑蛋大小、梭形、质韧、无痛性肿块，局部无压痛，边界清楚，与皮下无粘连，不可活动；局部皮肤无红热，无凹陷；锁骨区无压痛，未及肿块。右上肢肩和手活动无异常。B 超提示右侧胸锁乳突肌中下段有边界清晰的异常回声，无血流信号，考虑肌源性实质不均质包块。

请思考：

1. 该患儿初步考虑什么诊断？

2. 该患儿目前的处理原则是什么？

3. 应给予该患儿怎样的护理措施？

先天性肌性斜颈（congenital muscular torticollis）是一种头颈部先天畸形，为一侧胸锁乳突肌纤维化和挛缩所致，主要表现为头下颌转向健侧，颈偏向患侧，以右侧多见（图 17-1）。发病率

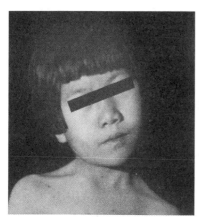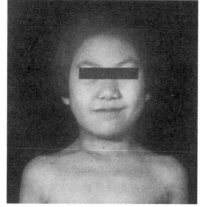

治疗前　　　　　　　　　　在外科治疗后

图 17-1　先天性肌性斜颈

为 0.3%～0.5%，是小儿常见的先天畸形之一。

【病因】

引起本病的直接原因是胸锁乳突肌纤维化引起的挛缩，但导致胸锁乳突肌纤维化的原因目前仍不明确，存在多种学说与观点，如宫内学说、产伤学说、遗传性因素、炎症学说、肿块学说、神经学说等。胸锁乳突肌挛缩是各种原因的综合表现，宫内胎位不正、受压、牵拉及分娩时的损伤、缺血可能是主要原因。

【临床表现】

临床表现主要为患儿头颈向患侧偏斜，下颌转向对侧，颈部活动有不同程度受限。通常在婴儿出生 7～10 天后，发现一侧颈部胸锁乳突肌中、下 1/3 处有硬而无痛的梭形肿块，在 2～4 周内逐渐增大如成人拇指末节大小，然后开始退缩，在 2～6 个月内肿块逐渐消失。大部分患儿不遗留斜颈；少数患儿肌肉远段为纤维索条所代替，头部因挛缩肌肉的牵拉向患侧偏斜。头与面部因不正常的位置可产生继发畸形，患儿面部长度变短，宽度增宽，患侧眼外眦至口角间的距离相比对侧变短。随着骨骼的发育，面部的不对称加重。颈深筋膜、颈阔肌、斜角肌均可挛缩，颈动脉鞘与血管也可挛缩。最后颅骨发育不对称，颈椎及上胸椎出现侧弯畸形，这种晚期病例，即使手术松解了挛缩的胸锁乳突肌，头面部的正常形态也难以恢复。

【辅助检查】

依据症状及体征即可明确诊断。必要时可行 B 超检查以明确肿块部位及性质。

【治疗要点】

治疗越早效果越好，大部分患儿可以通过非手术治疗得到矫正。

1. 非手术疗法　包括主动生活矫正、手法矫治、推拿、按摩和固定等方法。生后 2 年内对患儿进行主动生活矫正，即日常生活中通过喂食方式、玩具、光线、卧位姿势等诱使患儿头颈向患侧主动旋转，比传统的反向牵拉颈部更为安全有效，能使约 90% 的患儿得到矫正。

2. 手术疗法　少数非手术疗法无效或被延误的 2 岁以上患儿，需手术治疗，其目的是矫正外观畸形、改善颈部的伸展和旋转功能。对 12 岁以上的患儿，手术治疗可以改善颈部活动功能，但面部不对称难以恢复。术后要佩戴矫形器具保持矫正位至少 6 周，在伤口愈合后继续采用伸展治疗，防止复发。

【常见护理诊断 / 问题】

1. 运动障碍 与胸锁乳突肌挛缩或矫形治疗有关。

2. 体像紊乱 与斜颈造成颈面部畸形有关。

3. 社会交往障碍 与斜颈造成颈面部畸形有关。

4. 知识缺乏（家长）：患儿家长缺乏本病相关知识。

【护理措施】

1. 主动生活矫正 日常生活中家长应尽可能地使患儿主动牵伸患侧肌肉，达到矫正效果。利用彩色玩具和声音引导患儿主动向患侧转头；饮水、喂奶时都应从患侧方向给予；卧位应保持健侧靠近墙壁。生后 5 个月时，白天让患儿试行俯卧，若能较长时间抬头玩耍，可让患儿在夜间俯卧位睡觉。

2. 按摩和热敷 可促进肿块吸收、消退。按摩时用拇指轻轻按摩患侧肿块部位，注意轻柔、缓慢，每日多次，反复进行，时间不限；热敷可用热砂袋置于患处，达到热敷和固定的作用，温度不宜过高，不超过 45℃，以免烫伤皮肤。

3. 手法矫治 固定好患儿肩背部，将患儿的头颈从患侧牵拉至健侧，直至健侧耳廓触及健侧肩部，然后将患儿下颌由健侧转向患侧，尽量对准患侧肩部，可同时进行肿块按摩。每天进行 4~6 次，每次重复进行 15 遍。手法应轻柔，切忌粗暴牵伸造成损伤。手法矫治是被动牵伸患侧胸锁乳突肌的保守治疗方法，可从生后 2 周开始。

4. 手术护理 增加患儿舒适感，保证术后石膏外固定牢固、稳妥，维持正确的体位姿势，防止出现压疮等皮肤损伤。注意观察患儿呼吸及进食情况有无异常。

拓展阅读 17-1
美国物理治疗协会
2018 年《先天性肌性斜颈的循证医学指南》解读

5. 心理护理 鼓励患儿参加集体活动，增加社会交往；鼓励患儿建立自信，消除自卑心理和精神负担，积极配合治疗。

6. 健康教育 向家长讲解早期诊断、坚持治疗的重要性。手术治疗的患儿，教会家长佩戴矫形器具的方法，以及居家照护要点。适于非手术疗法的患儿，教会家长相应方法。

第三节 发育性髋关节发育不良

情境导入

患儿，男，3 个月，以"发现双侧大腿内侧皮纹不对称"就诊。患儿系足月顺产，出生史无异常。3 天前，家长在给患儿换尿布时，无意间发现患儿双侧大腿内侧皮纹不对称。家长否认外伤史及感染病史。

请思考：

1. 该患儿初步诊断是什么？需要注意什么？

2. 该患儿目前存在哪些护理诊断 / 问题？应给予怎样的护理？

发育性髋关节发育不良（developmental dysplasia of the hip，DDH），也称发育性髋关节脱位（developmental dislocation of the hip，DDH），是一种常见的发育畸形，是指出生前及出生后股骨头和髋臼在发育和（或）解剖关系中出现异常而导致髋关节功能障碍的病症。如延误治疗或处理不当，年长后可造成患髋和腰部疼痛，影响正常的工作和生活。本病发病率有种族和地区差别，国内发病率为 1.1‰~3.8‰，北方比南方多见。女孩多见，约占发病总数的 60%~80%。单侧脱位较双侧脱位多 2 倍，单侧者又以左侧多见。

【病因】

本病病因至今尚未完全清楚，其发生的直接原因是髋关节骨性结构的形态异常和关节周围软组织的发育缺陷。近年来大多数学者认为先天性因素是基础，发育异常是主要原因。可能的相关因素包括体位与机械因素、遗传因素、内分泌因素、解剖学因素，以及其他如养育方法、生活习惯和环境因素等。

【临床表现】

本病包括骨骼和软组织两方面的病理变化，随年龄增长而逐渐加重。根据病变的特点可分为 3 种类型：髋关节脱位、髋关节半脱位、髋臼发育不良。由于患儿年龄、脱位程度及单侧或双侧病变的不同，临床表现也不同。

1. 婴儿期　因患儿尚未负重及行走，症状并不明显。单侧者表现为大腿内侧皮纹及臀纹加深、上移，双侧者表现为会阴部增宽。患侧髋关节活动受限，呈轻度外旋位，肢体缩短，股动脉搏动减弱。

2. 幼儿期及儿童期　主要表现为步态异常，常为患儿唯一主诉。单侧者行走时身体向患侧晃动，呈跛行步态，双下肢不等长，双膝不等高，患髋外展受限；双侧者左右摇摆，呈明显"鸭步"。患儿站立时，可有臀部后耸、腹部前坠的体态。

3. 体征（图 17-2）

（1）Ortolani 征：主要适用于新生儿及 6 个月内小婴儿。仰卧，屈髋屈膝 90°，检查者握力向下使髋关节内收时可致脱位，外展髋关节时可使其复位，为阳性。正常新生儿外展外旋髋关节可使大腿外侧贴到床面，若在髋关节出现弹响后才贴到床面即为阳性。弹响是股骨头滑过盂唇复位到髋臼所致，是诊断 DDH 的可靠体征。本征以检查患髋是否容易复位为目的。

（2）Barlow 征：多适用于新生儿。屈髋 90°，屈膝使足跟触及臀部，检查者一手握住足踝与股骨大、小粗隆，另一手固定骨盆，将髋关节从中立位逐渐内收并轻轻用力向下或拇指在小粗隆部加压，可使股骨头向后脱出。然后外展牵拉髋关节可使之复位，即为阳性，说明髋关节不稳。

（3）Galeazzi 征或 Allis 征：适用于单侧脱位的患儿。仰卧位，双侧髋关节屈曲并拢，双足跟平置于台面上，患侧膝平面低于健侧为阳性。

（4）髋关节外展试验：屈膝和屈髋后，正常婴幼儿双髋可外展至膝外侧触及台面，患侧外展角度不能超过 80° 为阳性。

（5）望远镜试验：检查者左手扶患侧股骨大粗隆，右手持患肢上下推拉，左手感到大粗隆似"打气筒"一样上下移动为阳性。

（6）Trendelenburg 征：患儿单腿独立，正常时对侧骨盆上升以保持平衡，患侧下肢独立时因臀中肌松弛、力弱，导致对侧骨盆下沉，为阳性。

【辅助检查】

影像学检查可显示发育性髋关节发育不良的类型和程度。6 个月以下的婴儿宜采用髋关节超声检查。骨化中心出现后，可采用 X 线摄片来帮助诊断和治疗；必要时可行 CT 或 MRI 检查。

【治疗要点及预后】

年龄越小、治疗越早，效果越好，经济花费也越小。根据患儿年龄及病理变化的不同，治

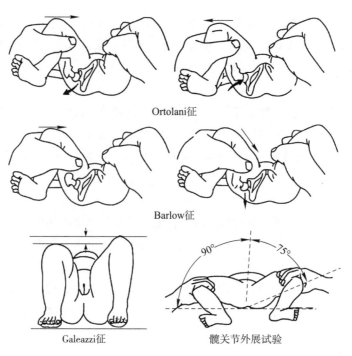

Ortolani征

Barlow征

Galeazzi征

髋关节外展试验

图 17-2 发育性髋关节发育不良的体征

疗方法也不同。

1. 6个月以下的患儿 治疗比较简单，双下肢外展复位成功后，用Pavlik吊带保持3~4个月，多数可治愈（图17-3）。

2. 7~18个月的患儿 采用保守疗法，充分牵引后麻醉下进行手法复位，用蛙式位石膏或支具固定2~4个月，再换用外展位石膏或外展支具固定4~6个月，疗效较满意。

3. 19个月~8岁的患儿 一般需要手术切开复位，其目的是实现股骨头中心性复位。根据病变严重程度通过以下两种方法实现：一是去除妨碍复位的软组织；二是通过截骨矫正髋臼和股骨近端的畸形。近年来手术年龄有所扩大，但8岁以上患儿的疗效不理想，易致患髋僵硬，日后不能耐受远程走路，并伴有腰、髋疼痛问题。

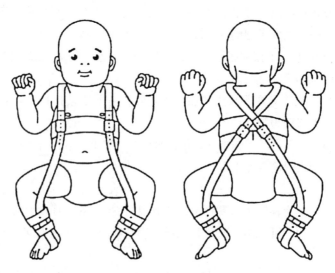

图 17-3 Pavlik 吊带

【常见护理诊断 / 问题】

1. 躯体移动障碍　与 DDH 及复位固定治疗（如 Pavlik 吊带、牵引、石膏、支具等）有关。

2. 有皮肤完整性受损的危险　与使用外固定器具及制动有关。

3. 潜在并发症：便秘。

4. 知识缺乏（家长）：患儿家长缺乏照护相关知识。

5. 焦虑（家长）　与担心患儿预后有关。

【护理措施】

1. 保持外固定的有效性　复位后，无论选择何种器具进行固定，均应保持髋关节屈曲 ≥90°，外展外旋位，以利于髋关节的稳定和发育。对佩戴 Pavlik 吊带的患儿，清洁护理时应注意避免吊带浸湿，不应去掉吊带，保证持续穿戴 4 个月；对行牵引复位的患儿，应做好牵引护理，勿随意去除固定装置，保持正确的固定位置；更换石膏、支具或变换固定体位时，应注意保持髋关节稳定，防止髋关节移动而发生再脱位。

2. 手术护理　遵照手术前、后护理要求，观察患儿生命体征、伤口情况、疼痛、肢端感觉及运动情况等，保障营养供给，及时观察并处理手术及制动所致的相关并发症，增加患儿舒适感，促进患儿康复。

3. 皮肤护理　保持患儿皮肤清洁，定期进行擦浴，避免使用对皮肤有刺激性的清洗剂或扑粉。对使用各种外固定器具固定的患儿，应注意观察肢端血液循环情况，以及皮肤有无破损、受压或局部肿胀等情况，给予合适的衬垫，避免皮肤直接接触外固定器具。重视患儿啼哭或主诉，每天至少检查患儿皮肤 2 ~ 3 次，发现异常，及时通知医生予以处理。

4. 日常生活护理　保证营养及水分的摄入，但要避免过分营养，以防患儿短时间内体形变大而引起石膏相关的压疮；注意大小便护理，勤换尿布，每日定时为婴儿清洗会阴部，防止大小便污染外固定器具，以及会阴部湿疹发生；在使用外固定器具治疗时，要指导患儿主动或被动活动未受影响的肢体及关节，指导患儿进行呼吸运动，观察并处理便秘及泌尿道、呼吸道并发症；保证患儿得到适于年龄的娱乐和刺激；对外固定牢固的患儿，尽可能保证每天户外活动 2 h，冬季要注意肢体保暖。

5. 心理护理　消除患儿及家长的负性情绪，以取得积极的配合，获得最大程度的康复。

6. 健康教育　教会家长外固定器具护理相关知识，告知其正确固定的重要性，保证有效固定，并避免固定和制动所致的各种并发症；指导家长定期随访复诊，保障患儿完成治疗流程。提倡早期发现、早期诊断、早期治疗，加强新生儿出生后的早期筛查工作；宣传有利于髋关节发育的养育知识，新生儿出生后建议穿连体衣裤 4 个月，保持髋关节的适度屈曲外展，避免将婴儿双下肢伸直位包裹。

拓展阅读 17-2
发育性髋关节发育不良临床诊疗指南（0 ~ 2 岁）

第四节　先天性马蹄内翻足

情境导入

患儿，男，43 天，以"发现右足内收内翻畸形"就诊。患儿系足月顺产，出生史无异常。1 天前，患儿家长带患儿去社区注射疫苗时，社区医生发现患儿右足内收内翻畸形，建议其到儿骨科就诊。家长否认外伤史及感染病史。

请思考：

1. 该患儿可能的临床诊断是什么？

2. 该患儿目前主要的护理诊断/问题是什么？应采取哪些护理措施？

先天性马蹄内翻足（congenital talipes equinovarus，CTEV）是畸形足中最为常见的类型，发病率约为1‰，男孩多于女孩，单侧或双侧发病，双侧多见。其畸形特点是：马蹄样足下垂；足内翻；足前部内收、跖屈；学龄期以后的患儿多有胫骨内旋。通常足下垂合并有跟腱挛缩，而足前部跖屈常合并有跖筋膜挛缩和高弓足畸形。患儿年龄愈大，患足在畸形状态下行走、负重时间愈长，骨骼发育障碍和畸形变愈严重，手术愈复杂，预后愈差。

【病因】

病因不清，有如下因素与学说：①遗传因素；②胎儿宫内受压；③胚胎期发育停滞；④神经肌肉学说，因肌肉发育不良，引起肌力失衡。目前多认为是多种因素综合作用，影响了足部软组织和骨骼的发育所致。

【临床表现】

患儿于新生儿期即有不同程度的马蹄内翻畸形表现，即足下垂、足前部内收、足内翻（图17-4），畸形程度随病理变化的轻重而异。婴儿期多为松软型，畸形程度轻，骨骼无明显畸形变，皮肤和肌腱不紧，轻轻用手即可矫正至正常位置，但松手后畸形又出现。幼儿期走路推迟，随着站立、行走，足背外侧开始负重，骨骼出现变形，足背外侧出现胖胝和滑

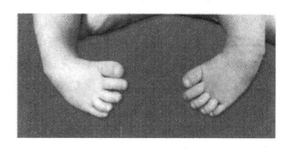

图 17-4 先天性马蹄内翻足

囊，此时为僵硬型，畸形程度重而不易改变，骨骼有畸形变，跖面可见一条深的横形皮肤皱褶，皮肤紧绷，跟腱细而紧，呈明显马蹄内翻、内收畸形。患肢肌肉发育较差，小腿瘦细且有不同程度的内旋，但无病理反射出现，皮肤感觉也正常。

【辅助检查】

X线片可判断马蹄内翻足畸形程度。

【治疗要点及预后】

治疗目的是矫正畸形，改善外观，恢复足的正常负重区，使患儿能正常负重行走，避免和减少复杂手术。应在出生后尽早开始治疗，大多可获得满意效果。

1. 非手术治疗 目前Ponseti治疗方法已成为许多国家的标准治疗方法。该方法在生后7~10天即可进行，包括手法矫正、系列管型石膏固定、经皮跟腱切断及矫形支具穿戴维持。其治疗依据是病变早期，挛缩韧带、肌腱及关节囊尚未纤维化，通过手法的机械刺激逐渐牵张、拉伸内后侧软组织，以逐步复位，并以长腿石膏管型固定维持矫正位置，防止再挛缩，最后佩戴支具防止复发。

2. 手术治疗 适用于非手术治疗失败或畸形矫正不满意，以及延误治疗的病例。手术方法有两类：一类是单纯软组织松解术，如跟腱延长术、跖筋膜切断术、足内侧软组织松解术等；另一类是软组织合并骨性手术，如足二关节或三关节融合术，但小年龄儿童不宜行此术，以免

拓展阅读 17-3
Ponseti 方法治疗先天性马蹄内翻足研究进展

损伤骨骺，影响发育。

【常见护理诊断/问题】

1. 躯体移动障碍 与患儿足部畸形、使用矫形器具及手术有关。

2. 有皮肤完整性受损的危险 与石膏或支具固定有关。

3. 知识缺乏（家长）：患儿家长缺乏本病相关知识。

4. 焦虑（家长） 与患儿足部畸形、身体移动障碍、治疗时间长等有关。

【护理措施】

1. 手法矫正护理 保持患儿安静状态，患儿平卧，患肢放松，屈髋、屈膝，操作者拇指顶在距骨头处，背屈第一跖骨使前足置于旋后位，在旋后位外展患足。手法应轻柔、连续、力度适当、循序渐进，以患儿能耐受为宜，避免暴力损伤骨骺及软组织。每日 3~5 次，每次 3~5 min。

2. 皮肤护理 使用石膏固定的患儿，注意保护石膏边缘皮肤，给予妥善的衬垫，防止皮肤受损；每天至少 3 次观察石膏边缘皮肤有无发红及破溃，并注意观察肢端血液循环情况；保持石膏清洁干燥，避免将石膏兜入尿布内，防止大小便污染石膏。使用矫形支具的患儿，每晚坚持用温热水泡脚并进行足部按摩；注意经常检查局部皮肤有无受压及损伤，双足固定位置有无移动。

3. 生活护理 摄入充足营养，保证生长发育所需；做好大小便护理和个人卫生，预防皮肤湿疹和压疮发生；保证患儿得到适于年龄的娱乐和刺激，每天室外活动不少于 2 h。

4. 心理护理 帮助患儿及家长获得疾病和治疗相关信息，建立信心，消除自卑心理和焦虑情绪，明白本病治疗和功能锻炼的长期性和艰巨性，使其主动配合和坚持治疗随访，以获得最大程度的康复。

5. 健康教育 当患儿出现异常哭闹、肢端皮温及色泽异常改变时，应及时到医院就诊；帮助患儿家长掌握居家照护知识，教会家长手法矫正及皮肤护理方法，嘱按时随访复诊；指导家长在治疗流程结束、畸形矫正后，还应继续按摩和功能锻炼，并坚持随访复查，矫正后的最初半年内每月复查 1 次，若无复发倾向可每 3 个月复查 1 次，坚持复查 1 年以上；告知家长足二关节或三关节融合术后开始在不平的路面上行走或上下楼梯时会感不适，属于正常现象，经过一段时间的锻炼后会逐渐适应。

思考题

患儿，女，3 个月，因"发现双下肢皮纹不对称"就诊。患儿家长在给患儿洗澡时，发现左侧大腿内侧及左臀部皮纹较右侧上移。查体发现，患儿双下肢不等长，左下肢较右下肢短 2 cm，左侧 Allis 征阳性。

请问：

（1）该患儿最可能的临床诊断是什么？还需要做什么辅助检查以明确诊断？

（2）该患儿可能接受的主要治疗是什么？

（3）如何为该患儿家长进行居家护理指导？

（于新颖）

数字课程学习

 教学 PPT 　　📝 自测题

▶▶▶ 第十八章
感染性疾病患儿的护理

【学习目标】

知识：

1. 识记：麻疹、流行性腮腺炎、手足口病、结核病的定义、临床表现、护理措施。

2. 理解：麻疹、流行性腮腺炎、手足口病的病因及治疗原则。

3. 应用：利用所学知识正确评估患儿，并能为患儿提供相应的治疗和护理服务。

技能：

1. 能利用所学知识为传染病患儿制订护理计划。

2. 能对麻疹患儿进行皮肤护理。

3. 能对手足口病患儿进行居家隔离健康宣教。

4. 能对患儿及家长进行结核病的预防指导。

5. 能正确判断结核菌素试验的结果，并进行评价。

6. 能运用评判性思维和循证方法做出护理决策。

素质：

具有同理心、爱伤观念、慎独精神，以及主动为患儿及其家属提供服务的意识。

第一节 麻 疹

情境导入

　　患儿，女，4个月，因"发现皮疹3天，发热4天"就诊。3天前患儿无明显诱因于头面部、耳后、颈部出现皮疹，迅速蔓延至全身，患儿约7天前有上呼吸道感染史，约4天前出现发热，最高39.5℃，口服美林（布洛芬混悬液）体温可降，伴喷嚏、咳嗽、呕吐胃内容物、结膜充血等症状。

　　初步诊断为：麻疹。

　　请思考：

　　1. 该患儿临床诊断的主要依据是什么？

　　2. 该疾病的常见并发症有哪些？

　　3. 该患儿主要的护理诊断/问题及护理措施是什么？

　　4. 应如何指导该患儿进行居家消毒隔离？

　　麻疹（measles）是由麻疹病毒引起的一种急性呼吸道传染病。临床上以发热、结膜炎、上呼吸道炎、口腔麻疹黏膜斑（又称柯氏斑，Koplik spot）、全身斑丘疹及疹退后遗留色素沉着伴糠麸样脱屑为主要表现。儿童是主要易感人群，感染后可获得终身免疫。我国广泛接种麻疹减毒活疫苗后，麻疹的发病率及死亡率显著降低。

　　【流行病学】

　　1. 传染源　麻疹患者是唯一的传染源。

　　2. 传播途径　飞沫传播为主，直接接触患者鼻咽分泌物或密切接触也可传播。

　　3. 传播特点　传染性极强。患者从接触麻疹后7天至出疹后5天内均有传染性，如有并发症，传染性可延长至出疹后10天。母体抗体能经胎盘传给胎儿，故6个月至5岁儿童发病率最高。四季均可发病，以冬、春季最为多见。

　　【临床表现】

　　1. 典型麻疹

　　（1）潜伏期：一般为6～18天，平均为10天左右。潜伏期末可有全身不适、低热等症状。

　　（2）前驱期：从发热至出疹一般为3～4天，也称出疹前期。临床表现为：①发热，多为中度以上，热型不一；②上呼吸道感染及结膜炎表现，在发热同时出现喷嚏、流涕、咳嗽、咽部充血等上呼吸道感染症状，流泪、眼结膜充血、畏光等结膜炎表现；③麻疹黏膜斑（柯氏斑），是麻疹早期具有特征性的体征，一般在出疹前1～2天出现于第二磨牙相对的颊黏膜上，直径0.5～1.0 mm，为细砂样灰白色小点，周围有红晕，迅速增多，并互相融合，可累及整个颊黏膜及唇部黏膜，于出疹后1～2天迅速消失；④非特异症状，如食欲减退、精神不振、全身不适、腹泻、呕吐等，偶见猩红热样皮疹、皮肤荨麻疹，出现典型皮疹时消失。

　　（3）出疹期：一般3～5天。皮疹初见于耳后发际，渐延及面、颈、躯干、四肢及手心足底。始为淡红色的斑丘疹，压之褪色，直径为2～4 mm，散在分布，后融合呈暗红色，一般不伴痒感，疹间皮肤正常。全身中毒症状加重，体温可突然高达 40 ~ 40.5℃，咳嗽加剧，肺部可闻及少量啰音，伴嗜睡或烦躁不安，重者有谵妄、抽搐。

（4）恢复期：一般为出疹 3 ~ 4 天后。若无并发症发生，出疹 3 ~ 4 天后皮疹按出疹顺序开始消退。随着皮疹消退，体温逐渐降至正常，全身症状改善。疹退后皮肤有棕色色素沉着伴糠麸样脱屑，一般 7 ~ 10 天痊愈。

2. 非典型麻疹

（1）轻型麻疹：主要见于 8 个月以内尚有母亲被动抗体的婴儿。症状轻，麻疹黏膜斑不典型或不出现，病程约 1 周，无并发症。

（2）重型麻疹：主要见于继发严重感染、营养不良者。体温持续 40℃以上，中毒症状重。部分患儿疹出不透、色暗淡，或血压下降、四肢冰冷、皮疹骤退，出现循环衰竭表现。此型患儿常有肺炎、心力衰竭等并发症，死亡率高。

（3）异型麻疹：较少见，主要见于接种过麻疹减毒活疫苗而再次感染者。患儿持续高热、乏力、头痛、肌痛或伴四肢水肿，临床上皮疹表现不典型，易发生肺炎。

（4）无皮疹型麻疹：多见于应用免疫抑制剂者。全病程临床无皮疹表现，无麻疹黏膜斑，呼吸道症状可有可无、可轻可重。

3. 常见并发症

（1）肺炎：是麻疹最常见的并发症，多见于 5 岁以下患儿。由麻疹病毒本身引起的间质性肺炎多不严重，常在出疹及体温下降后消退。继发性肺炎多为细菌性，是麻疹患儿死亡的主要原因之一。

（2）喉炎：麻疹患儿常有轻度喉炎表现，疹退后症状逐渐消失。当继发细菌感染时，临床出现犬吠样咳嗽、声音嘶哑、吸气性呼吸困难及三凹征，严重者因喉梗阻窒息死亡。

（3）心肌炎：较为少见，轻者仅有心音低钝、心率增快和一过性心电图改变，重者可出现心力衰竭、心源性休克。

（4）麻疹脑炎：一般在出疹后的 2 ~ 6 天发生，患儿的临床表现和脑脊液改变与病毒性脑炎相似。麻疹脑炎罕见，是最严重的并发症，死亡率较高。

【辅助检查】

1. 血常规　白细胞总数减少，淋巴细胞相对增多。

2. 血清学检查　多采用酶联免疫吸附试验（ELISA 法）进行麻疹病毒特异性 IgM 抗体检测，出疹早期即可为阳性。

3. 病毒学检查　前驱期或出疹初期从呼吸道分泌物中分离出麻疹病毒，或用免疫荧光法检测到麻疹病毒抗原，可帮助早期诊断。

【治疗要点】

治疗原则为对症治疗、加强护理和预防相关并发症。

1. 一般治疗　卧床休息，保持室内温湿度适宜，保持空气流通。维持水、电解质及酸碱平衡，必要时遵医嘱静脉补液。

2. 对症治疗　高热时可酌情给予小剂量退热剂，但应避免急骤退热。烦躁者可适当给予镇静剂。频繁剧烈咳嗽可用非麻醉镇咳剂、祛痰剂或超声雾化吸入。细菌感染可用抗生素抗感染治疗。注意补充维生素，尤其是维生素 D 和 A。

3. 中医治疗　以辨证治疗为主，遵循以清为要、以透为顺的原则，可以应用中成药小儿回春丹，出疹期可用中药清热、解毒、透疹，如用鲜芫荽煎水服用并抹身，有利于透疹。重型麻疹患儿应积极采用中西医结合治疗。

4. 并发症的治疗 有并发症者给予相应对症支持治疗。

【常见护理诊断/问题】

1. 体温过高 与病毒血症、感染有关。

2. 皮肤完整性受损 与麻疹病毒引起的皮疹有关。

3. 营养失调：低于机体需要量 与病毒感染引起消化吸收功能下降、高热致消耗增加有关。

4. 有感染传播的危险 与麻疹病毒可经呼吸道或直接接触传播有关。

5. 潜在并发症：肺炎、喉炎、脑炎等。

【护理措施】

1. 一般护理 卧床休息至皮疹消退、体温正常为止。保持室内空气清新，温度 18~22℃，湿度 50%~60%，每日开窗通风 2 次，避免对流风。衣被清洁、适宜，及时更换汗湿的衣物。

2. 高热的护理 密切监测体温变化，如体温升至 40℃ 以上，可用小剂量退热剂，使体温稍降，防止发生惊厥。处理高热时需兼顾透疹，不宜用药物及物理方法强行降温，以免体温骤降引起末梢循环障碍影响透疹。尤其禁用冷敷及乙醇擦浴，避免因皮肤血管收缩，使皮疹不易透发或突然隐退。

3. 保持皮肤黏膜的完整性

（1）保持皮肤清洁卫生：出疹期勤换内衣，在保温的情况下温水擦浴（忌用肥皂），保持皮肤清洁、干燥。透疹不畅时鲜芫荽煎水服用并涂抹全身，以促进血液循环，使皮疹出透、出齐，平稳度过出疹期。剪短指甲，避免患儿抓伤皮肤引起继发感染，腹泻患儿应注意臀部皮肤护理。

（2）眼、口、鼻、耳部的护理：避免强光刺激眼部，应用生理盐水洗净眼痂，再滴入抗生素眼药水或眼膏，可遵医嘱按频次滴眼药水，加服鱼肝油预防干眼症；保持口腔清洁，常用生理盐水或漱口液洗漱口腔；鼻腔分泌物多时易形成鼻痂，用生理盐水将棉签润湿后轻轻拭除，以保持鼻腔通畅；防止呕吐物及眼泪流入耳道，避免引起中耳炎。

4. 保证营养摄入 进行初步营养评估，及时发现营养不良患儿。鼓励多饮水，以利排毒、退热、透疹。给予清淡、易消化、营养丰富的流质或半流质饮食，少量多餐。恢复期应添加高蛋白、高能量及富含维生素的食物，无需忌口。

5. 预防感染传播

（1）管理传染源：进行呼吸道隔离，一般至出疹后 5 天，并发肺炎者延长至出疹后 10 天。对接触麻疹的易感儿应隔离观察 3 周，并给予人免疫球蛋白输注。

（2）切断传播途径：居家患儿，做好消毒隔离工作，每日开窗通风换气 2 次并消毒。住院患儿，病房保持通风，用紫外线照射消毒；尽量减少探视，接触者离开后立即在阳光下或流动空气中停留 30 min；患儿衣物应在阳光下暴晒 2 h；医护人员接触患儿前后应洗手、更换隔离衣。

（3）保护易感儿：流行期间易感儿应避免去公共场所。8 个月以上未患过麻疹者均应接种麻疹减毒活疫苗。体弱易感儿接触麻疹患者后应及早注射免疫血清球蛋白。

6. 监测病情 麻疹并发症较多，护理时应密切观察，及早发现并积极配合医生进行处理。

7. 健康教育 向家长介绍麻疹的主要临床表现、治疗过程、常见并发症和预后，说明居家隔离的方法和重要性，使其能积极配合治疗。无并发症的轻症患儿可在家中隔离，居家隔离期间限制探视，指导家长做好消毒隔离、皮肤护理等，防止继发感染。按计划免疫接种疫苗，强调预防的重要性。

第二节　水　痘

水痘（chickenpox，varicella）是由水痘－带状疱疹病毒（varicella-zoster virus，VZV）引起的一种传染性极强的出疹性疾病。其临床特点为皮肤黏膜分批出现和同时存在斑疹、丘疹、疱疹及结痂等各类皮疹，全身症状轻微。

【流行病学】

1. 传染源　水痘患者是唯一的传染源。

2. 传播途径　飞沫传播为主，接触患者疱疹液或被其污染的用具也可传播。

3. 传播特点　从出疹前1~2天至病损结痂期间均有很强的传染性。人群普遍易感，主要见于儿童，以2~6岁为高峰。四季均可发病，以冬、春季多见。病后可获得持久免疫力，一般不再发生水痘，但病毒可长期潜伏在体内，多年后仍可发生带状疱疹。

【临床表现】

1. 典型水痘　潜伏期多为2周左右。前驱期1~2天，表现为低热、全身不适、厌食等。当日或次日出现皮疹，特点为：①首发于头、面和躯干，继而扩展到四肢，末端稀少，呈向心性分布；②始为红色斑疹和丘疹，迅速发展为清亮透明的椭圆形水疱，周围伴有红晕，约24 h后水疱混浊并呈中间凹陷，壁薄易破，2~3天迅速结痂；③黏膜皮疹还可出现在口腔、结膜、生殖器等处，易破溃形成浅溃疡，疼痛明显；④皮疹陆续分批出现，在疾病高峰期可见到斑疹、丘疹、疱疹和结痂同时存在，伴明显痒感，这是水痘皮疹的重要特征。水痘多为自限性疾病，皮疹症状和全身症状均较轻，病程长短不一，通常10天左右自愈，皮疹结痂后一般不留瘢痕。

图18-1
典型水痘临床表现

2. 重症水痘　多发生在免疫功能低下或患有恶性疾病的患儿，如白血病、淋巴瘤等疾病。持续高热和全身中毒症状明显，出疹后1周体温仍可高达40~41℃；皮疹多，分布广泛，可融合成大疱型疱疹或出血性皮疹；如继发感染或伴血小板减少可发生暴发性紫癜。

3. 先天性水痘　孕妇在妊娠早期感染水痘可累及胎儿，导致胎儿多发性先天畸形；若孕妇发生水痘数天后分娩，可导致新生儿水痘，死亡率高达25%~30%。

4. 并发症　最常见为皮肤继发感染，如脓疱疮、丹毒、蜂窝织炎，甚至由此导致败血症等；水痘肺炎主要见于免疫缺陷儿和新生儿，其他儿童不常见；继发性血小板减少可致皮肤黏膜甚至内脏出血；神经系统并发症可见水痘后脑炎、面神经瘫痪、瑞氏综合征等；少数病例可发生心肌炎、肝炎、肾炎、关节炎及睾丸炎等。

【辅助检查】

1. 外周血象　白细胞总数正常或稍低。

2. 疱疹刮片　刮取新鲜疱疹基底组织和疱疹液涂片，瑞氏染色见多核巨细胞；苏木素－伊红染色可查到细胞核内包涵体。

3. 病毒分离　取水痘疱疹液、咽部分泌物或血液进行病毒分离。

4. 血清学检查　血清水痘病毒特异性IgM、IgG抗体检测。

5. 核酸检测　PCR检测患儿呼吸道上皮细胞和外周血白细胞中的特异性病毒DNA，是敏感、快捷、有效的早期诊断方法。

【治疗要点】

无合并症时以一般治疗和对症处理为主。

1. 一般治疗 加强护理，隔离患儿，支持治疗，减少继发感染等。

2. 抗病毒治疗 抗病毒药物首选阿昔洛韦，越早使用越好，一般应在皮疹出现的 48 h 内开始服用。早期使用 α- 干扰素能较快抑制皮疹发展，加速病情恢复。皮质激素可能导致病毒播散，不宜使用。

3. 对症治疗 皮肤瘙痒可局部使用炉甘石洗剂清洗，必要时可给少量镇静剂。

4. 中医治疗 以清热解毒利湿为基本原则，口服板蓝根冲剂或银翘散。高热烦躁者可用清营汤合白虎汤加减，或清开灵注射剂滴注等。

【常见护理诊断 / 问题】

1. 皮肤完整性受损 与皮疹、瘙痒及继发感染有关。

2. 有感染传播的危险 与水痘 – 带状疱疹病毒可经呼吸道或直接接触传播有关。

3. 体温过高 与病毒血症有关。

4. 潜在并发症：脑炎、肺炎、败血症。

【护理措施】

1. 皮肤护理

（1）保持皮肤清洁、干燥，及时更换汗湿衣物，勤换内衣。

（2）疱疹未破溃处可涂炉甘石洗剂或 5% 碳酸氢钠溶液以减轻瘙痒；疱疹已破溃、有继发感染者，遵医嘱局部使用抗生素软膏或口服抗生素以控制感染。

（3）勤修剪指甲，小婴儿可戴连指手套，以免搔破皮疹，引起继发感染或留下瘢痕。

2. 监测病情

（1）保持口腔清洁，有口腔黏膜疹者每日用温盐水或复方硼砂溶液进行口腔护理 2~3 次。

（2）患儿中、低度发热时，不使用药物降温，可控制室温，多饮水，卧床休息。如有高热，可酌情给予退热剂或物理降温，忌用阿司匹林。

（3）密切监测病情变化，及早发现并发症，积极护理。

3. 生活护理 保持室内空气新鲜、温湿度适宜。衣被清洁、平整，不宜过厚。给予患儿富含营养的清淡饮食。

4. 预防感染传播

（1）管理传染源：患儿需居家隔离至皮疹全部结痂为止，注意休息。易感儿接触后应检疫 3 周。若有并发症应住院观察。

（2）切断传播途径：居家患儿，居室定时通风换气并消毒，物品暴晒 2 h；住院患儿，病房保持通风，定时紫外线照射消毒，限制探视，接触患儿前、后洗手。

（3）保护易感儿：保持室内空气新鲜，托幼机构做好晨间检查，定期紫外线消毒。适时免疫接种，必要时被动免疫。

5. 健康教育 向家长介绍水痘的皮疹特点、治疗及护理要点，加强心理支持，避免焦虑情绪，取得积极配合；无并发症的患儿可在家中隔离治疗，告知家长隔离的重要性及隔离时间，指导家长进行皮肤护理，防止继发感染；加强预防知识教育，鼓励患儿加强日常锻炼，增强体质。

第三节 流行性腮腺炎

情境导入

患儿，女，7岁，因"一侧腮腺肿大3天，双侧耳下肿胀疼痛伴发热1天"就诊。患儿3天前出现一侧腮腺肿大，未予重视。今日出现发热不退，双侧耳下肿胀疼痛，坚硬拒按，张口和咀嚼困难，伴头痛、咽痛，食欲差，便秘，尿赤。

查体：T 39.9℃，P 110次/min，R 28次/min。双侧颊部可见以耳垂为中心的腮腺肿痛，边缘不清，表面皮肤不红，有触痛，颌下腺肿胀，可触及腺体，咽部充血，双扁桃体无红肿，口腔第2磨牙处颊黏膜可见腮腺口红肿，挤压颊部后未见液体流出。舌红，苔黄，脉滑数。

实验室检查：WBC 4.5×10^9/L，N 40%，L 52%。血、尿淀粉酶轻度升高。

诊断：流行性腮腺炎。

请思考：

1. 该患儿主要的护理诊断/问题有哪些？
2. 应给予该患儿怎样的护理措施？

流行性腮腺炎（mumps，epidemic parotitis）是由腮腺炎病毒（mumps virus）引起的急性呼吸道传染病，临床上以腮腺非化脓性肿痛为特征，各种腺体及器官均可受累。本病传染性较强，常在幼儿园和学校中流行，儿童常见（以5~15岁患儿多见）。中医学称为"痄腮"。

【流行病学】

1. 传染源 流行性腮腺炎患者和健康带病毒者。

2. 传播途径 飞沫传播为主，接触被污染的食具、玩具等也可传播。

3. 传播特点 患者在腮腺肿大前6天到发病后9天内均可从唾液中分离出腮腺炎病毒。人群普遍易感，5~15岁多见，感染后具有持久免疫力。四季均可发病，以冬、春季多见。

【临床表现】

本病潜伏期为14~25天，平均18天。儿童大多无明显前驱期症状，可有轻微发热、头痛，部分患儿起病较急。

1. 腮腺肿胀 腮腺疼痛、肿大常为首发体征和症状。常先见于一侧，2~3天波及对侧，也有两侧同时肿大或始终单侧肿大者，面部一侧或双侧因肿大而变形。肿胀部位位于下颌骨后方和乳突之间，以耳垂为中心，向前、后、下发展；边缘不清，表面发热但多不红，触之有弹性感并有触痛，1~3天内达高峰；局部疼痛、过敏，吃酸性食物或开口咀嚼时胀痛加剧。腮腺肿大可持续3~5天，1周以后逐渐消退。腮腺管口（位于上颌第2磨牙对面颊黏膜上）在早期可见红肿，有助于诊断。

2. 发热 病程中患儿可有不同程度发热，持续时间不一，短者1~2天，多则5~7天，也有患儿体温始终正常。可伴有头痛、乏力、食欲减退等症状。

3. 颌下腺和舌下腺肿胀 在腮腺肿胀时，可见颌下腺和舌下腺明显肿胀，可触及椭圆形腺体。

4. 并发症　流行性腮腺炎是全身性感染疾病，其病毒有嗜神经性和嗜腺体性，故病毒常侵入中枢神经系统、其他腺体或器官引起以下并发症。

（1）脑膜炎和脑炎：为儿童期常见的并发症，常出现在腮腺炎高峰时，也可出现在腮腺肿大前或腮腺肿大消失以后。预后大多良好，常在 2 周内恢复正常，多无后遗症。少数可致耳聋、阻塞性脑积水等后遗症。

（2）睾丸炎：是青春期男孩常见的并发症，多为单侧。腮腺炎发病年龄越大，越易发生睾丸炎，症状也越重。睾丸炎起病急，睾丸局部有明显疼痛和压痛，阴囊水肿，大部分患儿有严重的全身反应，如高热、寒战等。睾丸肿胀持续 3~4 天以上才开始消退。部分患儿可发生不同程度的睾丸萎缩，一般不影响生育。

（3）卵巢炎：7% 的青春期后女性患者可并发卵巢炎，出现下腹疼痛及压痛。

（4）其他并发症：部分患儿有上腹部轻度疼痛，可能与病毒累及胰腺有关。部分病例可并发心肌炎，偶有腮腺炎后肾炎、肝炎、关节炎、甲状腺炎等。

【辅助检查】

1. 外周血象　白细胞总数正常或稍低，淋巴细胞相对增多。有并发症时，白细胞总数及中性粒细胞可增高。

2. 血、尿淀粉酶检测　90% 的患儿血清和尿淀粉酶有轻度至中度增高，2 周左右恢复正常。

3. 血清学检查　血清中腮腺炎病毒特异性 IgM 抗体阳性提示近期有感染。

4. 病毒分离　在发病早期取患儿唾液、尿液、脑脊液或血液标本，进行病毒分离试验，有助于诊断。

【治疗要点】

无特殊治疗，以对症处理为主。对高热患儿给予退热剂或物理降温，严重头痛和并发睾丸炎者给予解热止痛药物。睾丸肿痛时可局部冷敷并用丁字带托起。发病早期可使用利巴韦林 10~15 mg/（kg·d）静脉滴注，疗程 5~7 天。重症患儿可短期使用肾上腺激素治疗。中药治疗常用普济消毒饮或柴胡葛根汤加减内服，青黛散调醋局部外敷等。

【常见护理诊断 / 问题】

1. 体温过高　与病毒感染有关。

2. 疼痛　与腮腺非化脓性炎症有关。

3. 有感染传播的危险　与腮腺炎病毒可经呼吸道或直接接触传播有关。

4. 潜在并发症：脑膜炎、胰腺炎、睾丸炎等。

【护理措施】

1. 疼痛护理

（1）及时发现疼痛症状，进行疼痛程度评估，严重者采取相应措施缓解疼痛。

（2）注意口腔清洁卫生，鼓励患儿多饮水，进食后用生理盐水或 4% 硼酸溶液漱口，防止继发感染。给予清淡、易消化的半流质饮食或软食，忌酸、硬、辣等刺激性食物，以免因唾液分泌及咀嚼使疼痛加剧。

（3）局部冷敷腮腺肿胀处，以减轻炎症充血及疼痛。亦可用中药湿敷。发生睾丸炎时可局部间歇冷敷并用丁字带托起阴囊，以减轻疼痛。

2. 监测体温　维持正常体温，发热伴有并发症者建议卧床休息至体温正常，高热者遵医嘱药物降温。

3. 观察病情变化　及时发现脑炎、脑膜炎、急性胰腺炎、睾丸炎等临床征象并予以相应治疗和护理。

4. 预防感染传播

（1）管理传染源：隔离患儿至腮腺肿大完全消退。易感儿接触后应隔离观察 3 周。

（2）切断传播途径：居室定时通风并消毒，患儿物品暴晒 2 h；限制探视，接触患儿前、后应洗手；流行期间不带易感儿去人多密集的公共场所；发生疫情的学校、托幼机构暂不接纳新生。

（3）保护易感儿：按计划接种麻疹 - 风疹 - 腮腺炎三联疫苗是最有效的保护措施，除此之外也可接种腮腺炎减毒活疫苗。流行期间加强学校及托幼机构的晨检。

5. 健康教育

（1）向家长说明隔离治疗的重要性，使其能积极配合。

（2）做好患儿和家长的心理护理，介绍减轻疼痛的方法，增加患儿舒适感，使患儿配合治疗。

（3）无并发症的患儿可在家中隔离治疗，指导家长做好隔离、发热、清洁口腔、饮食、用药等护理，学会观察病情，若有并发症表现，及时送医院就诊。

第四节 流行性乙型脑炎

情境导入

患儿，男，5 岁，因"发热、头痛、恶心 5 天，伴抽搐、意识障碍 2 天"入院。查体：T 40.5℃，浅昏迷状态，病理征阳性，脑膜刺激征阳性。血常规：WBC 14×10^9/L，N 86%，PLT 18×10^9/L。尿常规未见异常。患儿居住于农村，家里喂养有猪、牛、鸡、鸭等多种牲畜。

请思考：

1. 该患儿可能的临床诊断是什么？

2. 该患儿目前主要的护理诊断 / 问题有哪些？

3. 应给予该患儿怎样的护理措施？

流行性乙型脑炎（epidemic encephalitis B）简称乙脑，是由乙型脑炎病毒引起的一种急性传染病，病情重，预后较差。临床特征有高热、惊厥、意识障碍、呼吸衰竭。近年随着乙脑疫苗的广泛接种，其发病率明显降低。

【流行病学】

乙脑是人和动物共患的自然疫源性疾病。人和动物感染乙脑病毒后，均是重要的传染源。猪是乙脑最主要的传染源及中间宿主，蚊虫是乙脑主要传播媒介之一。流行区的儿童容易被感染，属于易感人群；非流行区任何年龄人群均对本病易感，但感染后仅少数发病，大多数为隐性感染。感染后可获持久免疫力。本病主要在夏、秋季流行，好发年龄为 2 ~ 6 岁。

【临床表现】

临床分期：一般将本病分为 5 期，即潜伏期、前驱期、极期、恢复期和后遗症期。

1. 潜伏期 时间 4 ~ 21 天，一般为 10 ~ 14 天。

2. 前驱期 一般为 1 ~ 3 天，病毒侵入血液形成病毒血症时即骤然起病。患儿有高热、寒战，伴头痛、恶心和呕吐，部分患儿呈嗜睡状态，有轻度颈强直。

3. 极期　持续 7 天左右，主要表现为脑实质受损症状。

（1）高热：体温高达 40℃以上，持续 7~10 天。体温越高、热程越长，病情越重。

（2）意识障碍：大多数患儿出现程度不等的意识障碍，包括嗜睡、谵妄、昏迷和定向力障碍等表现，常持续 1 周左右，重者可长达 4 周以上。昏迷发生时间越早、程度越深、持续时间越长，病情就越严重。

（3）惊厥：表现为反复、频繁抽搐，患儿多为四肢、全身强直性抽搐或肢体阵挛性抽搐，持续数分钟至数十分钟不等，均伴有意识障碍。患儿频繁抽搐可加重缺氧和脑实质损伤，进而导致中枢性呼吸衰竭。

（4）呼吸衰竭：主要为脑部广泛炎症及颅内压增高、脑水肿、脑疝等所致的中枢性呼吸衰竭。表现为呼吸表浅、节律不规则、潮式呼吸、叹息样呼吸等，最后导致呼吸停止。

（5）颅内压增高：表现为喷射性呕吐、剧烈头痛、血压升高和脉搏变慢，脑膜刺激征阳性。婴幼儿常伴有前囟隆起。严重患儿可发展为脑疝。

（6）其他神经系统表现：多在病程 10 天内出现。①深、浅反射改变：浅反射减弱、消失，深反射先亢进后消失；②可有不同程度的脑膜刺激征；③大脑锥体束受损表现：肢体强直性瘫痪、肌张力增强、病理锥体束征阳性；④根据其病变损害部位不同，还可出现相应的神经症状，如听觉障碍、失语、大小便失禁或尿潴留等。

4. 恢复期　病程一般于 2 周左右完全恢复。体温在 3~5 天内逐渐下降至正常范围，抽搐由减轻到停止，精神、神经症状好转。少数重症患儿仍有神志不清、吞咽障碍、语言障碍、四肢僵硬等，后期需 1~6 个月逐渐恢复。

5. 后遗症期　指恢复期神经系统残存症状超过 6 个月未恢复者。主要表现为意识障碍、智力发育障碍、失语、癫痫发作等。

【辅助检查】

1. 外周血象　白细胞计数增高，发病初期中性粒细胞占比达 80% 以上。

2. 脑脊液检查　压力增高，外观无色透明或微混，白细胞计数轻度增加，发病早期以中性粒细胞为主，后期为淋巴细胞增多。蛋白轻度增高，糖正常或稍高，氯化物正常。

3. 血清学检查　乙脑病毒特异性 IgM 抗体在病后 3~4 天即可出现，2 周达到高峰，对早期诊断有价值。

【治疗要点】

目前尚无特效药物，主要是对症支持治疗。其中，处理好高热、惊厥、呼吸衰竭是救治乙脑患儿的关键。

1. 降温　乙脑患儿持续高热时使用退热剂效果不明显，可采用物理和药物降温相结合的方法，将肛温控制在 38℃左右。

2. 抗惊厥　可遵医嘱使用地西泮，每次 0.1~0.3 mg/kg 肌内注射或缓慢静脉注射，或苯巴比妥，每次 5~10 mg/kg 肌内注射，或 10% 水合氯醛，每次 40~60 mg/kg 保留灌肠。

3. 防治中枢性呼吸衰竭　可用 20% 甘露醇快速静脉滴注及酚妥拉明静脉注射，以降低颅内压，减轻脑水肿，同时改善微循环和减轻脑血流障碍。中枢性呼吸衰竭时可用呼吸兴奋剂，必要时还可选用东莨菪碱改善微循环。

【常见护理诊断 / 问题】

1. 体温过高　与乙型脑炎病毒感染、病毒侵入血液有关。

2. 急性意识障碍　与中枢神经系统受损有关。

3. 潜在并发症：惊厥、呼吸衰竭、脑损伤等。

4. 焦虑（家长）　与患儿疾病预后差有关。

【护理措施】

1. 降低体温　患儿卧床休息，保持室内温湿度适宜，衣被不可过厚，密切观察和记录患儿的体温变化，及时采取有效降温措施。高热患儿可采用乙醇擦浴、冰袋冷敷、冷盐水灌肠等物理方法降温，亦可遵医嘱给予药物降温或采用持续亚冬眠疗法。降温过程中注意观察体温、脉搏、呼吸、血压及肢端循环情况。患儿出汗较多时，及时更换被褥及衣服，保持皮肤清洁干燥，加强皮肤护理，防止压疮的发生。

2. 控制惊厥　及时发现惊厥先兆表现，如患儿出现烦躁不安、口角或指（趾）有抽动、双眼凝视、肌张力增高等情况，立即通知医师，并积极配合抢救处理。

3. 防治呼吸衰竭　观察患儿生命体征并及时记录，随时保持呼吸道通畅，备好急救药品及抢救器械。使用脱水剂，减轻脑水肿，注意观察药物疗效及不良反应。

4. 保持呼吸道通畅　指导患儿进行有效咳嗽，协助患儿翻身，给予拍背，以利于分泌物排出。定时雾化吸入以稀化痰液，必要时使用吸引器吸痰，同时给予氧疗。必要时行气管切开术。

5. 心理护理　加强与患儿沟通，建立良好的护患关系，增加患儿的安全感。向家长介绍疾病的相关知识，鼓励其参与治疗和护理计划。充分沟通，耐心倾听，增强家长信任感，减轻其自责和焦虑情绪，取得配合。

6. 健康教育

（1）康复护理指导：有后遗症的患儿应坚持长期的康复训练和治疗，鼓励家长及患儿积极配合，并教会家长切实可行的康复疗法，如肢体功能锻炼、语言训练等在家也可进行的简单操作，并制订定期复诊计划。

（2）做好社区预防宣教工作：大力开展防蚊、灭蚊工作。夏、秋季是乙脑高发季节，应积极消灭蚊虫滋生地。流行季节居室应安装纱门、纱窗，并使用驱蚊液、蚊帐等防止蚊虫叮咬。乙脑流行地区1~10岁的儿童可按计划接种乙脑疫苗，并在流行季节前1个月完成接种，从而有效预防乙脑的发生。

第五节　手足口病

情境导入

患儿，男，2岁3个月，因"发热3天，伴抽搐2次"急诊抱入院。查体：T 39.5℃，P 130次/min，R 50次/min，神志不清，双侧瞳孔等大等圆，手、足、口腔等部位见斑丘疹、疱疹，咽部见白色疱疹。考虑为"手足口病"收住入院。

请思考：

1. 该患儿的临床表现为手足口病的哪一期？

2. 该患儿主要的护理诊断/问题有哪些？

手足口病（hand-foot-mouth disease，HFMD）是由肠道病毒引起的急性传染病，主要症状表现为发热，手、足、口腔等部位出现斑丘疹、疱疹，少数重者可出现脑膜炎、脑炎、脑脊髓炎、肺水肿、循环障碍等。致死原因主要为脑干脑炎、肺出血及神经源性肺水肿。

【流行病学】

手足口病患者和隐性感染者均为传染源。主要传播途径为粪－口传播，亦可经接触患者呼吸道分泌物、疱疹液或污染的物品而感染。本病多发生于 3 岁以下儿童，感染后可获得免疫力，但持续时间尚不明确，有再次感染的风险。

【临床表现】

潜伏期多为 2～10 天，平均 3～5 天。根据临床表现，可分为以下 5 期。

1. 第 1 期（手足口出疹期） 普通病例，急性起病，主要表现为发热，可伴咳嗽、流涕、食欲减退等症状。口腔黏膜出现散在疱疹或溃疡，多见于舌、颊黏膜和硬腭等处，可引起疼痛。手、足、臀等部位出现斑丘疹、疱疹，偶见于躯干部，呈离心性分布。疱疹周围可有炎性红晕，疱内液体较少。个别患儿可无皮疹，部分患儿仅表现为皮疹或疱疹性咽峡炎。皮疹消退后不留瘢痕，一般 1 周左右痊愈，预后良好。

2. 第 2 期（神经系统受累期） 出现中枢神经系统损害表现，如精神差、嗜睡或易激惹、头痛、呕吐、烦躁、肢体抖动、急性肢体无力、颈强直等。腱反射减弱或消失，克尼格征和布鲁津斯基征阳性。少数病例病情进展迅速，可出现脑膜炎、脑炎、脑脊髓炎、肺水肿、循环障碍等，极少数病例病情危重可致死亡，存活者会留后遗症。

3. 第 3 期（心肺功能衰竭前期） 主要临床表现为心率、呼吸增快，全身出冷汗、面色苍灰、皮肤花纹、四肢发凉、肢端循环差、指（趾）端发绀，血压升高，血糖升高。出现以上临床症状及时处理，是降低患儿死亡率的关键。

4. 第 4 期（心肺功能衰竭期） 患儿出现心肺功能衰竭表现，多发生在病程 5 天内，临床上表现为心动过速或过缓，呼吸表浅而急促，口唇发绀，肺出血表现（咳粉红色泡沫痰或血性液体），持续血压下降及休克。此期属于手足口病重症病例危重型，病死率较高。

5. 第 5 期（恢复期） 循环改善，体温逐渐恢复正常，神经系统受累症状和心肺功能逐渐恢复，少数患儿会留下神经系统后遗症。

【辅助检查】

1. 血常规 白细胞计数正常或降低，病情危重者白细胞计数可明显升高。

2. 血生化 部分病例可见轻度谷丙转氨酶、谷草转氨酶、肌酸激酶同工酶升高，病情危重者可有肌钙蛋白和血糖升高。

3. 血清学检查 急性期与恢复期，血清 CoxA16、EV71 等肠道病毒中和抗体有 4 倍以上的升高。

4. 脑脊液检查 神经系统受累时可表现为外观清亮，压力增高，白细胞计数增多，以单核细胞为主，蛋白正常或轻度增多，糖和氯化物正常。

5. 胸部 X 线检查 双肺纹理增多，可见网格状、斑片状阴影，部分病例初期以单侧病变为主。

【治疗要点】

1. 普通病例 目前尚无特异性治疗措施，一般主要为对症治疗。注意隔离，避免交叉感染。适当休息，清淡饮食，做好口腔和皮肤护理。有发热等症状时可采用中西医结合治疗。

2. 病因治疗 选用利巴韦林等抗病毒药物，亦可用热毒宁注射液、喜炎平注射液、丹参注射液等静脉滴注。

3. 重症病例

（1）神经系统受累治疗：限制入量，使用甘露醇降低颅内高压，根据患儿病情调整给药时间及剂量。必要时给予呋塞米利尿。

（2）酌情使用糖皮质激素及注射用人免疫球蛋白治疗。

（3）其他对症治疗：给予降温、镇静、止惊等对症治疗；循环、呼吸衰竭者给予吸氧，保持呼吸道通畅，监测生命体征、血氧饱和度，根据病情应用呼吸机，保护脏器功能等。

（4）中医治疗：急性期以清热解毒凉血为主，可选用中成药蓝芩口服液、小儿豉翘清热颗粒、抗病毒口服液等口服抗病毒。

4. 恢复期治疗　给予支持疗法，促进各脏器功能恢复；肢体功能障碍者给予康复治疗。

【常见护理诊断 / 问题】

1. 体温过高　与病毒感染有关。

2. 皮肤完整性受损　与病毒导致皮肤破损有关。

3. 有感染传播的危险　与肠道病毒可经粪 - 口传播或直接接触传播有关。

4. 潜在并发症：肺水肿、脑膜炎、心力衰竭、呼吸衰竭。

【护理措施】

1. 维持正常体温　密切监测患儿体温，低热或中等发热者无需特殊处理，鼓励患儿多饮水；体温超过 38.5℃者，遵医嘱使用退热剂。加强巡视，密切观察有高热惊厥史患儿的病情，预防惊厥发作。及时更换内衣，同时注意补充营养及液体。

2. 病情观察　密切观察病情，尤其是重症患儿。若患儿出现烦躁不安、嗜睡、肢体抖动、呼吸及心率增快等表现，提示有神经系统受累或心肺功能衰竭，应立即通知医生，并遵医嘱给予止惊镇静治疗，保持呼吸道通畅，积极控制颅内压；使用脱水剂等药物治疗时，应注意观察药物的作用及不良反应，给予相应护理。

3. 皮肤护理　保持室内温湿度适宜，患儿衣被不宜过厚，及时更换汗湿衣被，保持衣被清洁。避免用肥皂、沐浴露清洁皮肤，以免刺激皮肤。剪短指甲以免抓破皮疹。手足部疱疹未破溃处涂炉甘石洗剂或 5% 碳酸氢钠溶液；疱疹已破溃、有继发感染者，局部用抗生素软膏。臀部有皮疹的患儿，保持臀部清洁干燥，及时清理患儿的大小便。

4. 口腔护理　加强口腔护理，保持口腔清洁，进食前后用温水或生理盐水漱口。有口腔溃疡的患儿可适当使用金霉素软膏、鱼肝油局部涂抹，以减轻疼痛，促进愈合。

5. 饮食护理　给予患儿易消化、营养丰富的流质或半流质饮食，如牛奶、粥类等。饮食定时定量，少食零食，以减少对口腔黏膜的刺激。因口腔溃疡疼痛拒食、拒水造成脱水、酸中毒者，及时补液以纠正水、电解质紊乱。

6. 消毒隔离　住院患儿做好床边隔离。房间每天开窗通风 2 次，并定时消毒。医护人员接触患儿前后均流动水清洗双手，然后消毒。患儿用具消毒处理，呕吐物及粪便用含氯消毒液处理。尽量减少陪护及探视人员，要求勤洗手、戴口罩等，并做好陪护宣教。

7. 健康教育　向家长介绍手足口病的流行特点、临床表现及预防措施。指导家长培养婴幼儿良好的卫生习惯，饭前、便后洗手；玩具、餐具定期清洗消毒；鼓励儿童加强锻炼，增强机体抵抗力；流行期间不带儿童到人群聚集的公共场所。确诊的患儿需立即隔离，其中不需住院治疗的患儿可在家中隔离，教会家长做好口腔护理、皮肤护理及病情观察，如有病情变化及时到医院就诊。

第六节　猩　红　热

情境导入

患儿，男，5岁，因"发热、咽喉痛2天，出疹1天"就诊。查体：T 39.5℃，P 105 次/min，R 35 次/min，自颈部以下至躯干、四肢皮肤可见弥漫性针尖大小皮疹，压之褪色，颌下淋巴结肿大，面色潮红，口周苍白，咽部充血，扁桃体Ⅰ度肿大。临床诊断为"猩红热"。

请思考：

1. 该患儿主要的护理诊断/问题有哪位？

2. 应给予该患儿怎样的护理措施？

猩红热（scarlet fever）是由 A 族乙型溶血性链球菌所致的一种急性呼吸道传染病，其临床以发热、咽峡炎、全身弥漫性红色皮疹及疹退后皮肤脱屑为特征。发病多见于 3～7 岁儿童。

【流行病学】

猩红热主要通过飞沫传播，带菌者和不典型患者为主要传染源。直接接触传播较少，皮肤脱屑本身不具有传染性。冬、春季为发病高峰，人群普遍易感。

【临床表现】

1. 潜伏期　通常为 2～3 天，短者 1 天，长者 5～6 天。

2. 前驱期　一般不超过 24 h，少数可达 2 天。起病急骤，以畏寒、高热伴恶心、呕吐、头痛、咽痛为主。婴儿起病时可有烦躁或惊厥。检查可见咽部炎症，轻者仅咽部或扁桃体充血，重者咽及软腭有脓性渗出物和点状红疹或出血性红疹，可有假膜形成。颈及颌下淋巴结有肿大及压痛。

3. 出疹期　出疹多见于发病 1～2 天后。皮疹从耳后、颈及上胸部，迅速波及躯干及上肢，最后到下肢。皮疹特点为全身皮肤弥漫性发红，其上有点状红色皮疹，有痒感，高出皮面。以手按压则红色可暂时消退数秒钟，出现苍白的手印。在皮肤皱褶处，压之不退，皮疹密集成线，形成帕氏线。前驱期及出疹初期，舌质淡红，其上被覆灰白色苔，边缘充血水肿，舌刺突起，2～3 天后舌苔由边缘消退，舌面清净呈牛肉样深红色，舌刺红肿明显，突出于舌面上，形成"杨梅"样舌。部分患儿可出现口周苍白区。

4. 恢复期　皮疹于 3～5 天后颜色转暗，逐渐隐退，并按出疹先后顺序脱皮。皮疹愈多，脱屑愈明显。轻症者呈细屑状或片状屑，重症者有时呈大片脱皮，以指、趾部明显。全身中毒症状及局部炎症也很快消退。此期约 1 周。

【辅助检查】

1. 血常规　白细胞总数增加，以中性粒细胞为主，严重者可出现中毒颗粒。

2. 血清学检查　免疫荧光法检测咽拭子涂片可进行快速诊断。

3. 细菌培养　从咽拭子或其他病灶内取标本做细菌培养。

【治疗要点】

1. 一般治疗　供给充足的营养、热量。发热、咽痛期间可给予流质或半流质饮食，保持口腔清洁，较大儿童可用温盐水漱口。高热患儿给予物理或药物降温。

2. 抗菌治疗　青霉素是治疗猩红热的首选药物，早期应用可缩短病程，减少并发症的发生。青霉素过敏者可选用红霉素。

【常见护理诊断/问题】

1. 体温过高　与感染疾病有关。

2. 疼痛　与炎症反应及皮疹有关。

3. 皮肤完整性受损　与皮疹及瘙痒有关。

【护理措施】

1. 维持正常体温　严密监测体温变化，必要时遵医嘱使用退热剂。保持室内空气流通，温湿度适宜，及时更换汗湿衣物。

2. 减轻疼痛　保持口腔清洁，鼓励患儿多饮水或用温盐水漱口；咽部疼痛明显时，采取相应措施缓解疼痛；给予富有营养、易消化的流质、半流质饮食或软食，忌酸、辣、干、硬食物。保证患儿有足够的休息时间，指导患儿通过分散注意力的方式缓解疼痛。

3. 皮肤护理　及时评估患儿出疹情况，勤换衣服，保持皮肤清洁。勤剪指甲，告知患儿尽量避免抓挠皮肤。沐浴时避免水温过高，避免使用刺激性强的肥皂或沐浴液，以免加重皮肤瘙痒。告知患儿在恢复期脱皮时，应待皮屑自然脱落，不宜人为剥离，以免损伤皮肤。

4. 预防感染传播　明确诊断后及时隔离，隔离期限至少1周，最好咽拭子培养3次阴性后解除隔离。病情不需住院的患儿，尽可能在家隔离治疗。对密切接触者应严密观察，有条件者可做咽拭子培养。对可疑病例，应及时采取隔离措施。

5. 健康教育　向患儿及家长讲解疾病相关知识、出院注意事项等。加强卫生宣教，注意个人卫生，勤洗手、勤晒被褥，多开窗通风，保证空气流通。流行季节儿童尽量避免去公共场所。

第七节　中毒型细菌性痢疾

细菌性痢疾（bacillary dysentery）是由志贺菌属引起的肠道传染病，中毒型细菌性痢疾（bacillary dysentery，toxic type）则是急性细菌性痢疾的危重型。起病急骤，突然高热，反复出现嗜睡、惊厥、昏迷，迅速发生休克，导致循环衰竭和呼吸衰竭。

【流行病学】

1. 传染源　患者和带菌者，其中慢性患者和轻型患者是最重要的传染源。

2. 传播途径　经粪-口途径传播。

3. 易感人群　普遍易感，多见于3~7岁儿童。由于人感染后产生的免疫力短暂且不稳定，因此易重复感染或复发。

4. 流行特点　本病遍布世界各地，发病率高低取决于当地经济情况、生活水平、环境卫生和个人卫生。全年均可发病，以夏、秋季为发病高峰。

【临床表现】

潜伏期多为1~2天，短者甚至数小时。该病起病急，发展快，可发生高热或超高热，体温可达40℃以上（少数不高），反复惊厥，迅速发生呼吸衰竭、休克或昏迷。肠道症状不明显，甚至无腹痛与腹泻，也有在发热、脓血便2~3天后发展为中毒型者。根据其临床表现可分为以下 4 型。

1. 休克型（皮肤内脏微循环障碍型）　以周围循环障碍为主要表现，主要为感染性休克。初期面色灰白、唇周青灰、四肢厥冷、指（趾）甲发白、脉细速、心率增快。后期出现青紫、血压下降、尿量减少、脉细速或细弱，甚至不能触及，心音低钝，无尿。重者青紫严重，呼吸突然加深加快，呈进行性呼吸困难，直至呼吸衰竭。也会出现心率减慢，心音微弱，血压测不出。可同时伴心、肺、肾等多器官功能不全的表现。

2. 脑型（脑微循环障碍型）　因脑缺氧、脑水肿、颅内压增高、脑疝而发生反复惊厥、昏迷和呼吸衰竭。初起患儿烦躁或萎靡、嗜睡、呕吐、头痛，血压偏高，心率相对缓慢，很快进入昏迷，频繁或持续惊厥。呼吸节律不齐，瞳孔大小不等，对光反射消失，常因呼吸骤停而死亡。此型较为严重，病死率较高。

3. 肺型（肺微循环障碍型）　以肺微循环障碍为主，又称呼吸窘迫综合征，常在中毒型细菌性痢疾脑型或休克型基础上发展而来，病情危重，病死率较高。

4. 混合型　以上两型或三型先后或同时出现为混合型。是最为凶险的一种，病死率很高。

【辅助检查】

1. 血常规　白细胞总数增高，以中性粒细胞为主，但发热仅数小时的患儿白细胞可以不高。

2. 大便常规　大便为黏液脓血便，镜检可见大量脓细胞、红细胞和吞噬细胞。尚无腹泻的早期病例，可用生理盐水灌肠后做粪便检查，必要时复查。

3. 大便培养　粪便标本中培养出痢疾杆菌是确诊最直接的证据。送检标本应注意做到尽早、新鲜、选取黏液脓血部分多次送检，以提高检出率。

4. 免疫学检测　可早期快速诊断，但特异性有待提高。

5. 特异性核酸检测　采用聚合酶链反应或核酸杂交可直接检查粪便中的痢疾杆菌核酸，具有特异性强、灵敏度高、快捷方便等特点。

【治疗要点】

本病病情凶险，发展迅速，必须及时配合抢救。

1. 降温止惊　可采用物理、药物降温或亚冬眠疗法。持续惊厥者，可用地西泮 0.3 mg/kg 肌内注射或静脉注射（每次最大剂量≤10 mg）；或用水合氯醛 40～60 mg/kg 保留灌肠；或苯巴比妥钠肌内注射。

2. 病原治疗　控制感染，选用对痢疾杆菌敏感的抗生素（如阿米卡星、第三代头孢菌素、氨苄西林等）静脉用药，病情好转后改口服，疗程不短于 5～7 天，以减少恢复期带菌。

3. 抗休克治疗　扩充血容量，维持水、电解质平衡，纠正酸中毒。在充分扩容的基础上应用血管活性物质，以改善微循环。

4. 糖皮质激素的应用　选用地塞米松短疗程大剂量静脉滴注，宜尽早应用。

5. 防治脑水肿和呼吸衰竭　保持呼吸道通畅，吸氧。可使用甘露醇，根据患儿脑水肿情况调整剂量与使用频次，或与利尿剂交替使用。若出现呼吸衰竭应及早使用呼吸机辅助通气治疗。

【常见护理诊断 / 问题】

1. 体温过高　与感染、毒血症有关。

2. 组织灌注不足　与发热、微循环障碍有关。

3. 潜在并发症：脑水肿、呼吸衰竭、心力衰竭等。

4. 有感染传播的危险　与肠道排出致病菌有关。

5. 焦虑（家长）　与病情危重、预后差有关。

【护理措施】

1. 高热的护理 卧床休息，监测体温变化，综合使用物理降温、药物降温，必要时给予亚冬眠疗法。保持室内空气流通，温湿度适宜。

2. 休克的护理 患儿取仰卧中凹位，注意保暖。严密观察患儿生命体征、神志、面色、肢端循环、尿量等变化，建立有效的静脉通路，保证输液通畅，改善循环情况。调节好输液速度，观察尿量并严格记录出入液量。

3. 脑水肿和呼吸衰竭的护理 密切观察病情变化，保持室内安静，减少刺激。遵医嘱使用镇静剂、脱水剂、利尿剂等。抽搐患儿注意安全，防止外伤。加强呼吸道的护理，保持呼吸道通畅，予以氧气吸入，做好人工呼吸、气管插管、气管切开的准备工作，必要时遵医嘱使用呼吸机辅助治疗。

4. 腹泻的护理 记录大便次数、性状及量。给予营养丰富、易消化的流质或半流质饮食，多饮水，不能进食者遵医嘱静脉补液。加强臀部皮肤护理。

5. 预防感染传播

（1）管理传染源：临床症状消失后1周或3次大便培养阴性前患儿均需进行消化道隔离。

（2）切断传播途径：做好消毒隔离，加强患儿粪便、便器、尿布等的消毒，加强工作人员手的消毒。指导家长对患儿食具要煮沸消毒 15 min，排泄物使用 1% 含氯石灰澄清液浸泡消毒后才能倾入下水道或排入便池，患儿尿布和衬裤要煮过或用沸水浸泡后再洗。加强饮食、个人及环境卫生管理，培养患儿及家长良好的卫生习惯，如饭前便后洗手、不饮生水、不吃不洁的变质食物等。

（3）保护易感儿：疾病流行期间，易感儿口服多价痢疾减毒活菌苗，能够起到较好的保护作用。

6. 心理护理 评估患儿及家长的心理状态，多沟通交流，提供心理支持，以取得家长及患儿的配合。

7. 健康教育 向患儿及家长讲解疾病的防治知识，如疾病的传播方式、预防措施等。加强社区卫生宣教，定期对饮食行业和托幼机构员工进行大便培养，及早发现带菌者并予以治疗；做好环境卫生，加强水源、饮食及粪便管理，积极灭蝇等。

第八节 结 核 病

情境导入

患儿，女，1岁半，因"发热、食欲不佳、呕吐、嗜睡、哭吵7天"入院。患儿于入院前7天左右出现发热，偶有咳嗽，不愿进食，易呕吐，多汗，入睡后易惊醒，无故哭吵，碰触头部即哭吵不止。患儿奶奶为开放性肺结核患者，患儿一直由爷爷、奶奶照顾。

辅助检查：胸部 X 线检查提示活动性肺结核。

请思考：

1. 该患儿还需做哪些检查以明确诊断？

2. 该患儿应如何护理？

一、概述

结核病（tuberculosis）是由结核分枝杆菌引起的慢性感染性疾病。全身各个脏器均可受累，以肺结核最为常见。儿童结核病是指 0～14 岁发生的各器官的结核病。

【流行病学】

1. 传染源　儿童结核病的主要传染源是开放性肺结核患者，尤其是家庭内传染极为重要。

2. 传播途径　呼吸道为主要传染途径。健康儿童吸入带结核分枝杆菌的飞沫或尘埃后会引起感染，形成肺部原发病灶。少数经消化道传染者，产生咽部或肠道原发病灶，多因饮用未消毒的污染牛型结核分枝杆菌的牛奶或污染人型结核分枝杆菌的其他食物而得病。经皮肤或胎盘传染者少见。

3. 易感人群　人群结核病高发的原因是生活贫困、居住拥挤、营养不良、社会经济落后等。新生儿对结核分枝杆菌非常易感。儿童发病与否主要取决于：①结核分枝杆菌的毒力及数量；②机体抵抗力的强弱；③遗传因素。

【辅助检查】

1. 结核菌素试验　儿童受结核分枝杆菌感染 4～8 周后，结核菌素试验即呈阳性反应。结核菌素试验反应属于迟发型变态反应。

（1）试验方法：常用的结核菌素试验为皮内注射 0.1 mL 含 5 个结核菌素单位的纯蛋白衍化物（purified protein derivative，PPD）。一般情况下在左前臂掌侧中下 1/3 处行皮内注射，使之形成直径为 6～10 mm 的皮丘。患儿患疱疹性结膜炎、结节性红斑或一过性多发性结核过敏性关节炎等疾病时，宜用 1 个结核菌素单位的 PPD 试验，以防因结核变态反应强烈导致局部的过度反应及可能的病灶反应。

（2）结果判断：48～72 h 后（一般以 72 h 为准）观察反应结果。测定局部硬结的直径，其反应强度取纵、横两者的平均直径来判断。硬结平均直径 <5 mm 为阴性（－），5～9 mm 为一般阳性（＋），10～19 mm 为中度阳性（＋＋），≥20 mm（儿童≥15 mm）为强阳性（＋＋＋）；局部除硬结外，还可见水疱、破溃、淋巴管炎及双圈反应等为极强阳性（＋＋＋＋）。

（3）临床意义：结核菌素试验的结果应根据试验的目的进行分析，硬结大小的阳性意义与相关流行病学因素有关。

1）阳性反应见于：①接种卡介苗后；②年长儿无明显临床症状仅呈一般阳性反应者，表示曾感染过结核分枝杆菌；③3 岁以下尤其是 1 岁以内未接种过卡介苗者，中度阳性反应多表示体内有新的结核病灶，年龄愈小，活动性结核的可能性愈大；④强阳性和极强阳性反应者，表示体内有活动性结核病；⑤由阴性反应转为阳性反应，或反应强度由原来 <10 mm 增至 >10 mm，且增幅超过 6 mm，表示新近有感染。

由于广泛推行卡介苗接种，结核菌素试验的诊断价值受到一定限制。接种卡介苗后与自然感染阳性反应的主要区别见表 18-1。此外，非结核分枝杆菌感染也可致 PPD 试验阳性。

2）阴性反应见于：①未感染过结核分枝杆菌；②结核迟发型变态反应前期（初次感染后 4～8 周内）；③假阴性反应，机体免疫功能低下或受抑制所致，如部分危重结核病、急性传染病如麻疹、水痘、百日咳等，体质极度衰弱如重度营养不良、重度脱水、重度水肿等，原发或继发性免疫缺陷病，糖皮质激素或其他免疫抑制剂使用期间等；④技术误差或结核菌素失效。

2. 实验室检查

（1）结核分枝杆菌检查：从痰液、胃液、脑脊液、浆膜腔液中找到结核分枝杆菌是重要的

表 18-1 接种卡介苗后与自然感染阳性反应的主要区别

内容	接种卡介苗后	自然感染
硬结直径	多为 5~9 mm	多为 10~15 mm
硬结颜色	浅红	深红
硬结质地	较软、边缘不整	较硬、边缘清楚
阳性反应持续时间	较短，2~3 天即消失	较长，可达 7~10 天以上
阳性反应的变化	有较明显的逐年减弱倾向，3~5 年内逐渐消失	短时间内反应无减弱倾向，可持续若干年，甚至终身

确诊手段。采用厚涂片法或荧光染色法检查结核分枝杆菌的阳性率较高。

（2）免疫学诊断及分子生物学诊断：如酶联免疫吸附试验（ELISA）、酶联免疫电泳技术（ELIEP）检测抗结核分枝杆菌抗体，DNA 探针、聚合酶链反应（PCR）快速检测结核分枝杆菌。

（3）血沉检查：多增快，反映结核病的活动性，但无特异性。

3. 影像学诊断

（1）X 线检查：胸部 X 线检查是筛查儿童结核病不可缺少的重要手段，可检出结核病灶的范围、性质、类型、活动或进展情况。

（2）CT 检查：必要时做胸部 CT 或高分辨 CT 扫描，有利于发现隐蔽病灶。

（3）MRI 检查：主要用于结核病与非结核病的鉴别诊断。

4. 其他辅助检查　支气管镜检查，有助于支气管内膜结核及支气管淋巴结结核的诊断；周围淋巴结穿刺液涂片检查，可发现特异性结核改变；肺穿刺活检或胸腔镜下肺活检对特殊疑难病例确诊有帮助。

【治疗要点】

1. 一般治疗　注意营养，选用富含蛋白质和维生素的食物。有明显结核中毒症状及高度衰弱者应卧床休息。居住环境应阳光充足，空气流通。避免传染麻疹、百日咳等疾病。一般原发型结核病可在门诊治疗，但要填报疫情，治疗过程中应定期复查随诊。

2. 抗结核药物治疗　目的主要是杀灭病灶中的结核分枝杆菌，防止血行播散。治疗原则：①早期治疗；②适宜剂量；③联合用药；④规律用药；⑤坚持全程；⑥分段治疗。

（1）常用的抗结核药物

1）杀菌药物：①全杀菌药物，如异烟肼（isoniazid，INH）和利福平（rifampin，RFP）；②半杀菌药物，如链霉素（streptomycin，SM）和吡嗪酰胺（pyrazinamide，PZA）。

2）抑菌药物：常用的有乙胺丁醇（ethambutol，EMB）和乙硫异烟胺（ethionamide，ETH）。

（2）针对耐药菌株的几种新型抗结核药物

1）老药的复合剂型：如利福平和异烟肼合剂（rifamate，内含 RFP 300 mg 和 INH 150 mg）；卫非特（rifater，内含 RFP、PZA 和 INH）。

2）老药的衍生物：如利福喷汀（rifapentine）。

3）氟喹诺酮类药物：莫西沙星、左氧氟沙星、氧氟沙星等。

4）新的化学制剂：如力排肺疾（dipasic）。

（3）儿童抗结核药物的使用（表 18-2）

表 18-2 儿童抗结核药物的使用

药物	剂量	给药途径	主要副作用
异烟肼（INH 或 H）	10 ~ 15 mg/（kg·d）（≤300 mg/d）	口服或静脉滴注，可肌内注射	肝毒性，末梢神经炎，过敏反应，皮疹和发热
利福平（RFP 或 R）	10 mg/（kg·d）（≤450 mg/d）	口服	肝毒性，胃肠反应和流感样症状
链霉素（SM 或 S）	20 ~ 30 mg/（kg·d）（≤750 mg/d）	肌内注射	Ⅷ脑神经损害，肾毒性，过敏，皮疹和发热
吡嗪酰胺（PZA 或 Z）	20 ~ 30 mg/（kg·d）（≤750 mg/d）	口服	肝毒性，胃肠反应，高尿酸血症，关节痛、发热和过敏反应
乙胺丁醇（EMB 或 E）	15 ~ 25 mg/（kg·d）	口服	视神经炎，皮疹
乙硫异烟肼（ETH）	10 ~ 15 mg/（kg·d）	口服	胃肠反应，肝毒性，末梢神经炎，过敏反应
卡那霉素	10 ~ 20 mg/（kg·d）	肌内注射	Ⅷ脑神经损害，肾毒性
对氨柳酸	150 ~ 200 mg/（kg·d）	口服	胃肠反应，肝毒性，过敏反应，皮疹和发热

（4）抗结核化疗方案

1）标准疗法：一般用于无明显自觉症状的原发性肺结核。每日服用 INH、RFP 和（或）EMB，疗程 9 ~ 12 个月。

2）两阶段疗法：用于活动性原发性肺结核、急性粟粒性结核病及结核性脑膜炎。①强化治疗阶段：联用 3 ~ 4 种杀菌药物。在长程疗法时，此阶段一般需要 3 ~ 4 个月，短程疗法时，一般为 2 个月。②巩固治疗阶段：联用 2 种抗结核药物。在长程疗法时，此阶段长达 12 ~ 18 个月，短程疗法时，一般为 4 个月。

3）短程疗法：① 2HRZ/4HR（数字为月数，以下同）；② 2SHRZ/4HR；③ 2EHRZ/4HR。若无 PZA 则将疗程延长至 9 个月。

二、原发性肺结核

原发性肺结核（primary pulmonary tuberculosis）为结核分枝杆菌初次侵入肺部后发生的原发感染，包括原发综合征（primary complex）与支气管淋巴结结核（tuberculosis of tracheobronchial lymphnodes）。前者由肺原发病灶、局部淋巴结病变和两者相连的淋巴管炎组成，后者以胸腔内肿大淋巴结为主。原发性肺结核是儿童肺结核的主要类型。

【临床表现】

症状轻重不一，轻者可无症状。一般起病缓慢，可有低热、食欲缺乏、疲乏、盗汗等结核中毒症状，多见于年龄较大儿童。婴幼儿及症状较重者可急性起病，体温可达 39 ~ 40℃，但一般情况尚好，与发热不相称，持续 2 ~ 3 周后转为低热，并伴结核中毒症状。干咳和轻度呼吸困难是最常见的症状。婴儿可表现为体重不增或生长发育障碍。部分患儿可出现眼疱疹性结膜炎、皮肤结节性红斑和（或）多发性一过性关节炎。当胸内淋巴结高度肿大时，可产生压迫症状，压迫气管分叉处可出现似百日咳样痉挛性咳嗽；压迫支气管使其部分阻塞时可引起喘鸣；压迫喉返神经可致声嘶；压迫静脉可致胸部静脉怒张。

体检可见周围淋巴结不同程度肿大。肺部体征不明显，与肺内病变不一致。胸片呈中到重度肺结核病变者，50% 以上可无体征。如原发病灶较大，叩诊呈浊音，听诊呼吸音减低或有少许干、湿啰音。婴儿可伴肝大。

【辅助检查】

1. 结核菌素试验　呈强阳性或由阴性转为阳性者，应做进一步检查。

2. 胸部 X 线检查　可同时做正、侧位胸片检查。局部炎性淋巴结相对较大而肺部的初染灶相对较小是原发性肺结核的特征。儿童原发性肺结核在 X 线胸片上呈现典型哑铃状双极影者已少见。支气管淋巴结结核在儿童原发性肺结核 X 线胸片中最为常见，分炎症型和结节型两种类型。

3. CT 扫描　有助于诊断疑诊肺结核但胸部平片正常的病例。

4. 支气管镜检查　结核病变蔓延至支气管内造成支气管结核时可发现异常。

5. 实验室检查　见本节概述部分。

【治疗要点】

一般治疗及治疗原则见概述。抗结核药物的应用如下。

1. 无自觉症状的原发性肺结核　选用标准疗法。

2. 活动性原发性肺结核　宜采用直接督导下短程疗法。常用方案为 2HRZ/4HR。

拓展阅读 18-1
儿童肺结核临床路径

【常见护理诊断 / 问题】

1. 营养失调：低于机体需要量　与疾病消耗及食欲下降有关。

2. 活动无耐力　与结核分枝杆菌感染、机体消耗增加有关。

3. 舒适度减弱　与结核分枝杆菌感染所致结核性炎症有关。

4. 知识缺乏：患儿家长缺乏结核病防治的相关知识。

5. 潜在并发症：抗结核药物副作用。

6. 有执行治疗方案无效的危险　与治疗疗程长、患儿及家长缺乏相关信息、难以坚持治疗有关。

【护理措施】

1. 保证营养摄入　鼓励进食，以高热量、高蛋白、高维生素、富含钙质饮食为宜，以增强抵抗力，促进机体修复和病灶愈合。指导家长为患儿选择每天的食物种类和量，尽量提供患儿喜爱的食品，注意食物的制作，增进患儿食欲。服用抗结核药物常见胃肠道不良反应，应注意患儿食欲的变化，患儿食欲不佳时，鼓励积极进食。

2. 建立合理的生活制度　开窗通风，保持居室空气流通，阳光充足。保证患儿有充足的睡眠时间，适当进行户外活动，增强抵抗力。结核病患儿出汗多，应及时更换汗湿衣物，保持皮肤清洁。

3. 加强病情观察　监测体温，定时测量并准确记录，如有高热症状，遵医嘱对症处理；注意保暖，嘱患儿适当饮水；指导患儿正确的咳嗽方法，注意观察痰液的性质及量，咽喉部有无充血、化脓等病变，保持呼吸道通畅；根据病情采取合适体位，避免剧烈活动。

4. 预防感染传播　做好消毒隔离指导，结核病活动期应进行呼吸道隔离。对患儿呼吸道分泌物、痰杯、餐具等进行消毒处理；积极防治各种急性传染病，避免受凉引起上呼吸道感染；避免与其他急性传染病患者、开放性结核患者接触，以免加重病情。

5. 指导合理用药　向患儿及家长讲解抗结核药物的作用及使用方法，遵医嘱合理应用抗结核药物；部分抗结核药物有胃肠道反应及肝、肾毒性，应注意患儿食欲变化，观察有无恶心、巩膜黄染等表现，指导患儿定期检查尿常规、肝功能等，患儿如出现不适，需及时就诊；使用链霉素的患儿，需注意有无听神经损害的表现，发现异常及时与医生联系，及时调整治疗方案。

6. 健康教育

（1）向家长及患儿介绍肺结核的病因、传播途径及消毒隔离措施，培养良好的生活习惯，严禁随地吐痰。指导家长对居室、患儿用具进行消毒处理。

（2）强调坚持化疗是治愈肺结核的关键，告知家长治疗期间需坚持全程规律服药；指导观察药物疗效及副作用，发现不良反应及时就诊；注意定期复查，了解疗效及药物使用情况，便于根据病情调整治疗方案。

（3）指导家长观察患儿病情变化，监测体温，观察热型及热度。

（4）指导日常生活和饮食护理，加强体格锻炼。

三、结核性脑膜炎

结核性脑膜炎（tuberculous meningitis）简称结脑，为结核分枝杆菌侵害脑膜引起的炎症，病死率及后遗症发生率较高，是儿童结核病中最严重的一种类型。常在结核原发感染后 1 年内发生，尤其在初染结核 3～6 个月最易发生，多见于 3 岁以内婴幼儿，四季均可发生，以冬春季多见，是儿童结核病致死的主要原因。

【临床表现】

典型结脑起病多较缓慢，婴儿可骤起高热、惊厥发作。病程大致可分为 3 期。

1. 早期（前驱期） 1～2 周。主要症状为患儿性格改变，如少言、懒动、易倦、烦躁、易怒等，同时可有发热、全身不适、头痛、食欲缺乏等非特异性症状。头痛多轻微或非持续性。婴儿表现为蹙眉皱额，或凝视、嗜睡，或发育迟滞等。

2. 中期（脑膜刺激期） 1～2 周。因颅内压增高致剧烈头痛、喷射性呕吐、嗜睡或烦躁不安、惊厥等，出现明显脑膜刺激征，颈强直，克尼格征、布鲁津斯基征阳性。小婴儿则表现为前囟膨隆、颅缝裂开。还可出现脑神经障碍，最常见为面神经瘫痪，其次为动眼神经和外展神经瘫痪。部分患儿出现脑炎体征，如定向障碍、运动障碍或语言障碍。眼底检查可见视乳头水肿、视神经炎或脉络膜粟粒状结核结节。

3. 晚期（昏迷期） 1～3 周。上述症状逐渐加重，由意识模糊、浅昏迷继而昏迷。阵挛性或强直性惊厥频繁发作。患儿极度消瘦，呈舟状腹。常出现水、电解质代谢紊乱。最终因颅内压急剧增高导致脑疝造成呼吸及心血管运动中枢麻痹而死亡。

【辅助检查】

1. 脑脊液检查 对本病的诊断极为重要，主要表现为脑脊液压力增高，外观呈无色透明或毛玻璃样，如蛛网膜下腔阻塞，亦可呈黄色。静置 12～24 h 后，取脑脊液中蜘蛛网状薄膜涂片做抗酸染色，结核分枝杆菌检出率较高。白细胞多为（50～500）×10⁶/L，蛋白量增高，糖和氯化物均降低，为结脑的典型改变。脑脊液（5～10 mL）沉淀物涂片抗酸染色镜检阳性率可达 30%。

2. 脑脊液结核分枝杆菌培养 是诊断结脑的可靠依据。

3. 结核分枝杆菌抗原检测。

4. 抗结核抗体测定。

5. 腺苷脱氨酶（ADA）活性测定。

6. 结核菌素试验 阳性对诊断有帮助，但约 50% 的患儿可呈阴性反应。

7. 胸部X线检查　约85%结脑患儿的胸片有结核病改变，其中90%为活动性病变。胸片证明有血行播散性结核病对确诊结脑很有意义。

【治疗要点】

本病治疗主要包括抗结核治疗和降低颅内压两个重点环节。

1. 一般疗法　卧床休息，细心护理。对昏迷患儿可予鼻饲或胃肠外营养，以保证足够热量摄入。经常变换体位，以防压疮和坠积性肺炎。做好眼、口腔、皮肤的清洁护理。

2. 抗结核治疗　联合应用易透过血脑屏障的抗结核杀菌药物，分阶段治疗。

（1）强化治疗阶段：联合使用 INH、RFP、PZA 及 SM，疗程 3~4 个月。开始治疗的 1~2 周，将 INH 全日量的一半加入 10% 葡萄糖中静脉滴注，余量口服，待病情好转后改为全日量口服。

（2）巩固治疗阶段：继续应用 INH、RFP 或 EMB。RFP 或 EMB 9~12 个月。抗结核药物总疗程不少于 12 个月，或待脑脊液恢复正常后继续治疗 6 个月。早期患儿可采用 9 个月短程治疗方案（3HRZS/6HR）。

3. 降低颅内压

（1）脱水剂：常用 20% 甘露醇，一般剂量每次 0.5~1 g/kg，于 30 min 内快速静脉注入，4~6 h 一次。脑疝时可加大剂量至每次 2 g/kg。2~3 日后逐渐减量，7~10 日后停用。

（2）利尿剂：乙酰唑胺一般于停用甘露醇前 1~2 日加用，每日 20~40 mg/kg（<0.75 g/d）。根据颅内压情况，可服用 1~3 个月或更长，每日服或间歇服（服 4 日，停 3 日）。

（3）其他：根据病情可行侧脑室穿刺引流、腰椎穿刺减压及鞘内注药、侧脑室小脑延髓池分流手术等。

4. 糖皮质激素　早期使用效果好。一般使用泼尼松，每日 1~2 mg/kg（<45 mg/d），1 个月后逐渐减量，疗程 8~12 周。

5. 对症治疗　惊厥者进行止惊治疗；若病程中发生稀释性低钠血症、脑性耗盐综合征、低钾血症等，应酌情处理；积极纠正水、电解质紊乱等。

6. 随访观察　停药后随访观察至少 3~5 年。临床症状消失、脑脊液正常、疗程结束后 2 年无复发者，方可认为治愈。

【常见护理诊断/问题】

1. 营养失调：低于机体需要量　与摄入不足、消耗增多有关。

2. 潜在并发症：颅内压增高、水及电解质紊乱。

3. 有皮肤完整性受损的危险　与长期卧床、排泄物刺激有关。

4. 知识缺乏：家长缺乏疾病治疗配合相关知识。

5. 焦虑（家长）　与病情重、病程长、预后差有关。

【护理措施】

1. 密切观察病情变化，维持正常生命体征

（1）密切观察体温、脉搏、呼吸、血压、神志、尿量、双侧瞳孔大小及对光反射等，早期发现颅内高压或脑疝，积极采取抢救措施。

（2）患儿绝对卧床休息，保持室内安静，避免一切不必要的刺激，治疗、护理操作尽量集中完成。

（3）惊厥发作时，应在上、下齿之间安置牙垫，以防舌咬伤；保持呼吸道通畅，取侧卧位，以免仰卧舌根后坠堵塞喉头；给予吸氧，必要时吸痰或行人工辅助呼吸；放置床栏，移开患儿

周围易致受伤的物品，避免受伤或坠床。

（4）遵医嘱给予脱水剂、利尿剂、肾上腺皮质激素、抗结核药物等，注意给药速度，密切观察药物疗效及副作用。

（5）必要时配合医生行腰椎穿刺术、侧脑室引流术以降低颅内压，做好术后护理。腰椎穿刺术后取去枕平卧位 4～6 h，以防脑疝发生。根据医嘱定期复查脑脊液结果。

2. 改善营养状况，加强口腔护理

（1）饮食护理：评估患儿的进食及营养状况，提供营养丰富、易消化的食物，保证足够的热量、蛋白质及维生素。宜少量多餐，耐心喂养。清醒患儿采取舒适体位并协助进食；对昏迷、不能吞咽者，可鼻饲和静脉补液，维持水、电解质平衡，鼻饲时压力不宜过大，以免造成呕吐。

（2）口腔护理：每日清洁口腔 2～3 次，以免因呕吐物致口腔细菌繁殖或并发吸入性肺炎；口唇干裂者可涂液状石蜡或润唇膏。

3. 维持皮肤、黏膜的完整性

（1）皮肤护理：保持皮肤清洁干燥，患儿出汗多时及时更换衣物，及时清除呕吐物和大小便，保持床铺整洁；昏迷和瘫痪患儿，每 2 h 翻身、拍背一次，按摩受压部位皮肤，骨隆突处可垫气圈或海绵垫。

（2）昏迷不能闭眼的患儿，可涂眼膏，用生理盐水纱布覆盖，保护角膜。

4. 消毒隔离　对伴有肺部结核病灶的患儿，采取呼吸道隔离措施。保持室内空气清新，每日通风 2 次，维持合适的温湿度。对患儿呼吸道分泌物、餐具、痰杯等进行消毒处理。

5. 心理护理　加强与患儿及家长的沟通，用通俗易懂的语言讲解疾病的一般知识；评估他们的心理状态，了解其心理需求，关心、体贴患儿及家长，给予心理上的支持；及时解除患儿的不适，帮助患儿及家长克服焦虑，保持情绪稳定，积极配合治疗。

6. 健康教育

（1）向患儿及家长解释该病的病因、临床表现，以及疾病的严重性、消毒隔离措施的必要性、坚持长期治疗的重要性，并指导家长病情观察要点、消毒方法及遵医嘱用药等。

（2）患儿病情好转出院后，给予家庭护理指导。指导患儿及家长严格执行治疗计划，坚持全程、合理用药；指导进行病情及药物毒副作用的观察；介绍结核病复发的时间多在停药后 2～3 年，复发的危险因素有营养不良、使用免疫抑制剂等。

（3）与患儿及家长一起讨论制订良好的生活制度，合理饮食，加强营养，保证足够的休息时间，适当进行户外活动。

（4）指导患儿避免与开放性结核患者接触，积极预防和治疗各种急性传染病。

（5）对留有后遗症的患儿，指导家长对瘫痪肢体进行理疗、针灸、被动活动等功能锻炼，促进肢体功能恢复。对失语和智力障碍者，进行语言训练和适当教育，减轻后遗症对患儿的影响。

拓展阅读 18-2
WHO 第四版《结核病治疗指南》解读

思考题：

1. 手足口病如何进行分期？

2. 怎样观察结核菌素试验的结果？

3. 患儿，女，6 岁，因"低热、干咳、食欲减退 2 周"入院。患儿于 3 周前无明显诱因出现低热，最高体温 38.4℃，夜间易出汗，间中咳嗽，无痰，自诉活动后易气促。入院时面色苍白，精神稍倦，体温 37.9℃，身高 137 cm，体重 20 kg。家中母亲有肺结核病史，患儿卡介苗未接种。

体格检查：T 37.9℃，P 90 次 /min，R 22 次 /min，BP 90/65 mmHg。

辅助检查：胸部 X 线检查在肺内可见两端大而中央细的哑铃状阴影。结核菌素试验呈强阳性。

（1）该患儿最可能的临床诊断及诊断依据是什么？

（2）该疾病的主要治疗要点有哪些？针对该患儿应选取何种治疗方案？

（3）如何对该患儿进行饮食指导？

（4）该患儿目前能否正常上学？如何对该患儿进行消毒隔离的健康指导？

数字课程学习

 教学 PPT   自测题

第十九章

急危重症患儿的护理

【学习目标】

知识：

1. 识记：儿童惊厥、急性颅内压增高、急性呼吸衰竭、充血性心力衰竭、急性肾衰竭、心搏呼吸骤停的定义。

2. 理解：儿童惊厥、急性颅内压增高、急性呼吸衰竭、充血性心力衰竭、急性肾衰竭、心搏呼吸骤停的临床表现和抢救治疗原则。

3. 应用：利用所学知识正确评估患儿，并能为患儿提供相应的治疗和护理服务。

技能：

1. 能利用所学知识判断惊厥的分型，并为惊厥患儿提供整体护理。

2. 能够利用所学知识快速识别危重患儿，能够对急性颅内压增高、急性呼吸衰竭、充血性心力衰竭、急性肾衰竭的患儿进行正确治疗与护理。

3. 能够迅速判断心搏呼吸骤停，并能运用 CPR 技术对心搏呼吸骤停患儿进行心肺复苏。

4. 能运用评判性思维和循证方法做出护理决策。

素质：

具有同理心、爱伤观念、慎独精神和急救意识，以及主动为患儿及其家属提供服务的意识。

急危重症患儿病情复杂且变化快，病死率相对较高，需要大量先进医疗器械集中使用，因此要求儿科护士必须经过严格的专业培训，掌握急危重症相关理论知识和护理技能，应用先进医疗仪器及监护技术，对急危重症患儿进行连续、动态的监测和护理。

第一节 惊 厥

情境导入

患儿，男，4岁，因"右耳流脓2天后出现高热、抽搐2次"入院。

情境一：

患儿抽搐时全身强直，意识丧失，2 min后自行缓解，家属随送往医院治疗。无特殊服药史，家族史正常。

请思考：

1. 该患儿可能的临床诊断是什么？
2. 该患儿目前存在哪些护理诊断/问题？应采取哪些护理措施？

惊厥（convulsion）是由原发疾病所引起的一种症状，它是指神经元功能紊乱引起脑细胞突然异常放电所致的全身或局部肌肉不自主收缩，常伴有意识障碍。约4%的儿童在15岁以前至少有1次惊厥发作，其中约50%为热性惊厥。

热性惊厥（febrile seizure，FS）是指在发热初起或体温快速上升期出现的惊厥发作，排除了颅内感染和其他引起惊厥的原因，既往也没有无热发作史。热性惊厥可分为单纯型和复杂型，其中单纯型FS多短暂且为自限性，占70%~80%。FS有年龄依赖性，多见于6个月~5岁儿童，发病率为3%~5%。

【病因】

1. **感染性疾病** ①颅内感染：如脑膜炎、脑炎等；②颅外感染：如热性惊厥、中毒性脑病等，以热性惊厥最为常见。

2. **非感染性疾病** ①颅内疾病：如缺氧缺血性脑病、癫痫、颅内占位性病变等；②颅外疾病：如急性中毒、代谢紊乱等。

【临床表现】

临床可见局灶性小发作或全面性大发作，其表现为突然发生的局部或全身性肌群阵挛性抽动或强直（图19-1），常伴有不同程度的意识障碍。发作大多在数秒或数分钟内停止，严重者可持续数十分钟或反复发作。若惊厥发作超过10 min应送急诊。抽搐停止后大多进入睡眠状态。新生儿可见不典型惊厥发作，称为轻微发作，表现为凝视、斜视、眨眼运动，面肌抽动似咀嚼、吸吮动

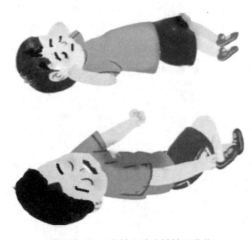

图19-1 强直性和阵挛性惊厥发作

作，单一肢体颤动、固定，或四肢踩踏板或划船样运动，也可能有呼吸暂停发作。

持续状态是指 FS 发作时间 > 30 min，或反复发作且发作间期意识未恢复达 30 min 及以上。

【辅助检查】

1. 实验室检查　血、尿、便常规及血液生化。怀疑颅内感染者需做脑脊液常规、生化及病原学检查。

2. 影像学检查　均应做脑电图检查。头颅 B 超适用于前囟未闭的婴儿，对脑室内出血、脑积水有诊断价值。怀疑颅内出血、占位性病变和颅脑畸形者，可做头颅 CT 及 MRI 检查。

【治疗要点】

监测生命体征，控制惊厥发作，寻找惊厥病因，预防惊厥复发。

1. 镇静止惊

（1）苯二氮䓬类：是控制惊厥的首选药。常用药物为地西泮及咪达唑仑。地西泮每次用量为 0.3 ~ 0.5 mg/kg，其副作用与注射速度有关，因此注射速度不超过 2 mg/min，必要时 5 ~ 10 min 后可重复给药。速度过快、剂量过大可致呼吸抑制、血压降低。咪达唑仑每次 0.3 mg/kg，其副作用也有呼吸抑制。

（2）苯巴比妥钠：常用于新生儿惊厥发作的初始治疗。该药肌内注射时吸收较慢，不适用于急救；静脉注射时负荷剂量为 10 mg/kg，注射速度 < 25 mg/min，维持剂量为 3 ~ 5 mg/（kg·d），分 2 次使用。

（3）10% 水合氯醛：稀释后灌肠，每次用量为 0.5 mL/kg（50 mg/kg）。

2. 对症处理　电解质紊乱者纠正内环境，高热者予以降温。

3. 病因治疗　寻找病因，针对病因采取相应治疗。

【常见护理诊断 / 问题】

1. 有误吸的危险　与意识障碍、咳嗽反射减弱有关。

2. 有受伤的危险　与惊厥发作、意识障碍导致自主运动不可控有关。

3. 焦虑 / 恐惧（家长）　与家长担心患儿病情、缺乏应对惊厥发作的知识有关。

【护理措施】

1. 气道管理　惊厥发作时使患儿平卧（呕吐者可侧卧），解开衣领，保持呼吸道通畅，保持空气流通。惊厥停止后予侧卧位，及时清除呼吸道分泌物及呕吐物。必要时给予氧气吸入。备好吸引器、气管插管等急救用物。若惊厥停止后自主呼吸未恢复，应实施人工呼吸。

2. 预防受伤　就地抢救，专人守护，移开周围可能伤害患儿的物品。惊厥发作未超过 5 min 可任其自行停止，惊厥超过 5 min 者应遵医嘱给予止惊药。发作时勿拖拉患儿或强力按压及约束肢体，不可将物品塞入患儿口中或强力撬开紧闭的牙关，不建议按压人中止惊。发作过程中注意观察患儿生命体征、意识、行为、瞳孔、面色、惊厥发作类型及持续时间等。指导患儿及家长避免诱发惊厥的因素，如闪烁的灯光、睡眠不足、活动过度等。高热惊厥的患儿积极退热，寻找并处理发热和惊厥的原因。

3. 心理护理　讲解惊厥的病因、治疗、预防及预后等知识。指导患儿家长惊厥发作的急救处理。评估患儿家长焦虑及恐惧的程度，评估社会支持度，指导减轻焦虑和恐惧的方法，帮助获取资源和支持。

拓展阅读 19-1
热性惊厥诊断治疗与管理专家共识（2017实用版）

第二节　急性颅内压增高

情境二：

前述患儿入院后第二天自诉头痛，出现反复呕吐，呕吐呈喷射性。查体：嗜睡，颈强直，布氏征（＋），克氏征（＋）。血常规：WBC $20×10^9$/L，N 88%。腰椎穿刺脑脊液检查：脑脊液压力 320 mmH$_2$O（3.14 kPa），WBC $400×10^6$/L，蛋白质 0.65 g/L，糖 1.8 mmol/L。

诊断：化脓性脑膜炎。

请思考：

1. 该患儿目前主要的护理诊断／问题是什么？

2. 该患儿应实施哪些治疗与护理措施？

正常婴儿和儿童卧位时的颅内压（intracranial pressure，ICP）为 5～10 mmHg。急性颅内压增高（acute intracranial hypertension）是指由于多种原因引起脑实质和（或）颅内液体量增加所致的一系列临床表现。一般情况下，颅内压 11～20 mmHg 为轻度增高，21～40 mmHg 为中度增高，＞40 mmHg 为重度增高。但不同疾病颅内压增高的阈值有所不同，脑积水患儿颅内压超过15 mmHg 被认为颅内压增高。小儿急性颅内压增高多由脑水肿引起。

【病因】

1. 急性感染　①颅内感染：是引起急性颅内压增高最常见的原因；②颅外感染：包括重症肺炎、脓毒症等。

2. 脑缺血缺氧　严重缺血缺氧数小时即可发生脑水肿从而导致颅内压增高。

3. 颅内占位性病变　颅内出血、硬膜下或硬膜外血肿、神经胶质瘤等。

4. 中毒　一氧化碳、氰化物、某些药物等中毒。

5. 其他　水、电解质紊乱，瑞氏综合征等。

【临床表现】

临床表现与发病原因、病变部位、病情进展速度及合并症等密切相关。早期临床表现复杂多样且缺乏特异性，晚期常合并生命体征改变。头痛、呕吐、视乳头水肿是颅内压增高的 3 大主征。

1. 头痛　开始为阵发性，后发展为持续性，以前额和双颞侧为主，头部位置改变、咳嗽或用力排便时头痛加剧。因前囟未闭及颅缝裂开可部分缓解颅内高压，故婴儿头痛不如成人严重，多表现为烦躁不安、拍打头部、尖叫。

2. 喷射性呕吐　呕吐清晨为重，很少恶心，与饮食无关。婴儿可无特异性。

3. 眼部表现　眼部改变多提示中脑受压。可表现为眼球突出、球结膜充血和水肿、瞳孔改变、落日眼、视乳头水肿等。

4. 意识障碍　急性颅内压增高常有进行性意识障碍甚至昏迷；慢性颅内压增高表现为神志淡漠、反应迟钝和呆滞，症状时轻时重。

5. 头部体征　婴儿可见前囟饱满且张力增高、颅缝裂开、头围增大等。

6. 生命体征变化 脑干受压或轴性移位可引起呼吸节律不齐、呼吸暂停、潮式呼吸等。延髓血管运动中枢代偿性加压反应使血压升高、脉压增大。下丘脑体温调节中枢受压、肌张力增高时可出现高热。

7. 惊厥和肌张力增高 大脑皮质、脑干、基底节和小脑锥体外系受压可使肌张力明显增高，出现去大脑强直的表现。若压迫中脑可出现去皮质强直。脑缺氧或炎症刺激大脑皮质可导致抽搐甚至痫样发作。

8. 脑疝 是颅内压增高最严重的后果之一。意识障碍、瞳孔扩大、血压升高伴缓脉称为库欣三联征（Cushing triad），为颅内高压危象，常为脑疝的先兆。严重颅内压增高可导致小脑幕切迹疝和枕骨大孔疝（图19-2）。两侧瞳孔不等大是早期诊断小脑幕切迹疝的一项可靠依据。枕骨大孔疝生命体征变化出现较早，瞳孔变化和意识障碍出现较晚，常因中枢性呼吸衰竭而出现呼吸骤停。

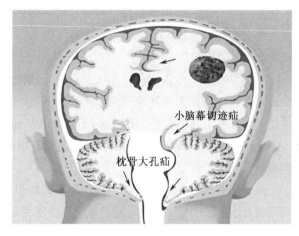

图 19-2 小脑幕切迹疝和枕骨大孔疝

【辅助检查】

1. 实验室检查 血、尿、便常规检查，必要时行血生化及肝、肾功能检查。脑脊液检查对颅内感染、颅内出血有诊断价值，但疑有颅内高压者腰椎穿刺应慎重，以免诱发脑疝。需进行腰椎穿刺者，术前可给予甘露醇静脉滴注，术中控制脑脊液滴速及量。

2. 影像学检查 增强 CT 扫描可观察局部脑血流情况。MRI 检查可观察到脑疝的形成。脑电图可了解脑功能紊乱情况。经颅多普勒超声可协助临床判断颅内压增高的程度、治疗效果及预后。

3. 颅内压监测 直接测量颅内压力，是诊断颅内压增高较准确的方法。脑室内有创监测技术是 ICP 监测的"金标准"。目前比较成熟的无创颅内压监测技术是经颅多普勒超声法监测颅内压，主要用于新生儿和婴儿。

【治疗要点】

1. 病因治疗 早期诊断和去除病因，是控制脑水肿、预防脑疝形成、降低病死率的重要措施，如改善通气、抗感染治疗、清除颅内占位病变等。

2. 对症治疗 维持生命体征正常，控制惊厥发作，纠正电解质紊乱及酸碱平衡失调等。

3. 降低颅内压 ① 20% 甘露醇：降颅压作用最为显著，0.5～1 g/kg 静脉滴注，4～6 h 1 次。②呋塞米：每次 0.5～1 mg/kg，生理盐水稀释后静脉注射，每天可给予 2～3 次。③其他：高压氧治疗、过度通气、脑脊液引流等。

4. 亚低温疗法 体温每降低 1℃ ICP 可下降 5.5%，因此应尽早使用亚低温疗法以减轻中枢神经功能的损害。可采用药物降温及物理降温，一般控制核心体温在 33～35℃。

【常见护理诊断/问题】

1. 有误吸的危险 与感知障碍、运动功能受损有关。

2. 有受伤的危险 与颅内压增高、意识障碍有关。

3. 营养失调：低于机体需要量 与呕吐、进食困难等有关。

4. 焦虑 / 恐惧（家长）　与患儿家长担心患儿病情及不良预后有关。

【护理措施】

1. 维持正常颅内压　患儿静卧，减少环境不良刺激，避免因躁动、疼痛、情绪激动、咳嗽、用力排便等引起颅内压升高。抬高床头 30°，保持头部正中位以利静脉回流及避免颈静脉受压；疑有脑疝时应平卧。治疗及护理操作时勿突然猛力转动患儿头部或按压其腹部和肝。遵医嘱应用脱水剂、利尿剂等，观察药物疗效及不良反应。

2. 气道管理　若病情允许可将有意识障碍的患儿置于侧卧位。及时清除呕吐物及气道分泌物，可采用震颤排痰，尽量避免吸引和叩击，如需吸痰应在吸引前给予高浓度氧气吸入。备好氧气、吸引器等物品。

3. 预防受伤　专人守护，加床挡保护。抽搐发作时勿强力按压或约束患儿肢体，勿将物品放入患儿口中或强力撬开紧闭的牙关。遵医嘱给予镇静止惊药。指导患儿合理休息，协助患儿活动。指导患儿家长掌握预防患儿受伤的护理措施。

4. 营养支持　提供均衡的营养，促进营养摄入（如调整体位及饮食种类等），必要时予以鼻饲或肠外静脉营养支持。

5. 心理护理　向家长讲解颅内压增高的知识及预后，鼓励其主动参与患儿护理。鼓励患儿及家长表达自己的感受，指导减轻焦虑和恐惧的方法。

第三节　急性呼吸衰竭

情境三：

前述患儿今晨突然出现呼吸困难、面色发绀，可见明显吸气性三凹征，四肢冰凉，烦躁不安。T 36.8℃，P 142 次 /min，R 47 次 /min，BP 88/51 mmHg。胸片示：双肺纹理增多、模糊、稍增粗，左肺中下野见大片状致密影，双肺渗出性病变。血气示：PaO_2 45 mmHg，$PaCO_2$ 70 mmHg，SaO_2 78%。

请思考：

1. 该患儿目前出现的并发症是什么？
2. 该患儿可能出现哪些临床表现？存在哪些护理诊断 / 问题？
3. 目前应采取哪些护理措施？

急性呼吸衰竭（acute respiratory failure）是指各种原因引起呼吸功能异常，通气或换气功能严重障碍，从而引起一系列生理功能和代谢紊乱的临床综合征。在海平面正常大气压、静息状态、呼吸空气条件下，动脉血氧分压（PaO_2）< 60 mmHg，伴或不伴有二氧化碳分压（$PaCO_2$）> 50 mmHg，并排除心内解剖分流和原发性心排血量降低等因素，即可诊断呼吸衰竭（简称呼衰）。

【分型】

呼吸衰竭根据病变部位可分为中枢性和周围性，根据呼吸功能障碍性质可分为通气功能障碍和换气功能障碍，根据血气分析结果可分为：①低氧血症型呼吸衰竭，又称Ⅰ型呼吸衰竭，因肺通气和血流灌注不匹配而产生，特点为低氧血症，$PaO_2 < 60$ mmHg，$PaCO_2$ 正常或降低；②通气功能衰竭，又称 II 型呼吸衰竭，系肺泡通气不足所致，特点为高碳酸血症和低氧血症同时存在，$PaO_2 < 60$ mmHg，$PaCO_2 > 50$ mmHg。

【病因】

1. 呼吸道梗阻　通气障碍为主。

（1）上呼吸道梗阻：主要为气道炎症、异物或肿瘤等。

（2）下呼吸道梗阻：如哮喘急性发作、溺水、支气管软化或狭窄等。

2. 肺实质病变　换气障碍为主。常见疾病有肺炎、毛细支气管炎、间质性肺疾病等。

3. 呼吸泵异常　引起通气不足，晚期可继发感染、肺不张等肺实质病变。

【临床表现】

1. 原发病表现　根据原发病不同而异。

2. 呼吸系统表现

（1）中枢性呼吸衰竭：表现为呼吸节律改变，可呈呼吸浅慢，严重时出现周期性呼吸。常见潮式呼吸、抽泣样呼吸、叹息样呼吸、呼吸暂停和下颌式呼吸等。

（2）周围性呼吸衰竭：表现为不同程度的呼吸困难，呼吸做功增加，可见三凹征、鼻翼煽动等。早期呼吸频率增快，晚期呼吸减慢无力。呼吸频率如减至 8~10 次/min，提示呼吸衰竭严重，如减至 5~6 次/min，提示呼吸随时可能停止。上呼吸道梗阻以吸气性呼吸困难为主，下呼吸道梗阻以呼气性呼吸困难为主。

3. 低氧血症表现　发绀、烦躁、意识模糊甚至昏迷、惊厥。$PaO_2 < 50$ mmHg 或 $SaO_2 < 80\%$ 时唇和甲床出现发绀，但贫血时发绀可不明显。缺氧初期心率代偿性增快，血压可正常或稍升高，缺氧严重时血压下降、心率减慢、心音低钝、心律失常、右心功能不全。还可出现多脏器缺氧损害的表现。

4. 高碳酸血症表现　多个系统受累，神经系统早期表现为头痛、淡漠或烦躁、谵妄、肌震颤，严重者出现抽搐、昏迷，甚至脑疝；循环系统除有与缺氧相类似的改变外，还可出现多汗、皮肤潮红、唇红、球结膜充血及水肿等毛细血管扩张表现。

5. 水、电解质紊乱及酸碱平衡失调　血钾升高或降低、低钠血症、低血氯、低血钙、呼吸性或混合性酸中毒等。

【辅助检查】

血气分析以判断呼吸衰竭的类型、程度及酸碱平衡紊乱程度。

【治疗要点】

积极治疗原发病，改善呼吸功能，纠正低氧血症和高碳酸血症，保护重要脏器功能，减少呼吸衰竭并发症。

1. 病因治疗　为呼吸衰竭治疗的根本。应明确病因，给予针对性治疗。

2. 气道管理　湿化、雾化及排痰，解除支气管痉挛及水肿。采用多种物理治疗的方式如翻身、拍背、引导性咳嗽、体位引流等协助排痰。

3. 呼吸治疗　积极纠正缺氧是治疗的关键环节。根据患儿原发病、病情及缺氧程度选择适宜的氧疗方法。重症呼吸衰竭在常规呼吸支持无效的情况下可予体外膜肺、高频通气、NO 吸入等特殊治疗方法。

4. 营养治疗　常规给予鼻饲高蛋白、高热量及富含维生素和微量元素的饮食，每日热量为 50 kcal/kg，液量为 60~80 mL/kg。必要时予静脉高营养治疗。

5. 对症治疗　防治脑水肿及颅内压增高。纠正水、电解质及酸碱失衡，呼吸性酸中毒依赖于通气功能改善；混合性酸中毒在保证通气的情况下可酌情给予碱性液，常用 5% 碳酸氢钠溶液，每次 2～5 mL/kg，稀释为 1.4% 等渗溶液静脉滴注，并根据血气结果随时调整。

【常见护理诊断／问题】

1. 气体交换受损　与肺换气功能障碍有关。

2. 清理呼吸道无效　与呼吸道分泌物黏稠、患儿无力咳痰有关。

3. 营养失调：低于机体需要量　与患儿摄入不足及本身疾病消耗有关。

4. 潜在并发症：多器官功能衰竭。

【护理措施】

1. 呼吸管理

（1）氧疗：维持 PaO_2 在 8.67～11.33 kPa（65～85 mmHg）。①鼻导管给氧：儿童的氧流量为 1～2 L/min，婴幼儿为 0.5～1 L/min，氧浓度 25%～40%；②面罩吸氧：儿童的氧流量为 3～5 L/min，婴幼儿为 2～4 L/min，氧浓度 40%～60%；③头罩吸氧：氧流量可根据需要调节，通常为 4～6 L/min，氧浓度 40%～50%；④持续气道正压通气（CPAP）：新生儿常用经鼻 CPAP，年长儿可用面罩和鼻罩 CPAP；⑤高流量鼻导管给氧（high-flow nasal cannula，HFNC）：根据动脉血气分析结果和患儿的临床表现及时调整吸氧流量和浓度，达到既保证氧疗效果，又防止氧中毒和 CO_2 麻醉的目的。

（2）机械通气的护理：抬高床头 30°～45°，做好呼吸机清洁和消毒，定时更换呼吸机管路及湿化液，必要时行气管内壁清理术，预防呼吸机相关性肺炎。观察患儿胸部起伏、面色和周围循环状况，监测并记录呼吸机参数，采取措施防止导管脱落及堵塞。根据病情逐步撤离呼吸机，帮助患儿进行呼吸肌功能锻炼。

（3）监测病情：密切监测患儿生命体征变化，包括呼吸节律、心律、血氧饱和度、意识、皮肤颜色等。

2. 气道管理

（1）湿化气道：根据患儿病情采用合适的方式进行气道湿化。必要时予雾化吸入治疗。

（2）胸部物理治疗：包括体位引流、翻身、拍背、吸痰等，可减少呼吸道阻力和呼吸做功。对于气管插管者应根据吸痰指征适时吸痰，选择合适的负压及吸痰管，儿童吸引负压 < 40 kPa，新生儿 < 13.3 kPa，吸引时间 < 15 s，以防损伤气道黏膜。在刚进餐和鼻饲后 1 h 内不行胸部物理治疗，以免引起胃内容物反流。注意观察咳嗽是否有力及痰液性状、双肺呼吸音等。

3. 营养管理　给予高热量、高蛋白、易消化和富含维生素饮食。无法进食者可管饲或肠外营养支持。

4. 预防感染　做好病室通风及消毒，密切监测体温及感染征象，加强手卫生，做好皮肤、口腔及会阴护理。

拓展阅读 19-2
无创正压通气急诊
临床实践专家共识
（2018）

5. 心理护理　讲解疾病相关知识及治疗方案，提供心理支持和社会支持。患儿因气管插管导致无法进行语言沟通时可出现焦虑及恐惧心理，应提供有效的沟通方式，如写字板、手势等。

情境四：

前述患儿突然出现呼吸加快、面色发绀、烦躁。查体：T 37.3℃，P 173 次 /min，R 60 次 /min，两肺呼吸音粗，可闻及密集的中小水泡音，腹平软，肝右肋下 3 cm，双下肢无水肿。辅助检查：血常规 WBC $14.8×10^9$/L，胸片示心影增大，肺血增多，双肺内带可见淡片状阴影。

请思考：

1. 该患儿出现了何种情况？

2. 该患儿存在的主要护理诊断 / 问题是什么？应采取哪些护理措施？

充血性心力衰竭（congestive heart failure，CHF）是指心肌收缩或舒张功能下降导致心排出血量绝对或相对不足，不能满足全身组织代谢需求而出现的一系列临床症状和体征。幼儿期以 1 岁内发病率最高，病因以先天性心脏病多见；儿童时期以风湿性心脏病和急性肾炎所致心力衰竭多见。心力衰竭是小儿时期常见的循环系统危重症之一，重症病例可发生急性肺水肿及心源性休克，危及患儿生命。

【病因】

根据病理生理特点将心衰病因分为 3 大类。

1. 心肌病变 原发性心肌病变，如心肌炎、心肌病等；心肌代谢障碍，如休克、严重贫血等。

2. 心室压力负荷过重 左心室压力负荷过重可见于主动脉缩窄、高血压等；右心室压力负荷过重多见于肺动脉瓣狭窄、肺动脉高压等。

3. 心室容量负荷过重 左心室容量负荷过重可见于动脉导管未闭、室间隔缺损等；右心室容量负荷过重可见于房间隔缺损、完全性肺静脉异位引流等；左右心室容量负荷均过重可见于严重贫血、甲状腺功能亢进等。

【临床表现】

心力衰竭的表现缺乏特异性，包括原发病和体、肺循环淤血及心肌功能障碍表现。

1. 肺循环淤血 多发生在体循环淤血之前。①呼吸急促：重者有呼吸困难及发绀，婴幼儿以呼吸困难和喂养困难为主要表现，呼吸频率可达 60～100 次 /min；②肺部啰音：肺水肿、肺泡渗出可闻及湿啰音；③泡沫血痰：系肺泡或支气管黏膜淤血所致，婴幼儿少见。

2. 体循环淤血 ①肝大：是体循环淤血最早、最常见的体征，短时间内肝进行性增大更有意义。正常婴幼儿肝可在肋下 2 cm 处，若超过此限且边缘较钝应考虑心力衰竭。②颈静脉怒张：半坐位时可见颈外静脉膨胀，肝、颈静脉回流征阳性。婴儿也可出现头皮静脉怒张等表现。③水肿：婴儿水肿常为全身性，一般为非凹陷性水肿，眼睑和骶尾部较明显，体重增长较快。

3. 心肌功能障碍 ①心脏扩大；②心动过速，是心肌早期代偿的表现，婴儿心率 > 160 次 /min，

学龄儿童 > 100 次 /min；③第一心音低钝，重者可闻及舒张期奔马律，提示严重心功能不良；④外周灌注不良、脉压窄，部分患儿出现四肢末梢发凉、交替脉，是急性体循环血流量减少的征象。

【辅助检查】

1. 实验室检查　可检测电解质、肝肾功能、甲状腺激素水平及血常规，有助于评估心衰原发病及常见并发症。脑利钠肽有助于鉴别心衰与非心血管疾病。

2. 影像学检查

（1）胸部 X 线检查：有助于确定心脏大小及肺部情况。心胸比例 > 0.5 提示心脏增大（正常新生儿和婴儿心胸比例可达 0.55）。

（2）心电图：对心律失常及心肌缺血引起的心衰有诊断价值。对应用洋地黄治疗具有指导意义。

（3）超声心动图：对病因诊断及治疗前后心功能评估有重要意义。射血分数为评估心脏收缩功能最常用的指标。

【治疗要点】

消除病因及诱因，改善血流动力学状况，保护心功能。

1. 病因治疗　消除病因对心衰治疗很重要，应积极治疗原发病。小儿心衰的主要病因之一为先天性心脏畸形，尤其是左向右分流型先心病，应于适当时机手术根治。

2. 对症治疗　保持患儿安静，烦躁哭闹者可予镇静剂。呼吸困难者给予氧气吸入，必要时机械辅助通气，但对主动脉闭锁、主动脉弓离断、三尖瓣闭锁等的新生儿，血氧增高会促使其赖以生存的动脉导管关闭，应慎重给氧。维持水、电解质及酸碱平衡。限制入量至生理需要量的 80%，以限制水摄入为主。

3. 药物治疗

（1）正性肌力药：仅用于紧急情况下改善心排血量。①洋地黄类药物：常用药物有地高辛、毛花苷丙，可增强心肌收缩力，减慢心率，增加心搏出量，从而改善心脏功能。洋地黄化后 12 h 可开始给予维持量。②β 受体激动剂：适用于洋地黄制剂疗效不佳或有毒性反应及血压偏低的心衰患儿，常用制剂有多巴胺、多巴酚丁胺，多巴胺常用剂量为 5 ~ 10 μg/（kg·min），多巴酚丁胺剂量为 5 ~ 20 μg/（kg·min）。③磷酸二酯酶抑制剂：代表药为米力农，其对心脏病手术后的心衰患儿效果显著，首次剂量为 50 μg/kg，10 min 内给予，持续静脉注射的剂量为 0.25 ~ 0.5 μg/（kg·min）；短期应用有良好血流动力学效应，长期应用不仅不能改善临床情况，反能增加死亡率，因而不适用于治疗慢性心衰。

（2）利尿剂：使用洋地黄类药物不能完全控制心衰或伴显著水肿时宜加用利尿剂。利尿剂首选呋塞米，每次 1 ~ 2 mg/kg 静脉注射。

4. 心室辅助装置、体外膜肺等技术　适用于药物不能控制的严重心衰。由于操作复杂、价格昂贵、并发症多，目前只在国内外少数医学中心开展。

【常见护理诊断 / 问题】

1. 心输出量减少　与心肌收缩力下降有关。

2. 体液过多　与心脏功能降低、循环淤血有关。

3. 活动无耐力　与心脏功能降低有关。

4. 营养失调：低于机体需要量　与代谢增加、喂养困难等有关。

5. 潜在并发症：药物副作用。

【护理措施】

1. 改善心脏功能　保持环境安静，护理操作集中进行。遵医嘱使用洋地黄等药物改善心肌收缩力。抬高床头 30°~45°，呼吸困难和发绀时予氧气吸入。每 2~4 h 或按需评估血压、心律、心率、心音、皮肤颜色、末梢循环，按需评估呼吸状况、氧饱和度、呼吸音等。

2. 维持体液平衡　控制水钠入量，每日水分摄入 50~60 mL/kg，输液速度每小时不超过 5 mL/kg。遵医嘱使用利尿剂，记录 24 h 出入量，每日定时测量体重。给予低盐或无盐饮食，钠盐每日摄入不超过 0.5~1 g。

3. 维持活动耐力　根据活动耐力制订个性化的活动方案。心衰严重者绝对卧床休息，心衰控制后根据病情逐渐增加活动量。

4. 营养支持　给予高热量、高维生素、易消化饮食，少量多餐，防止过饱。婴儿每日所需热量 130~140 kcal/kg，可给予高热卡密度的浓缩配方奶（24~28 kcal/30 mL），喂奶时所用奶嘴孔宜稍大，吸吮困难者可采用滴管或鼻饲。年长儿多吃蔬菜和水果，避免便秘及用力排便。指导患儿家长合理喂养的方法。

5. 用药护理

（1）洋地黄制剂：每次应用洋地黄前测量脉搏，必要时听心率。婴幼儿脉率 < 90 次 /min、年长儿脉率 < 60~80 次 /min 需停止用药并报告医生。洋地黄的治疗剂量与中毒量接近，因此用药期间应严密观察。洋地黄中毒最常见心律失常，其次为恶心、呕吐等胃肠道反应，神经系统症状较少见。洋地黄中毒时应立即停用洋地黄和利尿剂，同时补充钾盐。

（2）利尿剂：根据利尿剂的作用时间给药，尽量在清晨或上午给药。定时测量并记录体重、尿量，观察水肿变化。用药期间进食含钾丰富的食物，以免出现低钾血症。观察患儿有无四肢软弱无力、腹胀、心音低钝、心律失常等低血钾表现，一经发现应及时处理。

6. 心理护理　主动为患儿及家长解释疾病的病因和处理方法，减轻患儿及家长因担心病情及预后而产生的焦虑和恐惧心理。由于用药繁多且经常更换，应采取合适的措施增强患儿治疗依从性。

第五节　急性肾衰竭

情境五：

前述患儿精神渐萎，嗜睡、呼吸深长、面色发灰，2 天前尿量减少，未行特殊处理；今天患儿无尿，全身浮肿。查体：T 37.2℃，P 177 次 /min，R 38 次 /min。实验室检查：血肌酐（Scr）111.5 µmol/L。诊断：急性肾衰竭（损伤）。

请思考：

1. 什么原因可以导致急性肾衰竭（损伤）?

2. 急性肾衰竭（损伤）患儿存在哪些可能的护理诊断 / 问题？

3. 应如何对该患儿进行护理？

急性肾衰竭（acute renal failure，ARF）是指肾功能短期内急剧下降或丧失而出现的临床综合征，表现为氮质血症、水及电解质紊乱、代谢性酸中毒等症状。近年来，为便于早期诊断、早期治疗、降低病死率，渐采用急性肾损伤（acute kidney injury，AKI）的概念代替急性肾衰竭。其预后与原发病、发病年龄、诊治早晚、是否合并多器官功能衰竭等因素有关。

【病因】

1. **肾前性**　常见原因有腹泻、呕吐、心源性休克、烧伤、外科手术大出血、严重感染等。此型肾实质并无器质性病变，病因消除后肾功能即可恢复。

2. **肾性**　由肾实质损害、病变所致，是儿科肾衰最常见的原因。主要包括：①肾小球疾病，各种肾原发性或继发性疾病，如各类肾炎等；②肾小管疾病，以急性肾小管坏死最多见，常见原因有肾缺血、肾毒性物质损害；③肾间质疾病，主要见于感染和药物过敏引起的肾小管和间质损害，如急性间质性肾炎等；④肾血管性疾病，如血管炎等。

3. **肾后性**　各种原因引起的泌尿道梗阻所致。常见有尿路结石、先天性尿路畸形等。肾后性因素多可逆，及时解除病因则肾功能常可恢复。

【临床表现】

少尿型肾衰表现为急性肾衰竭伴少尿或无尿，非少尿型肾衰表现为血中尿素氮、肌酐增高，而不伴有少尿。少尿型肾衰一般分为以下 3 期。

1. **少尿期**　少尿［尿量 < 250 mL/（$m^2 \cdot d$）］、无尿［尿量 < 50 mL/（$m^2 \cdot d$）］一般持续 10 天左右，持续 2 周以上或病程中少尿与无尿间歇出现则预后不良。少尿期的主要临床表现包括：①水潴留，表现为全身水肿、胸腹水、高血压，严重者可发生心力衰竭、肺水肿、脑水肿，是此期死亡的重要原因。②电解质紊乱，表现为"三高三低"，即高钾、高磷、高镁和低钠、低钙、低氯血症，其中以高钾血症最多见，是患儿死亡的首要原因。③代谢性酸中毒，具有进行性、不易纠正的特点，表现为精神萎靡、乏力、嗜睡、呼吸深长、面色发灰、口唇樱桃红色，可伴心律不齐。④氮质血症，消化道首先出现症状，如食欲减退、恶心呕吐、腹部不适等，10% ~ 40% 可能有消化道出血。神经系统可出现意识障碍、躁动、谵妄、抽搐或昏迷等症状。血液系统可出现贫血、出血、皮肤瘀斑等。⑤感染，是 ARF 最常见的并发症，约 70% 的患儿合并感染，以呼吸道和尿路感染最常见，约 1/3 死于感染。

2. **多尿期**　少尿期后尿量可突然或逐日增加，5 ~ 6 天可达利尿高峰。尿量 > 250 mL/（$m^2 \cdot d$）表示进入多尿期。多尿期持续 1 ~ 2 周，部分患儿可长达 1 ~ 2 个月。早期血尿素氮和肌酐可持续上升，后期逐渐恢复。多尿期可出现低钾血症、低钠血症及脱水。感染是多尿期患儿死亡的主要原因。

3. **恢复期**　多尿期后肾功能逐渐恢复（约在病后 1 个月），血尿素氮及肌酐逐渐恢复正常，但肾浓缩功能需数月才逐渐恢复正常，少数患儿留有不同程度的肾功能损害或转为慢性。此期患儿体质仍较弱，多有消瘦、营养不良、贫血和免疫功能低下等。

【辅助检查】

拓展阅读 19-3
儿童急性肾损伤的概念与诊断

1. **实验室检查**　尿液检查测定尿比重、尿渗透压、尿肌酐等，血生化检查监测电解质、血尿素氮和肌酐。

2. **影像学检查**　腹部 X 线平片、B 超、CT、MRI。

3. **肾活检**　对原因不明的急性肾衰竭，肾活检是可靠的诊断手段。

【治疗要点】

积极治疗原发病，去除病因，对症治疗，改善肾功能，防止并发症的发生。

1. **少尿期**　重点是治疗原发病和去除病因，纠正水、电解质紊乱和酸碱平衡失调，控制氮质血症，供给充足营养。

（1）病因治疗：及时纠正全身循环血流动力学障碍；避免接触肾毒性物质；密切监测尿量及肾功能变化；不宜将抗生素用于预防感染，控制感染应选择有效、不易产生耐药、肾毒性小的抗生素。

（2）控制水钠入量：量出为入。每日液量 = 尿量 + 显性失水 + 不显性失水 − 内生水。无发热患儿不显性失水为 300 mL/（$m^2 \cdot d$），体温每升高 1℃，不显性失水增加 75 mL/（$m^2 \cdot d$）。内生水在非高分解代谢状态约为 100 mL/（$m^2 \cdot d$）。所用液体均为非电解质液。

（3）营养治疗：可用苯丙酸诺龙 25 mg 肌内注射，每周 1~2 次。高分解代谢状态或不能口服者可予肠外营养支持。

（4）维持电解质及酸碱平衡：积极纠正高钾血症、低钠血症、低钙血症、高磷血症等。血浆 HCO_3^- < 12 mmol/L 或动脉血 pH < 7.2 时可给予 5% 碳酸氢钠。纠正酸中毒时注意防止低钙惊厥。

（5）血液净化：凡保守治疗无效者均应尽早进行血液净化治疗，如血液透析、腹膜透析、连续性血液滤过治疗，婴幼儿常用腹膜透析。

拓展阅读 19-4
儿童急性肾损伤诊治进展

2. 多尿期　积极纠正水、电解质紊乱及酸碱平衡失调，注意监测尿量和生命体征。当血肌酐接近正常时应增加饮食中蛋白质的摄入量。

3. 恢复期　防治感染、合理休息、加强营养。

【常见护理诊断/问题】

1. 体液过多　与肾小球滤过率下降有关。

2. 营养失调：低于机体需要量　与患儿食欲减退、摄入不足及丢失过多有关。

3. 有感染的危险　与抵抗力下降有关。

4. 潜在并发症：水、电解质紊乱及酸碱平衡失调。

【护理措施】

1. 少尿期

（1）卧床休息：患儿应绝对卧床休息，取舒适体位，定时翻身、拍背以防发生坠积性肺炎。

（2）饮食护理：既要限制出入量又要适当补充营养，原则上给予低钾、低钠、高热量、高糖、高维生素及优质低蛋白饮食，严格控制含钾食物的摄入。

（3）病情观察：严密观察病情变化，观察有无高血压、急性左心衰、脑水肿、感染等症状，观察口腔、鼻腔、皮肤黏膜等有无出血倾向。遵医嘱监测电解质、酸碱、肌酐、尿素氮等，发现异常及时报告医生，给予处理。做好血液透析、血液滤过、腹膜透析的准备工作。

（4）液体管理：保证体液平衡，量出为入，严格控制入量。记录 24 h 出入量，每日监测体重。静脉输液时要根据患儿心肺功能情况严格控制输液量及速度，防止心衰及肺水肿的发生。

（5）预防感染：做好保护性隔离，室内保持通风换气，严格控制探视人员，各种介入性操作严格遵循无菌操作原则。

2. 多尿期

（1）休息：患儿应以安静卧床休息为主。

（2）饮食护理：给予高热量、高营养、高维生素饮食，可让患儿适量补充含钾、钠的食物，适当增加蛋白质摄入，以保证机体需要。

（3）液体管理：此期尿量增加，补液量应少于尿量，相当于尿量的 1/2~2/3。监测电解质，根据情况及时调整电解质的补充，预防低钾血症和低钠血症的发生。

拓展阅读 19-5
改善全球肾脏病预后
组织（KDIGO）临床
实践指南：急性肾
损伤

3. 恢复期

（1）合理活动：鼓励患儿逐渐恢复活动，防止出现肌无力现象，同时可增强机体抵抗力，预防感染。锻炼时要注意劳逸结合。

（2）饮食护理：注意营养的补充，给予高热量、高维生素、高蛋白、易消化饮食。

第六节　心搏呼吸骤停

情境六：

前述患儿突然昏迷，呼叫不醒，触摸不到大动脉搏动，无胸廓起伏，瞳孔扩大，对光反射消失。

请思考：

1. 该患儿出现了何种情况？

2. 应如何对该患儿实施急救？

心搏呼吸骤停是指患儿呼吸及循环功能突然停止。心肺复苏（cardiopulmonary resuscitation，CPR）是指在心搏呼吸骤停的情况下所采取的能使心脏、肺恢复正常功能，使生命得以维持的一系列急救措施。随着对保护脑功能重要性认识的加深，宜将复苏全过程称为心肺脑复苏（cardio-pulmonary-cerebral resuscitation，CPCR）。

【病因】

1. 心搏骤停的原因　引起呼吸功能衰竭或呼吸停止的疾患是导致心搏骤停最常见的原因，如重症肺炎、窒息、溺水、气管异物等。此外还包括外伤、心脏疾病、中毒、电解质紊乱等。

2. 呼吸骤停的原因　包括呼吸道梗阻、严重肺组织疾患、中枢神经系统病变、肌肉神经疾患（如吉兰 - 巴雷综合征、晚期皮肌炎）、代谢性疾病（如低血糖、甲状腺功能减退）、婴儿猝死综合征等。

【临床表现】

1. 神志突然丧失，出现昏迷　心脏停搏 8 ~ 12 s 后出现，可有一过性抽搐。

2. 瞳孔散大或固定　心脏停搏 30 ~ 40 s 后瞳孔扩大，对光反射消失。

3. 大动脉搏动消失　心搏呼吸骤停后股动脉、颈动脉等大动脉搏动消失。

4. 心音消失　心脏停搏时心音消失。

5. 呼吸停止或严重呼吸困难，无有效气体交换　心脏停搏 30 ~ 40 s 后出现，表现为口唇、面色、甲床灰暗或发绀。

6. 心电图　可见等电位线，也可出现电机械分离或心室颤动等。

【治疗要点】

凡突然昏迷伴大动脉搏动或心音消失者即可确诊。对于心搏呼吸骤停，强调"黄金 4 分钟"，即在 4 min 内进行基础生命支持，并在 8 min 内进行高级生命支持，因此现场抢救极为重要。复苏过程如下。

1. **儿童基础生命支持**（pediatric basic life support，PBLS）

（1）迅速评估和启动急救医疗服务系统：迅速评估现场环境是否安全；检查患儿反应，若无呼吸或仅是喘息、在 10 s 内不能明确感觉到脉搏即可确认心搏呼吸骤停，应立即启动急救医疗服务系统。

（2）实施 CPR：新生儿心搏骤停 CPR 程序为 A-B-C，婴儿和儿童 CPR 程序为 C-A-B。①胸外心脏按压（chest compression/circulation，C）：将患儿放置于硬板上，儿童采用单手（图19-3）或双手（图 19-4）按压其胸骨下半部，婴儿单人操作时可采用双指法，双人操作时可采用双手环抱拇指法。按压深度至少为胸廓前后径的 1/3（婴儿约 4 cm，儿童约 5 cm，不超过6 cm），按压频率 100 ~ 120 次 /min。每次按压后使胸廓充分回弹，尽量避免倚靠患儿胸部，保持按压连续性（中断时间限制在 10 s 以内，轮换时间不超过 5 s）。②开放气道（airway，A）：首先清除口、咽、鼻部的分泌物、异物和呕吐物。开放气道多采取仰头抬颏法，疑有颈椎损伤者使用推举下颌法。推举下颌法是将双手放置于患儿头部两侧，握住下颌角向上托下颌，使头部后仰程度（下颌角与耳垂连线和地面所呈的角度）为 60°（儿童）或 30°（婴儿）。③建立呼吸（breathing/ventilations，B）：现场急救时，婴儿采用口对口鼻人工呼吸，儿童采用口对口人工呼吸。条件允许时可采用辅助呼吸的方法，如球囊 – 面罩通气，常用球囊通气装置为自膨胀球囊（婴儿和低龄儿童球囊容积至少为 450 ~ 500 mL，年长儿球囊容积为 1 000 mL），面罩应大小合适，采用 E-C 手法进行通气（图 19-5）。心肺复苏时球囊应输入氧气，且流量 > 10 L/min，以达到 100% 氧浓度。通气时注意观察患儿的胸廓起伏情况，以了解辅助通气的效果（有可见的胸廓

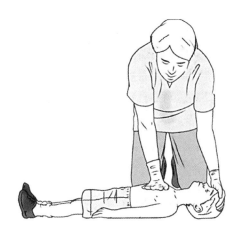

图 19-3 单手按压法（用于 1~8 岁儿童）

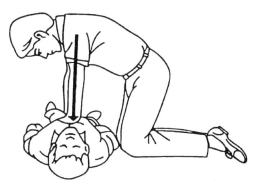

图 19-4 双手按压法（用于 >8 岁的儿童和成人）

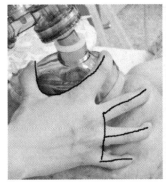
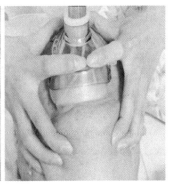

图 19-5 E-C 手法

隆起即可）。婴儿和儿童单人心肺复苏时胸外按压与人工呼吸次数的比例为 30∶2，若双人复苏则为 15∶2，呼吸频率 10 次 /min。

心肺复苏的有效指征包括扪及大动脉搏动、口唇及甲床颜色转红、自主呼吸恢复、扩大的瞳孔缩小及对光反射恢复、肌张力恢复。

（3）除颤：在复苏过程中若出现心室颤动、室性心动过速可用电击除颤复律。1～8 岁儿童使用儿科剂量衰减型自动体外除颤器（automated external defibrillator，AED），婴儿首选手动型除颤仪或不带儿科剂量衰减器的 AED。初始除颤能量 2 J/kg，若需第 2 次除颤，则电击能量至少升至 4 J/kg，但不超过 10 J/kg。除颤后应立即恢复 CPR，2 min 后重新评估心律。

2. 儿童高级生命支持（pediatric advanced life support，PALS）

（1）高级气道通气：包括放置口咽或鼻咽气道、喉面罩通气道、气管插管、食管 – 气管联合导气管等。

（2）给氧：自主呼吸未恢复时，可给予 100% 纯氧。开始自主呼吸后动态监测动脉血氧饱和度，逐步下调氧浓度，保证动脉血氧饱和度≥94% 即可。

（3）建立静脉通路：首选周围大静脉建立静脉通路，必要时同时建立周围静脉和中心静脉通路。静脉通路不能迅速建立时应建立骨髓通路。若上述通路均无法及时建立，可采用气管内给药。

（4）药物治疗：包括抗心律失常、纠正休克、纠正电解质及酸碱失衡、维持心排血量和复苏延续生命支持等药物。常用急救药物为肾上腺素，静脉用药剂量为 0.01 mg/kg（1∶10 000 溶液 0.1 mL/kg），最大剂量为 1 mg；气管内用药剂量为 0.1 mg/kg。必要时间隔 3～5 min 重复 1 次。

由于高血糖和低血糖均可导致脑损伤，应床旁监测血糖浓度，及时给予降糖药或葡萄糖。目前不主张常规给予碳酸氢钠、阿托品和钙剂。其他急救药物还包括纳洛酮、腺苷、碘胺酮等。

3. 延续生命支持（prolonged life support，PLS） 即复苏后的处理，主要是保护大脑功能，防止继发性器官损害，积极寻找原发病进行病因治疗，争取患儿达到最佳存活状态。主要措施包括亚低温治疗、各个系统的密切监护、防止继发感染等。

拓展阅读 19-6
《2019 美国心脏协会心肺复苏与心血管急救指南：高级心血管生命支持重点更新》解读

思考题

患儿，男，1 岁 2 个月，因"发热、咳嗽 3 天"入院，入院诊断"肺炎"。住院后，患儿出现烦躁不安，哭声弱，面色、口唇发绀，少尿。查体：T 39.2℃，P 179 次 /min，R 60 次 /min，心音低钝，肺部可闻及湿啰音，肝肋下 3.5 cm。

请问：

1. 该患儿目前的临床诊断是什么？应如何处理？

2. 该患儿主要的护理诊断 / 问题有哪些？应给予哪些护理措施？

（孟玉倩）

数字课程学习

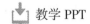 教学 PPT　　　 自测题

▶▶▶ 参考文献

［1］崔焱，仰曙芬．儿科护理学［M］．6版．北京：人民卫生出版社，2017．

［2］江载芳，申昆玲，沈颖．诸福棠实用儿科学［M］．8版．北京：人民卫生出版社，2015．

［3］孙锟，沈颖，黄国英．小儿内科学［M］．6版．北京：人民卫生出版社，2020．

［4］王卫平，孙锟，常立文．儿科学［M］．9版．北京：人民卫生出版社，2018．

［5］范玲．儿童护理学［M］．3版．北京：人民卫生出版社，2017．

［6］沙丽艳，崔文香．儿科护理学［M］．北京：科学出版社，2018．

［7］喻安银．儿科护理学［M］．长沙：中南大学出版社，2021．

［8］张琳琪，王天有．实用儿科护理学［M］．北京：人民卫生出版社，2018．

［9］周乐山，崔文香．儿科护理学［M］．3版．北京：人民卫生出版社，2020．

［10］曲桂玉，丁建萍．儿科护理学［M］．武汉：华中科技大学出版社，2017．

［11］李小寒，尚少梅．基础护理学［M］．6版．北京：人民卫生出版社，2017．

［12］Dereje N. Global burden of 369 diseases and injuries in 204 countries and territories, 1990–2019: a systematic analysis for the Global Burden of Disease Study 2019［J］. Lancet, 2020, 396 (10258): 1204–1222.

［13］国家呼吸系统疾病临床医学研究中心，中华医学会儿科学分会呼吸学组哮喘协作组，中国医药教育协会儿科专业委员会，等．中国儿童哮喘行动计划临床应用专家共识［J］．中国实用儿科临床杂志，2021，36（7）：484–490．

［14］陈超，杜立中，封志纯．新生儿学［M］．北京：人民卫生出版社，2020．

［15］张玉侠．实用新生儿护理学［M］．北京：人民卫生出版社，2015．

［16］邵肖梅，叶鸿瑁，丘小汕．实用新生儿学［M］．5版．北京：人民卫生出版社，2019．

［17］Sweet DG, Carnielli V, Greisen G, et al. European consensus guidelines on the management of respiratory distress syndrome–2019 update［J］. Neonatology, 2019, 115 (4): 432–450.

［18］王朝晖，王玉香．儿童护理［M］．3版．北京：高等教育出版社，2019．

［19］中国医师协会新生儿科医师分会循证专业委员会．新生儿经外周置入中心静脉导管操作及管理指南（2021）［J］．中国当代儿科杂志，2021，23（3）：201–212．

［20］朱丽辉，陈塑辉．儿科专科护理［M］．北京：人民卫生出版社，2021．

［21］黄晓军．实用造血干细胞移植［M］．2版．北京：人民卫生出版社，2019．

［22］徐虹，丁洁，易著文．儿童肾脏病学［M］．北京：人民卫生出版社，2018．

［23］李乐之，路潜．外科护理学［M］．6版．北京：人民卫生出版社，2017．

［24］中华医学会小儿外科学分会.小儿肿瘤外科疾病诊疗规范［M］.北京：人民卫生出版社，2018.

［25］桑艳梅.小儿内分泌典型病例荟萃［M］.北京：科学技术文献出版社，2018.

［26］江载芳，贺建新，桂晋刚.实用儿童原发性免疫缺陷病［M］.北京：人民卫生出版社，2021.

［27］中华儿科杂志编辑委员会.儿童遗传病遗传检测临床应用专家共识［J］.中华儿科杂志，2019，57（3）：172-176.

［28］蔡威，张潍平，魏光辉.小儿外科学［M］.6版.北京：人民卫生出版社，2020.

［29］倪鑫，孙宁，王维林，张金哲.小儿外科学（上下册）［M］.2版.北京：人民卫生出版社，2021.

［30］段红梅，庞书勤，潘兰霞，等.儿科护理学［M］.2版.北京：人民卫生出版社，2018.

［31］郑显兰.儿科危重症护理学［M］.北京：人民卫生出版社，2015.

［32］陈朔晖，诸纪华.儿童重症护理专科实践［M］.北京：人民卫生出版社，2020.

［33］黄兰，熊涛，唐军，等.新生儿坏死性小肠结肠炎临床诊疗指南（2020）［J］.中国当代儿科杂志，2021，23（1）：1-11.

［34］国家心血管病专家委员会先天性心脏病专业委员会.先天性心脏病外科治疗中国专家共识（十）法洛四联症［J］.中国胸心血管外科临床杂志，2020，27（11）：1247-1254.

［35］Trautmann A，Vivarelli M，Samuel S，et al. IPNA clinical practice recommendations for the diagnosis and management of children with steroid-resistant nephrotic syndrome［J］. Pediatric Nephrology，2020（35）：1529-1561.

［36］中华医学会儿科学分会新生儿学组，中国医师协会新生儿科医师分会感染专业委员会.新生儿败血症诊断及治疗专家共识（2019年版）［J］.中华儿科杂志，2019，57（4）：252-257.

读者意见反馈

为收集对教材的意见建议，进一步完善教材编写并做好服务工作，读者可将对本教材的意见建议通过如下渠道反馈至我社。

咨询电话　　400-810-0598

反馈邮箱　　gjdzfwb@pub.hep.cn

通信地址　　北京市朝阳区惠新东街4号富盛大厦1座　高等教育出版社总编辑办公室

邮政编码　　100029

防伪查询说明

用户购书后刮开封底防伪涂层，使用手机微信等软件扫描二维码，会跳转至防伪查询网页，获得所购图书详细信息。

防伪客服电话　　（010）58582300